パーフェクト臨床実習ガイド

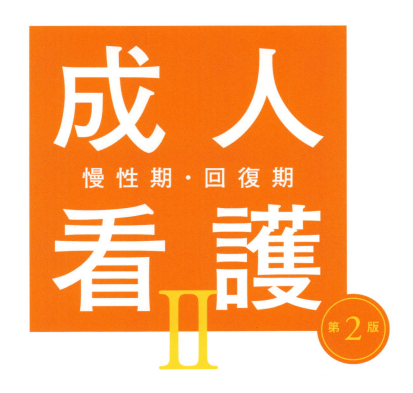

成人看護 II
慢性期・回復期
第2版

監修
野並葉子

編集
森 菊子／藤原由子／元木絵美

照林社

序　文

　慢性疾患の慢性期・回復期にある人は、さまざまな症状や不調、生活上の不自由があっても、日常生活の多くを自身で整え、療養生活を営んでいます。そのため慢性期・回復期における看護では、人々の病状の安定とともに、その生活を支えていく「セルフケア支援」が重要なポイントになります。

　本書は、看護学生が成人看護実習（慢性期・回復期）で使いやすいように、①治療看護技術、②生活援助技術、③予防活動支援技術、④セルフケア支援技術の4つの看護技術と、ケーススタディで構成しています。ケーススタディではドロセアE. オレムの「セルフケア不足看護理論」をもとに看護過程の展開をしています。

　慢性疾患患者の看護では、①患者の生活のなかでの病気の体験（症状・体調・心配・気がかり・支障など）をよく聴き、②観察や検査・測定をていねいに行い、③患者がどういうところで困っていて、どういう支援のニーズがあるのかをアセスメントし、④患者が取り入れられる方法を一緒に考え、⑤実際にその療養法を患者が身につけるまで看護師がケアを実践していくことが重要になります。

　そうすることで患者のなかに、ていねいにケアをしてもらったという体験が生まれ、自身の心身を大事にしていきたいというセルフケアの考えが育っていきます。

　本書の執筆は、臨床や教育機関で活躍している看護の専門家にご協力をいただきました。記載の内容は、最新のデータや知識・技術に裏づけられています。また、第1版では少し専門的過ぎる内容となっていたところは、学生がわかりやすいように、ていねいな解説を加えました。

　本書が看護学生の学びの一助になることを願っています。また、今回の改訂にご協力いただきました皆様に心より感謝を申し上げます。

野並葉子

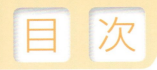

I 慢性期・回復期の治療看護技術

A. アセスメントの技術

バイタルサインの測定 …… 仲村直子、森 菊子、漆坂真弓、横内光子、深野智華 2
心機能障害と血圧・脈拍・心音 2／呼吸機能障害と呼吸 12／
意識障害と意識レベル 20／生体防御機能障害と体温 24

観察 …… 藤原由子、小江奈美子、片岡千明、米田昭子 28
皮膚 28／浮腫 30／黄疸 30／口腔 33／便 35／尿 37

検査 … 仲村直子、漆坂真弓、小江奈美子、片岡千明、馬場敦子、元木絵美、横内光子 40
心機能検査 40／呼吸機能検査 47／腎機能検査 53／肝機能検査 54／
血糖・脂質・尿酸検査 59／運動機能検査 62／神経機能検査 68／
そのほかの検査 74

B. ケアの技術

呼吸ケア …… 河田照絵、漆坂真弓、森 菊子 76
吸引 76／呼吸練習 80／痰喀出法 86／呼吸困難の緩和 91／
在宅酸素療法 91

体液・栄養ケア …… 片岡優実、貞永美里、添田百合子、織田浩子 100
経管栄養法 100／浮腫のケア 105／脱水のケア 106／
膀胱留置カテーテル 108／在宅中心静脈栄養療法（HPN） 110

意識・活動ケア …… 米田昭子、藤田純子、元木絵美、森山祐美 121
感覚 121／認知 125／運動 132／コミュニケーション 132

疼痛緩和ケア …… 奥出有香子、岡嶋洋子、槙埜良江 139
疼痛アセスメント 139／痛みのスケール 143／疼痛緩和 146／
神経ブロック 153／放射線療法 155／セデーション 158

II 慢性期・回復期の生活支援技術

食事 ································· 奥野信行　162
慢性期・回復期にある患者の食事　162 ／活動に必要なエネルギー　163 ／
水分必要量　170 ／血液検査（生化学検査）データ　170 ／
食欲のメカニズム　173 ／食事にかかわるアセスメント　174 ／食事介助　177

排泄 ································· 片岡千明　185
便秘薬　185 ／腹部マッサージ　188

睡眠と休息 ··························· 堀田佐知子　190
睡眠薬　190 ／リラクゼーション　192 ／寝具と環境整備　195

清潔 ···················· 奥野信行、米田昭子、曽根晶子　199
清拭　199 ／入浴介助　205 ／口腔ケア　210 ／フットケア　215

心理・社会的アセスメントに基づいたケアとサポート
 ····················· 野並葉子、佐々木栄子、小林　愛　222
慢性疾患患者の心理・社会的特徴　222 ／不確かさのケア　222 ／
不安のケア　225 ／自尊感情を支持するケア　227 ／
社会的なケア　228 ／家族のアセスメントとサポート　230 ／
社会資源の活用　233

III 慢性期・回復期の予防活動支援技術

活動低下の予防 ························· 元木絵美　238
身体計測（上下肢長、四肢周径）　238 ／
関節可動域の測定と関節可動域訓練　238 ／
筋力の測定（徒手筋力テスト）と筋力強化運動　246 ／
そのほかの理学的検査　248 ／生活動作の評価　248

安全な移動 ··························· 元木絵美　251
車椅子　251 ／歩行補助具（歩行器と杖）　257

関節運動のための装具・自助具 ················ 元木絵美　260
装具　260 ／自助具　264

褥瘡予防 .... 石橋千夏 267
褥瘡予防のアセスメント 267／褥瘡の予防ケア 271

意識障害による転倒・転落防止 .... 得居みのり 275
転倒・転落防止のためのアセスメント 275／ベッドの管理 277／
病室の環境整備 277

感染予防 .... 寺地つね子 282
感染予防のためのアセスメント 282／アイソレーション（隔離） 283／
手指衛生（手洗い、手指消毒） 283／個人用防護具の使用 285

IV 慢性期・回復期のセルフケア支援技術

セルフモニタリング .... 上野聡子、森 菊子、鈴木智津子 292
血糖 292／ピークフロー 294／肥満と体重 295／家庭血圧 297

セルフケアのための教育 .... 添田百合子、仲村直子、鈴木智津子、
堀田佐知子、石橋千夏、織田浩子、藤原由子 300
食事指導（糖尿病、高血圧） 300／服薬指導 307／
活動・安静・睡眠の指導 309／ストーマケア 315／間欠自己導尿 320／
退院指導・退院調整 324

V ケーススタディ

慢性疾患患者の看護過程の展開 .... 野並葉子 330
慢性疾患患者の特徴 330／看護過程の展開 331

脳梗塞の患者の看護 .... 髙山 望 336
脳梗塞の概要 336／脳梗塞の患者の特徴と看護 336／事例の展開 338

冠動脈疾患の患者の看護 .... 仲村直子 346
循環機能障害の概要 346／心不全の患者の特徴 347／事例の展開 349

INDEX

脂質異常症の患者の看護 ……………………………………… 奥井早月　357
脂質異常症の概要　357／脂質異常症の患者の特徴　358／事例の展開　360

慢性閉塞性肺疾患（COPD）の患者の看護 ………………… 河田照絵　366
慢性閉塞性肺疾患（COPD）の概要　366／
慢性閉塞性肺疾患（COPD）の患者の特徴と看護　369／事例の展開　370

糖尿病の患者の看護 ………………………………………… 上野聡子　377
糖尿病の概要　377／糖尿病の患者の特徴と看護　379／事例の展開　381

肝硬変の患者の看護 ………………………………………… 片岡千明　391
肝機能障害と肝硬変の概要　391／事例の展開　395

ネフローゼ症候群の患者の看護 …………………………… 小江奈美子　404
慢性腎臓病の概要　404／ネフローゼ症候群の患者の特徴　404／
事例の展開　405

筋萎縮性側索硬化症（ALS）の患者の看護 ………………… 田中亜由美　411
筋萎縮性側索硬化症（ALS）の概要　411／
筋萎縮性側索硬化症（ALS）の患者の特徴と看護　412／事例の展開　413

関節リウマチの患者の看護 ………………………………… 元木絵美　424
関節リウマチの概要　424／関節リウマチの患者の特徴と看護　425／
事例の展開　427

索引 ……………………………………………………………………　436

・本書で紹介している検査・治療・ケア方法などは、各執筆者が臨床例をもとに展開しています。実践により得られた方法を普遍化すべく努力しておりますが、万一本書の記載内容によって不測の事故等が起こった場合、著者、出版社はその責を負いかねますことをご了承ください。なお、本書掲載の写真は、臨床例のなかから患者ご本人・ご家族の同意を得て使用しています。
・本書に記載している薬剤や機器等の選択・使用方法については、出版時最新のものです。薬剤や機器等の使用にあたっては、個々の添付文書を参照し、適応・用量等は常にご確認ください。

装丁：小口翔平＋岩永香穂(tobufune)　カバー写真：©apjt/amanaimages　本文イラストレーション：今﨑和広、中村知史
本文レイアウト・DTP：株式会社明昌堂　編集協力：新居功三

監修者・編著者一覧

■監修

野並葉子 　神戸女子大学看護学部 学部長、教授

■編集

森　菊子 　兵庫県立大学看護学部 教授
藤原由子 　神戸女子大学看護学部 講師
元木絵美 　神戸女子大学看護学部 講師

■執筆（執筆順）

仲村直子 　神戸市立医療センター中央市民病院看護部、慢性疾患看護専門看護師
森　菊子 　兵庫県立大学看護学部 教授
漆坂真弓 　弘前大学大学院保健学研究科 講師
横内光子 　神戸女子大学看護学部 教授
深野智華 　独立行政法人国立病院機構四国こどもとおとなの医療センター 認定遺伝カウンセラー
藤原由子 　神戸女子大学看護学部 講師
小江奈美子 　前・国家公務員共済組合連合会浜の町病院
片岡千明 　兵庫県立大学看護学部 講師
米田昭子 　山梨県立大学看護学部 准教授、慢性疾患看護専門看護師
馬場敦子 　神戸女子大学看護学部 講師、慢性疾患看護専門看護師
元木絵美 　神戸女子大学看護学部 講師
河田照絵 　東京医科大学医学部看護学科 講師
片岡優実 　藤田保健衛生大学病院看護部 看護長、慢性疾患看護専門看護師
貞永美里 　横浜医療センター看護部 糖尿病療養指導士
添田百合子 　創価大学看護学部看護学科 准教授、慢性疾患看護専門看護師
織田浩子 　広島大学病院看護部、がん看護専門看護師
藤田純子 　元・独立行政法人国立病院機構宇多野病院看護部
森山祐美 　社会医療法人製鉄記念広畑病院看護部 副看護部長、老人看護専門看護師
奥出有香子 　順天堂大学医学部附属練馬医院患者・看護相談室 看護師長、がん看護専門看護師
岡嶋洋子 　大阪警察病院看護部 副看護師長、緩和ケア認定看護師
槙埜良江 　広島大学病院看護部緩和ケア部門、がん看護専門看護師
奥野信行 　京都橘大学看護学部 准教授
堀田佐知子 　前・園田学園女子大学 講師
曽根晶子 　船橋市立医療センター看護局看護専門部門、慢性疾患看護専門看護師
野並葉子 　神戸女子大学看護学部 学部長、教授
佐々木栄子 　北海道医療大学看護福祉学部看護学科 教授
小林　愛 　神戸女子大学看護学部 助教
石橋千夏 　奈良県立医科大学医学部看護学科 講師
得居みのり 　姫路聖マリア病院地域連携室 室長、老人看護専門看護師
寺地つね子 　大阪警察病院感染管理センター 副センター長、感染管理認定看護師
上野聡子 　社会福祉法人聖霊会聖霊病院看護部、慢性疾患看護専門看護師
鈴木智津子 　浜松医科大学医学部附属病院看護部 副看護師長、急性・重症患者看護専門看護師
髙山　望 　北海道科学大学保健医療学部 講師、慢性疾患看護専門看護師
奥井早月 　神戸女子大学看護学部 助教、慢性疾患看護専門看護師
田中亜由美 　独立行政法人国立病院機構大牟田病院看護部 副看護師長、慢性疾患看護専門看護師

I

慢性期・回復期の
治療看護技術

A. アセスメントの技術
● バイタルサインの測定
● 観察
● 検査

B. ケアの技術
● 呼吸ケア
● 体液・栄養ケア
● 意識・活動ケア
● 疼痛緩和ケア

慢性期・回復期の治療看護技術：アセスメントの技術

バイタルサインの測定

仲村直子／森　菊子／漆坂真弓／横内光子／深野智華

- バイタルサイン(vital signs)とは：血圧・脈拍・呼吸・体温などの生命徴候のことである。
- バイタルサイン測定の目的：①患者の生きている状態を把握する、②疾患や病態による特徴的な変化を捉える、③患者の状態の変化を把握し異常を早期発見する。
- 慢性期・回復期における着目点：日常生活行動における血圧・脈拍・呼吸などの変動の有無、疾患や合併症の状態を把握することで、日常生活への支障がないかアセスメントすることが最も重要である。

心機能障害と血圧・脈拍・心音

血圧測定

- 血圧とは：心臓から送り出された血液が血管内を流れるときに動脈の内壁に与える圧力のことである。
- 血圧は、心臓のポンプ機能や循環血液量、末梢の動脈硬化や動脈壁の弾力性などを反映する指標である。
- 血圧の求めかた：心拍出量と末梢血管抵抗の積で求められる。
- 血圧測定の方法：観血的方法(動脈にカテーテルを挿入し直接血圧を測定する)と、非観血的方法(触診と聴診により血圧を測定する)がある。
- 収縮期血圧(最高血圧)：心臓が収縮したときにかかる圧力のこと。
- 拡張期血圧(最小血圧)：心臓が拡張したときにかかる圧力のこと。

1. 目的

- 患者の心臓や血管系の状態を把握する。
- 安静時と活動直後の血圧を比較し、活動による心負荷の状態を調べる。
- 臥位、座位、立位の血圧を測定し、自律神経障害や起立性低血圧の状態を調べる。
- 四肢の血圧を測定し、閉塞性動脈硬化症、解離性大動脈瘤などの血管性疾患の病態・末梢の血流の状態を調べる。

2. 必要物品

- 血圧計(タイコス型アネロイド式血圧計、上腕式電子血圧計など、図1)、聴診器、ド

図1　血圧計の種類

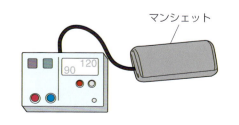

ップラー聴診器（触診・聴診によりコロトコフ音が聴き取りにくい場合に使用する）。

3. 手順

- タイコス型アネロイド式血圧計による測定の手順を 表1 に示す。上腕式電子血圧計での測定もこれに準じる。

表1 血圧測定の手順（タイコス型アネロイド式血圧計）

手順	確認事項とポイント
1 必要物品の準備・点検 ①患者の測定する部位に適したマンシェットを選択する。 ②送気球や接続管に破損がないか、接続がゆるんでいないか、ゴム嚢からの空気漏れはないか確認する。 ③マンシェット内の空気は抜いておく。 ④聴診器は、チェストピースの膜面を軽くたたき、イヤピースから音が聴こえるか確認し、チェストピースの膜面やイヤピースをアルコール綿で拭く（ほこりによる雑音を避け、患者に直接触れるため感染予防の目的でアルコール綿で拭く）。	**注意** タイコス型アネロイド式血圧計、上腕式電子血圧計などの血圧計は、1年に1回点検する。 ● マンシェットのゴム嚢の幅は、腕の長さの40％、長さは、少なくとも測定部位の80％を覆うものを選択する。 ● 一般成人用マンシェット（上腕用）は、日本工業規格（JIS）によりゴム嚢の幅13cm、長さ22〜24cmである。 ● 大腿部の血圧を測定する場合は、下肢用のマンシェットを準備する。 **コツ** 上腕周囲径の太い肥満者には、マンシェットの長い肥満者用を使用し、上腕周囲径の細い高齢者などには小児用（9歳以上）のマンシェットを使用する。
2 患者への説明：血圧測定について説明し協力を得る ①これまでの血圧値を、患者に聞いたり、記録を見たりして把握する。 ②患者に同一体位で安静にしてもらう。 ③深呼吸を数回促し、患者をリラックスした状態にする。 ④そのほか、患者の血圧に影響を与える要因を最小限にする。	**注意** 血圧は臥位、座位、立位など体位によって異なるため、同じ体位で測定する。 **注意** 血圧測定する際は、仰臥位では10分以上、座位では5分以上安静にする。 **注意** 食後1時間、運動や入浴後30分、排尿前・排便後は避ける。
3 患者の準備：患者の体勢を整えマンシェットを巻く ①上腕で測定する場合は、仰臥位もしくは座位とし、腕の高さは心臓の高さと同じになるようにオーバーテーブルなどで高さを調整する。 ②血圧計は心臓と同じ高さに水平に置き、血圧計の目盛りが見えるようにする。	**注意** 大腿部の場合は、膝関節より上に、下腿部の場合は、内踝より上にマンシェットの下縁が位置するように巻く。 ● 大腿部で測定する場合は、患者に腹臥位になってもらう。

血圧測定

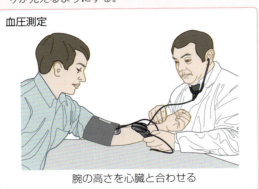

腕の高さを心臓と合わせる

大腿部での血圧測定の体勢

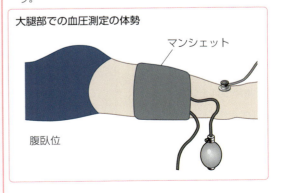

マンシェット

腹臥位

（表1つづき）

手順	確認事項とポイント
❸患者に腕を伸ばしてもらい、衣類の袖をまくり、マンシェットの下縁が肘関節より1〜3cm上にくる位置に、指が1〜2本くらい入るきつさで、マンシェットを巻く。 ❹動脈に均等に圧を加えるため、マンシェットは、上腕動脈の真上にゴム嚢の中心がくるようにする。	**注意** 上腕動脈が衣類で圧迫されている場合は、衣類の袖を脱いで、圧迫を避ける。 **コツ** マンシェットの膨らみを阻害しないように、肘頭部分に小さな枕を当てるとよい。 **注意** マンシェットの加圧により血流が一時的に遮断されるため、シャント肢、点滴を行っている側、麻痺側、創傷のある側、循環障害の生じている、または生じる可能性のある側での測定は避ける。
4 触診法による収縮期血圧の推定	
❶上腕動脈または橈骨動脈に第2〜4指を当て、不整脈の有無、脈のリズム、拍動の強さを確認する。 ❷送気球のねじが閉じていることを確認する。 ❸脈に触れながら、すみやかに送気球で加圧し、脈が触れなくなった値より20mmHg上まで加圧する。 ❹ねじをゆるめ、送気球の排気弁を開き、減圧し、脈が触れ始める収縮期血圧を測定する。	●患者の収縮期血圧の目安がわかっている場合には、この測定は不要である。 **注意** 測定をやり直す場合：途中から再加圧せず、一度マンシェット内の空気を抜いて、0mmHgまで下げ、血流を回復させてから再検する。 **注意** 減圧は、2〜3mmHg/秒もしくは2〜3mmHg/拍動でゆっくりと下げる。
5 聴診法による収縮期血圧・拡張期血圧の測定	
❶上腕動脈または橈骨動脈を確認し、聴診器の膜面を正中の皮膚にしっかりと当てる。 ❷送気球のねじが閉じていることを確認する。 ❸血流を完全に遮断するため、先ほど推定した収縮期血圧の20〜30mmHg上まで、すみやかに加圧する。 ❹ねじをゆるめ、送気球の排気弁を開き、減圧し、収縮期血圧・拡張期血圧を測定する。 ❺脈の拍動が弱い場合、コロトコフ音が聴取しにくい場合は、患者に測定する側の手掌を10〜15回握ってもらう、またはマンシェットを巻いた腕を挙上したまま加圧し、加圧が終わってから腕を心臓の高さに下げて測定する。 ❻測定値がその患者にとって異常値を示した場合、血圧変動の要因がなかったのかアセスメントし、10分以上安静にしてから再検する。それでも同様の測定値になった場合は、ただちに医師に報告する（血圧の降圧目標は 表2 ）。	**注意** 聴診器を当てるときは、手で膜面を温め、患者への冷感刺激を避ける。 ●コロトコフ音の聴こえはじめの値が収縮期血圧、聴こえ終わりの値が拡張期血圧である。 ●「0点」までコロトコフ音が聴こえる場合は、音が急に弱くなった値を拡張期血圧とする。 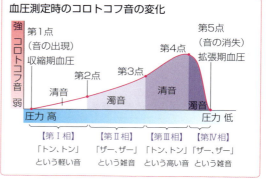 血圧測定時のコロトコフ音の変化 **コツ** ❺の方法でも測定できない場合、触診で収縮期血圧のみを測定する、もしくはドップラー聴診器を用いてコロトコフ音を確認し、収縮期血圧・拡張期血圧を測定する。 **注意** 不整脈がある場合は、コロトコフ音の感知が困難であるため上腕式電子血圧計での測定は避ける。
6 後片づけと記録	
❶測定が終了したら送気球のねじを全開にして、マンシェット内の空気を抜き、マンシェットを外す。 ❷患者の衣類を整える。 ❸患者に測定値を伝え、測定値が示す意味を説明する。 ❹血圧計を片づける。 ❺測定状況と測定結果を記録する。	●マンシェットの空気を抜き、ゴム管などが破損しないように、たたんで片づける。

表2 降圧目標

	診察室血圧	家庭血圧
若年、中年、前期高齢者患者	140/90mmHg未満	135/85mmHg未満
後期高齢者患者	150/90mmHg未満 （忍容性があれば140/90mmHg未満）	145/85mmHg未満（目安） （忍容性があれば135/85mmHg未満）
糖尿病患者	130/80mmHg未満	125/75mmHg未満
CKD患者（蛋白尿陽性）	130/80mmHg未満	125/75mmHg未満（目安）
脳血管障害患者 冠動脈疾患患者	140/90mmHg未満	135/85mmHg未満（目安）

注）目安で示す診察室血圧と家庭血圧の目標値の差は、診察室血圧140/90mmHg、家庭血圧135/85mmHgが、高血圧の診断基準であることから、この二者の差をあてはめたものである。

日本高血圧学会高血圧治療ガイドライン作成委員会編：高血圧治療ガイドライン2014. 高血圧学会，東京，2014：35. より転載

4. 測定時の注意点

- 活動による血圧変動の状態を把握するとき以外は、一定の条件下、つまり安静時の血圧を測定する。
- 最初に血圧を測定するときには、左右の上腕動脈で測定し、左右差がある場合には、高いほうを基準とし、毎回同じ側で測定する（左右差が10mmHg以内の場合は、誤差範囲とする）。
- 体動や起立時に眩暈を訴える場合には、臥位・座位・立位で血圧を測定し、医師に報告する。起立性低血圧、降圧薬の効き過ぎなどが考えられる。
- 閉塞性動脈硬化症、解離性大動脈瘤、大動脈炎症候群などが疑われる場合は、四肢の血圧を測定する。血圧差を把握することで、病変部位の診断・推定が可能となる。
- 足関節と上腕の血圧の比（ABI；ankle brachial pressure index、またはAPI；ankle pressure indexともいう）は、健常者では1.0〜1.1であるが、閉塞性動脈硬化症などで下肢の血流が低下するとABIは低下する。
- ABIが0.7未満では間欠性跛行、0.5未満では歩行距離が300m以下、0.2未満では安静時疼痛が出現するようになる。
- **間欠性跛行**：下肢動脈の閉塞または狭窄により、運動に伴う筋肉の酸素需要増加に対して十分に血液を供給できないために出現する下肢の疼痛や疲労のこと。立ち止まると症状は改善し、再び歩くことが可能となる。
- 高血圧患者には、自己管理のため上腕式電子血圧計での血圧測定・記録を勧める。

脈拍測定

- **脈拍とは**：心臓の周期的な収縮により血液が駆出されるときの血液の波動を、体表近くの動脈で感知する拍動のことである。
- 心臓には、全身に必要な酸素や栄養分を送り出すポンプ機能があり、規則的に収縮・拡張を繰り返す自動能（ペースメーカー）を有している。
- 体表面に近い動脈には、浅側頭動脈、総頸動脈、上腕動脈、橈骨動脈、尺骨動脈、大腿動脈、膝窩動脈、後脛骨動脈、足背動脈などがある。
- 脈拍測定は、一般的に橈骨動脈で行われるが、血圧低下などで脈が触れにくい場合は、上腕動脈、大腿動脈、総頸動脈など、より心臓に近い太い動脈で測定する **図2**。
- 収縮期血圧が下記の値で保たれていれば脈を触知できる。つまり、その部位で触知できないのは収縮期血圧の低下を示している。
  - ・橈骨・上腕動脈：60mmHg
  - ・大腿動脈：40mmHg

図2 脈拍測定部位

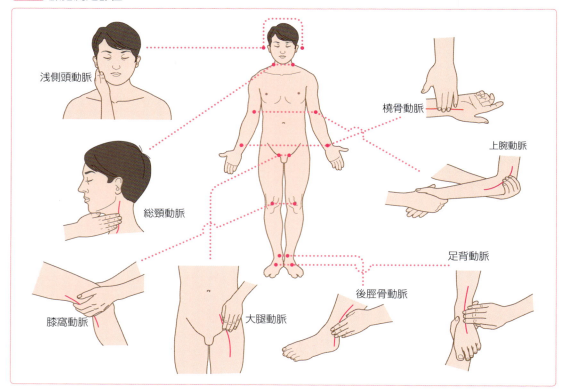

- 総頸動脈：20mmHg
- 血圧・脈拍に影響する生活・環境因子を **表3** に示す。

1. 目的

- 患者の心臓や血管系の状態を把握する。
- 不整脈の有無、頻度、性質などを予測する。
- 安静時と活動直後の脈拍を比較し、活動による心負荷の状態を調べる。
- 左右・上下肢の動脈を触診し、末梢の血流の状態を調べる。

2. 必要物品

- 秒針付き時計またはストップウォッチ。

3. 手順

- 脈拍測定の手順を **表4** に示す。

心音聴取

- **心音とは**：房室弁（三尖弁・僧帽弁）が閉鎖するときの**第1音**と、動脈弁（肺動脈弁・大動脈弁）が閉鎖するときの**第2音**から構成される。
- 1音と2音の間が**心収縮期**、2音と1音の間が**心拡張期**にあたる。
- 1音、2音以外の心音は、異常心音・過剰心音・心雑音に分類される **表6** (p.9)。
- 心音の聴取は、高度な技術を要するため、エキスパートナースや医師から指導を受けながら、経験を積み、耳を鍛えることが重要である。

1. 目的

- 心音と心周期の関連から心臓の血流の状態を把握する。
- **心周期**：血液を全身に送り出すための心臓の収縮・拡張の一連の動きのこと。
- 異常心音・過剰心音・心雑音を聴き分け、心

表3 血圧・脈拍に影響する生活・環境因子

寒冷刺激	寒冷刺激により血管が収縮し、血圧は上昇する。 室温を一定に保つように心がける。
睡眠	睡眠不足では、交感神経の亢進により血圧が上昇する。
飲酒	末梢血管抵抗を低下させ、血圧は低下する。 代謝が亢進し、脈拍数は増加する。
喫煙	ニコチンによる交感神経の活性のため、カテコラミンの分泌や血管収縮が起こり、血圧は上昇し、脈拍数は増加する。
ストレス	ノルアドレナリンやアドレナリンの分泌促進のため、血圧は上昇し、脈拍数は増加する。
食嗜好	塩分の摂取は水分の再吸収を促進し、循環血液量を増加させ、血圧が上昇する。
運動	収縮期血圧は上昇するが、運動筋の末梢血管抵抗の低下のため拡張期血圧は上昇しない。 筋肉への酸素供給のため脈拍数は増加する。
入浴	入浴による温熱刺激で末梢血管が拡張し、血圧は低下するが、入浴後に遅延性の交感神経活動により、血圧・脈拍数は上昇する。
体温	体温が0.5℃上昇すると、心筋の代謝が亢進して、脈拍数は1分間に約10回増加する。
体位	臥位＞座位＞立位の順で、血圧は高値を示す。 臥位＜座位＜立位の順で、脈拍数は増加する。

表4 脈拍測定の手順

手順	確認事項とポイント
1 必要物品の準備	
❶秒針付き時計か、ストップウォッチを準備する。	注意 患者に直接触れるため、看護師の手を温めておく。
2 患者の準備	
❶脈拍を測定することを伝え、楽な体位をとってもらう。 ❷頸部を曲げていると、鎖骨下動脈が圧迫され橈骨動脈の拍動が弱くなるため、頸部をまっすぐに保てるようにする。 ❸測定する上肢が疲労しないように前腕を支える、または枕などの上に置いてもらう。	注意 脈拍も血圧と同様にさまざまな要因で変化するため、食後1時間、運動や入浴後30分間は避ける。 コツ 座位で測定するときは、測定部位を心臓と同じ高さにして静脈還流を促進し、血管抵抗を下げ、動脈の拍動がはっきりとわかるようにする。
3 脈の拍動の左右差を確認	
❶両手で患者の左右の橈骨動脈を触知し、拍動の強さに左右差がないか確認する。	●左右差がある場合は、より強く触れる側の橈骨動脈で測定する。

左右で拍動の強さに差がないか確認する

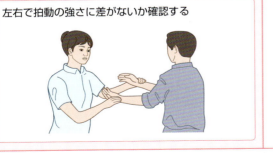

(表4つづき)

手順	確認事項とポイント
4 脈拍の測定	
❶橈骨動脈の走行に沿って、看護師の利き手の第2〜4指を軽く当てる。 橈骨動脈での脈拍の触診 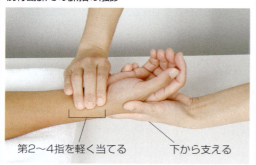 第2〜4指を軽く当てる　　下から支える ❷脈拍数を数える前に、規則的なリズムか、結滞がないか、脈の大きさ、脈拍の立ち上がり、脈の緊張度などの脈の性質を観察する。 ❸脈拍は基本的に1分間測定する。 ❹不整脈があり、脈の大きさが一定ではない場合は、心音を聴取し、心拍数を同時に測定する。 ❺心拍数と脈拍数に差がある場合、また動悸などの自覚症状がある場合は、標準12誘導心電図または心電図モニターで不整脈の有無を確認し、必要時医師に報告する。	注意 第1指は、看護者自身の拍動と間違いやすいので適さない。 コツ 2回目以降で整脈であることが確認できている場合に限り、30秒間もしくは15秒間測定し、その値を2倍または4倍してもよい。ただし、測定時間が短くなれば誤差が大きくなるため、最低30秒間は測定することが望ましい。 注意 はじめての患者、心房細動のような絶対性不整脈がある患者、ペースメーカーを挿入している場合などは、必ず1分間測定する。 注意 結滞がある場合は、1分間の結滞の数を数える。 ●結滞：脈拍が時々1つ飛ぶ現象のことで、期外収縮などの不整脈のときに起こる。 注意 脈の緊張度は第2〜4指で動脈を圧迫し、弾力性の有無や触知の変化を観察する。 心拍数と脈拍数の同時測定の方法 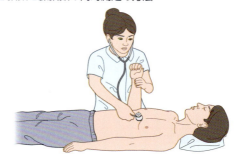 ・心尖部(左第5肋間の左鎖骨中線よりやや内側)に聴診器の膜面を当てる。 ・もう一方の手で患者の橈骨動脈を触れる。 ・1分間心拍数を測定する。同時に橈骨動脈の拍動が確認できない回数を測定し、心拍数と脈拍数の誤差を確認する。
5 患者への説明と記録	
❶患者に測定値を伝え、測定値が示す意味を説明する。 ❷脈拍測定の結果を記録する(安静時の年齢別脈拍数は 表5 参照)。	注意 測定値だけでなく、リズム不整の有無、結滞の数、脈の大きさ、緊張度も記録する。 注意 貧血・脱水がある場合には、全身の酸素供給量を満たす心拍出量を保つため、脈拍数は増加する。

表5 安静時の年齢別脈拍数

年齢	脈拍数（毎分）
15〜20歳	70〜75
20〜60歳	70
80歳	60

表6 異常心音・過剰心音・心雑音の分類

異常心音	2音の分裂	吸気時に大動脈弁と肺動脈弁の閉鎖の間隔が延長するために起こる（正常）。
	2音の固定性分裂	呼吸に関係なく、心房中隔欠損症、心室中隔欠損症、右心不全などで、右室駆出量が左室駆出量よりも多くなる場合に起こる。
	2音の奇異性分裂	刺激伝導系の障害により大動脈弁の閉鎖が遅れる場合、左心不全などで左室の容量負荷による駆出時間の延長により大動脈弁の閉鎖が遅れる場合に起こる。
過剰心音	3音	甲状腺機能亢進、運動、妊娠、不安などによる頻脈や、心不全、弁膜症などで心房から心室へ急激に血液が流入し、心室壁が振動することによって起こる。
	4音	心筋症などで、心室拡張期末期に心房が収縮して、心房に残っている血液を心室に送り出すときに、弁やその支持組織、心室壁が振動することによって起こる。
	駆出音	大動脈弁・肺動脈弁の狭窄により、収縮初期に両動脈弁が開放するときに起こる。 短く高調な、金属製のカチッと鳴るような音。
	開放音	僧帽弁の狭窄により、心室に血液が流入する前に弁が開放するために起こる。比較的高調な短く鋭い、カチッと鳴るような音。
	心膜摩擦音 （フィリクションラブ）	心膜炎や、心タンポナーデで心嚢液が貯留しはじめたときに、胸壁側と臓器側の心膜が擦れ合うために、収縮期や拡張期に関係なく起こる。 ブランコをこぐような、サンドペーパーで擦ったようなキーキー、ザーザーといった高調音。
心雑音	**弁や支持組織の障害があると血流が阻害され、乱流・過流・逆流が起こり、周囲の組織が振動して雑音が生じる。**	
	収縮期雑音	房室弁の閉鎖不全や動脈弁の狭窄がある場合に、1音と2音の間に起こる雑音。
	拡張期雑音	房室弁の狭窄や動脈弁の閉鎖不全がある場合に、2音と1音の間に起こる雑音。

疾患や異常の早期発見に努める。

2．必要物品

- ベル面・膜面のある聴診器 図3 、毛布などの掛け物。

3．手順

- 心音聴取の手順を 表7 に示す。

（仲村直子）

図3 聴診器

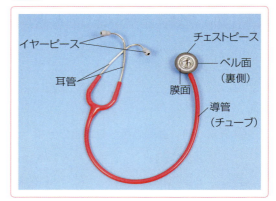

表7 心音聴取の手順

手順	確認事項とポイント
1 実施前 ①患者に聴診することを伝え、環境を整える。 ②露出部を覆う保温用の掛け物を準備する。 ③患者に不快感を与えないため、看護師の手や聴診器の膜面、ベル面を温める。 ④聴診を行うときの患者の体位は、聴診する音が最もよく聴こえる仰臥位、左側臥位、少し前傾になった座位であり、患者に説明し、協力を得る。	注意 胸を露出するためプライバシーの保てる、室温を調整した環境を準備する。 注意 騒音があると正確な聴診ができないため、静かで、患者がリラックスできる環境を心がける。
心音聴取時の体位 座位　　臥位　　側臥位 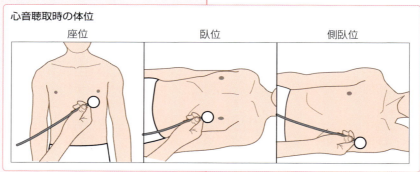	
2 聴診器の膜面での聴取 ①聴診器の膜面を胸壁に当て、高調な心音を聴取する。 ②第2肋間胸骨右縁（大動脈弁領域）、第2肋間胸骨左縁（肺動脈弁領域）、第3肋間胸骨左縁（エルブの領域）、第4肋間胸骨左縁（三尖弁領域）、心尖部（僧帽弁領域）の順に聴取する。	● 1音は第3肋間胸骨左縁（エルブの領域）で、2音は第2肋間胸骨左縁（肺動脈弁領域）で、心臓が胸壁に近くなるため少し前傾になった座位で最もよく聴こえる。 コツ 1音は、頸動脈の拍動の直前に聴取できるため、左手で頸動脈を触診しながら心音を聴取するとわかりやすい。 ● 異常心音・過剰心音・心雑音は、1音・2音を基準に、心周期のどの時期に生じているかを聴き、心臓の状態を推測する。 ● 弁の狭窄がある場合、各弁領域で駆出音や開放音が聴取できる。 ● 心膜炎・心タンポナーデの場合、心尖部や胸骨間で心膜摩擦音が聴取できる。

（表7つづき）

手順	確認事項とポイント
3 聴診器のベル面での聴取 ❶聴診器をベル面に換え、低調な心音を聴取する。 **聴診器のベル面の当てかた** 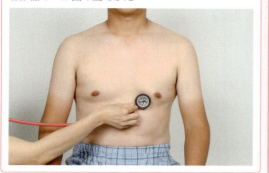 ❷心尖部、第4肋間胸骨左縁の順に聴取する。	●心尖部では、心室拡張期早期（2音のすぐ後）に3音を、心室拡張期末期に4音を聴取することがある。 ●3音は左側臥位で、4音は仰臥位もしくは仰臥位と左側臥位の中間位で最もよく聴こえる。 ●3音と4音を両方聴取できる場合を4部調律（ギャロップ；Gallop）といい、頻脈で3音と4音が近づき心室拡張期に1つの音として聴こえる場合を重合奔馬調律という。
4 後片づけと記録 ❶患者の衣服を整える。 ❷聴診の結果を記録する。	**注意** 記録では、1～4音をS_1～S_4と表現する。 ●心雑音はLevine（レバイン）の分類で記録する。 　Levineの分類は心雑音の大きさを表現したものである。 ### Levine（レバイン）の分類 | Ⅰ度	注意深く聴くことにより、はじめて聴取できる
Ⅱ度	弱い雑音であるが、容易に聴こえる
Ⅲ度	中等度の雑音
Ⅳ度	高度の雑音*
Ⅴ度	著しく大きいが、聴診器を胸壁から離すと聴こえなくなる
Ⅵ度	聴診器を胸壁から離しても聴こえる | ＊高度の雑音：スリル（振戦）を触れるものをⅣ度という考えかたがある。

呼吸機能障害と呼吸

- 呼吸状態の観察により、呼吸器や循環器の状態だけでなく、全身の異常な状態を推定できる。
- 呼吸状態の観察では、特に視診と聴診が重要となる。ここでは視診と聴診について説明する。

視診

1．目的

- 呼吸数・深さ・リズム、胸郭の動き、努力性呼吸、姿勢・体位についてアセスメントし、呼吸機能の異常を早期に発見する。
- 安静時だけでなく、会話、歩行、入浴などの日常生活動作における呼吸状態を観察し、患者の呼吸困難への援助につなげていく。

2．必要物品

- 秒針付き時計。

3．手順

- 安静時における呼吸状態の視診の手順を 表8 に示す。

聴診

1．目的

- 気管・気管支での空気の流れ、気道の分泌物や閉塞の状態、周囲の肺や胸膜の状態をアセスメントし、呼吸器の異常を早期に発見する。
- 気道分泌物の貯留部位を確認し、排痰の援助を効果的に実施する。

2．必要物品

- 聴診器。

3．手順

- 呼吸音聴診の手順を 表10 （p.15）に示した。

（森　菊子）

表8 呼吸状態の視診の手順

手順	確認事項とポイント
1 呼吸数の測定	
❶患者を5分以上安静にした状態で、患者に気づかれないように1分間呼吸数を測定する。その際、呼吸の深さ・リズム、胸郭の動き、努力性呼吸の有無、姿勢・体位について観察する（呼吸数・深さ・リズムの異常は 表9 参照）。	注意：呼吸筋は随意筋であり、意識的に調節できるため、患者に気づかれないように測定・観察する。 コツ：脈拍測定につづけて、看護師の指を患者の手首に当てたまま、胸腹部の動きを観察する。 注意：呼吸数は1分間の数が少ないため、2倍法（30秒×2）を使用しない。
2 胸郭の動きの観察	
❶左右対称性、呼吸様式（腹式呼吸、胸式呼吸、胸腹式呼吸、シーソー呼吸）についてみる。 〈呼吸様式〉 ・**腹式呼吸**：横隔膜筋の収縮・弛緩によって、胸郭の上下径を拡大・縮小させる呼吸（男性に多い）。 ・**胸式呼吸**：内外肋間筋などの呼吸筋によって胸郭の前後径・左右径を拡大・縮小させる呼吸（女性に多い）。 ・**胸腹式呼吸**：胸郭と横隔膜が同時に動く呼吸（一般的）。 ・**シーソー呼吸**：吸気時に胸部が陥没し、腹部が膨らむ、呼気時には逆になる（不完全気道閉塞、気道狭窄時）。	注意：胸郭の動きに異常があると呼吸運動に影響し、呼吸数・深さ・リズム、換気量、ガス交換に影響する。 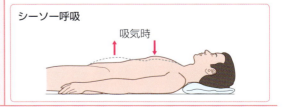シーソー呼吸／吸気時

（表8つづき）

手順	確認事項とポイント
3 努力性呼吸の有無の観察	
❶呼吸補助筋が使用されていないか、開口呼吸、口すぼめ呼吸、鼻翼呼吸、下顎呼吸、肩呼吸になっていないかみる。 呼吸補助筋 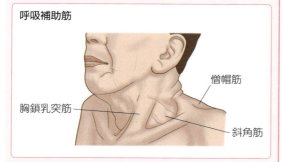	●呼吸筋だけでは換気が十分でない場合に呼吸補助筋が使用される。これを努力性呼吸（努力呼吸）という。 ●努力吸気時には、胸鎖乳突筋、僧帽筋など、努力呼気時には腹直筋や内外腹斜筋などの呼吸補助筋が使用される。 努力性呼吸が行われているときには、呼吸困難や呼吸不全の状態にあることが多いので、注意深く観察する。
4 姿勢・体位の観察	
❶患者の姿勢・体位の観察をする（呼吸困難のときは、呼吸するのに楽な体位をとり、少しでも呼吸状態を改善しようとするため起座位や側臥位をとる）。 患側を下にした側臥位 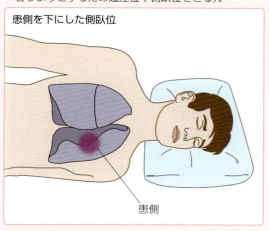	●仰臥位より座位のほうが胸郭や横隔膜の運動が容易である。また、肺うっ血や肺水腫の状態のときは、静脈環流を減少させる。 胸水や気胸がある場合など、片側の肺の換気量が著しく減少している病態では、患側を上にすると健側への圧迫が強くなり呼吸しづらい。患側を下にした側臥位をとると、健側の胸郭運動が妨げられず楽である。
5 異常時の観察	
❶異常があれば、患者に呼吸困難感、咳、痰などの症状を聞いたり、喘鳴、チアノーゼなどの徴候を観察する。	
6 記録	
❶呼吸状態を記録する。	注意 異常呼吸の場合には、呼吸数だけでなく、呼吸の深さ、リズム、症状などについても記録する。

表9 呼吸数・深さ・リズムの異常

呼吸の状態		呼吸の深さ・呼吸数	考えられる状態
	正常	—	—
呼吸数と深さ異常			
	頻呼吸	・呼吸の深さ：変わらない。 ・呼吸数：増加する（25回/分以上）。	発熱、呼吸不全、代償性・呼吸性アルカローシスなど
	徐呼吸	・呼吸の深さ：変わらない。 ・呼吸数：減少する（12回/分以下）。	頭蓋内圧亢進、麻酔薬投与時など
	過呼吸	・呼吸の深さ：深くなる。 ・呼吸数：変わらない。	神経症、過換気症候群など
	多呼吸	・呼吸の深さ：深くなる。 ・呼吸数：増加する。	過換気症候群、肺塞栓など
	少呼吸	・呼吸の深さ：浅くなる。 ・呼吸数：減少する。	死亡直前、麻痺など
	無呼吸	・呼気の状態で呼吸が一時的に停止。	睡眠時無呼吸症候群など
リズムの異常			
	チェーン・ストークス呼吸	・無呼吸が20〜30秒続く。 ・30秒〜2分で周期的に変化する。	脳出血、脳腫瘍、重症心不全、アルコール中毒、尿毒症など
	ビオー呼吸	・深く早い呼吸が突然中断して無呼吸となり、10〜30秒して元の呼吸に不規則にもどる。	脳腫瘍、脳外傷、脳膜炎など
	クスマウル呼吸	・深くゆっくりとした規則的な呼吸。 ・呼吸数：減少する。	糖尿病ケトアシドーシス、尿毒症など

表10 呼吸音聴診の手順

手順	確認事項とポイント
1 実施前	
❶静かでプライバシーが保護できる環境をつくる。また、保温に配慮する。 ❷患者の体位は座位とし、上半身の着衣を開き、普段より深い呼吸をしてもらう。	●周囲がうるさいと呼吸音が正確に聴取できない。 ●呼吸パターンや胸郭の動きが観察しやすいことから、座位での聴診が好ましい。
2 呼吸音の聴取	
❶聴診器を温めておき、膜面を胸壁に密着させる。 聴診器の膜面の当てかた 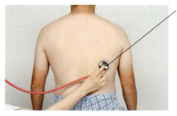 チェストピース 聴診器の導管（チューブ）を親指と人差し指で軽くはさみ、人差し指と中指の指先でチェストピースを軽く保持する。 ❷前胸部、背部の順で、左右比較しながら聴診する。各肺野で吸気と呼気の両方の呼吸音を聴き、副雑音の有無をアセスメントする（肺音の分類は 図4 ）。 聴診部位 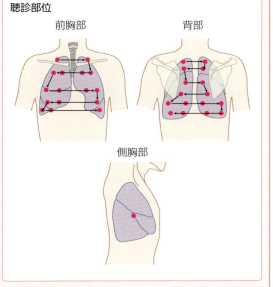　前胸部　背部　側胸部	●呼吸音は高音であるので聴診器の膜面を使用する。 **注意** 正確な聴診のためには、服の上からでなく、皮膚に直接聴診器を当てる。 **注意** 骨の直上での聴診や衣服を通しての聴診は、音の伝達が変化したり妨害される。 ●患者が臥位の場合は、側臥位で背部の聴診を実施する。 **注意** 臥床患者では心臓の裏側になる左肺の下葉が無気肺や肺炎になりやすいので念入りに聴診する。 座位での聴診　　　臥位での聴診 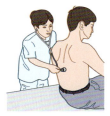 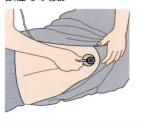 ●雑音が聴かれたら軽く咳をしてもらい、咳で消失する雑音かどうか確認する。
3 後片づけと記録	
❶呼吸音の状態を患者に伝え、着衣を整える。 ❷聴診部位、呼吸音の強弱、副雑音の種類を記録する。	

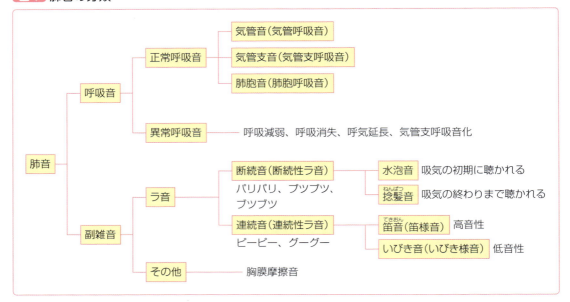

図4 肺音の分類

動脈血酸素飽和度

- **動脈血酸素飽和度とは**：動脈血中の酸素飽和度（SaO₂）のことで、ヘモグロビン（Hb）と酸素（O₂）がどのくらい結合しているのか、その割合をパーセントで示したものである。
- **パルスオキシメータ**：動脈血酸素飽和度を、経皮的に、非侵襲的に測定でき、連続的にモニタリングできる 表11 。
- パルスオキシメータで測定される動脈血酸素飽和度は、動脈血で測定された酸素飽和度であるSaO₂と区別するためにSpO₂と表記される。
- パルスオキシメータは、低酸素血症の早期発見、リハビリテーションや日常生活動作に伴う酸素飽和度の変動の観察、組織での酸素不足の予防などに活用される。
- パルスオキシメータで得られた動脈血酸素飽和度（SpO₂）の測定精度は約2％以内といわれ、動脈血中の酸素の含有量をより正確に把握するためには、動脈血ガス分析を行う。

1. 目的

- 運動負荷試験や呼吸機能検査など、検査中の呼吸状態を観察することにより、異常を早期発見し対処する。
- 酸素療法や人工呼吸器による治療中の呼吸管理を行い、その効果を把握する。
- 日常生活のなかでパルスオキシメータを使用し活動することで、低酸素血症を起こしやすい動きかた（連続した動き、反復した動き、

表11 パルスオキシメータによる測定のしくみ

- パルスオキシメータは、血液中のヘモグロビンと酸素がどれだけ結合しているかを、酸化ヘモグロビンと還元ヘモグロビンのもつ吸光度の違いを利用して測定する。
- パルスオキシメータのセンサー部の発光ダイオードからは、波長の異なる光である赤色光（波長660nm）と赤外光（波長940nm）が1秒間に数百回も点滅している。
- 酸素を有する酸化ヘモグロビンは赤外光を多く吸収し、酸素を手放している還元ヘモグロビンは赤色光を多く吸収するという性質（波長による吸光度の違い）を利用し、パルスオキシメータは動脈血酸素飽和度を算出している。
- 光は動脈血だけはなく静脈血や皮膚などのすべての組織で吸収されるため、パルスオキシメータは脈波分析を行い、拍動している吸光成分から非拍動性の吸光成分を除去したものを動脈血由来の吸光成分として分析している。

速い動きなど)や活動内容をモニタリングして把握する。それにより動きかたの工夫や活動内容の調整を図るなどして、看護援助に役立てる。
- 息切れや呼吸困難などの自覚症状と合わせて、体調の把握と管理に役立てる。

2. 必要物品

- 同一業者のパルスオキシメータ本体とプローブ。

1)パルスオキシメータ

- パルスオキシメータは、一般的には機器本体、プローブ、プローブと機器本体をつなぐケーブルからなる 図5。
- 小型で軽量の携帯型と、持続モニタリングを行う設置型がある。

2)プローブ

- **プローブの構造**：赤色光、赤外光の2つの光を発射する2個の発光ダイオードと、透過した光の減衰を感知する受光素子が装備されている。
- **プローブの種類**：スポット測定や短時間での使用に向いているフィンガークリップタイプ、半日以上の連続モニタリングをしたり、体動がある場合に向いている粘着テープで固定するタイプのプローブがある。患者の年齢や状態、体動の有無、目的に応じて選択する

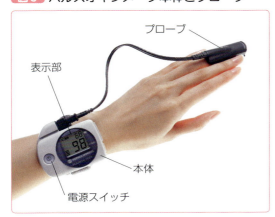

図5 パルスオキシメータ本体とプローブ

(コニカミノルタ、アムコ)

表12。
- **装着上の注意点**：長時間にわたり連続して装着する場合は、低温やけどや発赤、かぶれなどに注意し、測定部位を1日に数回変更するとともに、装着部の皮膚の観察を行う。

3. 手順

- パルスオキシメータの測定手順を 表13 に示す。

1)酸素解離曲線と測定値の解釈

- 酸素解離曲線 図6 (p.19)は、縦軸に動脈血酸素飽和度、横軸に動脈血酸素分圧をとり、酸素分圧に対して酸化ヘモグロビンの占める割合を表している。
- 酸素解離曲線は、血液のpHや体温、二酸化炭素分圧(PaO_2)、2,3-DPG(糖代謝の中間産物)の影響を受けて左右にシフトする。
- pH低値、高体温、高二酸化炭素血症、2,3-DPG濃度の上昇は、右方にシフトする。
- pH高値、低体温、低二酸化炭素血症、2,3-DPG濃度の低下は、左方にシフトする。
- 動脈血酸素飽和度(SpO_2)90%は動脈血酸素分圧では60Torrを示す。動脈血酸素分圧60Torr以下の状態は呼吸不全と定義され、酸素療法などの治療が必要となる。
- 動脈血酸素飽和度(SpO_2)が90%以上を保っているかどうかは、観察するうえで一つの指標となる。

2)パルスオキシメータの測定値に影響するもの

- 次のような場合、正しく測定されないことがあるため注意する。
- **末梢循環不全がある場合**：脈拍の減弱、不整脈、低灌流、ショック、低体温など。
- **装着のしかたに問題がある場合**：発光部と受光部のずれ、プローブが装着部位に密着していないなど。
- **装着部位に問題がある場合**：マニキュア、つけ爪、爪の汚れがある、装着部位の色素沈着など。

表12 プローブの種類

プローブの種類	特徴と注意点
手の指を挟むフィンガークリップタイプ	従来からあるタイプ。機器本体、プローブ、プローブと機器本体をつなぐケーブルからなる。プローブは被験者に合わせた隙間の空かないものを選択し使用する。 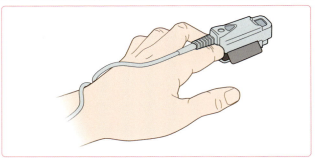
手の指を差し込むタイプ	機器本体とプローブが一体となっているタイプ。 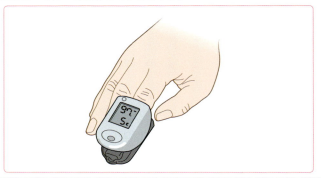
粘着テープで固定するタイプ（ディスポーザブルタイプ）	発光部と受光部の位置を適切に保つ必要がある。 ・足の指、足の甲で測定：新生児、低出生体重児など。 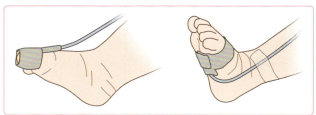 ・耳たぶ、前額部で測定：四肢末梢循環不全状態の患者など。 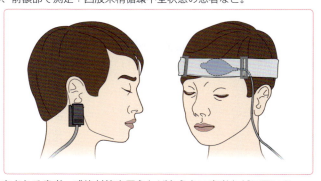 体動が想定される患者、感染対策を図らねばならない患者などに用いる。 連続装着は約8時間以内とする。

日本呼吸器学会肺生理専門委員会：Q&Aパルスオキシメータハンドブック，日本呼吸器学会，東京，2014. を参考に作成

表13 パルスオキシメータの測定方法

手順	確認事項とポイント
① 準備 ❶プローブの発光ダイオード、受光部が絆創膏やゴミ、血液などによって汚れていないことを確認する。 ❷プローブを装着する前に、消毒用アルコール綿で消毒する。 ❸プローブを機器本体に接続する。 ❹電源を入れる。 ❺健常者にプローブを装着しSpO_2が98〜100%を表示することを確認する。 ❻上限・下限のアラームを設定する。 ❼アラームの音を設定する。 ❽使用するプローブに応じた適切な厚みのある測定部分に装着する。 ❾発光ダイオードと受光部が向き合うように皮膚に装着する。	強い光（無影灯や日差し）が当たるところで使用するときには、プローブを遮光する。 プローブの装着部位の皮膚温を確認する。血行が悪いと測定できない場合があるため、その場合、装着部位をマッサージしたり、温めて血行をよくした後に装着する。 ●必要時、電池を入れ替える。長時間連続して使用する場合、事前に電池を入れ替えて使用する。 ●患者の動きを考慮し、プローブのケーブルの長さに注意する。 ●巻き付けるタイプのセンサーは、強く締めつけないように、皮膚に沿わせるように貼付する。
② 測定 ❶パルスオキシメータに表示される脈波レベルメータと脈拍が同時に振れていることを確認する。 ❷発光ダイオードが発光しているか確認する。 ❸プローブは定期的に確認し、適宜交換する。以下の場合は、交換が必要。 ・ひどく汚れている。 ・破損している。 ・ケーブルが断線している。 ・発光部または受光部が損傷している。 ・明らかに異常な数値が出たり、または数値が表示されない。	●定期的にプローブの装着部位を変更し、装着部位の皮膚を観察する。 プローブ装着に伴う以下の皮膚障害に注意する。 ・同一部位に一定以上の圧力がかかることで生じる褥瘡 ・粘着剤やテープ基材などの皮膚刺激による発赤・かぶれ ・プローブの発熱による局部的な温度上昇による熱傷
③ 測定後 ❶電源を切る。 ❷機器本体、ケーブル、プローブの破損や汚れの有無、電池やバッテリーの消耗の有無を確認し、清掃・消毒を行う。	プローブの装着部位に低温やけどや発赤、かぶれなどがないか皮膚の観察を行う。 ●パルスオキシメータの清掃や消毒に用いる洗剤や消毒薬については、使用説明書を確認する。

図6 酸素解離曲線

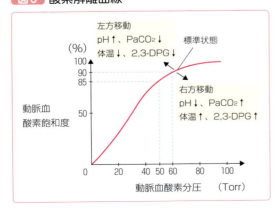

- 測定部位に動きがある場合。
- **血流の阻害**：腕や指の圧迫、指を上下ではさむタイプのプローブによる同一部位の長時間使用など。
- **異常ヘモグロビンがある場合**：メトヘモグロビン血症、一酸化炭素中毒など。
- **酸素飽和度の著しい低下がみられる場合**：動脈血酸素飽和度（SpO_2）が60%以下の場合。
- **ノイズがある場合**：MRI、携帯電話、電気メスなどによる電磁波の影響。
- **血管内色素使用時**：メチレンブルー、インジ

ゴカルミン、インドサイアニングリーン、フルオレセインなど。

- **強い光がある場合**：手術灯、紫外線灯、太陽光など。

4. ポイント

1）動脈血酸素飽和度の低下がみられたら

- 動脈血酸素飽和度（SpO_2）が90%以下（または医師の指示の値）を認めた場合、ただちに患者の、①呼吸状態、②バイタルサイン、③行動、④指先が冷たく（血流が悪く）なっていないか、⑤プローブが正しく装着されているか、を確認する。
- 人工呼吸器装着や酸素療法などの治療中に動脈血酸素飽和度の低下がみられた場合、患者の、①呼吸状態、②全身状態、③バイタルサイン、を観察、④酸素量の調整、⑤痰の吸引などの処置、⑥酸素機器や人工呼吸器の作動状況の確認、を行う。
- 動脈血酸素飽和度の異常が認められた場合、医師に報告する。

2）日常生活動作での観察

- ベッド上安静の状態から座位、立位、歩行と活動レベルを上げていくとき、動脈血酸素飽和度の変化や呼吸状態、全身状態、呼吸困難などの自覚症状を観察する。
- 日常生活動作（歩行、食事、排泄、入浴、洗面、睡眠など）の動作前後を通し、動脈血酸素飽和度の変化と呼吸状態、息苦しさなどの自覚症状を観察する。
- 日常生活動作で動脈血酸素飽和度の低下が認められた場合、患者がどのような活動を行っていたか、どのような動きかたをしていたのかを把握する。さらに、動作をした後、どのくらい安静にすると、動作を行う前の安静時の値にもどるかも把握する。

3）プローブの管理

- プローブ装着を長時間、同じ部位で行っていると発赤や痛みが生じやすいため、随時部位

を変更し、装着部位の皮膚の観察と痛みの有無などを観察する。
- 使用するプローブの種類によっては、コードが患者の身体にまきつくことがあるため、コードの整理を行う。

（漆坂真弓）

意識障害と意識レベル

- 意識には、意識レベル（覚醒状態）と、意識内容（時間的・空間的・対人的認識）の2つの側面があり、このいずれかの障害が意識障害である[1]。ここでは、意識障害のうち、意識レベルについて述べていく。
- 意識レベルは、睡眠と覚醒を調節する脳幹からの広範性投射系の働きと視床下部によってコントロールされている。
- 意識障害では、この広範性投射系と視床下部、大脳皮質の機能障害によって刺激に対する反応が低下ないし消失している。その原因には中枢神経系の疾患（脳血管疾患など）のほか、循環器系の障害、低血糖など、さまざまある。ここでは中枢神経系の疾患で重要な意識レベルと頭蓋内圧亢進症状の評価について述べる。

意識障害の評価

1. 目的

- 意識レベルを把握し、病態の悪化を早期に発見する。

2. 意識レベルの評価方法

- ジャパンコーマスケール（Japan Coma Scale；JCS）を 表14 、またJCSによる意識レベルの評価について 図7 に示した。
- グラスゴーコーマスケール（Glasgow Coma Scale；GCS）を 表15 に示した。

表14 ジャパンコーマスケール（JCS）

I	刺激しないでも覚醒している状態	1	だいたい意識清明だが、今一つはっきりしない
		2	見当識障害がある
		3	自分の名前、生年月日が言えない
II	刺激すると覚醒する状態	10	普通の呼びかけで容易に開眼する。合目的的な運動（たとえば「右手を握れ、離せ」など）をするし、言葉も出るが間違いが多い
		20	大きな声または体を揺さぶることによって開眼する
		30	簡単な命令に応じる（たとえば、離・握手）。痛み刺激を加えつつ呼びかけを繰り返すと、かろうじて開眼する
III	刺激をしても覚醒しない状態	100	痛み刺激に対し、払いのけるような動作をする
		200	痛み刺激で少し手足を動かしたり、顔をしかめる
		300	痛み刺激に反応しない

※3-3-9度方式ともいう。
注）R：不穏、I：失禁、A：無動無声　意識清明のときは"0"と表記する

図7 ジャパンコーマスケール（JCS）による意識レベルの評価手順

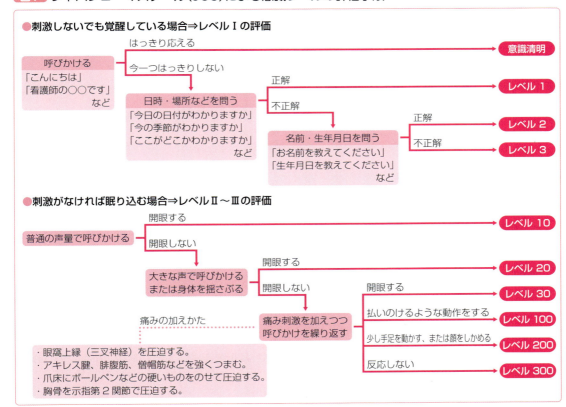

頭蓋内圧亢進症状の評価

- 意識障害は頭蓋内圧の亢進に伴って増悪する。
- 意識障害者は、明確な訴えが困難となるため頭蓋内圧亢進症状を的確かつ早期に捉えることが、より重要となる。

1. 目的

- 頭蓋内圧亢進症状を捉えて早期に適切な治療を行い、脳ヘルニア、意識障害、全身状態の

悪化を防止するために行う。

2. 必要物品

■ 瞳孔計、ペンライト、体温計、血圧計、聴診器。

3. 手順

■ 頭蓋内圧亢進症状の評価の手順を 表16 に示す。

（横内光子）

表15 グラスゴーコーマスケール（GCS）

		点数
開眼機能 （E；eye opening）	自然に開眼している	4
	呼びかけにより開眼する	3
	疼痛刺激によって開眼する	2
	まったく開眼しない	1
言語機能 （V；best verbal response）	正確な応答ができる	5
	混乱した会話	4
	まとまりのない言葉	3
	言葉にならない音のみ	2
	まったく声を出さない	1
最良運動機能 （M；best motor response）	命令に応じた動き	6
	払いのけ動作	5
	疼痛刺激に対する逃避運動	4
	異常な屈曲運動	3
	疼痛刺激に対する伸展運動	2
	まったく動かない	1

表16 頭蓋内圧亢進症状の評価の手順

手順	確認事項とポイント
1 意識レベル	
表15 表16 ならびに 図7 を参照。	● 頭蓋内圧亢進の進行に伴って意識レベルが悪化するため、経時的な評価が必要である。
2 眼症状	
❶瞳孔の大きさ、瞳孔不同（アニソコリー）の有無をみる。 ❷瞳孔径は自然光の下で瞳孔計を眼の下に当てて直径を測定する。片手で上眼瞼を引き上げ、瞳孔を観察する。 ❸対光反射の有無をみる。 ・**直接対光反射**：瞳孔の大きさの測定と同様の方法で、ペンライトを片方の眼の外側から中心に移動させて、強い光を瞳孔に当て、縮瞳するか、縮瞳の速さを左右それぞれ観察する。 ・**間接対光反射**：直接対光反射と同じように片側の瞳孔にペンライトで光を当て、反対側の瞳孔が縮瞳するかを観察する。	● 瞳孔は**正常**では3〜4mmの範囲、2mm以下を**縮瞳**、5mm以上を**散瞳**、1mm以上の左右差を**瞳孔不同**という。 **根拠** 脳ヘルニアの進行により、病巣側の瞳孔が完全に散大し、左右差が明らかになる。軽度の瞳孔不同を発見することにより、早期の処置ができる。 **注意** 弱い光では反応の程度が弱く、異常を見逃すことがある。また、周囲をできるだけ暗くしておくと、反応がみやすい。

(表16つづき)

手順	確認事項とポイント
対光反射 正常 瞳孔が縮小 瞳孔 対光反射消失 瞳孔が縮小しないまたは緩慢となる ❹眼球の位置をみる。 ❺眼球の動きをみる。 ・患者の頭側に立ち、両側頭部に手を当て、母指で上眼瞼を引き上げ、頭部を左右に回転させたときの眼球の動きを観察する。 ❻うっ血乳頭をみる。 ・眼底鏡により視神経乳頭部のうっ血の有無を確認する。	根拠 片方の眼に入った光刺激が同側の視神経を通って、視交叉で両側の刺激となって左右のE-W核（エディンガー・ウェストファル核。中脳にある）に伝わる。E-W核からの刺激により、左右の動眼神経の副交感神経成分が興奮して両眼の瞳孔が縮瞳し、直接対光反射と間接対光反射が起こる。頭蓋内圧が亢進してテント切痕ヘルニアが起きると、テント切痕直下を走る後大脳動脈を押し下げる。後大脳動脈と交差している動眼神経も下方に押されて圧迫され動眼神経麻痺が起こる。このことで病変側の散瞳と対光反射の消失が出現する。 根拠 脳卒中の場合は、病巣に応じて特徴的な眼球の位置や、眼球の動きを示すことがある。共同偏視は両眼が片方に偏位している状態である。一般的には、中脳より上に病巣があると病巣側を向き、それ以外では反対側を向く。眼球の動きでは、頭を動かした向きと逆向きに眼が動く反射的な眼球運動を人形の眼現象（眼球頭位反射）といい、この運動が起こらない場合は脳幹機能が障害されていることを示す。

❸ 頭痛・悪心・嘔吐

❶応答が可能な患者には、頭痛・悪心の有無を問う。 ❷嘔吐時に備えて両側臥位で体位変換し、誤嚥を防止する。	●頭蓋内圧亢進時の特徴は、早朝起床時の頭痛、持続的なズキズキする頭痛、消化器症状を伴わない突然の噴射状の嘔吐である。

❹ バイタルサインの変化

❶頭蓋内圧亢進時の患者のバイタルサインの変化の特徴を 表17 に示す。	●頭蓋内圧亢進時の特徴的な変化に注意し、少しでも異常がみられたら、すみやかに医師に報告する。

❺ 姿勢

❶昏睡状態の患者に強い痛み刺激を加えたときに、次のような肢位がみられる。障害が進行すると、刺激がなくてもこれに近い肢位となる。 ・除皮質硬直：大脳皮質から間脳の障害がある場合にみられる、上肢を固く屈曲内転、下肢を伸展させた肢位。 ・除脳硬直：障害が間脳から中脳・橋へ進んだ場合にみられる、上肢の極端な回内伸展と、下肢の伸展、体幹の伸展（反り返り）。 ・障害が延髄に及ぶと身体は弛緩する。	除皮質硬直 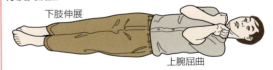 下肢伸展 上腕屈曲 除脳硬直 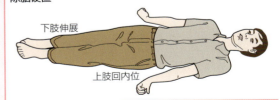 下肢伸展 上肢回内位

❻ 運動麻痺

❶上肢の麻痺の評価：患者の手を持ち上げて離す。 ❷下肢の麻痺の評価：患者の膝を立て、支えていた手を離す。	●頭蓋内圧が亢進すると、麻痺の程度も増悪する。 ●完全麻痺ではバタンと落ち、不完全麻痺では肘からゆっくり落ちる。 ●完全麻痺では外側にバタンと倒れ、不完全麻痺ではズルズルと踵を滑らせて麻痺側は外転・外方位をとる。

表17 バイタルサインの変化の特徴

バイタルサイン	変化	変化の呼称	変化の特徴と原因
体温	上昇	中枢性過高熱	視床下部の体温調節中枢の障害によって起こる。末梢では血管が収縮し、四肢の冷感が生じる。
血圧	上昇	クッシング現象	頭蓋内圧が亢進すると脳血流が減少する。そこで、ホメオスタシスが働き、心拍出量を増加させるなどして脳血流を一定に保とうとする。このため血圧は上昇、心拍数は減少、脈圧は拡大する。
心拍数	減少		
脈圧	拡大		
呼吸	異常呼吸　意識レベル低下 ↓	チェーン・ストークス呼吸	過呼吸と無呼吸を周期的に繰り返す。大脳の広範囲や間脳が障害された場合などに起こる。
		中枢性過呼吸	持続性に深くて速いリズムの呼吸となる。脳ヘルニアが進行して、中脳や橋上部が障害されると起こる。
		持続性吸気呼吸	泣きじゃくるような大きな吸気が特徴で、一時的に呼吸が停止するようなパターンの呼吸。橋の中〜下部の障害で起こる。
		失調性呼吸	深い呼吸と浅い呼吸が不規則に生じる。呼吸中枢である延髄の障害で起こり、予後不良である。

生体防御機能障害と体温

生体防御機能

- 人は病原微生物やがんなどの異物や異常細胞が体内にあると、「生体防御機能」が働いて、その異物を排除し、生命体の恒常性（ホメオスタシス）を維持しようとする。
- 特に免疫反応による生体防御機能は重要で、その機能に障害が起きると、感染症やがんの発症、自己免疫疾患などが生じる。
- 感染症や悪性腫瘍、全身性自己免疫疾患などは、全身症状として発熱を伴うことが多い。

体温

- **体温とは**：身体内部の温度のことであり、身体内部の温度は身体表面の温度よりも高い。
- 体温が通常以上に上昇（発熱）すると代謝活動が盛んになる。その状態が長引いた場合、体力の消耗や食欲減退などの身体症状が現れるため、患者の体温を正確に測定・記録し、状態を把握することが大切である。

体温測定

1. 体温と測定部位

- 身体内部の温度（体温）を正確に測定することは難しく、これに近い安定した温度を簡単に測定できる部位として、腋窩、口腔、直腸などがあり、日本で行われる臨床検温では腋窩が広く用いられている。
- 検温値は測定部位により異なるため、腋窩温、口腔温、直腸温など測定部位を記載するほうが、より正確に体温を理解できる。

2. 測定値

- **正常体温（腋窩温）**：日本人成人では36〜37℃前後と考えられているが、個人差が大きい。
- **測定部位による測定値**：腋窩温、口腔温、直腸温を比較すると、腋窩温が最も低く、直腸温が最も高い。
- **体温の変動**：日内リズム（昼の活動期は高く、夜の睡眠期は低い）や、概月リズム（月経周期）、食事摂取、激しい運動、精神活動などの影響を受けて変動する。また高齢者の体温は成人と比べて低い傾向にある。

3. 測定器具の種類

- 体温を測定する体温計には、水銀体温計や電子体温計などがあり、体温計の種類や測定部位により、測定時間や測定値が異なるので注意する。
- **水銀体温計**：2013年に採択された「水銀に関する水俣条約」の発効に伴い、水銀体温計は2021年1月1日以降、製造・輸出入が禁止される予定である。所有している水銀体温計は引き続き使用可能であるが、今後、水銀体温計の使用頻度は減少すると考えられる。
- 臨床現場で用いられている体温計を 図8 に示す。

4. 測定手順

- 電子体温計を用いた腋窩温測定の手順を 表18 に示す。

（深野智華）

図8 体温計の種類

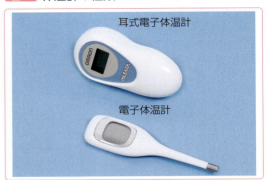

耳式電子体温計
電子体温計

表18 電子体温計を用いた腋窩温測定の手順

手順	確認事項とポイント
1 測定前 ①体温計のチェックを行う。 ②患者の氏名を確認する。 ③体温を測定する目的や方法を説明し、安静を保ってもらう。 ③測定する前は、あらかじめ腋窩を閉じておく。測定する部位に発汗があれば、乾いたタオルなどで拭いておく。	**注意** 体温計に破損がないか、消毒済みであるかを確認する。 ● 電源を入れて数字が表示されるかを確認する。 ● プライバシーに配慮し、測定を開始する。 ● 激しい運動などにより体温が上昇するのを防ぐ。 **注意** 腋窩が開放されていると正確な身体内部の温度が反映されない。汗の蒸発による気化熱で、腋窩の温度が低下するのを防ぐ。
2 測定 ①測定はなるべく同一側で行う。 ②体温計の感温部が、腋窩中央に当たるように、前方から斜め上方向（体軸に対して30〜45°の角度）に挿入する。 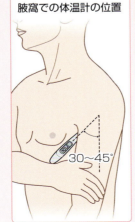腋窩での体温計の位置　30〜45° ③測定中は、可能なら肘関節を軽く曲げて腋窩を密閉するように保つ。患者が密閉を保てない場合には援助する。	**注意** 左右差が生じる場合もある。 **注意** 測定部位に炎症や疼痛、麻痺がある場合は、健側で測定する。 **注意** 精度の高い検温値を得るために、腋窩動脈の温度（腋窩中心部）を測定するように体温計を挿入する。腋窩の温度は中心ほど高く、周囲は低い傾向にある。 **コツ** 外気の流入による腋窩温の低下を防ぐ。腋窩は開放すると汗などの蒸発により温度が低下してしまい、一定の温度に達するまでに時間を要する。正確な測定を要求される場合は30分程度必要となることもある。

（表18つづき）

手順	確認事項とポイント
腋窩を用いた体温測定 ❸電子音が鳴るまで測定する。 ❹測定値をすぐに読み取り、記録する。	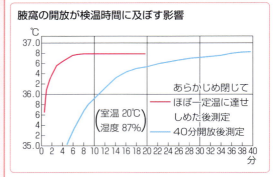 腋窩の開放が検温時間に及ぼす影響 （室温 20℃ 湿度 87%） ━ あらかじめ閉じてほぼ一定温に達せしめた後測定 ━ 40分開放後測定 真島英信：生理学　第18版．文光堂，東京，1986：511．より引用 ●使用する体温計の測定時間を守る。
3 測定後	
❶測定値を患者に説明する。 ❷感染症の有無などを考慮し、体温計を消毒する。	●前回の測定と比較しながら評価する。 ●感染予防に努めると同時に、体温計の破損を防ぐ。 **コツ** 体温の測定は、各家庭でも風邪をひいたり倦怠感があったりする場合など、異常の程度を知るための指標として日常生活に取り入れられている。病棟でも、体温測定を患者に任せることもあるが、患者が正しく体温を測定できているか、確認することが大切である。

〈文献〉

1. 冨塚信彦：バイタルサインと神経学の見方．ブレインナーシング　2005；21(12)：1218-1223.
2. 後藤美和，三苫里香，山内豊明：実践！フィジカルアセスメント　循環器系　心臓．看護技術　2000；46(14)：1524-1534.
3. 小湊博美：脈拍とその測定．クリニカルスタディ　2005；25(5)：338-341.
4. 黒田浩子，高木真弓：正確な数値を得るためのバイタルサイン　黒田浩子・取りかた．臨牀看護　2001；27(4)：513-516.
5. 南家貴美代，有松操：血圧とその測定．クリニカルスタディ　2005；25(5)：346-349.
6. 岡田彩子：循環器(1)聴診のための解剖基礎知識．看護学雑誌　2003；67(12)：1234-1239.
7. 岡田彩子：循環器(2)聴診の実際．看護学雑誌　2004；68(1)：70-75.
8. 岡田彩子：循環器(3)代表的な疾患と異常心音．看護学雑誌　2004；68(2)：170-174.
9. 高橋敦美，久代登志男：心臓・血管系の聴診の基本技術．月刊ナーシング　2004；24(3)：38-50.
10. 高橋秀子：医療安全からみた看護技術観察．看護技術　2003；49(5)：355-358.
11. 滝島紀子：バイタルサイン．臨牀看護　1998；24(13)：1944-1947, 1951-1952.
12. 横山美樹：脈拍／血圧．クリニカルスタディ　2005；26(8)：610-622.
13. 日本高血圧学会高血圧治療ガイドライン作成委員会：高血圧治療ガイドライン2014．日本高血圧学会，2014．http://www.jpnsh.jp/data/jsh2014/jsh2014v1_1.pdf(アクセス日2017年3月21日)
14. 日本高血圧学会：水銀血圧計の使用と水銀血圧計に代わる血圧計について．2015．www.jpnsh.jp/files/cms/425_1.pdf(アクセス日2017年3月20日)
15. 米丸亮，桜井利江編：ナースのためのCDによる呼吸音聴診トレーニング，南江堂，東京，2010：30-35.
16. 藤崎郁：フィジカルアセスメント完全ガイド．学習研究社，東京，2001：60.
17. 河野文子：呼吸器機能のヘルスアセスメント．実践基礎看護学，中西睦子監修，建帛社，東京，1998：54-76.
18. 大河原千鶴子，河合千恵子，金井和子，他：呼吸．基礎看護技術マニュアル(Ⅱ)，日野原重明編，学習研究社，東京，1988：2-27.
19. 菅原美樹：呼吸の見方．エキスパートナース　2002；18(15)：68-72.
20. 工藤翔二，村田朗，高瀬真人，他：聴いて見て考える肺の聴診．アトムス，東京，2014：5-14, 33.
21. 日本呼吸器学会肺生理専門委員会，日本呼吸管理学会酸素療法ガイドライン作成委員会編：酸素療法ガイドライン．メディカルレビュー社，東京，2006：72-81.
22. 日本呼吸器学会肺生理専門委員会編：臨床呼吸機能検査　第7版，メディカルレビュー社，東京，2008：107-111.
23. 馬場元毅：絵で見る脳と神経　しくみと障害のメカニズム　JJNブックス，医学書院，東京，1991
24. 藤崎郁：フィジカルアセスメント完全ガイド．学習研究社，東京，2001：159-188.
25. 後藤修：意識障害．病態生理〈1〉症候編　臨牀看護セレクション，金井弘一編，へるす出版，東京，1996：114-120.
26. 廣瀬源二郎：意識障害．脳・神経系疾患　看護のための最新医学講座1，日野原重明，井村裕夫監修，中山書店，東京，2002：20-24.
27. 黒田清司：意識障害患者のバイタルサイン変化をどう見るか．ブレインナーシング　2004；20(6)：615-621.
28. 齋藤清：意識障害患者の看護．脳神経領域の主要症状，高橋和郎編，メディカ出版，大阪，1998：22-27.
29. 齋藤洋一：頭蓋内圧亢進患者の看護．脳神経領域の主要症状，高橋和郎編，メディカ出版，大阪，1998：59-65.
30. 坪川孝志，山本隆充：意識障害とは．脳神経領域の主要症状，高橋和郎編，メディカ出版，大阪，1998：1-9.
31. 藤野彰子，長谷部佳子監修：バイタルサイン測定　看護技術ベーシックス．医学芸術社，東京，2005：594-599.
32. 入来正躬：体温生理学テキスト　わかりやすい体温のおはなし．文光堂，東京，2003
33. 真島英信：生理学　改訂第18版．文光堂，東京，1986：509-520.
34. 中西貴美子：身体面・精神面に現れる特性．黒田裕子監修，大西和子編，生態防御機能障害をもつ人の看護，メヂカルフレンド社，東京，1997：58-64.
35. 大吉三千代，東郷美香子，平松則子：身体の計測・観察Part1　胸囲・腹囲・体温．写真で見る基礎看護技術，照林社，東京，1997：102-104.
36. 氏家幸子：体温測定．バイタルサインの見かた考え方，岩井郁子編，金原出版，東京，1983：192-199.
37. 渡邊武：感染症と生体防御機構．感染と生態防御，竹田美文，渡邊武編，岩波書店，東京，2000

慢性期・回復期の治療看護技術：アセスメントの技術

観察

藤原由子／小江奈美子／片岡千明／米田昭子

皮膚

1. 目的

- **皮膚の機能と観察**：皮膚は自身と外との境界の役割をしており、病原生物や紫外線などの異物の侵入といった、物理的・化学的刺激から身体を保護している。皮膚は、そのほか知覚、体温調節、分泌、吸収などの機能をもっている。毎日の定期的な観察により、皮膚を通して身体に異常がないか確認する。

- **皮膚の変化**：細菌・薬物・季節などの外的な因子がかかわっている場合と、内臓諸疾患の障害や遺伝的体質などの内的因子がかかわっている場合がある。その皮膚の変化が、どこでどのように起こっているのかを注意深く観察することにより、生体内外の異常を判断す

る指標とする。

- 皮膚病変は外見上の変化としてもつ意味が大きく、かゆみを伴うことが多いため、皮膚症状により日常生活が制限または障害されていないか（衣服の汚れ、不眠、外見上の困惑）を考慮する。

2. 準備

- 自然採光または蛍光灯下の明るい場所で観察を行う。
- 患者に不快な思いをさせないよう、プライバシーに十分配慮し、不要な部位をタオルや衣服で覆いながら行う。
- 触診は看護師自身の手を十分温めてから行う。

3. 手順

- 皮膚の観察の手順と確認事項を 表1 に示す。

（藤原由子）

表1 皮膚の観察の手順

手順	確認事項とポイント
❶視診で異常が認められる場合は、その色・形・大きさ・部位・広がりをみる。その後、触診で熱感（皮膚温）・硬度・乾燥・湿軟・弾力性をみる。 ❷皮膚の視診、触診とあわせ、患者の自覚症状（かゆみ、痛みなど）を聞き、ベッドサイドや入院環境、患者の生活習慣の影響を考慮しながら、皮膚状態を観察する。 ❸皮疹の種類・数・分布・色・硬度・解剖的な部位、かゆみ、湿軟、乾燥を記録し、それまでの皮膚状態と比較し、栄養状態、清潔状態と合わせながら評価する。	注意 必要に応じてディスポーザブル手袋を着用する（浸出液や出血がある場合、感染症が疑われる場合など）。 ●皮膚に症状がある場合、まず患者が気づいている病変（かゆみや痛みなど）のある部位から観察を行う。 コツ 患者に皮膚の自覚症状がない場合は、更衣や清潔動作、処置時を利用して観察し、患者に余分な羞恥心や負担をかけないように心がける。 ●正常な皮膚と比較する場合、その患者の日光や摩擦などの刺激を受けにくい部位（上肢の内側など）との比較で皮膚状態の異常を判断する。 コツ 患者が直接見ることができない部位は、患者の希望を聞き、鏡などを使用して患者が自分でも確認ができるようにし、患者と看護師が一緒に観察していくことも有用である。 注意 観察は、耳の裏、殿部、会陰、腋窩、足の裏などにも注意を払う。 ●観察にあたっては基本的な皮膚の変化を知っておくことが必要である。 ●主要な皮膚症状は皮疹 図1 、菲薄化、炎症、変性、デルマドローム、壊死、損傷がある 表2 （p.30）。

図1 皮疹の模式図

原発疹：皮膚にはじめてできた病変

斑	丘疹	膨疹	結節
平坦で触ってもわからない茶・赤・紫・白・黄褐色の色の変化がある。	細胞成分の増加により1cm未満で皮膚が盛り上がった状態。	真皮の限局性の浮腫であり、蕁麻疹・虫さされの基本的状態。	1〜2cmにわたり皮膚が大きく盛り上がり、硬く、真皮の深部にできている。

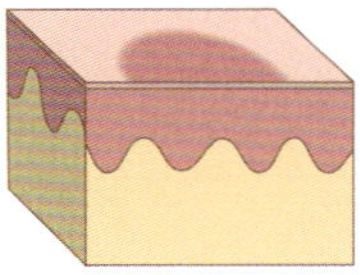

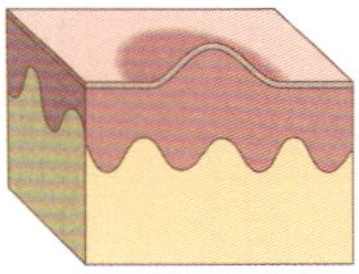

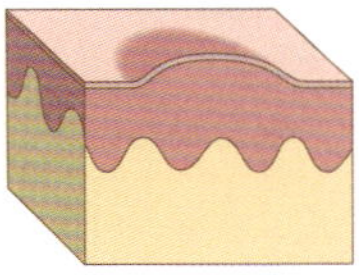

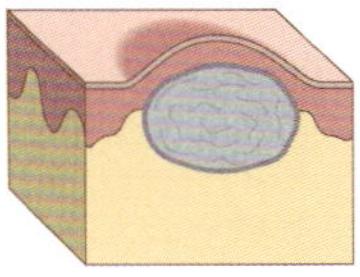

水疱	局面	膿疱	囊腫（囊疱）
表皮内の浮腫または真皮の滲出性炎症、表皮の基底膜ないし基底細胞の変化による隆起。	平たく隆起し、硬く粗い丘疹が合体したもので1cm以上になる。	表皮内に多核白血球の集まっている状態。水疱であるが、その中身は膿性浸出液。	上皮性で囲まれた組織内の洞。半球状に隆起し、内容物は液状または半固体の物質である。

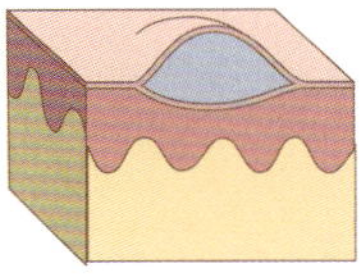

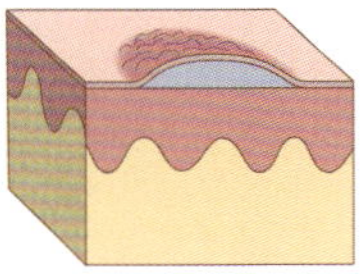

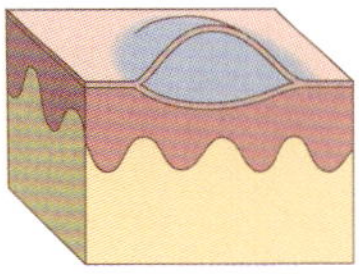

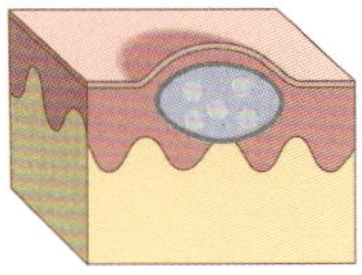

続発疹：原発疹から二次的に変化した病変

鱗屑	痂皮	苔癬化	瘢痕	血管拡張
剥がれ落ちそうな角質層が多量に皮膚表面にある状態。	血清・血液・膿性の滲出物が乾燥したもの。	四肢の屈曲面に好発する摩擦や刺激で、皮膚が硬く厚ぼったくなった状態。	損傷を受けた皮膚に表皮が置き換わった状態。汗孔がなくピンク色をしている。	真皮上層の細小血管の拡張・増加したもの。

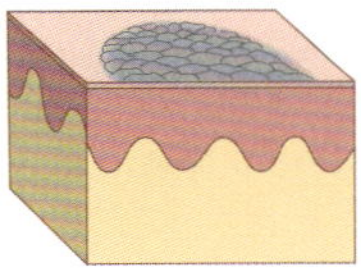

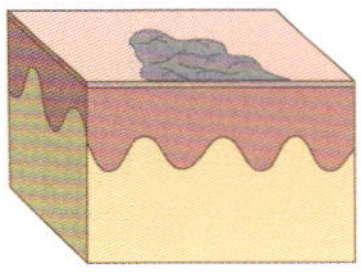

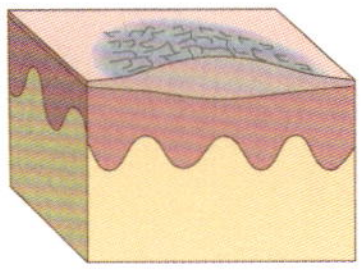

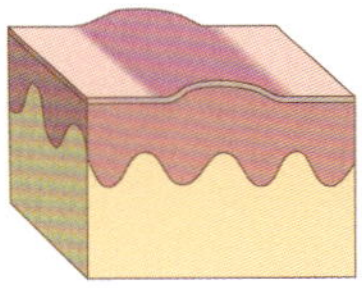

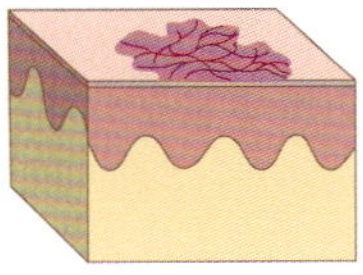

ケロイド	潰瘍	糜爛	亀裂	萎縮
瘢痕が進行性に成長を続け、コラーゲンの異常増殖により不正な形をした隆起となったもの。	真皮または皮下脂肪組織までに達する組織欠損。	表皮の部分のみ皮膚が欠損し、真皮が露出している状態。	表皮内で出血を伴うことの多い皮膚の線上の裂け目。	真皮の欠如により皮膚表面が薄くなり、半透明化・紙状化しているもの。

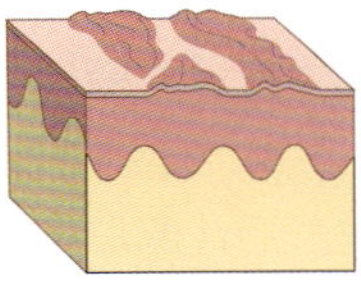

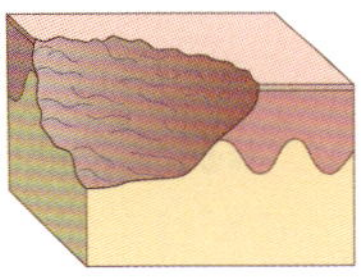

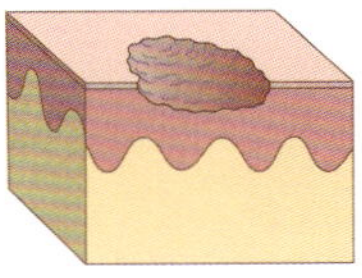

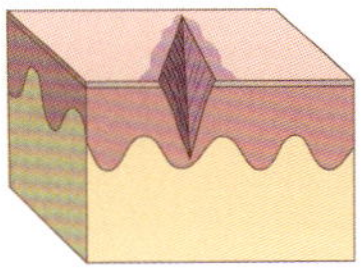

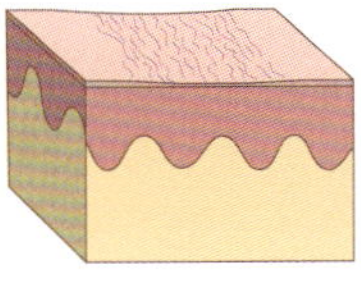

表2 主要な皮膚症状

皮疹	皮膚に現れた病変を総称して皮疹（または発疹）という。
菲薄化（ひはく）	皮膚の伸展の持続、過剰な摩擦、基底細胞の機能低下により表皮の角質層が薄くなること。
炎症	皮膚損傷の部位を修復させる一連の反応であり、発赤・熱感・腫脹・疼痛・機能障害の5つの徴候が生じる。
変性	異常な角質化、がん細胞の増殖により、表皮がもろくなり、亀裂が起こりやすくなる状態。
デルマドローム	内臓疾患が黄疸（おうだん）、壊疽（えそ）、紅斑（こうはん）などの皮膚症状となって現れること。
壊死	熱傷、褥瘡などのように局所的に組織の細胞が死滅すること。
損傷	物理的・化学的刺激により皮膚の連続性が断たれること。

浮腫

1. 目的

- 浮腫の原因・誘因を確かめるために、浮腫の状態を観察する。
- **浮腫とは**：一般には「むくみ」と表現され、間質液量の増加によって引き起こされた触知可能な腫脹である。
- 浮腫は、間質液が少なくとも2.5～3L増加するまではっきりと現れない 図2 。
- 浮腫は全身性因子（全身性浮腫）と局所性因子（局所性浮腫）の両者によって生じる 表3 。

2. 観察

- 浮腫を観察する際のポイントを 表4 に示す。

（小江奈美子）

図2 浮腫の成り立ち

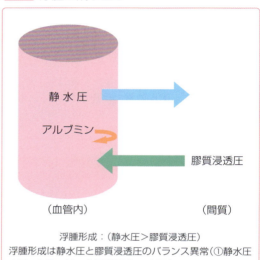

浮腫形成：（静水圧＞膠質浸透圧）
浮腫形成は静水圧と膠質浸透圧のバランス異常（①静水圧上昇、あるいは、②膠質浸透圧の低下）によって起こる。

黄疸

1. 目的

- 黄疸は何らかの肝機能障害による症状である。黄疸をきたしている原因により、治療法と看護が大きく異なるため、看護師は黄疸についてよく観察する必要がある。
- **黄疸とは**：血液中のビリルビン濃度が増加し、皮膚・眼球結膜が黄染した状態である。
- 血清総ビリルビン値が2mg/dL以上になると、皮膚や眼球結膜が黄染する（**顕性黄疸**）。
- 血清総ビリルビン値が基準値（0.2～1.0mg/dL）より高くても、2mg/dL以下では黄染は明瞭ではない（**潜在性黄疸**）。
- 過剰なビリルビンとともに、胆汁酸が皮膚に蓄積し、ヒスタミンとエンドペプチダーゼを遊離することで、かゆみと痛みを生じる。
- 黄疸の原因はさまざまあるが 表5 、ビリルビンの代謝経路 図3 のどこかの障害である。

2. 手順

- 黄疸の観察の流れとそのポイントを 表6

表3 浮腫の分類

全身性浮腫	心不全	心拍出量が低下し、それに伴う腎血流量の低下により、レニン・アンギオテンシン系が賦活され、ナトリウム貯留による細胞外液量増加が起こる。
	腎疾患	**腎不全**：ナトリウム排泄低下に伴う循環血漿量増加により静水圧が上昇する。 **ネフローゼ症候群**：低アルブミン血症により膠質浸透圧が低下する。
	肝不全	門脈圧・肝静脈圧亢進により腹水、末梢浮腫を生じる（主に腹水がみられる。末梢浮腫は高度にならない限りみられないことが多い）。 低アルブミン血症（アルブミン合成能力の低下による）による膠質浸透圧も浮腫の原因となる。
	内分泌性	甲状腺機能低下症などによる。この場合は非圧痕性である。
局所性浮腫	閉塞によるもの	静脈、リンパ管の閉塞。
	局所の毛細管損傷 （血管透過性亢進）	炎症、またはアレルギーによる。

表4 浮腫の観察ポイント

観察項目	確認事項とポイント
浮腫が出現しやすい部位	●眼瞼（がんけん）、手指、下肢：患者は目を開けにくい、足がだるい、歩きにくいと訴えることが多い。また、眼瞼・手指の浮腫は、起床時のみに自覚することが多い（起床に伴う立位により、間質液が身体下部へ移行するため）。 ●下腿脛骨（脚のすね）：最も浮腫の出現しやすい部位である。指の腹で押し、圧痕の程度を確認する。浮腫がない場合は、圧痕は残らない。浮腫が強度の場合は1cm近く圧痕が残る場合もある。 ●臥床患者の浮腫：後頸部、背部、腰部、殿部、陰部、大腿背面に出現する。目につきにくいので注意を要する。 **注意** 浮腫がある皮膚は、圧迫、摩擦により容易に損傷し、感染を起こしやすいことを絶えず念頭におくことが大切である。
呼吸状態	●心不全、腎不全の患者は肺水腫が出現する可能性が高い。咳嗽、喘鳴（ぜんめい）（呼吸時の高音性の連続音）、ひどいときは泡沫状の喀痰（かくたん）、チアノーゼが出現する。起座呼吸が出現し、臥位では就寝できなくなる。 **注意** 肺雑音の有無に注意し、初期の呼吸状態の変化を見落とさないようにすることが大切である。
消化器系	●腸管に浮腫がある場合は、食欲不振、下痢などの消化器症状を起こしやすい。腸蠕動音、腹部の張り感などを観察する。
体重	●食事摂取、排便状況に変化がなければ、体重増加は細胞外液量の増加（浮腫）と考えられる。 ●体重測定は、毎日同じ時間、同じ服装で行われることが望ましい。 **注意** 急速な体重増加があるときは尿量、輸液量、食事量が適切か、すぐに見なおす必要がある。

（p.33）に示す。

3. 黄疸の看護援助

■黄疸の看護援助では、かゆみへのケアが重要となる。

■黄疸の原因をアセスメントしながら、観察の

ポイントや生活指導を考える必要がある。

1）かゆみへの薬剤の使用

■抗ヒスタミン薬（内服・軟膏）を使用する。

表5 黄疸の原因と分類

成因分類	メカニズム	代表的な黄疸
肝前性	老化赤血球からできた間接ビリルビンが、アルブミンと結合し肝臓に取り込まれる過程の障害。	● 溶血性黄疸（溶血による大量の間接ビリルビンが、肝臓で処理できず増加。間接ビリルビンは不溶性のため、尿中には排泄されない）
肝性	肝細胞の障害であり、以下のようなものがある。 ・直接ビリルビンの排泄障害（直接ビリルビンの上昇） ・肝細胞内のビリルビン輸送障害 ・ビリルビンの摂取障害（間接ビリルビンの上昇） ・直接ビリルビンへの変換障害（間接ビリルビンの上昇）	● 新生児黄疸 ● 肝細胞性黄疸 ● 肝炎時の黄疸（慢性肝炎では通常黄疸はみられない。肝硬変で黄疸がある場合は、肝細胞の機能の高度な低下を示す）
肝後性	肝臓を出た後の障害であり、以下のようなものがある。 ・ウイルスや薬剤が原因で起きる肝内胆汁うっ滞症。 ・結石、腫瘍などによる胆管の狭窄（胆汁排泄障害）。	● 閉塞性黄疸

図3 ビリルビン代謝経路

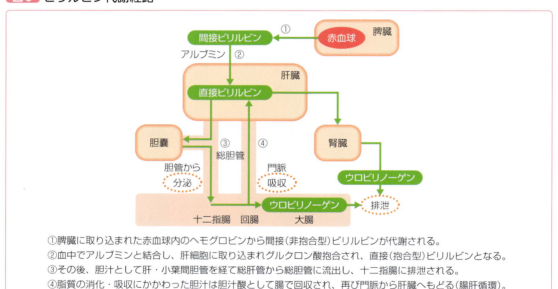

① 脾臓に取り込まれた赤血球内のヘモグロビンから間接（非抱合型）ビリルビンが代謝される。
② 血中でアルブミンと結合し、肝細胞に取り込まれグルクロン酸抱合され、直接（抱合型）ビリルビンとなる。
③ その後、胆汁として肝・小葉間胆管を経て総肝管から総胆管に流出し、十二指腸に排泄される。
④ 脂質の消化・吸収にかかわった胆汁は胆汁酸として腸で回収され、再び門脈から肝臓へもどる（腸肝循環）。

2）皮膚の清潔と保護

- かゆみが強ければ、グリセリン、メントール、重曹水、よもぎ水で清拭した後に、冷水にひたしたタオルで清拭する。
- 皮膚をかかないように指導する（爪は短く切っておく）。
- かゆみとともに皮膚のかさつきも出てくる。

3）排尿・排便コントロール

- 飲水を促し、便通を整える（ビリルビンの排泄促進）。

4）食事指導

- 十二指腸から十分な胆汁排泄がない場合、脂肪吸収障害が生じるため、低脂肪食にする。

（片岡千明）

表6 黄疸の観察の流れ

観察の流れ	観察のポイント
❶皮膚・眼球結膜をみる（部位・色調・程度）	● 黄疸は、皮膚や眼球結膜で観察するが、日本人は黄色人種であるため、皮膚の染が見分けにくい。そのため眼球結膜*の診療は欠かせない。 ● 暗い室内や電灯の下では見逃しやすいため、必ず自然光の下で観察する。
❷随伴症状をみる ・皮膚の瘙痒感 ・褐色尿 ・灰白色便（脂肪便）	● 直接ビリルビンが上昇すると、血液中へ逆流し胆汁酸の刺激により皮膚の瘙痒感を訴える。 ● 尿中に直接ビリルビンが排泄されると褐色尿となる。 ● 閉塞性黄疸では、腸管へのウロビリノーゲンの排泄が減少するため、灰白色便となる。
❸黄疸に伴う苦痛の有無と程度をみる	● 皮膚の瘙痒感・出血傾向（便尿中、歯肉、皮下）。 ● 全身倦怠感、食欲不振。
❹ほかの症状と鑑別をする ・柑皮症 ・下垂体機能低下症 ・アジソン病	● 柑皮症は、カボチャやミカンなどのカロテンの過剰摂取によるもので、手掌や足裏が明るい黄色となるが、眼球結膜ではみられない。 ● 下垂体機能低下症、アジソン病は、全身が黄色くなる。

*眼球結膜：白目の部分で、まぶた（眼瞼）の裏側を覆う眼瞼結膜と連続した1枚の粘膜。

口腔

1. 目的

- 口腔は、食べ物をかみ砕き、味わい、消化を始める役割がある。発声や呼吸にも関連する。
- 口腔機能の低下に伴う口腔内細菌の増殖は、肺炎の発症につながり、糖尿病、心疾患にも影響することが明らかとなってきた。
- 口腔内のていねいな観察は、口腔内の適切なアセスメントにつながる。
- 適切なアセスメントによる口腔ケアは、疾患の発症や悪化を予防する面でも重要である。
- 食事を口から摂取できない状態でも口腔内の観察とケアは必要である。

1）口腔内の状況
- 口腔内は 図4 に示すような構造になっている。
- 口腔内は体温で一定に保たれており、唾液で適度に湿潤されている。
- **唾液**は、口の中の化学受容器の刺激や、咀嚼運動および精神的な刺激によって、反射的に

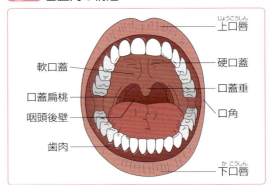

図4 口腔内の構造

分泌され、その量は1日に1.5Lに達する。

2）口腔内の感染防御機構
- 唾液内の酵素や抗菌物質により、細菌やウイルスの体内侵入を阻害している。
- 歯と歯肉の間の歯肉溝は唾液にさらされにくいが、歯肉溝から染み出す組織液により物理的に細菌が蓄積されないようになっている。つまり歯肉溝は、唾液による感染防御機構とは異なる機構により細菌の進入を制御している。
- 歯肉の組織液を**歯肉溝浸出液**と呼び、さまざ

表7 口腔の観察の手順

手順	確認事項とポイント
1 実施前	
①患者に口腔内観察の目的とこれから行う方法を説明し、了解を得る。 ②口腔内を観察する患者の体位を整える。 ③口腔内は暗いので、照明を準備する。	●患者は上半身を起こした状態とし、軟らかい枕などを当て、頭部を固定する。 患者の体位は、患者の口の位置が看護師の目の高さと同じになるように調整する。
2 実施	
①歯の状態を観察する。 ・歯は、エナメル質、象牙質と呼ばれる硬組織でできている。 ・歯の中には歯髄と呼ばれる神経血管組織が入っている。 ②歯肉（歯ぐき）の状態を観察する。 ・歯肉は、歯を支えている歯槽骨の周囲を覆う組織のこと。 ・健康な歯肉はピンク色で、表面にスティップリングと呼ばれる凹凸がある。 ・歯肉が炎症を起こしたら、スティップリングの消失や発赤、出血がみられる（歯肉炎）。	●歯はあるか。 注意 永久歯は32本が平均。28〜31本でも異状ではない。しっかり噛むためには最低20本の歯が必要といわれている。 ●義歯はあるか。 ●歯と歯の間の汚れはないか。 ●歯はぐらぐらしていないか（指やピンセットなどで押してみる）。 ●歯肉の色はどうか。 ●歯肉は弾力があるか。 ●指で押したとき、血液や膿は出てこないか。 ●食物残渣はないか。 ●歯肉に不規則な盛り上がりはないか、乾燥していないか。
③口腔粘膜の状態を観察する。 ・頬、口蓋、咽頭の入り口、口唇の裏側などを覆う粘膜を総称して口腔粘膜と呼ぶ。 ・健康な口腔粘膜は赤色で弾力がある。	●口腔粘膜に不規則な盛り上がりはないか。 ●周囲と色が明らかに違う部位はないか。 ●口腔内が乾燥*¹していないか。
④舌の状態を観察する。 ・舌の内部は筋肉の塊である。 ・健康な舌は、ピンク色で表面に小さな突起が見られる。突起には、味蕾という味を感じる神経終末が入っている。 ・舌苔は健康な状態でも付着する。	●舌の表面が汚れていないか。 ●舌の溝が深くなっていないか。舌の溝が深くなっていると、汚れがたまりやすい。 ●表面がつるつるになっていないか。舌の表面には細かな突起があり、味覚において重要である。 ●苔が生えたように白っぽくないか（舌苔*²）。
⑤口の動きを観察する。 ・口の動きを観察することで、誤嚥のリスクがあるか推測できる。	●口をどのくらい開けられるか、しっかりと閉じられるか。 ●舌は前後・左右・上下に動かせるか。 ●頬をふくらませたり、へこませたりできるか。

*1 口腔内の乾燥：脱水や、さまざまな原因による唾液分泌量の低下などにより生じる。口腔内の自浄作用や抗菌作用の低下をもたらし、口腔内細菌が繁殖しやすくなる。また、舌苔の原因になったり、口臭、痛み、味覚異常など、悪影響をもたらす。
*2 舌苔：舌表面にある小突起の上皮が剥離し、それに微生物、食物残渣、白血球などが付着して、苔が生えたように白っぽく見えるもの。食事をすることにより食物が接触することや会話時に舌を動かすことで除去されるが、食事や会話が困難な場合は、自浄作用も低下しているため推積する。舌苔は、口臭の原因になる。

まな抗菌物質が含まれている。
- 歯肉溝浸出液の大きな特徴として、好中球やマクロファージなどの貪食細胞も一緒に浸出され、感染防御に積極的に参加していることがある。

3）口腔内の問題点
- 口腔乾燥は、口腔の自浄作用の低下を招き、衛生状態を悪化させる。
- 義歯では唾液や歯肉溝浸出液の流通は少なく、自浄作用はきわめて弱い。

表8 Eilers口腔アセスメントガイド(OAG)

項目		声	嚥下	口唇	舌	唾液	粘膜	歯肉	歯と義歯
アセスメントの手段		聴く	観察	視診 触診	視診 触診	舌圧子	視診	視診 舌圧子	視診
状態とスコア	1	正常	正常な嚥下	滑らかで、ピンク色で潤いがある	ピンク色で、潤いがあり乳頭が明瞭	水っぽくさらさらした漿液性の唾液	ピンク色で、潤いがある	ピンク色で、スティップリングがある引き締まっている	清潔で食物残渣がない
	2	低い・かすれている	嚥下時に痛みがある・嚥下が困難	乾燥して・ひび割れている	青苔がある・乳頭が消失しテカリがある発赤を伴うこともある	粘性がある・ネバネバしている	発赤がある・被膜に覆われている白みがかかっている潰瘍はない	浮腫がある発赤を伴うことがある	部分的に歯垢や食物残渣がある
	3	会話が困難痛みを伴う	嚥下ができない	潰瘍がある・出血している	水疱がある・ひび割れている	唾液がみられない	潰瘍があり、出血を伴うことがある	自然出血がある・押すと出血がある	歯肉辺縁や義歯接触部全体に歯垢や食物残渣がある

Eilers, J., Berger, A.M., Petersen, M.C.：Development, testing, and application of the oral assessment guide. *Oncology nursing forum* 1988：15（3）：325-330. より改変
村松真澄：Eilers口腔アセスメントガイドと口腔ケアプロトコール. 看護技術 2012：58（1）：13. より改変して転載

2. 準備

- **必要物品**：ペンライト、舌圧子、デンタルミラー（可能ならば）、ガーゼ、ディスポーザブル手袋、マスク、手鏡（患者自身で観察できるようにするため）。
- 患者の舌や歯肉、歯の色・形が観察できる明るさのある環境で実施する。

3. 手順

- 口腔内の観察の手順と確認事項を **表7** に示す。
- 順番を決めて観察することで、見落としを防げる。

4. 記録・評価

- 観察した結果は記録し、評価する。
- 口腔内の評価スケールを用いるとチームで共有できる。

- 評価スケールには、Eilers, J.らのOAG（Oral Assessment Guide、 **表8** ）や、Chalmers, J.M.らのOHAT（Oral Health Assessment Tool）がある。
- OAGは骨髄移植患者の口腔粘膜の評価のために、OHATは介護施設の入所者で口腔内の問題を自分で表出できない要介護者の問題発見のために開発されたものである。

（米田昭子）

便

1. 目的

- 口から食物を摂取し、消化管で消化と吸収が行われ、肛門から排泄されるものが便である。そのため、排便を観察することで、直腸、肛門だけでなく、消化管全体の状態を知

- 排便には睡眠、食事、運動といった生活リズムが大きく関係しているため、便を観察することで、その人の生活習慣を把握することができる。
- 排便障害は、その症状から**便排出困難**（便秘、残便）と**蓄便障害**（下痢、便失禁、頻便）に分けられるが、過敏性腸症候群など両方の症状が重なることもあるため、便を観察することで排便障害が生じている原因を予測することができる。

2. 手順

- 排便の観察にあたっては、観察をする前に日ごろの排便習慣や、下剤の使用状況などの問診を行っておくと、より的確に便の観察・アセスメントができる。
- 便の観察の手順を 表9 に示す。

（片岡千明）

表9 便の観察の手順

手順	確認事項とポイント
1 準備	
①患者へ便観察の必要性について説明する。 ②排便環境を整える。 ・室温調整を行う。 ・日ごろの排便環境に近い環境にする。	注意 患者が羞恥心や屈辱感を感じることがあるので、十分に説明するなど配慮する。 ● 安静度や日常生活動作に問題がなければ個室トイレでの排泄を促すが、床上排泄やポータブルトイレでの排泄が必要な場合は、プライバシーが守られるようにカーテンなどを利用し環境を整える。 注意 観察がしやすいように便器内にトイレットペーパーを敷いておく、洋式便器であれば浅く腰かけ、いつもとは反対向きに座ることを説明する（「便潜血反応検査」の項を参照）。
2 実施	
①便の量、色、臭い、食物残渣の有無を観察する。 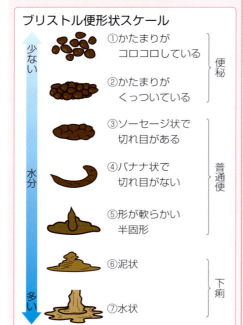	● 国際指標であるブリストル便形状スケールを用いて、便性を客観的に表現する。 ● 正常な排便回数は1〜3日に1〜3回程度である。 ● 正常な便量は100〜250g/日である。 ● 正常な便色は黄褐色である。 ● よい便は強い臭気はなく、臭気が強い場合は腸内細菌叢のバランスがくずれていることが考えられる。 **便色の異常と考えられる状態** | 便色	異常
黄色	高度の下痢
タール便（黒色で、のりの佃煮様）	上部消化管出血
鮮血色	下部消化管出血
黒色便	鉄剤の服用
灰色粘土便	脂肪の消化不良便
灰白色便	閉塞性黄疸
白色便	バリウム便	

(表9つづき)

手順	確認事項とポイント
❷腹部状態を観察する。 ・仰臥位で膝を立て、左下腹部を触診し、腹部膨満や便塊の有無を確認する。 ・腹部を打診した際、響く音がすれば、排ガスが貯留していることが確認できる。 ・腸蠕動音を確認する。 ・腹痛の有無を確認する。 ❸肛門・直腸の状態を観察する。 ・痔核の有無を確認する。 ・皮膚かぶれの有無を確認する。 ❹随伴症状の有無を確認する。 ・発熱、悪心・嘔吐、口唇や肌の乾燥、脱水などを確認する。	便の状態の観察だけでなく、腹部状態、肛門周囲の皮膚状態、全身状態も合わせて観察することが重要である。 排便異常は、身体の不調を表していることが多いため、全身を注意してみていく必要がある。特に高齢者の下痢の場合、脱水状態に注意する。
❸ 実施後	
❶環境を整える。 ・寝衣を整え、室内の換気を行う。 ❷観察した便の状態と、次回の便の観察の必要性や方法について患者に説明する。 ❸記録する。	●排便の変化を患者自身が気づけるように、観察した便の状態について説明を行うことが大切である。 注意 排便コントロールが必要になる場合は、患者自身が排便状況を知る必要がある。そのほか排便日誌などの使いかたなど記録方法を指導する。

尿

1. 目的

- 尿は、腎臓で血液の濾過・再吸収により生成され、尿管・膀胱・尿道を経て排泄される。
- 尿を観察することで、腎臓、尿管、膀胱、尿道の状態など身体状況を捉えることができるだけでなく、患者の排尿パターンや生活への支障を知ることができる。
- 尿だけでなく排尿状態を観察することで、排尿障害の原因を予測することができる。
- 排尿障害には「排出障害」と「蓄尿障害」がある。
- **排出障害**：排尿に時間がかかり、残尿が生じることが多く、慢性化すると尿路感染や腎機能障害へと進展することもある。
- **蓄尿障害**：膀胱の機能異常、尿道の異常、骨盤底筋の脆弱化などで生じ、頻尿や失禁などの症状がみられることがある。

2. 手順

- 尿の観察の手順を 表10 に示す。

(片岡千明)

〈文献〉
1. 内布敦子：皮膚　リンパ節のヘルスアセスメント．実践基礎看護学，内布敦子，パトリシア J ラーソン編著，建帛社，東京，1999：137-147.
2. 西山茂夫：皮膚病アトラス　第5版．文光堂，2014：2-41.
3. 城生弘美：皮膚・爪・髪のアセスメント．ヘルスアセスメントナーシング・グラフィカ　基礎看護学2　第4版，志自岐康子，城生弘美，松尾ミヨ子編，メディカ出版，大阪，2014：42-51.
4. 中尾俊之：腎臓病の症状と出方．知りたいことのすべてがわかる腎臓病教室，中尾俊之編著，医歯薬出版，東京，1999：15-22.
5. 阪口秀夫，糸田昌隆編：介護予防プラクティス．厚生科学研究所，東京，2008：52-59.
6. 竹下玲，安井利一：EBMでする口腔ケア　口腔を感染から守る生体防御機構とその意義．ブレインナーシング　2004；20(8)：892-897.
7. 道脇幸博編著：はじめての口腔ケア．メディカ出版，大阪，2015.
8. 松尾浩一郎，中川量晴：口腔アセスメントシートOral Health Assessment Tool日本語版(OHAT-J)の作成と信頼性，妥当性の検討．日本障害者歯科学会雑誌　2016；37：1-7.
9. 日本口腔ケア学会学術委員会編：治療を支えるがん患者の口腔ケア．医学書院，東京，2017.
10. 西村かおる：新・排泄ワークブック　課題発見とスキルアップのための70講．中央法規出版，東京，2013.
11. 竹尾惠子監修：看護技術プラクティス　第3版．学研メディカル秀潤社，東京，2014：508-509.
12. 大久保昭行，井上智子：わかる！検査値とケアのポイント．医学書院，東京，2015：2-14，47-54.

表10 尿の観察の手順

手順	確認事項とポイント
1 準備	
❶患者へ尿観察（採尿）の必要性について説明する。 ❷排尿しやすい環境をつくる。 ・室温調整を行う。 ・日ごろの排尿環境に近い環境とする。 ❸観察の目的や患者に合わせて必要物品を準備する。 ・尿コップ。 ・蓄尿袋（24時間蓄尿の場合）。 ・滅菌尿コップ（尿培養検査の場合）。 ・看護師が採尿する場合、尿器やポータブルトイレのほか、個人用防護具（手袋、エプロン、ゴーグル、マスクの着用）。	**注意** 患者が羞恥心や屈辱感を感じることがあるので、十分に説明するなど配慮する。 ●安静度や日常生活動作に問題がなければ個室トイレで排泄を促すが、床上排泄やポータブルトイレでの排泄が必要な場合は、プライバシーが守られるようにカーテンなどを利用し環境を整える。 ●バスタオルなどで腹部から膝にかけて覆い、不必要な露出を避ける。 **注意** 臥位では、膀胱壁への内圧が高まらず、尿道括約筋が弛緩しないため、排尿しにくい。排尿時は腹圧をかけやすい体位（45°挙上の座位）とする。 ●患者にどれくらいの尿が出ることが望ましいのか、**自然尿**の採取か、排尿の一部を採取する**部分尿**なのかを説明する。 ●部分尿は、排尿の最初である**初尿**と、最初と最後を捨てた**中間尿**に分けられ、尿一般検査では中間尿を用いる。 ●検体が部分尿でよい場合は、尿道口や外陰部に存在する常在菌や白血球の混入を避けるため、中間尿を採取するように説明する。 **注意** 看護師が排尿介助および採尿をする場合は、感染予防対策としてスタンダードプリコーションを徹底する。
2 実施	
❶尿の量や性状を観察する。 **尿量の観察** **正常** ・1000〜1500mL/日（体重1kg×20〜30mL） ・1日の排尿回数：日中4〜7回、夜間0回 ・1回排尿量：200〜500mL ・1回排尿時間：15〜25秒 **異常** ・多尿（3000mL/日以上）：糖尿病、尿崩症、尿濃縮力の低下 ・乏尿（400mL/日以下）：脱水、ショック ・無尿（100mL/日以下）：腎機能が急激に低下した急性腎不全に特有な症状	**注意** 尿は食生活や排尿時間によって変動するため、「正常」はあくまで目安であることを考慮し観察を行う。 ●尿は24時間生成されるが、夜間は抗利尿ホルモンの分泌により、尿量は減少する。夜間尿量は1日総尿量の19%以下（若年者）、33%以下（高齢者）となる ●摂取した水分は3時間程度で体外に排出されるため、就寝3時間前までに水分摂取をすませると夜間頻尿の改善がみられることがある。 **注意** 尿の生成がされているのに、排泄されない場合を「尿閉」といい、「乏尿」や「無尿」とは異なることに注意して観察する。 **注意** 薬剤投与により尿の色調が変化することを理解して、内服薬を確認しておく（センノシド：黄赤色、ビタミンB_1：黄色）。 ●試験紙による尿簡易検査法では（pH、タンパク質、糖、ケトン体、潜血、ウロビリノーゲン、亜硝酸塩）の観察を行う。 ●試験紙による検査を行うことで、糖代謝、腎機能、肝機能、酸・塩基平衡、尿路感染に関する情報が得られる。

（表10つづき）

手順	確認事項とポイント
尿の性状・臭い **正常** ・淡黄色 ・新鮮尿ではアンモニア臭は弱い **異常** ・褐色：脱水傾向 ・混濁尿：尿中に白血球が多数存在、尿路感染 ・褐色（ビリルビン尿）：肝機能異常 ・赤褐色（血尿）：赤血球の混在 ・アンモニア臭：細菌尿 ・果実様のアセトン臭：重症糖尿病 ❷試験紙を用いて尿の性状を観察する。 ・採尿コップに新鮮尿（中間尿）を採取する。 ・尿を十分攪拌する（成分が沈殿するため）。 ・試験紙を容器から取り出し、試薬部分が完全に尿に浸るようつけ、すぐ引き上げる。 ・試験紙を水平に指定時間置く。 ・試験紙容器に貼付された比色表に近づけ、判定する。 ❸腹部状態を観察する ・腹部の張り、残尿の確認をする。	**試験紙による尿簡易検査法** 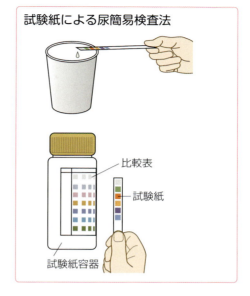 比較表／試験紙／試験紙容器 ● 尿が出ていない場合は、恥骨上部の張りを観察する。張りがみられ尿が生成されているのに尿が排出されていない尿閉の場合は、温罨法やマッサージなど排尿を促すケアや導尿を検討する。 **注意** 臥位では腹圧がかけにくく、尿道口より低い膀胱内に貯留した尿は排出されにくいため注意が必要である。

❸ 実施後

手順	確認事項とポイント
❶尿の採尿や観察が終わったことを説明し、環境を整える。 ・寝衣を整え、換気を行う。 ・採尿後は、すみやかに検体を提出する。 ❷観察した尿の状態と、必要であれば尿の観察を継続することを患者に説明する。 ❸記録する。	**注意** 尿を放置すると、①pHがアルカリ化する、②比重が上昇する、③細菌や塩類が増加する、④血球が減少する、などの変化が生じるため、採尿後1時間以内の新鮮尿で検査を行うことが重要である。

慢性期・回復期の治療看護技術：アセスメントの技術

検査

仲村直子／漆坂真弓／小江奈美子／片岡千明／馬場敦子／元木絵美／横内光子

心機能検査

- 心機能検査は、心臓が正常に機能しているか、どこに異常が起きているかを評価するために行われる。
- 心機能検査には、心電図検査（標準12誘導心電図、運動負荷心電図、ホルター心電図など）、心エコー検査、心筋シンチグラム、心臓カテーテル検査などがある。
- 上記の各種検査により診断や治療に必要な情報を把握することができる。

標準12誘導心電図

- **心電図とは**：心臓の収縮・拡張の心周期(p.6 を参照)に生じる心筋の電気的変化を、胸壁や四肢につけた電極によって感知し、記録したものである。
- **標準12誘導心電図**：標準肢誘導(3誘導)、単極肢誘導(3誘導)、単極胸部誘導(6誘導)によって12方向から心臓の電気的興奮を捉えたものである 図1 。
- 標準12誘導心電図は侵襲が少なく、簡便で、繰り返し行える検査であり、病歴・身体所見と、心エコー検査や心臓カテーテル検査などの検査結果と合わせて、心疾患の診断に有効である。
- 心臓の電気的刺激は「洞結節→房室結節→ヒス束→右脚(1本)・左脚(2本)→プルキンエ線維」という刺激伝導系を通じて伝達される 図2 。

図1 標準12誘導法

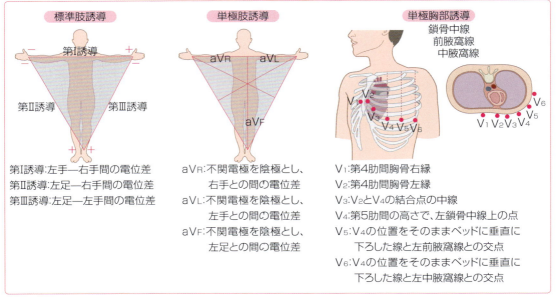

早川弘一：心電図と不整脈の基礎知識．心電図マニュアル，早川弘一編，照林社，東京，2004：iii．より引用

図2 心臓の電気刺激

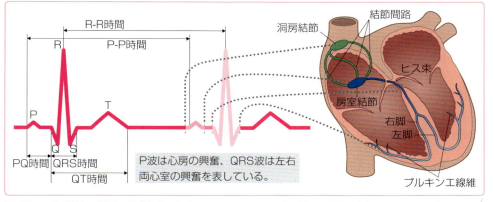

P波は心房の興奮、QRS波は左右両心室の興奮を表している。

早川弘一：心電図と不整脈の基礎知識．心電図マニュアル，早川弘一編，照林社，東京，2004：iii．より引用

1. 目的

- 心臓の収縮・拡張の心周期を把握する。
- ST変化や異常Q波がみられる誘導から虚血・梗塞が冠動脈のどの領域にあるかを予測し、虚血性心疾患の診断に役立てる。
- 不整脈の診断に用いる。

2. 準備

- **必要物品**：標準12誘導心電計、電極シール（電極が金属の場合は、通電をよくするためゼリーもしくは生食ガーゼを準備する）、タオル、アルコール綿。

3. 手順

- 標準12誘導法の手順と確認事項を 表1 に示す。
- 心筋梗塞では、心電図波形は発症から時間的経過によって波形が異なるため、継続して観察する必要がある 図3 。
- 狭心症の場合は、胸痛発作（虚血）が起こった場合にのみ心電図に変化がみられるため、タイミングを逃さないように検査することが重要である 図4 。

運動負荷心電図

1. 目的

- トレッドミル、エルゴメーター、マスター2段階試験など、心臓に負荷がかかる運動を行い、心電図、心拍数、血圧をチェックし、診断や治療方針の決定、予後の評価をする。
- 狭心症のような安静時に心電図変化を認めない虚血性心疾患の診断に有用である。
- どのくらいの運動負荷に心臓が耐えうるか心臓の予備能力を評価し、日常生活活動のアセスメントをする。
- 不整脈の診断・評価をする。

2. 運動負荷の種類

- **トレッドミル**は、ウォーキングマシーンで、傾斜と速度を変えて負荷をかける 図5 。
- **エルゴメーター**は、自転車のペダルに抵抗を加え、負荷をかける。血圧測定や心電図記録が簡便に行える 図6 。
- **マスター2段階試験**は、2段階の階段を年齢・体重・性別により決められた回数を時間内に昇降することで負荷をかける。

3. 検査前後の確認事項とポイント

- 検査は、医師の監視下で行われるが、不整脈

表1 標準12誘導法の手順

手順	確認事項とポイント
① 測定前 ❶必要物品の準備・点検をする。 ・心電図の記録用紙がセットされているか。 ・電極のコードは絡まっていないか。 ・心電計の日付・時間が現時刻と合っているか。 ❷患者に心電図検査をすることを説明し、協力を得る。 ・咳や会話、体動は筋電図の混入の原因となるため、患者に説明する。 ・腕時計、ブレスレットなどの貴金属は交流雑音（ハム）の原因となるため、外してもらう。	**注意** 患者が胸痛を訴えたときは、即座に心電図をとり、胸痛時の波形を確認する必要があるため、日ごろから必要物品の点検をしておく。 **注意** 胸痛時は、特に患者の緊張・恐怖心が増大しているため、患者の不安を和らげるようにきちんと説明することが重要である。
② 測定 ❶四肢の誘導から電極の装着を行う。 ・四肢誘導は、赤（右手）、黄（左手）、黒（右足）、緑（左足）で付ける。 ❷患者の前胸部を露出し、電極を付ける部位の皮脂や汚れをアルコール綿で拭く。 ❸胸部誘導を装着する。 ・胸部誘導は、黄V_2→赤V_1→茶V_4→緑V_3→黒V_5→紫V_6の順で付ける。 ❹波形の記録をする。 ・きれいな波形が取れているのを確認できたら、その波形を記録する。	●電極の色と付ける部位を覚えておく 。 **注意** 胸痛時は一刻を争うため、前胸部の皮脂や汚れを拭く手順を省いてもよい。 **注意** 波形の記録は、自動でよいが、心房細動や房室ブロックなどの不整脈がある場合、徐脈の場合には、R-R間隔が3つ入るように手動で記録するのが望ましい。
③ 測定後 ❶電極を外す。 ・胸痛を訴える患者の場合、電極を外すときに、同じ条件で検査ができるように、電極の部位にマジックで印を付ける。 ❷患者の衣服を整える。 ・検査部位にゼリーを使用した場合には、きれいに拭き取る。	**注意** 胸痛時は、波形が記録できたら、電極を付けたままニトログリセリンを使用し、3～5分後胸痛の消失を待って、もう一度心電図を記録する（この場合、同じ条件で記録する必要があるため電極は外さない。患者に掛け物をして羞恥心の軽減に努める）。

図3 狭心症と心筋梗塞の心電図波形の違い

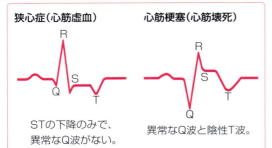

図4 心筋梗塞の心電図波形の経時的変化

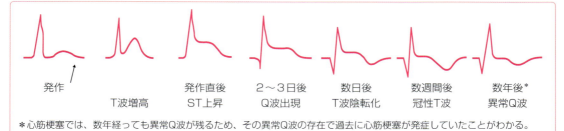

発作　　T波増高　　発作直後　　2〜3日後　　数日後　　数週間後　　数年後*
　　　　　　　　　ST上昇　　Q波出現　　T波陰転化　　冠性T波　　異常Q波

*心筋梗塞では、数年経っても異常Q波が残るため、その異常Q波の存在で過去に心筋梗塞が発症していたことがわかる。

図5 トレッドミル

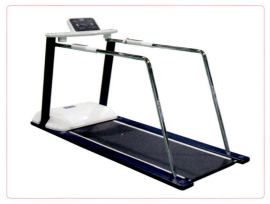

（大武・ルート工業）

図6 エルゴメーター

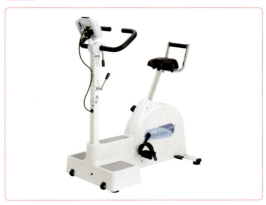

（フクダ電子）

の出現、STの変化、血圧の変動、胸痛や呼吸苦などの自覚症状の出現に注意する。
- 運動負荷は、不安定狭心症・急性心筋梗塞・重症心不全・コントロールできていない高血圧症・心室頻拍や高度房室ブロックなどの不整脈患者には禁忌である。
- 高齢で関節痛や骨・筋肉に異常のある患者は、不適応である。
- 正確な検査結果を得るためには、検査前は入浴や運動を控え、安静にしてもらう。

ホルター心電図

1. 目的

- ホルター心電図 図7 は、24時間心電図モニターを装着し、その波形をSDメモリーカードに記録し、日常生活でのST変化や不整脈

図7 ホルター心電図

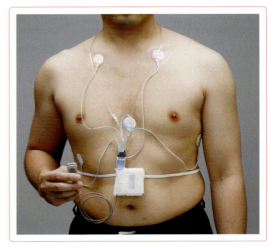

（日本光電工業）

の出現の有無や種類・頻度などを解析する。
■ 食事・排泄・シャワー浴・服薬などの生活行動をチェックし、ST変化や不整脈の起こりやすい時間帯、誘発原因となりうる行動を把握する。
■ 夜間就寝中、昼の仕事中にも心電図波形を記録することが可能であるため、無痛性の狭心発作や洞機能不全症候群における洞停止の時間、無症候性の不整脈(心室頻拍や心室性期外収縮など)を把握するのに有効である。

2. 検査前後の確認事項とポイント

■ 患者に行動記録表を渡し、食事や排泄、内服などの生活行動や自覚症状などをチェックするように説明する。患者が記録できないときは、家族に代わりにチェックしてもらうように依頼する。
■ 電極が外れないように、しっかりと固定する。その際、患者の行動の邪魔にならないように配慮する。
■ 電極が外れてしまった場合、その時間を記録してもらう。可能であれば、患者もしくは家族がすぐに正しい位置に電極を貼りなおす。

心エコー検査

■ 心エコー検査には経胸壁心エコー検査と、経食道心エコー検査の2種類がある。ここでは非侵襲的な経胸壁心エコー検査について詳しく紹介する。
■ **経胸壁心エコー検査とは**:胸壁上の第3、4肋間胸骨左縁および心尖部に探触子を置いて、超音波を当て、心臓の構造・機能を非観血的に調べる方法である。
■ 心エコー図は2次元の映像である。
■ 心エコー検査は侵襲が少なく、急性期にもベッドサイドで行える検査である。

1. 目的

■ 心エコー検査では、以下の内容を把握し、心疾患の診断・治療・予後の評価をする。

・心臓の壁運動、心室壁運動異常(asynergy)、運動減弱・低収縮(hypokinesis)、運動消失・無収縮(akinesis)、奇異性運動(dyskinesis)。
・左室駆出率(ejection fraction;EF)。
・心室壁の肥厚度。
・心内腔の大きさ・仮性心室瘤の有無。
・弁疾患の有無(弁尖の数、腱索の状態、弁口面積、逆流率、圧較差など)。
・先天性奇形の有無(心室・心房中隔欠損の大きさ、シャントの向き・量など)。
・心嚢液貯留の有無。
・壁在血栓・そのほかの心内異物(vegitationなど)の検出。

2. 検査前後の確認事項とポイント

1)経胸壁心エコー検査
■ 経胸壁心エコー検査は仰臥位または左側臥位で行う。
■ 検査には30分〜1時間を要することがあるため、患者に検査前にトイレをすませてもらう。
■ 患者の胸壁にエコーゼリーをつけて検査をするため、検査後はエコーゼリーをしっかり拭き取る。
■ 開心術後の患者では、検査前に正中創の抜糸・抜鈎(ばっこう)やペースメーカーのワイヤー抜去がすんでいることを確認する(ワイヤーなどが残っていると感染のリスクがあり、正しい検査が行えない)。

2)経食道心エコー検査
■ 経胸壁心エコー検査が胸壁に探触子を当てて心臓の前から側面をみるのに対し、経食道心エコー検査は、食道にエコー端子を通し、食道から心臓に超音波を当てて、心臓の裏側の情報を得る検査方法である。
■ 壁在血栓やvegetation(疣贅(ゆうぜい))の有無を把握するためには必要不可欠な検査である。
■ 胃カメラと同様に咽頭に局所麻酔をかけて行うが、検査に時間を要すため患者の侵襲が大きく、検査時には鎮静をかけ、患者の負担の

軽減に努める。
- 検査後は、鎮静からの覚醒や咽頭反射の回復を確認してから水分をとってもらう。

心筋シンチグラム

- 心筋シンチグラム（心臓核医学検査、RI検査）は、放射性同位元素を体内に投与し、臓器から発生するγ（ガンマ）線をガンマカメラにより検出し、画像化する検査である 図8。
- 心筋シンチグラムなどによる断層撮影をSPECT（single photon emission computed tomography）と呼ぶ。

1. 目的

- 心筋虚血や罹患冠動脈を推定する。
- 運動負荷や薬物負荷を行うことにより、心筋のviability（バイアビリティ、残存心筋）を診断する。
- 左心機能（左室駆出率）の算出、壁運動の評価をする。
- 心筋シンチグラムによく使用される放射性同位元素タリウム（Tl）などの製剤は、血流により心筋細胞に取り込まれる。運動負荷や薬物負荷（ATP；アデノシン3リン酸）により生じた虚血部位は、血流が一時的に減少するため一過性の欠損がみられ、心筋障害（壊死）部は安静時にも欠損像として抽出される。

2. 検査前後の確認事項とポイント

1）検査の適応

- 運動負荷は、不安定狭心症・急性心筋梗塞・重症心不全・コントロールできていない高血圧症・心室頻拍や高度房室ブロックなどの不整脈患者には禁忌である。
- 高齢で関節痛や骨・筋肉に異常のある患者は、不適応である。

2）薬物負荷の注意点

- 薬物負荷は、ATP（アデノシン3リン酸）を投与し、運動したときの状態に心臓を近づける。
- 検査前に治療薬を内服するとATPの負荷に反応しにくくなるため、検査前の内服を中止し、検査後に服用する。
- 検査前の内服を中止するため、胸痛発作などが出現しやすくなる。検査前から十分に患者の状態を観察する必要がある。
- 検査終了後、すみやかに治療薬の内服を行う。1日分が確実に内服できるように、時間をずらして内服することを患者に説明する。

図8 心筋シンチグラム（SPECT像）の模式図

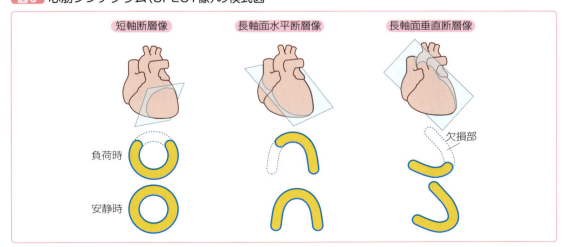

心臓カテーテル検査

- **心臓カテーテル検査とは**：カテーテルを上腕・橈骨・大腿の動脈・静脈から心臓まで挿入し、心室や冠動脈の造影により形態情報を得たり、各種の測定を行い、心臓の機能を調べる検査である 図9 。
- 心臓カテーテル検査では、右室、左室、肺動脈、大動脈、冠動脈などの造影や、心腔や大血管の内圧や容積、心拍出量の測定、血液の酸素飽和度の測定（シャント率の算出）を行う。
- 他に心筋生検や電気生理学的検査（EPS）、冠動脈血管内超音波検査、冠動脈スパズム（攣縮）誘発試験なども、心臓カテーテル検査で行うことができる。

1．目的

- 冠動脈の狭窄の有無・血管内超音波による血管内壁の評価を行う。必要な場合、同時に経皮的冠動脈インターベンション（PCI）を行うことができる。
- 冠動脈に有意狭窄がなく、スパズムが疑われる場合、冠動脈スパズム誘発試験を行い、冠攣縮性狭心症の診断をする。
- 心腔や大血管の内圧や容積の測定、心拍出量の測定、血液の酸素飽和度の測定（シャント率の算出）、左右心室造影により、心機能の評価と治療方針の決定を行う。
- 心筋生検を行い、心筋細胞診をする。
- 電気生理学検査（EPS）により刺激伝導系の伝導障害の有無・程度を把握し、ペースメーカー挿入の適応を診断する。

2．検査前後の確認事項とポイント

1）合併症

- 心臓カテーテル検査では、出血と血栓・塞栓症の合併症に注意しなければならない。
- 検査前に、穿刺している動脈の末梢動脈の触知を行い、印をつけ、検査後も血流に変化がないか同じ場所で観察する。たとえば大腿動脈の穿刺時は足背動脈と後脛骨動脈を観察する。
- 末梢冷感やしびれなどの自覚症状の有無も確認する。

2）検査前

- 抗凝固薬〔ワーファリン®（ワルファリンカリウム）、DOAC（direct oral anticoagulants）〕、抗血小板凝集抑制薬〔バイアスピリン®（アスピリン）など〕を患者が内服していないかを確認し、検査室へ申し送る。
- DOACはワーファリン内服時に必要であったビタミンK摂取制限や定期的な血液検査が不要な抗凝固薬である。
- DOACには、プラザキサ®（ダビガトランエテキシラートメタンスルホン酸塩）、エリキュース®（アピキサバン）、リクシアナ®（エドキサバントシル酸塩水和物）、イグザレルト®（リバーロキサバン）などがある。
- ワーファリン®服用患者は、PT-INR（プロトロンビン時間国際標準比）の検査値を調べておく。
- 冠動脈スパズム誘発試験を行う場合、検査実施の2～3日前から抗狭心症薬を中止する。狭心症発作の出現に注意する。

3）検査後

- 穿刺部からの再出血を予防するために安静が

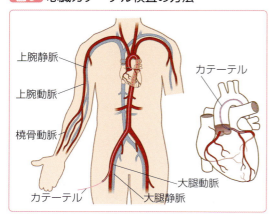

図9 心臓カテーテル検査の方法

必要となる。大腿動脈穿刺の場合、カテーテルの太さにもよるが、平均3〜6時間の臥床安静が必要であり、患者の安楽に努める。
- 造影剤を使用しているため、検査後は水分摂取を促す。
- 安静時間中は排泄の介助が必要であり、患者にがまんしないよう説明し協力を得る。

血液検査

- 血中のhANP(ナトリウム利尿ペプチド)、BNP(脳性ナトリウム利尿ペプチド)、NT-proBNPは、心臓への負担の程度を表し、高血圧や心不全の重症度と相関する。
- hANPは心房への負荷、BNPは心室への負荷を反映する。
- 心臓に負担がかかると、hANP・BNPが分泌され、血管拡張やナトリウム利尿をもたらし、心臓の前負荷・後負荷を軽減させる。
- ほかに、CPKアイソザイム(CPK-MB)、トロポニンTなどは心筋に特有の物質であり、虚血性心疾患の診断に役立つ。

(仲村直子)

呼吸機能検査

- 呼吸機能検査を行い、肺が十分に機能しているかどうかを検査することにより、診断や治療に必要な呼吸機能を把握することができる。
- 主にスパイロメトリーによって評価される。

スパイロメトリー

- **スパイロメトリーとは**:スパイロメータ(肺活量計、**図10**)を用いて、口から呼出する呼気を測定することで換気能力の評価を行う検査である。
- スパイロメトリーでは、肺気量分画(最大に吸気した後に、最大呼気位までゆっくりと呼

出して測定)と、努力呼出曲線やフローボリューム曲線(最大に吸気した後に、思いきり一気に呼出して測定)を測定することができる。
- **肺気量分画とは**:肺気量分画 **図11** は、4つの基本気量(volume)である1回換気量、予備吸気量、予備呼気量、残気量と、それらが組み合わされた4つの肺気量(capacity)からなる。ただし、残気量はスパイロメータでは測定できない。
- 肺気量分画にかかわる用語とその意味を **表2** に示した。

1. 目的

- 呼吸機能に異常があるかどうかのスクリーニングを行う。
- 呼吸機能障害のパターンやその程度を把握する。
- 治療するうえで役に立つ病態の把握をする。

2. 準備

1)呼吸機能検査実施時に要注意な疾患
- **呼吸困難をきたす可能性がある疾患**:気管支喘息発作時、気胸・血胸、左心不全、脳梗塞、高度な貧血など。
- **胸痛を起こす可能性がある疾患**:虚血性心疾患、解離性大動脈瘤、胸膜炎、肺炎など。

2)必要物品
- スパイロメータ、呼吸機能検査用フィルター、マウスピース、ノーズクリップ。
- 必要時、パルスオキシメータ、ティッシュペーパー、アルコール綿など。

3. 手順

- 肺気量分画測定の手順と確認事項を **表3** に、努力肺活量の測定の手順と確認事項を **表4** (p.50)に示す。

1)努力肺活量と努力呼気曲線
- **努力肺活量とは**:思いきり強く一気に息をは

図10 スパイロメータ

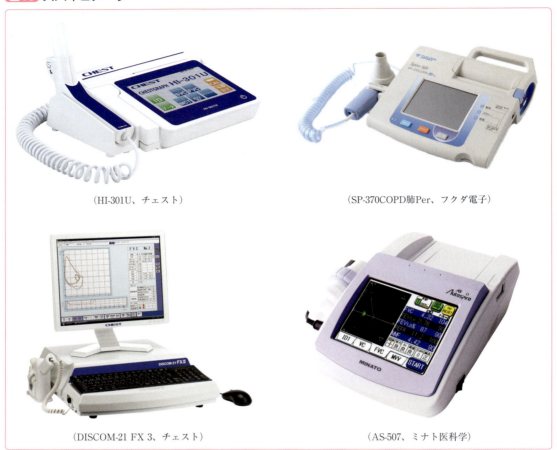

（HI-301U、チェスト）

（SP-370COPD肺Per、フクダ電子）

（DISCOM-21 FX 3、チェスト）

（AS-507、ミナト医科学）

図11 肺気量分画

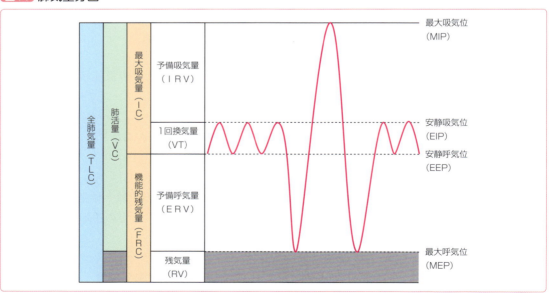

表2 肺気量分画の用語と意味

用語	意味
予備吸気量（IRV）	安静吸気位から、さらに吸気できる最大気量
予備呼気量（ERV）	安静呼気位から、さらに呼出できる最大気量
1回換気量（VT）	安静呼吸時の1回の呼吸の大きさ
残気量（RV）	最大呼出の後、なお肺内に残存する気量
肺活量（VC）	最大吸気位から最大呼気位までの気量で、1回の呼吸で呼出できる最大の気量（最大吸気量＋予備呼気量）
最大吸気量（IC）	安静呼気位から吸気できる最大の気量（1回換気量＋予備吸気量）
機能的残気量（FRC）	安静呼気位で肺内に残存する気量（予備呼気量＋残気量）
全肺気量（TLC）	最大限に吸気した場合の肺内の最大気量（肺活量＋残気量）

き出したときの呼気の量をいう。

- **努力呼気曲線とは**：努力肺活量を測定し、縦軸に容積、横軸に時間をとり、呼気量を時間との関係でみたものをいう **図12**。
- 努力肺活量は、肺、胸腔内、胸郭、呼吸筋などの障害により減少する。

2）1秒量

- **1秒量とは**：最大吸気位から1秒間に最大努力で呼出させたときの呼気量をいう。
- 1秒量は、気道狭窄・気道虚脱による気流制限などによって減少する。

3）フローボリューム曲線

- **フローボリューム曲線とは**：努力呼気曲線と同じ方法で最大吸気位から最大努力呼出を行わせ努力肺活量を測定し、縦軸に気流速度、横軸に容積をとり、呼気量を気流速度との関係でみたものをいう **図13**。

表3 肺気量分画測定の手順

手順	確認事項とポイント
1 測定前	
❶器械の動作点検を行う。 ❷測定する患者の性別、年齢、身長をスパイロメータに入力する。 ❸フィルターと清潔なディスポーザブル・マウスピースを機器に取り付ける。 ❹患者の身体を締めつける着衣（ネクタイやコルセットなど）を緩める。 ❺両足のかかとが床につくように高さを調整した椅子に腰かけてもらう。測定は背筋を伸ばした姿勢で行う。 ❻どのように測定を行うのか説明する。	●患者の性別、年齢、身長は、測定で得られた1秒量、努力肺活量を予測値と比較するために必要である。 ●フィルターは感染防止目的で取り付ける。 ●患者に検査について説明する。「鼻をクリップで閉じ、マウスピースをくわえて、口で呼吸してもらいます。検査ではどれだけ空気を吸うことができるかをみます」 注意 必要時、肩の力を抜く、足を組まない、前かがみにならないなど、患者に声をかける。 ●患者に検査の進めかたと呼吸のしかたについて説明する。「検査中に声をかけますので、指示にしたがって深呼吸をしてもらいます。マウスピースをくわえたら5～6回楽な呼吸をしてもらいます。その後『ゆっくりはいて』と言いますので、その声かけでゆっくりはけなくなるまで、全部息をはききります。次に『大きく吸って』と言いますので胸いっぱい大きく、息が吸えなくなるまで息を吸い込んでください。最後にもう一度『ゆっくりはいて』と言いますので、はけなくなるまで息をはいてください。後は楽な呼吸にもどります」 ●正しい呼吸のしかたを実演してみせた後、測定前に練習してもらう。 コツ 測定者は、患者の呼吸のタイミングに合わせて、呼吸のしかたについて大きな声で患者に指示を出し、測定を助ける。検査結果の妥当性を得るためには患者の協力が必要である。

(表3つづき)

手順	確認事項とポイント
	注意 最大吸気後、ゆっくりと最後まで息をはききることを説明する。

2 測定

手順	確認事項とポイント
❶マウスピースを口にくわえ、鼻から息が漏れないようにノーズクリップをつける。 ❷普通に5～6回ほど呼吸をしてもらう。 ❸はけなくなるまでゆっくりと息をはいてもらう。 ❹できるだけ大きく息を吸ってもらう（最大吸気）。 ❺最大吸気レベルに達したら、すぐに一定のスピードでゆっくりと息をはき出させる（最大呼出）。 ❻これを繰り返し、3回の記録のうち最大値を採用する。	**注意** マウスピースをくわえる際、隙間ができて息が漏れないよう注意する。義歯を外している場合は装着してもらう。 ● 普通に呼吸している状態では3回以上とり、安静呼気位の安定（空気漏れがないこと）を確認する。 ● 肩に力が入っている場合は、肩の力を抜くように声をかけ、軽く肩に手を当てリラックスするように促す。 ● 患者のタイミングではいてもらうため、早めに声をかける。「次に吸ったところから、息をはけなくなるまで、ゆっくりとはいてください」 ● 息をはけなくなるまで呼出してもらったら、患者の吸気に合わせて声をかける。「はい、がんばって胸いっぱい吸って、吸って……胸いっぱい吸ったら、はけなくなるまではいてもらいます」 ● 呼出は「ゆっくりはいて、はいて……はけなくなるまではいてもらったら、後は楽な呼吸にもどってもらいます」と、全部はききるまで声をかける。 **コツ** 声をかける際には大きくはっきり、早めに行い、患者のタイミングではいてもらうようにする。 **コツ** 最大吸気後すぐに、ゆっくりと最後まで呼出させるのがポイントになる。 **注意** 判定に耐え得る記録が最低3回得られるまで行う。 **注意** 呼吸困難感の強い患者の場合、休憩をとりながら行う。低酸素血症がある場合、パルスオキシメータによるモニタリングを行う。

表4 努力肺活量の測定

手順	確認事項とポイント
1 測定前	
❶器械の動作点検を行う。 ❷フィルターと清潔なディスポーザブル・マウスピースを機器に取り付ける。 ❸患者の身体を締めつける着衣（ネクタイやコルセットなど）を緩める。 ❹測定は椅子に腰掛け、背筋を伸ばした姿勢で行う。 ❺どのように測定を行うのか説明する。	● フィルターは感染防止目的で取り付ける **注意** 必要時、肩の力を抜くこと、足を組まないこと、前かがみにならないことなど、声をかける。 ● 患者に検査について説明する。「鼻をクリップで閉じ、マウスピースをくわえて、口で呼吸してもらいます。検査では、思いきり一気に、最後まで息をはききることができるかを検査します。どれだけ短い時間に、どれだけはけるかをみます」 ● 患者に検査の進めかたと呼吸のしかたについて説明する。「検査中に声をかけますので、指示にしたがって深呼吸をしてもらいます。マウスピースをくわえたら5～6回楽な呼吸をしてもらいます。その後『次にはいたところから思いきり吸ってください』と言いますので、思いきり胸いっぱい息を吸ってください。胸いっぱい吸ったら『思いきり強く、一気にはいて』と言いますので、できるだけ早くはいてください。思いきりはき、はけなくなるまで、はききったら終了になります」

(表4つづき)

手順	確認事項とポイント
	● 正しい呼吸のしかたを実演してみせた後、測定前に練習してもらう。 [コツ] 測定者は大きな声で、患者の呼吸のタイミングに合わせて、思いきり息を吸い、完全に息をはききれるように指示を出すことで測定を助ける。検査結果の妥当性を得るためには患者に最大努力させることが必要である。 [注意] 最大吸気位より、一気に思いきり最後まで息をはききるように説明する。
2 測定	
① マウスピースを口にくわえ、鼻から息が漏れないようにノーズクリップをつける。 ② 普通に何回か呼吸をしてもらう。 ③ できるだけ大きく息を吸ってもらう(最大吸気)。 ④ できるだけ速く、最大努力で一気に肺内部の空気全部を呼出させる(最大呼出)少なくとも6秒以上の呼出を行い、長くても15秒で終える。 ⑤ 努力肺活量を記録する。 ⑥ これを3回繰り返す。	[注意] マウスピースをくわえる際、隙間ができて息が漏れないよう注意する。義歯を外している場合は装着してもらう。 ● 安静呼気位が安定するまで待つ。 ● 患者の吸気に合わせて声をかける「はい、胸いっぱい吸って、吸って。胸いっぱい吸ったら、はいてと声をかけますので、できるだけ早くはいてください」。そのとき「一気にはいて、はいて……」と、全部はききるまで呼出させる(プラトーを確認できたら終了)。 [コツ] 声かけは大きくはっきりと行い、声かけは検査中ずっと行う。 [注意] 最大吸気位の見極めとかけ声のタイミングが重要である。 [注意] 呼吸困難が強い患者の場合、休憩をとりながら行う。 [注意] 咳が出た場合、咳が出てもしかたないことを説明し、マウスピースから口を外さないように指導し、次の検査まで時間を十分にとる。 [注意] 低酸素血症がある場合、パルスオキシメータによるモニタリングを行う。

図12 努力呼気曲線

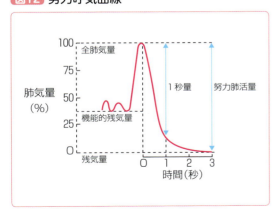

図13 フローボリューム曲線

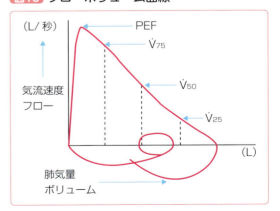

- 曲線の頂点を**ピークフロー**といい、努力呼気中の気流速度の最大値を表す。
- フローボリューム曲線のパターンをみることで換気機能障害の程度を大まかに知ることができる。
- フローボリューム曲線にかかわる用語とその意味を 表5 にまとめた。

4. 評価

- 肺活量と努力肺活量をみて、努力肺活量＞肺活量である場合、正しく測定されていない。
- ％肺活量と1秒率から換気障害の分類を行う 図14 。
- **％肺活量とは**：実際に測定した肺活量の正常予測肺活量に対する比率のことである。
- ％肺活量が80％以下を**拘束性換気障害**、1秒率が70％以下を**閉塞性換気障害**という。
- フローボリューム曲線で、閉塞性パターンと拘束性パターンを判定する 図15 。
- **閉塞性パターン**：ピークフローが落ち込み、下降脚が下方向にくぼむ。
- **拘束性パターン**：ピークフローが落ち込み、ピークから直線的に下降しボリュームが減少する。
- 慢性閉塞性肺疾患（COPD）の病期分類では、対標準1秒量（％FEV_1）が用いられる。

（漆坂真弓）

表5 フローボリューム曲線にかかわる用語と意味

用語	意味
努力肺活量（FVC）	最大吸気から一気に全部はき出したときの最大努力呼出によって得られる肺活量
1秒量（FEV_1）	呼出はじめから1秒間にはき出した呼出量
1秒率（FEV_1/FVC）	1秒量の努力肺活量に対する比率。Gaensler（ゲンスラー）の1秒率ともいわれる。正常値は70％以上
対標準1秒量（％FEV_1）	1秒量の年齢や身長、性別から求めた標準値に対する比率
最大呼気流量（PEF）	呼出できる最大の呼気速度
ブイドット50（$\dot{V}_{50}$）	50％FVC点での流速
ブイドット25（$\dot{V}_{25}$）	25％FVC点での流速

図14 換気障害の分類

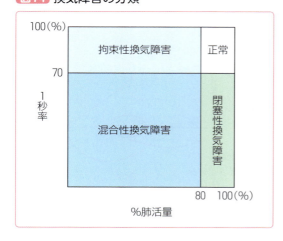

図15 フローボリューム曲線のパターン

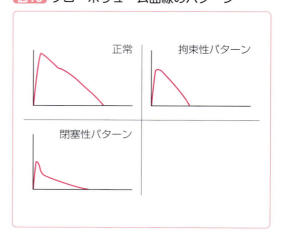

腎機能検査

- 腎臓は、脊椎の第12胸椎〜第3腰椎の高さで、脊椎を挟んで2個、後腹膜腔内に存在する。
- 腎臓の形は、そら豆状であり、大きさは5cm×7cmほど（大人の握りこぶし大）である。
- 腎臓の機能としては、**表6**のようなものがある。
- 腎臓の機能を知るための検査としては、主に尿検査、血液検査、画像検査、組織検査がある。
- **慢性腎臓病**（chronic kidney disease；**CKD**）という病気概念がある。腎機能の低下（eGFRが60mL/分/1.73m²未満）があるか、腎機能の障害を示す所見（尿異常、特にタンパク尿）が3か月以上にわたり慢性的に持続している状態である。

尿検査

- 尿検査は最も簡単な検査であり、24時間尿検査、早朝尿検査、随時尿検査がある。
- 尿検査のいずれも尿中のタンパク質量、クレアチニン値、血液の有無などを測定する**表7**。

血液検査

- 血液検査には**表8**（p.55）のようなものがある。

- 腎臓の機能が低下してくると、血清クレアチニン、尿素窒素の上昇を認める。一方、推定糸球体濾過量は低下する。
- 尿素窒素、リン、カリウムを知ることによって、食事のコントロール状況がわかる。

画像検査

1. 超音波検査（エコー検査）

- 検査は暗室で、腹臥位にして行われる。
- 側腹部や背部にエコーゼリーを塗り、その上にプローブを当て、腎臓の形、大きさ、囊胞、水腎症の有無などを描出する。
- 慢性腎不全になると腎臓は基本的に萎縮するが、糖尿病腎症初期では肥大していることが多い。

2. 単純X線検査

- 腎臓の大きさや結石などをみる身体的侵襲の小さい検査である。

3. そのほかの画像検査

- 超音波検査などで異常が発見されたり、より詳しい検査が必要な場合は、目的に応じて、CT検査、腎血管造影、核磁気共鳴法（MRI検査）などが行われる。
- 造影剤を使用する場合は残腎機能への注意が必要である。

表6 腎臓の機能

腎臓の機能	腎臓の機能障害に伴う変化
排泄機能	尿素窒素(BUN)上昇、クレアチニン(Cr)上昇
電解質・酸塩基平衡の調節	カリウム(K)上昇、リン(P)上昇、アシドーシス
内分泌機能(エリスロポエチン、ビタミンDなど)	ヘモグロビン(Hb)の低下、カルシウム(Ca)低下
血圧の調節(レニン・アンギオテンシン系)	血圧の上昇
体液量の調整	尿量の減少、浮腫

表7 尿検査の種類

種類	内容と注意点
24時間尿	●24時間の尿をすべて溜め、その一部を採取して検査を行う。 ●24時間の尿を検査することによって、腎臓の診断に必要な糸球体の濾過量や腎機能の評価に用いられるクレアチニン・クリアランス、食事療法の評価などを行うことができる。 ●患者が理解しやすいように蓄尿の方法を十分に説明することが必要である。 ●正確な尿量が必要であるため、患者が尿を取り忘れた場合は知らせてもらうように、あらかじめ伝えておく必要がある。
早朝尿	●朝、起床後、最初の中間尿を採取する。この場合、就寝時に必ず排尿をすませておく。 ●中間尿とは、排泄されたはじめの尿や、最後の尿を用いず、排泄途中の尿を用いることである。外尿道や腟由来の成分の混入を防ぐために一般的に用いられる方法である。 ●生理的な起立性タンパク尿の識別に必要である。
随時尿	●時間の指定はなく排尿時に採尿する。
クレアチニン・クリアランス（Ccr）	●糸球体の働きを調べる尿検査である。 ●24時間の蓄尿を行い、その一部を提出する。 ●検査日の血清クレアチニン値、尿クレアチニン値、24時間の尿量、体表面積（身長・体重）が必要である。
フェノールスルホンフタレイン（PSP）排泄検査	●赤色色素であるPSPの尿中への排泄から腎臓の機能を調べる検査である。 ●PSPを静注し、その尿中への排泄される速度を測定する。
フィッシュバーグ濃縮試験	●腎髄質の機能の検査である。 ●検査前日より水分の摂取を制限し、検査日の起床時、1時間後、2時間後に排尿してもらい（合計3回）、尿比重あるいは浸透圧を測定する。 ●飲水制限が必要とされるため、腎不全が進行している場合は禁忌である。

組織検査（腎生検）

■ 腎臓の組織の一部をとり、腎臓病の診断と治療法の決定、治療効果の判定、予後の推測をするための検査である。

■ 検査の中では最も患者に負担のかかる検査であり、入院が必要である。

■ 検査は腹臥位で行われ、検査後は安静が必要になるため、平均5〜7日間の入院が必要とされている。

■ 検査後の合併症は出血が最も重篤であり、肉眼的血尿の出現の有無、出血に伴う血圧低下、心拍数上昇に注意する。

腎障害の指標

■ 腎障害の代表的な指標を **表9** に示す。

（小江奈美子）

肝機能検査

肝機能検査の目的・方法

1. 目的

■ 肝臓機能の障害の程度を知る。

■ 肝臓の主な機能には排泄・解毒機能、胆汁生成機能、合成能力などがある。

■ **排泄・解毒機能**：さまざまな有害な物質を無

表8 血液検査の項目

項目	基準値	内容
1. 赤血球(RBC) ヘモグロビン(Hb) ヘマトクリット(Ht)	380万～500万/μL 12～15g/dL 男性35～50% 女性34～44%	●貧血の程度を知ることができる。 ●腎機能が低下すると、腎臓の働きである造血ホルモン(エリスロポエチン)の産生が低下し、腎性貧血をきたす。
2. 血清クレアチニン(Cr)	0.5～0.8mg/dL	●腎臓の残存機能を知る最も重要な指標である。 ●腎機能の濾過能力がおよそ半分以下になると血清クレアチニン値の上昇を認める。 ●血清クレアチニン値は筋肉量に関係し、極端に筋肉量が少ない場合などは注意が必要である。
3. 尿素窒素(BUN)	5～20mg/dL	●血清クレアチニン値と同じように体内の老廃物のたまり具合を知ることができる。 ●腎機能が低下してくると上昇する。 ●そのほか、脱水、消化管出血、異化亢進(ステロイド鎮痛薬使用時など)でも上昇する。
4. 推定糸球体濾過量(e-GFR)	60＞e-GFR	●血清クレアチニン値により計算され、腎機能の指標となることが多い。
5. カリウム(K)	3.2～4.5mEq/L	●カリウムは身体の平滑筋、心筋、骨格筋などの収縮や弛緩を調節している。そのため、高カリウム血症(6.5mEq/L以上)になると、心筋の興奮異常により不整脈や心停止を招きやすく、危険である。 ●心電図の変化〔T波増高、P波の消失、広いQRS幅、心室頻拍(VT)、心室細動(VF)〕に注意が必要である。 ●カリウムは生野菜や果物に多く含まれている。
6. カルシウム(Ca)	8～9mg/dL	●腎臓の機能が低下してくるとビタミンDが低下することにより、血清カルシウム値は低下する。 ●低カルシウム血症になると血清カルシウム濃度を上げるため、カルシウム調節ホルモンである副甲状腺ホルモン(PTH)の分泌が増え、二次性副甲状腺機能亢進症をきたす。
7. リン(P)	2.5～4.3mg/dL	●腎不全の場合、血液中のリン(P)の上昇を認める。 ●カルシウム(Ca)とリンは、血液中では積(Ca×P)が一定になるように調整されるため、リンの上昇によっても低カルシウム血症となる。それによって、骨からカルシウムが血中に流れ、骨以外の所にカルシウムが蓄積する(異所性石灰化)。

表9 腎障害の代表的な指標

検査	指標
血液検査	血清尿素窒素(BUN)濃度 血清クレアチニン(Cr)濃度 推定糸球体濾過量(e-GFR)
蓄尿検査	尿タンパク量 クレアチニン・クリアランス(Ccr)
検尿	尿タンパクの程度 血尿の程度

害に変え、胆汁と共に排泄する。
- **胆汁生成機能**：胆汁（消化酵素）を十二指腸に分泌し、脂質の消化吸収を助ける。
- **合成能力**：身体が必要とするタンパク質や脂質・糖質をつくり出す。
- **そのほかの機能**：生体防御、凝固などの機能をもつ。

2. 方法

- 肝臓は、著しい再生能力と予備力をもっており、軽度の変化では症状を示さないため、血液検査が重要である。
- 初期の慢性肝炎、肝がんでは、血液検査でも異常値を示さない項目も多いため、超音波検査を含めた多方面の検査を行う。

血液検査

- 主な肝機能血液検査を 表10 に示す。
- 血液検査は活動や食事に影響を受けやすいため、原則として安静時、早朝空腹時に行う。
- ウイルス感染の可能性もあるため、血液の取り扱い、針刺し事故に十分注意する。
- 主な肝機能血液検査の判断のポイントを 表11 に示す。

肝臓の触診・打診

- 患者には、腹部を圧迫するため排尿をすませてもらい、腹壁の緊張をとるために仰臥位で軽く膝を曲げてもらう。
- 検査者は手を温め、患者の右側に立つ。
- 肝臓の触診・打診方法を 表12 に示す。

表10 主な肝機能血液検査

検査に反映する病態	検査項目
①肝細胞障害（壊死）	血清トランスアミナーゼ（AST・ALT）↑，LDH↑、血清ビリルビン↑、ICGR$_{15}$↑
②代謝・合成能力	アルブミン↓、コリンエステラーゼ（ChE）↓、血清コレステロール↓、凝固因子活性（プロトロンビン、ヘパプラスチン）↓
③胆汁排泄（胆汁うっ滞・黄疸）	血清ビリルビン↑、ALP↑、γ-GTP↑、LAP↑、ICGR$_{15}$↑
④肝炎ウイルスマーカー	HA抗体、HBs抗原、HBs抗体、HCV抗体
⑤腫瘍マーカー	α-フェトプロテイン（AFP）、PIVKA-Ⅱ

表11 主な肝機能血液検査とその判断のポイント

目的	項目	基準値		検査結果のもつ意味
肝細胞の障害程度をみる	血清トランスアミナーゼ・AST（GOT）・ALT（GPT）	AST＞ALT AST：10〜40 IU/L ALT：5〜35 IU/L		細胞の障害により、細胞内に溶存していた酵素が細胞膜から漏出しているかを把握する。
		判断のポイント	● ASTは肝臓全体にあり、骨格筋・心筋にも存在。ALTは門脈域に存在 ● 急性肝炎の極期：AST＞ALT、共に上昇 ● 慢性肝炎（門脈域の炎症）、脂肪肝：AST＜ALT ● 肝硬変（門脈域の炎症が鎮静化、肝小葉内の炎症悪化）：AST＞ALT ● ASTは骨格筋や心筋にも存在するため心筋梗塞などでも上昇する。	
		注意点	● AST、ALTは、溶血により高値を示し、室温放置により活性低下を起こす。 ● 採取した血液は冷中保存し、3日以内に測定する。	

(表11つづき)

目的	項目	基準値	検査結果のもつ意味
肝細胞の障害程度をみる	ICG(インドシアニングリーン)試験	**基準値**	**検査結果のもつ意味**
		ICGR$_{15}$：0〜10%(15分間血中停滞率)	ICGは静注(0.5mg/体重1kg)後、リポタンパクと結合し肝臓に取り込まれ、胆汁中に排泄されるため、肝血流量・胆汁排泄能を把握できる。
		判断のポイント ●ICGR$_{15}$：15〜20%：慢性肝炎、肝硬変、アルコール性肝障害 ●ICGR$_{15}$：30%以上：肝硬変、肝がん、急性肝炎の極期 ●ICGR$_{15}$：50%以上：体質性ICG排泄異常症、予後不良な肝硬変	
		注意点 ●食事摂取により肝血流量が変化するため、絶食で検査する。 ●肥満ではICG投与量が過剰になり、測定値が実際の病態より高い場合がある。 ●ICGを肘静脈に注入し、15分後に反対側の静脈より採血する。その際、誤差は±15秒以内が望ましい。	
代謝・合成能力をみる	・総タンパク(TP) ・アルブミン(Alb) ・コリンエステラーゼ(ChE)	**基準値**	**検査結果のもつ意味**
		TP：6.5〜8.0g/dL Alb：4.0〜5.0g/dL ChE：男性240〜486U/L、女性201〜421U/L	一部のグロブリンを除き、タンパク質の大部分は肝臓で合成されるため、総タンパク(アルブミンおよびグロブリンの総和)の低下により肝臓の合成能力の低下を把握できる。
		判断のポイント ●低タンパク血症はアルブミンの減少に起因する一方、γグロブリンの増加により総タンパクの高値をもたらす。 ●アルブミンは、肝タンパク合成能の指標で、肝硬変の重症度や予後判定に用いる。 ●コリンエステラーゼはタンパク合成能の指標で、半減期が16日と短く、よりリアルタイムに合成能を反映する。	
		注意点 ●アルブミンは、水分を血管内にとどめておく(血漿浸透圧を高める)役割を果たしているため、アルブミン値が低下しているときは浮腫・腹水の観察を行う。	
胆汁の生成・排泄能力をみる	血清ビリルビン検査 ・T-Bil(総ビリルビン) ・D-Bil(直接ビリルビン)	**基準値**	**検査結果のもつ意味**
		T-Bil：0.2〜1.0mg/dL D-Bil：0〜0.4mg/dL	間接・直接ビリルビンの値から、黄疸の原因を予測する(「黄疸」の項を参照)。
		判断のポイント ●T-Bil増加：ビリルビンの過剰生成(溶血)など ●D-Bil増加：肝細胞障害性肝炎・胆汁うっ滞(閉塞性黄疸) ●ビリルビン値は、血清トランスアミナーゼ(AST、ALT)の上昇後1〜2週間遅れて上昇	
		注意点 ●早朝空腹時が最高値となる。運動の影響を受け上昇する。 ●直接ビリルビンは、室温放置や光に当てると間接ビリルビンに変化する。採血後は遮光、冷中保存し、早急に測定する。	

腹水の観察

- 肝炎や肝硬変の進行（低アルブミン血症）による腹水の有無を検査する。
- 腹水が500mL以下の場合、超音波検査が必要であるが、1000mL近い腹水になると看護師でも以下の方法を用いて観察できる。

1）打診による濁音域の移動

- 腹水は重力で移動するため、臥位では臍周囲は鼓音で、両側腹部が濁音となり、側臥位では下側のみ濁音となる 図16 。

2）体液波動

- 一方の側腹部に手掌を当て、反対側を手で軽く叩くと腹水がある場合、側腹部に当てた手に波動を感じる。
- 補助者の手を 図17 のように患者の腹部中央に置くと、腹壁下の脂肪の波動を阻止でき、より的確に調べられる。

（片岡千明）

表12 肝臓の触診・打診方法

	方法	判断のポイント
打診	●腹壁に利き手ではないほうの第3指の第2関節を密着させ、利き手の第2・3指で軽く叩く。 ●右鎖骨中線上・胸骨中線上を上下に打診する。 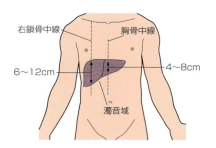	●肝臓部で濁音が聴取される。便貯留の腸管や腹水でも濁音となる。 ●右鎖骨中線上濁音域：縦方向に6～12cm。 ●胸骨中線上濁音域：縦方向に4～8cm。
触診	●腹式呼吸の吸気に合わせ、右肋骨弓下縁から上方向に押す。 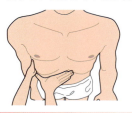	●正常では触れない（深呼吸時横隔膜の下降でわずかに触れることもある）。 ●触れる場合は肝腫大が疑われる。

図16 濁音域の移動

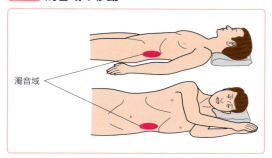

図17 体液波動

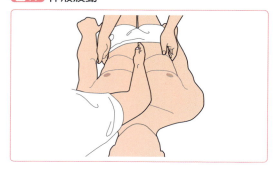

血糖・脂質・尿酸検査

血糖値

1. 目的

- 血糖値は、血液中のブドウ糖（グルコース）の濃度のことで、糖尿病の判定に用いられる。
- 静脈血漿、静脈全血、毛細血管全血などの検体によって血糖値に若干の差がある。日本糖尿病学会の指標は静脈血漿値である 表13。
- 血糖値はさまざまな要因で変動し、特に食事の影響を強く受ける。
- 血糖値の評価には、空腹時血糖値、食後2時間値、随時血糖値が主に用いられる。

2. 基準値

- 血糖値の基準値を 表13 に示した。

3. 注意点

- 採血管に解糖阻止剤が入っていない場合、採血後検体を放置していると赤血球がブドウ糖を消費し血糖値が低下してしまうので注意する。
- 採血管に解糖阻止剤が入っている場合も、できるだけ早く検査室へ提出し、すぐに提出できない場合はよく振って混和し冷所で保存する。

75gOGTT（75g経口ブドウ糖負荷試験）

1. 目的

- 75gOGTT（75g経口ブドウ糖負荷試験）は、糖尿病の診断、程度判定、病型分類のために行う検査である。

2. 基準値

- 75gOGTTの基準値を 表13 に示した。

3. 手順

- 75gOGTTの手順を 表14 に示す。

グリコヘモグロビン（HbA1c）

1. 目的

- グリコヘモグロビン（HbA1c）の検査は、糖尿病の診断、コントロール状態の把握のために行う。
- HbA1cは、赤血球のヘモグロビンにブドウ糖が結合している割合のことである。
- 赤血球の寿命が約120日であるため、採血時より過去1〜2か月の平均血糖値を反映する。食事や運動の影響を受けにくい。

2. 基準値

- HbA1cの基準値は4.6〜6.2%である 表15 表16。

表13 空腹時血糖値および75gOGTT2時間値による判定基準

	空腹時血糖値		75gOGTT2時間値	判定
血糖値 （静脈血漿値）	≧126mg/dL	または	≧200mg/dL	糖尿病型
	正常型にも糖尿病型にも属さないもの			境界型
	<110mg/dL	および	<140mg/dL	正常型*

*正常型であっても1時間値が180mg/dL以上の場合には180mg/dL未満のものに比べて糖尿病に悪化する危険が高いので、境界型に準じた取り扱い（経過観察など）が必要である。また、空腹時血糖値が100〜109mg/dLのものは「正常高値」と呼ぶ。

日本糖尿病学会：糖尿病の分類と診断基準に関する委員会報告（国際標準化対応版）．糖尿病　2012；55（7）：492．より改変して転載

表14　75gOGTTの手順

手順	確認事項とポイント
❶検査前3日間は、1日当たり150g以上の糖質を摂取する(現代では通常の食事でよい)。 ❷前日夜より10〜14時間絶食後の早朝空腹時に実施する(飲水は可)。 ❸ブドウ糖75gを250〜350mLの水に溶解して投与するが、ブドウ糖75gに相当するでんぷん分解産物(トレーラン®Gなど)が使用されることが多い。いずれも5分以内に経口投与する。 ❹糖負荷前、負荷開始後30、60、120分に採血を行う(90、180分後も行うことがある。採尿も同時に行うことがある)。	胃バリウム検査や内視鏡検査後には行わない。 ●検査前日は、過激な運動や大量の飲酒を禁止する。 特にブドウ糖を使用した場合は、浸透圧などの関係で腹痛、下痢などの消化器症状を起こすことがあるため注意する。 ●検査終了まで運動を禁止する(なるべく座位で安静にする)。喫煙も禁止する。 ●検査室へすぐに提出できない場合は冷所へ保存する。

表15　血糖コントロール目標(65歳以上の高齢者は 表16 を参照)

目標	コントロール目標値[注4]		
	血糖正常化を目指す際の目標[注1]	合併症予防のための目標[注2]	治療強化が困難な際の目標[注3]
HbA1c(%)	6.0未満	7.0未満	8.0未満

＊治療目標は年齢、罹病期間、臓器障害、低血糖の危険性、サポート体制などを考慮して個別に設定する。
注1)適切な食事療法や運動療法だけで達成可能な場合、または薬物療法中でも低血糖などの副作用なく達成可能な場合の目標とする。
注2)合併症予防の観点からHbA1cの目標値を7％未満とする。対応する血糖値としては、空腹時血糖値130mg/dL未満、食後2時間血糖値180mg/dL未満をおおよその目安とする。
注3)低血糖などの副作用、その他の理由で治療の強化が難しい場合の目標とする。
注4)いずれも成人に対しての目標値であり、また妊娠例は除くものとする。
日本糖尿病学会編著：糖尿病治療ガイド2016-2017. 文光堂, 東京, 2016：27. より転載

尿糖

1. 目的

- 尿糖検査は、主に糖尿病のスクリーニングとして実施する。血糖コントロール状態の簡易評価として用いられることもある。

2. 基準値

- 血糖値160〜180mg/dLで尿糖が出現するとされているが、糖排泄閾値は個人差が大きい。

3. 手順

- 尿糖検査の手順を 表17 に示す。

血清脂質

1. 目的

- 血清脂質は血液中に含まれる脂質のことであり、脂質異常症の判定に用いられる。
- 総コレステロール値(TC)は、VLDL、LDL、HDLなど、すべてのリポタンパクに含まれるコレステロールを一括して表したものである。
- HDLコレステロールは、動脈硬化の進展を抑制するリポタンパクであり、善玉コレステロールと呼ばれる。
- LDLコレステロールは、動脈硬化を進展させるリポタンパクであり、悪玉コレステロールと呼ばれる。
- LDLコレステロールは計算式(Friedewaldの式)で求められることが多い。しかし、TG

表16 高齢者糖尿病の血糖コントロール目標（HbA1c値）

患者の特徴・健康状態[注1)]		カテゴリーI		カテゴリーII	カテゴリーIII
		①認知機能正常 かつ ②ADL自立		①軽度認知障害～軽度認知症 または ②手段的ADL低下、基本的ADL自立	①中等度以上の認知症 または ②基本的ADL低下 または ③多くの併存疾患や機能障害
重症低血糖が危惧される薬剤（インスリン製剤、SU薬、グリニド薬など）の使用	なし[注2]	7.0%未満		7.0%未満	8.0%未満
	あり[注3]	65歳以上75歳未満 7.5%未満（下限6.5%）	75歳以上 8.0%未満（下限7.0%）	8.0%未満（下限7.0%）	8.5%未満（下限7.5%）

＊治療目標は、年齢、罹病期間、低血糖の危険性、サポート体制などに加え、高齢者では認知機能や基本的ADL、手段的ADL、併存疾患なども考慮して個別に設定する。ただし、加齢に伴って重症低血糖の危険性が高くなることに十分注意する。

注1）認知機能や基本的ADL（着衣、移動、入浴、トイレの使用など）、手段的ADL（IADL：買い物、食事の準備、服薬管理、金銭管理など）の評価に関しては、日本老年医学会のホームページ（https://www.jpn-geriat-soc.or.jp/）を参照する。エンドオブライフの状態では、著しい高血糖を防止し、それに伴う脱水や急性合併症を予防する治療を優先する。

注2）高齢者糖尿病においても、合併症予防のための目標は7.0%未満である。ただし、適切な食事療法や運動療法だけで達成可能な場合、または薬物療法の副作用なく達成可能な場合の目標を6.0%未満、治療の強化が難しい場合の目標を8.0%未満とする。下限を設けない。カテゴリーIIIに該当する状態で、多剤併用による有害作用が懸念される場合や、重篤な併存疾患を有し、社会的サポートが乏しい場合などには、8.5%未満を目標とすることも許容される。

注3）糖尿病罹病期間も考慮し、合併症発症・進展阻止が優先される場合には、重症低血糖を予防する対策を講じつつ、個々の高齢者ごとに個別の目標や下限を設定してもよい。65歳未満からこれらの薬剤を用いて治療中であり、かつ血糖コントロール状態が表の目標や下限を下回る場合には、基本的に現状を維持するが、重症低血糖に十分注意する。グリニド薬は、種類・使用量・血糖値等を勘案し、重症低血糖が危惧されない薬剤に分類される場合もある。

【重要な注意事項】糖尿病治療薬の使用にあたっては、日本老年医学会編「高齢者の安全な薬物療法ガイドライン」を参照すること。薬剤使用時には多剤併用を避け、副作用の出現に十分に注意する。

日本老年医学会，日本糖尿病学会編著：高齢者糖尿病診療ガイドライン2017．南江堂，東京，2017：46．より引用

表17 尿糖検査の手順

手順	確認事項とポイント
1 定性法	
❶採取した尿に試験紙を浸し、すぐに取り出す。 ❷試験紙についた余分な尿を取り除き、規定の時間を待って色調表と比較して判定する。	●試験紙は直射日光の当たらない場所で、室温で保存し、開封後はすみやかに使用する。 ●健常者は陰性であるが、尿糖陰性でも血糖値が高い場合があるので注意する。
2 定量法（24時間蓄尿）	
❶少量の防腐剤を添加した容器に24時間蓄尿し、一部を検査室へ提出する。	●健常者では40～85mg/dLであるが、個人差が大きい。

表18 脂質異常症の診断基準（空腹時採血）*

LDLコレステロール	140mg/dL以上	高LDLコレステロール血症
	120〜139mg/dL	境界域高LDLコレステロール血症**
HDLコレステロール	40mg/dL未満	低HDLコレステロール血症
トリグリセライド	150mg/dL以上	高トリグリセライド血症

・LDLコレステロールはFriedewaldの式（TC−HDL-C−TG/5）で計算する（TGが400mg/dL未満の場合）。
・TGが400mg/dL以上や食後採血の場合にはnon HDL-C（TC−HDL-C）を使用し、その基準はLDL-C＋30mg/dLとする。
＊10〜12時間以上の絶食を「空腹時」とする。ただし、水やお茶などカロリーのない水分の摂取は可とする。
＊＊スクリーニングで境界域高LDLコレステロール血症を示した場合は、高リスク病態がないか検討し、治療の必要性を考慮する。
日本動脈硬化学会編：動脈硬化性疾患予防ガイドライン　2017年版．日本動脈硬化学会，2017：14．より改変して転載

（中性脂肪）＞400mg/dLの場合はnon HDL-C（TC-HDL-C）を用いて評価する。

■ **Friedewaldの式**：LDLコレステロール＝総コレステロール−HDLコレステロール−（TG／5）

2. 注意点

■ 検査前夜の夕食を7〜8時までにすませ、9〜10時以降の摂食を避けた早朝空腹時の静脈血で測定する。朝9〜10時までには採血を終了する。
■ 水分の摂取は許可する。採血の前日の飲酒は禁止する。

3. 基準値

■ 脂質異常症の基準値を **表18** に示す。

血清尿酸値

1. 目的

■ 血清尿酸値は、血液中の尿酸の濃度のことであり、高尿酸血症の判定に用いられる。
■ 正常上限値は7.0mg/dLであり、これを超えた場合に高尿酸血症と診断する。
■ 6.0mg/dL以下を目標にコントロールする。

2. 注意点

■ 食事を考慮せずに随時の採血でよい。

（馬場敦子）

運動機能検査

■ 運動機能を調べる検査には、X線（レントゲン）検査、CT（computed tomography）検査、MRI（magnetic resonance imaging）検査、脊髄造影検査、椎間板造影検査、神経根造影、骨シンチグラフィなどの画像検査のほか、髄液検査や関節液検査など、さまざまなものがある。
■ 看護師は、医師の治療方針を理解し、これらの検査が行われる意図を把握したうえで、検査が円滑に行えるよう患者に説明し、検査によって起こりうる症状の観察や制限によって必要となる援助を実施する必要がある。

X線（レントゲン）検査

1. 目的

■ 骨の外形や輪郭の連続性、骨陰影のムラ（濃淡）を観察し、骨病変を確認する。
■ X線検査は、運動機能を検査するために行われる基本的な画像検査である。

2. 準備

■ 撮影部位に応じて、ネックレスやボタンなどの装身具や湿布薬を除去する。
■ 患者が副子や装具などを使用している場合

表19 検査前の説明ポイント

検査の種類	説明のポイント
CT検査	● 装置に入り撮影するが、痛みはない。 ● 撮影時間は約15分であるが、検査中は体を動かすことができない。 ● 撮影部位には金属を身につけない。 ● 検査前に排尿をすませておく。 ● 造影CT検査の場合、医師の指示にしたがい検査前後の食事を制限する。 ● 造影CT検査の場合、撮影は医師の処置（造影剤を関節内や脊髄に注入する）の後に行われる。
MRI検査	● 装置に入り身体をベルトで固定するので、検査中は体を動かすことができない。 ● 検査前に排尿をすませておく。 ● 撮影時間は約30分である。 ● 撮影中はカチカチと大きな音がするが、痛みはない。 ● 磁気を利用した検査のため、腕時計や義歯、補聴器などの磁性をもつ物は検査室に持ち込むことができない。 ● 頭蓋内クリップや心臓ペースメーカーを使用している患者は撮影禁忌である。 ● 人工関節や骨固定具など金属製の体内異物がある場合は、撮影の可否について医師に確認を行う。 ● 造影剤を使用する場合の説明ポイントは、造影CT検査に準じる。
骨シンチグラフィ検査	● 撮影前に放射性物質の注射を行い、2～3時間後に撮影を行う。 ● 撮影時間は約30分であるが、撮影中は身体を動かすことができない。 ● 検査直前に排便・排尿を行い、直腸や膀胱を空にする。 ● 食事や飲水の制限はない。 ● 妊娠中、授乳中の場合は原則として行わない。
超音波検査	● 明るさを調節でき、快適な室温が保てる環境で行う。 ● 患者に痛みはない。 ● 検査を行う部位に広範囲にゼリーを塗り、探触子（プローブ）を検査部位の皮膚に密着させて走査する。 ● 検査目的に応じて、関節を動かしたり、静止する必要がある。

は、医師の指示にしたがって撮影直前に除去する。

■ クッションなどを用いて体位保持を行い、撮影時に患者が静止できる援助を行う。

コンピュータ断層撮影（CT）検査

1. 目的

■ X線とコンピュータを組み合わせた装置で、体の断面図を描出する。

■ X線検査では十分に捉えきれない骨折線や、脊柱管の形・脊柱管内の広さなどを確認することができる。

■ 造影検査（関節造影、脊髄造影、椎間板造影など）と組み合わせて実施することもある。

■ 連続的にCTを撮影して、三次元画像を得る

方法（ヘリカルCT検査、スパイラルCT検査）もある。

2. 準備

■ 患者に検査の目的と説明を行い、検査への協力を得る **表19**。

3. 造影剤を使用する検査の検査中・検査後の確認事項とポイント

■ 検査中も操作室から造影剤による有害反応の確認のため、全身状態を観察する。

■ 造影剤の有害反応として最も注意しなければならないのは、アレルギー症状である。

■ アレルギー症状が複数の臓器に全身性に出現した状態を**アナフィラキシー**という。

■ アナフィラキシーでは、造影剤が体内に侵入してから数分から数時間以内に、次のような

症状が複数起きる。

- **皮膚・粘膜症状**：瘙痒感、発疹、紅潮など。
- **呼吸器症状**：咽頭瘙痒感、鼻閉、鼻汁、喘鳴、息苦しさなど。
- **循環器症状**：頻脈、不整脈、動悸、血圧低下など。
- **消化器症状**：悪心・嘔吐、腹痛など。
- アナフィラキシーをきたした場合、適切な対処が行われなければ、数分で死に至ることもある。
- アナフィラキシーが疑われた場合は、①ただちに造影剤の投与を中止し、②下肢を挙上させた体位とし、③バイタルサインを測定し評価する、④院内の緊急態勢を利用するなどして対処する。
- 検査後は、造影剤の排泄のため水分摂取を促す。
- 食事は、悪心・嘔吐などの造影剤による有害反応がなければ、検査終了1時間後から開始する。

磁気共鳴画像(MRI)検査

1. 目的

- 強力な磁気の力を利用して体の縦・横・斜めの断面像を描出する。MRI検査は他の画像検査に比べて靭帯や半月板など軟部組織の解像度に優れている。
- X線を使用しないため、被曝がない検査である。

2. 準備

- 患者に検査の目的と説明を行い、検査への協力を得る 表19 。

3. 検査中・検査後の確認事項とポイント

- 撮影中も患者に声をかけ、操作室から患者の様子を観察する。
- 検査後は検査にかかった時間や検査中の音により患者に負担がなかったかを確認する。

骨シンチグラフィ検査

1. 目的

- 運動機能を調べるための核医学検査(RI検査)の1つである。
- 骨に集積しやすい放射性同位元素(テクネシウム)を静脈内に投与した2～3時間後、体表から放射線を検出するガンマカメラで撮影し、集積度を調べる。
- 骨に腫瘍や炎症、骨折などの病変があると、その部分の骨代謝が亢進するため集積が起こり、黒く映し出される。
- X線では病変がはっきりしない早期でも所見を得ることができ、悪性腫瘍の骨転移や骨髄炎などの診断を目的に行われる。

2. 準備

- 患者に検査の目的と説明を行い、検査への協力を得る 表19 。

3. 検査後の確認事項とポイント

- 放射性物質は尿や便として体外へ排出される。
- 血液にも放射性物質が含まれるので、尿道留置カテーテルやおむつを使用している場合は、放射性破棄物として専用のドラム缶につめて廃棄する必要がある。
- 廃棄物の取り扱いには手袋を用いる。

超音波(エコー)検査

1. 目的

- 探触子(プローブ)を検査部位に当てて超音波を体内に照射し、その反射波を画像化する検査である。
- X線検査では観察できない軟骨や筋、靭帯、神経などを描出することができるが、骨の内部など硬い部分の変化を描出することはできないため、X線検査などと組み合わせて行う。

- 非侵襲的な検査で、繰り返し行うことができる。また動的観察ができるため、静止画だけではわからない病態把握が可能である。

2. 準備

- 患者に検査の目的と説明を行い、検査への協力を得る 表19 。

3. 検査後の確認事項とポイント

- 検査終了後は、ゼリーをタオルなどでよく拭きとる。

脊髄造影（ミエログラフィ）検査

1. 目的

- 腰椎穿刺により造影剤を脊髄クモ膜下腔に注入して、造影剤の流れを観察する。
- ヘルニアや靱帯硬化、腫瘍などの脊椎疾患により、脊柱管内の脊髄や神経根が圧迫されている部位や程度を確認するために行う。
- 脊髄造影検査直後にCT検査を行う場合があり、これを脊髄造影CT（ミエロCT）という。
- ミエロCTは、MRI検査では描出しにくい靱

帯の骨化や脊椎骨棘を描出することに長けている。

2. 準備

- 腰椎穿刺に準じる（p.70、「神経機能検査」の 表22 を参照）。
- 必要物品には、そのほか造影剤、局所麻酔薬、ステロイド鎮痛薬などがある。

3. 手順

- 脊髄造影検査の手順を 表20 に示す。

髄液検査

1. 目的

- 脊髄造影検査時に腰椎穿刺（p.70、「神経機能検査」の 表22 を参照）、または後頭窩や第1-2頸椎側方穿刺により髄液を採取する。髄液の性状や成分（タンパク量、細胞数、糖）を分析し、病変を識別・診断する。
- 炎症性の病変では髄液のタンパク量と細胞数が共に増加する。
- 脊髄腔に慢性閉塞がある場合、髄液は黄褐色

表20 脊髄造影検査の手順

手順	確認事項とポイント
1 検査前	
❶医師の指示にしたがい絶食を実施する。 ❷義歯、眼鏡、時計、ネックレスなどを外し、検査前に排泄をすませるように説明する。 ❸患者が検査着へ更衣後、静脈ラインの確保、バイタルサイン（血圧、脈拍、体温、呼吸状態）の確認を行う。 ❹患者の状態に合わせて、車椅子またはベッドで検査室へ搬送する。	●検査前日までに、検査の目的や流れを説明し、患者の協力を得る。 注意 検査ではヨード造影剤を使用するため、喘息やヨード造影剤による有害反応の既往がないか確認しておく。 患者が医師からの説明を十分に理解し、検査について納得しているか、過度な不安がないか確認しておく。 ●検査前日は入浴を計画する。入浴が不可能な患者には清拭を行う。
2 検査中	
❶患者を撮影台の上に移し、検査着から必要な部位を露出する。 ❷患者を左側臥位にして、頭と膝をつけながら、腰を突き出す姿勢になるように介助する。	●腰椎穿刺と同じ体位になれるよう介助する（p.70、「神経機能検査」の 表22 を参照）。

(表20つづき)

手順	確認事項とポイント
❸医師が、腰椎穿刺の手順(表22)に準じて脊髄液を採取、脊髄クモ膜下腔に造影剤を注入する。患者に頭痛や、造影剤による有害反応が出ていないか観察する。 ❹造影剤を注入後、撮影台を動かし、目的部位まで造影剤を移動させる。たとえば、頸髄を観察する場合は、頭部を下げるよう撮影台を傾け、目的部位まで造影剤を移動させる。 ❺さらに脊髄神経や馬尾神経の圧迫されている部位や程度を観察するために、患者に体幹や上下肢を屈曲・伸展してもらう。 ❻その後、必要に応じて神経根造影検査や、神経根ブロックを行う。脊髄造影検査終了後にCT検査を実施することがある(ミエロCT)。 ❼観察終了後、穿刺部は圧迫、ガーゼで保護し、周囲のポピドンヨード消毒液を拭き取る。	● 脊髄液の量、色、性状を観察する。 **注意** 造影剤による有害反応(瘙痒感、発疹、紅潮、血圧低下、動悸、悪心・嘔吐、息苦しさなど)は、検査直後から数時間後まで出現する可能性があるので注意する。 ● **神経根造影検査**:神経根に造影剤を注射し、その走行や痛みの場所、強さを評価する。 ● **神経根ブロック**:神経根に局所麻酔薬やステロイド鎮痛薬を注射し、痛みやしびれを緩和する。神経根ブロック前後の痛みやしびれといった患者の自覚症状の変化を観察することにより、傷害されている神経が同定できる。
3 検査後	
❶車椅子、またはベッド(頭部を30°挙上する)で病室へ搬送する。 ❷検査後はバイタルサイン(血液、脈拍、体温、呼吸状態)を観察する。 ❸腰椎穿刺レベルを中心に神経根症状(上下肢のしびれ、痛み、知覚異常や運動障害)を観察する。 ❹起き上がると増強する頭痛や悪心の有無など、低髄圧症状が起きていないかを確認する。また、髄液や血液によるガーゼ汚染の有無を観察する。 ❺髄膜炎の有無(髄膜刺激症状:頭痛、悪心・嘔吐、項部硬直)や、造影剤による有害反応が出現していないかを観察する。 ❻医師の指示にしたがい、水分摂取を開始する。食事は1時間後から許可する。 ❼ベッドは頭部を30°挙上のまま、3時間は床上安静とする。 ❽3時間後、異常がなければ安静を解除するが、低髄圧症状を予防するために、排泄時以外はできるだけ安静を促す。	● 頭部を挙上するのは、検査後、脊髄液よりも比重が重い造影剤が頭蓋内へ移動しないようにするためである。 **コツ** 神経根ブロックを行った場合は、神経根ブロックを行うまでにあった痛みやしびれなど知覚異常や運動障害はどの程度軽減したか、どの部分に残っているかなど、神経根症状の変化を翌朝まで観察する。 ● しびれや知覚異常は患者がはっきりと自覚できない場合がある。看護師は、脊髄造影検査の結果をふまえて、症状が起こりうる部位を左右同時に触れながら、しびれや知覚異常の有無や程度を確認する。 ● 運動障害については、左右の足趾の底背屈運動の強さを比較したり、仰臥位でのSLR(下肢伸展挙上)テストや大腿神経伸展テスト(p.249を参照)、立位の安定性などを観察する。 **注意** 水分摂取が許可された後、造影剤の排泄を促すため、水分摂取を促す。低髄圧症状が出ている場合も、髄液の生成を助けるため、水分摂取を促す。 **注意** トイレへ移動する場合は、局所麻酔薬の影響を確認し、安全にトイレ移動が行えるよう介助する。 ● シャワー浴や入浴は、翌日から許可する。

(表20つづき)

手順	確認事項とポイント
感覚神経の支配領域 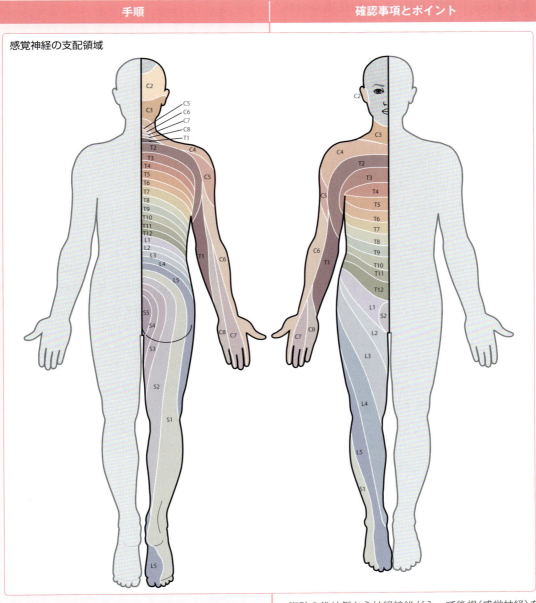	● 脊髄の後外側から神経線維が入って後根（感覚神経）を形成し、前外側から神経線維が出て前根（運動神経）を形成する。これらが合わさり脊髄神経となる。 ● 脊髄神経は31対ある。頸椎からは8対の頸神経（Cervical nerves：C_1〜C_8）が、胸椎からは12対の胸神経（Thoracic nerves：T_1〜T_{12}）が、腰椎からは5対の腰神経（Lumber nerves：L_1〜L_5）が、さらに5対の仙骨神経（Sacral nerves：S_1〜S_5）と、1対の尾骨神経（Coccygeal nerves：C_0）が分岐している。各感覚神経の支配領域は図の通りである。 ● 脊髄がどの神経レベルで障害を受けているかは、上下肢や体幹の感覚を確認することによってわかる。

調（キサントクロミー）を呈し、タンパク量は増加するが、細胞数はあまり増加しないのが特徴である。

2. 必要物品・手順

■ 腰椎穿刺（p.70、「神経機能検査」の 表22 を参照）や脊髄造影検査の手順 表20 に準じる。

関節穿刺

■ 関節液は滑膜で産生・吸収される淡黄色透明で粘稠性のある液体であり、関節腔内に数mL存在している。
■ 関節液の主な役割は2つある。円滑に関節運動が行われるように潤滑剤としての役割と、血管のない関節軟膜を栄養するという役割である。

1. 目的

■ 関節液が貯留している場合は採取し、その性状や成分から関節内の病変が鑑別・診断する。
■ 関節液の粘稠性が低下し混濁している場合は、その関節に炎症が起きていると考えられる。
■ 関節液が血性を呈する場合は、その関節内に損傷があると考えられる。
■ 治療として、関節を穿刺し薬剤を注入する場合もある。

2. 準備

■ **必要物品**：油性マジック、防水シーツ、ポビドンヨード綿球、鑷子、膿盆、滅菌手袋、穿刺針（肩関節：18～22Gカテラン針、股関節：22Gカテラン針、膝関節：18G注射針、肘関節：22～23G注射針）、シリンジ、滅菌ガーゼ、絆創膏、滅菌スピッツ。

3. 手順

■ 関節穿刺の手順を 表21 に示す。

（元木絵美）

神経機能検査

■ 神経機能検査では、いずれも患者にとって未知のことが多く不安になることがある。検査室では臨床検査技師が行い、看護師が付き添わないこともあるため、検査中に起きることを患者が予測できるように事前に説明し、準備しておくことが重要である。

脊髄液検査

1. 目的

■ 中枢神経系の異常が反映される髄液を腰椎穿刺により採取し、神経疾患の診断および鑑別に用いる。髄液所見の正常・異常については成書を参照。

2. 必要物品、手順

■ 腰椎穿刺の流れ・必要物品・看護援助について 表22 に示す。
■ 看護師2人で援助することが望ましい。1人は患者の体位保持を介助し、もう1人は穿刺の介助を行う。

脳波検査

1. 目的

■ 大脳皮質にある神経細胞の電位変化を捉え、中枢神経の活動状態から脳の機能的変化を知る。

2. 準備

■ 患者が緊張すると脳波の乱れが生じるため、①ペーストを用いて電極を貼付すること、②開眼・閉眼の指示や光や音の刺激があること、③痛みなどはないこと、④ほとんど侵襲がないことなどを、事前に説明しておく。

表21 関節穿刺の手順

手順	確認事項とポイント

1 検査前

❶患者に検査の目的や流れを説明し、協力を得る。 ❷前日に入浴してもらうか、穿刺前に局所を清拭する。	● 医師からの説明を理解し、検査について納得しているか確認しておく。 ● 清拭の際、膝関節などに長い体毛がある場合はカットしておく。

2 検査中

❶医師が油性マジックで穿刺部位にマーキングを行うため、穿刺する関節を露出し、患者の体位を整える。 ❷穿刺する関節の下に防水シーツを敷き、穿刺部位をポビドンヨードで消毒する。 ❸医師が穿刺する際には、滅菌手袋やポビドンヨード綿球、穿刺針、シリンジなどを清潔操作で渡す。 ❹穿刺後、医師が関節液を吸引している間、患者に穿刺側下肢のしびれや痛みの有無を観察する。 ❺抜針後、ポビドンヨードで穿刺部位を消毒し、滅菌ガーゼを当てて絆創膏で固定する。	コツ 穿刺部位に合わせた体位とする。 ・肩関節の場合は、腹臥位または仰臥位で、上肢は軽度外転・外旋位とする。 ・股関節の場合は、下着を取り除き、仰臥位とする。 ・膝関節の場合は、仰臥位で、膝関節は伸展位とする。 注意 穿刺部位の消毒は、ポビドンヨードで、穿刺部位を中心として直径10cmを、中央から外側に向かって2回消毒する。 ● シリンジが関節液でいっぱいになったら、新しいシリンジを清潔操作で医師に渡す。

3 検査後

❶関節液の量、色、性状(混濁度・粘稠度)を観察し、記録する。 ❷関節液を培養検査に出す場合は、採取した関節液の一部を滅菌スピッツに入れる(滅菌スピッツの口にシリンジの先端が触れないように注意する)。 ❸穿刺部からの出血や関節液の漏出がないかを確認するために、ガーゼ上層の汚染の有無を、経時的に翌朝まで観察する。 ❹穿刺部が治癒するまでは、痛み、腫脹、発赤、熱感などの感染徴候がないか観察する。	● 関節液は、肉眼的な特徴により、正常、出血性、感染性、炎症性、非炎症性に分類される。 **肉眼的観察による関節液の分類**

	正常	出血性	感染性	炎症性	非炎症性
関節液の外観	透明	血性	混濁	黄色混濁	淡黄色透明
粘稠性	高い	不定	不定	低い	高い
疑われる疾病		骨折、腫瘍など	化膿性関節炎など	関節リウマチなど	変形性関節症など

● 関節液に関しては、一般的に細胞数、白血球像、培養、結晶析出などの検査が行われる。

注意 検査当日は、感染予防のために入浴を禁止する。シャワー浴は可。

3. 検査後

■ 頭皮のペーストを拭き取るか、または洗髪する。

脳誘発電位検査

1. 目的

■ 感覚受容器や末梢神経の刺激に対応して中枢神経系に出現する電位変化をみて、障害の部

表22 腰椎穿刺

検査の流れ	必要物品	看護援助
検査説明		医師からの説明でわからなかったことや不安がないか問う。
準備		体位の練習：側臥位で頭と膝をつけるように膝を抱え、腰を突き出す体位。
		検査後1～2時間は低髄圧予防のため臥床安静となるため、排泄をすませてもらう。
	防水シーツ、バスタオル	患者の腰の位置辺りに防水シーツを敷き、消毒液によるシーツの汚染を防止する。防水シーツにはバスタオルなどを敷き、冷たさを和らげる。
穿刺部位の露出		上着を腰椎以上の位置までまくり上げ、ズボン・下着を殿部の辺りまで下げるよう介助する。
体位の調整		事前に練習した適切な体位になるよう、声をかけながら体位を調整する。 ・患者の肩と腰椎がベッドと垂直になるように調整する。 ・患者に膝を両手で支えて背中をえびのように丸くし、椎間を広げる姿勢をとってもらう。 ・看護師は患者の正面に立ち、片方の腕で患者の首から肩を支え、もう一方の腕で膝窩部を腹部に引き寄せるように支える。 ・穿刺中に動くと危険であるため、穿刺中は動かないように伝える。
消毒	滅菌手袋	物品を清潔操作で渡す。消毒後の綿球を膿盆に受ける。
	摂子、ポビドンヨード綿球、膿盆	
	穴あきシーツ	
局所麻酔	注射器	
	注射針（局麻剤充填用・注用）	
	局所麻酔剤	・局所麻酔の穿刺時に声をかける。 ・局所麻酔によるショック症状がないか観察する。
穿刺	スパイナル針	穿刺後、神経根刺激症状（下肢の疼痛・しびれ）がないか患者に確認する。
初圧測定	三方活栓、圧棒	患者が力むと髄圧が上昇することがあるので、患者に声をかけ、清潔区域に触れないように患者の体に手を添えるなどしてリラックスしてもらう。
		初圧を記録する。
髄液採取	滅菌試験管	患者の体位を支えながら、ゆっくりと少量ずつ髄液採取していることを伝え、頭痛の有無などを問う。
終圧測定	圧棒	終圧・髄液採取量・髄液の色・性状を観察し記録する。
消毒	ポビドンヨード綿球、膿盆	穿刺前の消毒時と同様に介助する。
圧迫固定	ガーゼ、圧迫用テープ	止血を確認し清潔操作で固定を介助する。
検査終了後	温タオル	ガーゼ周囲の皮膚の消毒液を拭き取り、衣類を整える。
		・防水シーツを外し、仰臥位をとってもらう。 ・安静時間について再度説明し、患者が必要とする物品を手の届くところに置く。 ・排泄介助が必要な場合はナースコールしてもらうように説明する。 ・髄液採取量、髄液の色・性状を観察・記録し検査室へ提出する。

（表22つづき）

検査の流れ	必要物品	看護援助
検査後の観察		・バイタルサイン。 ・低髄圧をきたしていないか：頭痛、ガーゼへの髄液の滲出・出血の有無など。 ・髄膜炎の可能性がないか：髄膜刺激症状（頭痛・悪心・嘔吐、項部硬直）、発熱。

※色文字になっている物品は清潔操作で扱う物品。
※清潔操作で扱う物品の多くは腰椎穿刺セットとして一式になっていることが多い。

位や程度を評価する。

2. 準備

- 行われる検査の種類と加えられる刺激に関して説明する。
- 体性感覚誘発電位（somatosensory evoked potential；SEP）：上肢・下肢への電気刺激。
- 視覚誘発電位（visual evoked potential；VEP）：閃光、パターン（白黒チェック模様の反転）などの視覚刺激。
- 聴性脳幹反応（auditory brainstem response；ABR）：ヘッドホンを用いた片耳への音刺激。

筋電図・末梢神経伝導検査

1. 目的・方法

- 検査の方法と目的を 表23 に示す。

2. 準備

- 針筋電図では、筋肉に細い針（27G程度）を刺入すること、および刺入時や電気刺激時に多少の痛みを伴うことなどを説明する。
- 検査中、検査する部位の筋肉に力を入れたり、リラックスしたりするように指示があることを説明する。
- 刺入部の皮膚を清潔にしておく。

3. 検査後

- 穿刺部位の発赤・かゆみなどに注意する。

CT検査

1. 目的

- 脳・脊髄の実質を描出し、異常なX線吸収・造影剤による増強効果・正常構造の変形や拡大の有無から病変を発見する。
- 造影剤による増強効果は、急性期の脱髄・炎症性疾患や脳血管障害、脳動静脈奇形、脳動脈瘤、脳腫瘍などで認められる。

2. 準備

- 造影剤を用いる場合は、嘔吐を起こすことがあるので絶飲食とする。
- 症状によって体の静止が困難な場合、薬物による鎮静が必要になる。

MRI・MRA検査

1. 目的

- MRI（磁気共鳴画像）では横断・矢状断・冠状断像が得られるため、小病変や早期の病変、脱髄・変性疾患、脊髄病変が発見しやすい。
- MRA（磁気共鳴血管画像）はMRIから血流を選択的に画像化したもので、動脈瘤の発見などに用いられる。

2. 準備

- 造影剤を用いる場合は、嘔吐を起こすことがあるので絶飲食とする。

表23 筋電図・末梢神経伝導検査

	検査方法	検査の目的
針筋電図	被検筋を安静保つことのできる姿勢で筋に電極を刺入し、安静時の活動電位を測定する。その後、針を皮下まで抜き、随意収縮時の活動電位を観察する。	筋委縮や筋力低下の診断
表面筋電図	目的とする筋の中央の皮膚に円板電極を3〜5cm間隔で装着し、ある特定の筋全体の活動を観察する。	不随意運動などの診断
誘発筋電図	運動神経と感覚神経の両者を含む混合神経を電気刺激し、誘発される筋活動を観察する。	脱髄性変化の検討
運動神経伝導速度	同一神経を遠位と近位で電気刺激し、その神経支配下の筋の活動電位の立ち上がり時間の差から、2点間の伝導速度を算出する。	末梢神経障害の診断
感覚神経伝導速度	電気刺激した神経線維から活動電位を直接記録する。同一神経を遠位部で刺激し、近位部で記録する方法と、その逆があり、刺激点と記録点間の活動電位の立ち上がり時間の差がすなわち伝導時間と捉えられる。	末梢神経障害の診断

表24 核医学検査（SPECT）

検査の種類	放射性同位元素の投与方法	観察項目	検査の目的
脳血流シンチグラフィ	静脈注射	脳血流分布	特に脳梗塞における梗塞部位の詳細な把握
脳槽シンチグラフィ	腰椎穿刺	脳脊髄液の循環動態	水頭症や髄液漏の診断
腫瘍シンチグラフィ	静脈注射	脳腫瘍	腫瘍の悪性度の評価

核医学検査

1. 目的

- SPECT（単一光子放射断層撮影）は、体内に投与したラジオアイソトープ（RI）から発する放射線を体外から計測し、コンピュータによって画像再構成する **表24**。
- PET（ポジトロン断層法）は、生体内に投与されたポジトロントレーサーから放出された陽電子が人体内にある電子と結合して消滅する時に生じる消滅放射線を体外から測定する[1]。脳虚血、脳血流低下、脳の代謝低下などの検討に用いる。

2. 準備

- 検査によって放射性検査薬の投与方法、検査薬投与後撮影までの時間や撮影の回数が異な

ることに注意し、検査の流れを説明する。

3. 検査中

- 脳槽シンチグラフィでは通常、検査薬注入後2・6・24・48時間後に撮影があるが、指示があるまで（通常2時間後の撮影まで）仰臥位を保持し、移送はストレッチャーで行う。

脳血管造影検査

1. 目的

- 頸動脈または椎骨動脈から造影剤を注入し、撮影することによって、脳血管性病変の確定診断や安全な手術法の検討に用いる。

2. 準備

- 造影剤の注入方法によって、直接穿刺法、逆

行性造影法などがあるが、ここでは現在主流のセルジンガー法について 表25 に示す。

3. 検査後

■ 検査後の看護援助に関して 表25 に示す。

（横内光子）

表25 脳血管造影（セルジンガー法）時の看護援助

検査前日	●入浴（または清拭）して穿刺予定部位を清潔にしてもらい、指示があれば穿刺部位の除毛を行う。 ●術後の安静時間が長いので、床上での排泄の練習をする。 ●大腿動脈を穿刺するセルジンガー法では足背動脈、肘動脈なら橈骨動脈をマーキングする。
検査前	●医師の指示によるが、一般的に検査3〜4時間前から食事はとらず、飲水は2時間前までとする。 ●前投薬までに排尿をすませ、術衣に着替える。 ●前投薬は鎮静・催眠・筋弛緩効果を目的に抗不安薬が投与されることが多い。投薬の前後でバイタルサインを確認する。 ●前投薬の影響により、眠気・ふらつきなどが出現することがあるので、ストレッチャーで検査室へ移送する。 【ベッドサイドの準備物品】 輸液スタンド、血圧計、聴診器、体温計、ペンライト、ティッシュペーパー、吸引器、尿器・便器、ゴムシーツ、横シーツ、バスタオル、安楽枕、吸い飲みまたはストロー、スライディングマット。造影剤のアレルギーによるショック症状や嘔吐に備え、酸素吸入器、救急カート、口腔膿盆、吸引器。
検 査	大腿動脈を穿刺し、カテーテルを挿入。大動脈を上行させ、選択的に頸動脈や椎骨動脈を造影する。
検査後	穿刺部に厚くガーゼを当て、穿刺側の腸骨〜穿刺部〜大腿内側にかけて伸縮性の絆創膏で固定（止血）し、それにほぼ直角になるように絆創膏を重ねて、さらに圧迫する。この状態で検査が終了する。
移動・移送	穿刺部に1kgの砂嚢を貼用し、止血ベルトで圧迫固定のうえ穿刺側下肢の伸展位を保持し、帰室時はスライディングマットなどを用いてストレッチャー・ベッドへの移動を行う。
床上安静における注意と安静時間	●仰臥位で両下肢を曲げないようにし、圧迫止血が十分に行えるようにする。 ●帰室後4時間は上記の姿勢で安静とし、4時間後より穿刺部を圧迫したまま、穿刺側の下肢も伸展したまま、介助で体位変換可となる。6時間後に圧迫解除・ベッド上座位可となり、翌日主治医が創部を診察後、歩行許可が出る。
看護援助	●長時間の安静となるため、穿刺部位の固定、安静の指示を守った範囲で、介助のうえ安楽な体位を調整する。 ●造影剤の排出を促すため、悪心がなければ帰室後より水分摂取をすすめる。 ●安静臥床時間の間は経口摂取（おにぎり食を準備しておくとよい）や排泄を介助し、患者が必要とする物品を患者の手元に整える。 ●バイタルサインおよび次の項目のチェックを経時的に行う。 ・検査時の操作によって心筋梗塞や脳塞栓をきたしていないか：バイタルサイン、意識レベル、対光反射、瞳孔不同、麻痺の有無など ・造影剤の影響がないか：悪心・嘔吐、瘙痒感、発疹、ショック症状の有無（血圧低下、呼吸困難）、急性腎不全の徴候（尿量、尿比重） ・穿刺部の出血・血腫形成がないか：穿刺部痛、ガーゼ汚染の有無、圧迫固定・安静の確認 ・穿刺部以下の動脈の閉塞がないか：マーキングした動脈の拍動状態、しびれ・冷感・知覚障害の有無、皮膚の色

＊ここに示す安静時間は一般的なもので、実際は医師の指示による。

そのほかの検査

便潜血反応検査

1. 目的

- 便中のヘモグロビンを検出することにより、消化管出血の確認、大腸がんのスクリーニング検査を行う。

2. 必要物品

- 検体提出用容器、便器に敷くためのシート（採便後そのまま流せる採便専用シート。トイレットペーパーを折りたたみ使用してもよい）。
- 看護師が採便する場合は、個人用防護具（手袋、マスク、エプロン、ゴーグル）。

3. 手順

- 便潜血反応検査の手順を 表26 に示す。

（片岡千明）

〈文献〉
1. 安藤一也, 杉村公也：リハビリテーションのための神経内科学 第2版. 医歯薬出版, 東京, 2003：119-125.
2. 習田明裕：腹部（消化器）のアセスメント. ヘルスアセスメント ナーシング・グラフィカ 基礎看護学2 第4版, 松尾ミヨ子編, メディカ出版, 大阪, 2017：125-132.
3. 日本糖尿病学会編著：糖尿病治療ガイド2016-2017. 文光堂, 東京, 2016.
4. 日本動脈硬化学会編：動脈硬化性疾患予防のための脂質異常症治療ガイド 2013年版改訂版. 日本動脈硬化学会, 2017.
5. 日本痛風・核酸代謝学会ガイドライン改訂委員会編：高尿酸血症・痛風の治療ガイドライン 第2版 2012年追補ダイジェスト版. メディカルレビュー社, 大阪, 2012.
6. 早川弘一：心電図と不整脈の基礎知識. 心電図マニュアル, 早川弘一編, 照林社, 東京, 1996：iii-vi.
7. 日野原重明, 井村裕夫監修：循環器疾患 看護のための最新医学講座 3 第2版. 中山書店, 東京, 2005.
8. 坂口佳子, 村松準：心電図の誘導法 12誘導心電図の誘導法とその記録. 看護技術 1999；45（2）：119-122.
9. 友池仁暢：循環器疾患 Nursing Selection 3. 学習研究社, 東京, 2003：242-244, 248-250, 262-264.
10. 日本呼吸器学会肺生理専門委員会編：呼吸機能検査ガイドライン スパイロメトリー, フローボリューム曲線, 肺拡散能力. メディカルレビュー社, 東京, 2004：2-23.
11. 日本呼吸器学会肺生理専門委員会編：臨床呼吸機能検査 第7版. メディカルレビュー社, 東京, 2008：9-33.
12. 柴田正慶：ココが知りたい!! スパイロメトリーの基本と秘訣！ 呼吸機能検査 きれいに記録！ しっかり判断！. 克誠堂出版, 東京, 2010：35-60, 85-138.
13. 松本博：腎臓病の診断と治療の実際. 知りたいことがよくわかる腎臓病教室, 中尾俊之編著, 医歯薬出版, 東京, 1999：47-75.
14. 佐中孜：慢性腎不全保存期のケア 透析療法を避けるために. 医学書院, 東京, 1992.
15. 日本腎臓学会編：CKD診療ガイド2012. 東京医学社, 東京, 2012.
16. 篠田俊雄, 杉田和代編著：どうする？ 透析導入前後の支援 CKD患者の療養指導ガイド. 学研メディカル秀潤社, 東京, 2014：22-23.
17. 坂井建雄, 橋本尚詞：ぜんぶわかる人体解剖図 系統別・部位別にわかりやすくビジュアル解説. 成美堂出版, 東京, 2010.
18. 松野丈夫, 中村利孝編：標準整形外科学 第12版. 医学書院, 東京, 2014.
19. ヘルガ・フリッツ, ヴェルナー・プラッツァー著, 平田幸男訳：解剖学アトラス 原著第10版. 文光堂, 東京, 2012.
20. 日本アレルギー学会監修：アナフィラキシーガイドライン. 日本アレルギー学会, 東京, 2014.
21. 垣田清人：ナースのための検査マニュアルpart1 神経系の検査. エキスパートナース 2005；21（5）：82-98.
22. 栗田正, 小澤幸彦：神経・筋疾患の診断検査による診断の進め方. 疾病の成り立ちと回復の促進・神経・筋疾患/内分泌疾患 新体系看護学第8巻, 黒岩義之, 紫芝良昌編, メヂカルフレンド社, 東京, 2003：74-87.
23. 大島みつこ, 他：侵襲の大きい検査と看護 脳血管造影. 月刊ナーシング 2000；20（10）：20-24.
24. 庄司紘史, 小島重幸, 梶龍児：検査法. 標準神経病学, 水野美邦, 栗原照幸編, 医学書院, 東京, 2000：425-452.
25. 米戸浩子, 赤壁千里：神経系の検査看護のポイント. エキスパートナース 2005；21（5）：99-101.
26. 竹尾惠子監修：看護技術プラクティス 第3版. 学研メディカル秀潤社, 東京, 2014：482.

表26 便潜血反応検査の手順

手順	確認事項とポイント
1 準備 ① 患者に、検査の目的、方法、注意事項を説明し、同意を得る。 ② 提出用容器に患者氏名が正しく記入されているか確認する。	**注意** 高齢患者や、初めて採便する人も多いため、採便時の手順や注意点をていねいに説明する。 ● 痔核出血の有無を確認する。 ● 女性の場合、月経中の採便は避ける。 ● 下痢の場合、採便が困難であるだけでなく、ヘモグロビン値が低値傾向を示すため避ける。 ● 現在、日本で行われている検査は免疫法であり、食事制限（肉、魚、生野菜）や鉄剤制限は不要であることを、必要時説明する。 ● 偽陰性を予防するため、2日連続して採便することが望ましい。
2 実施 ① 患者の状況に合わせて、排便方法を指導する 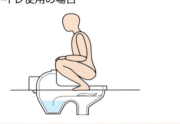 和式トイレ使用の場合 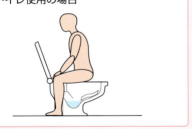 洋式トイレ使用の場合 ② 採便する。 ・検体提出容器のスティック（棒タイプやブラシタイプなどがある）で検査に必要な量を便の表面全体からまんべんなく採取する。	● 便が洗浄水に浸らないように、専用の採便シートや、厚めに折りたたんだトイレットペーパーを便器に敷く。トイレの洗浄剤に含まれる界面活性剤が混入すると偽陰性となることがある。 ● 洋式便器使用の場合、浅めに座るか、いつもと反対向きに座ると採便しやすい ● 便表面全体を2～3回前後に擦り取るように採便する。膿、血液、粘液が付着していれば、その部分も擦る。 ● 検体は多すぎても少なすぎても正しく検査できないため、適量（スティックの溝が埋まるくらい）を採便する。 **注意** 看護師が採便する場合は、手袋などを装着し、感染予防に努める。 **注意** ポータブルトイレ、差し込み便器を使用する場合、排便時は同時に尿意を感じるため、男性の場合は、尿器も用意しておく。女性の場合は、排便前に排尿をすませてもらう。
3 実施後 ① 検体提出容器に患者名が記入されていることを確認し、採取日を記入する。 ② 検体を提出するまで冷暗所で保管する。	● 検体はヘモグロビン反応の低下を予防するため、4℃以下で保管する。 ● 病院の場合は検体を冷蔵庫で保管する。 ● 自宅の場合は、検体を冷暗所で保管し、すみやかに提出するように指導する。

慢性期・回復期の治療看護技術：ケアの技術

呼吸ケア

河田照絵／漆坂真弓／森　菊子

吸引

- 吸引には、気管吸引、口腔吸引、鼻腔吸引がある。
- 吸引は、疾患や病状によって自力での咳嗽反射や嚥下機能が障害され、自力で気道の浄化ができない場合に行う。
- 患者の苦痛を伴うため、必要性の判断を的確に行い効果的な吸引を行う。

気管吸引

1. 目的

- 気管支や気管に挿入されたチューブ内に貯留した分泌物や異物を除去し、気道を確保する。
- 気道分泌物の除去により呼吸音の改善、気道内圧の低下、経皮的動脈血酸素飽和度（SpO_2）の改善を図ることで、呼吸仕事量の改善や呼吸困難感を軽減し、肺胞でのガス交換能を維持・改善することが主な目的である。

2. 適応

- 聴診によるラ音の出現、咳嗽（がいそう）に伴い気道分泌物の存在を疑わせる音が聴こえるとき（湿性咳嗽の出現）、SpO_2の低下がみられるとき。
- 人工呼吸器が装着されている場合は、気道内圧の上昇、1回換気量の低下などがみられるとき。
- 胸部を触診し、呼吸に連動して、振動が感じられるとき、など。

表1　気管吸引に伴う合併症

- 呼吸停止、不整脈や心停止、血圧の変動。
- 低酸素状態、低酸素血症、無気肺。
- 吸引カテーテルによる気管や肺の損傷。
- 気管支攣縮（れんしゅく）、気管支の収縮。
- 感染（患者への感染、施行者への感染）。
- 咳嗽反射に伴う頭蓋内圧の亢進。
- 人工換気の中断に伴う合併症。

3. 禁忌

- 気管吸引の絶対的な禁忌はないが、吸引に伴う合併症を回避する　表1。
- 患者への侵襲をできる限り避けるように配慮する。

4. 準備

- **必要物品**：吸引器、吸引カテーテル、滅菌水、滅菌コップ、アルコール綿、モニター（心拍数、SpO_2など）、聴診器、酸素投与の準備、ジャクソンリース、手袋（滅菌、未滅菌）、マスク。
- **必要時**：ゴーグル・ガウンなど感染予防のための物品、カフ圧計、シリンジ。
- **開放式の吸引カテーテルの場合**：吸引カテーテルは単回使用で滅菌されたものを用いる。滅菌水も単回使用とする（滅菌水は滅菌コップに入れたものを使用し、使用後は滅菌コップも含めて廃棄し再利用しない）。
- **閉鎖式の吸引カテーテルの場合**：吸引カテーテルは24時間ごとに交換。吸引カテーテルの太さは、挿入されている気管チューブの口径の1／2を超えないもので、気管チューブの口径（mm）の2倍のFrサイズカテーテル

（7.0mmの気管チューブであれば14Frのカテーテル。1Fr＝0.33mm）か、その1つ下のサイズを用いる。

5. 手順

- 開放式の吸引カテーテル、滅菌手袋を用いた気管吸引の方法について 表2 に示した。手袋の代わりに鑷子を用いる場合でも同様の手順で行う。

口腔・鼻腔吸引

1. 目的

- 口腔、鼻腔、咽頭などに貯留した分泌物や異物を自力で排出することが困難なとき、それらを除去し、肺への誤嚥を予防するとともに、十分な呼吸活動ができるように援助する。

2. 禁忌または注意を要するとき

- 食事の直後は、嘔吐反射が生じやすい。
- 鼻腔が閉塞しているときや鼻出血や髄液漏があるとき。
- 上気道に炎症やアレルギーなどがあるとき。
- 出血性疾患や血液凝固機能異常があるとき。
- 冠動脈疾患があるとき。
- 口腔・鼻腔吸引に伴う合併症を 表3 に示す。

4. 準備

- **必要物品**：気管吸引に準じる（準備する水は水道水でよい）。
- **吸引カテーテル**：成人では10〜14Frの太さのものを用いることが多い。吸引カテーテルは、細すぎると閉塞しやすく、太すぎると異物感が強い。

表2 気管吸引の手順

手順	確認事項とポイント
1 実施前 ①吸引の必要性を判断する（吸引によって効果的に分泌物を除去できる状態か評価する）。 ②患者の状態を視診・聴診・触診し、モニターの値、患者の訴えなどを通して観察する。 ③患者に吸引を行うことを説明し、協力を得る（手順や方法を説明し、不安を取り除く）。 ④吸引実施前に手洗い・手指消毒を行う。 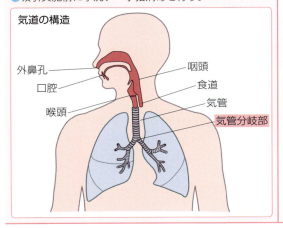 気道の構造	●下記の項目の観察を行う。 ・患者の訴え。 ・呼吸音（聴診時に深呼吸をすると副雑音が聴こえやすい）。 ・胸郭の動き、胸部の振動、湿性咳嗽の有無、胸部X線写真。 ・経皮的動脈血酸素飽和度、呼吸回数、呼吸パターン、呼吸運動、気道内圧、1回換気量。 ・脈拍数、血圧値。 **注意** 「気管分岐部」よりも奥にカテーテルを挿入すると、末梢気管支の閉塞に伴う無気肺や損傷の危険がある。 **コツ** 気管分岐部付近に分泌物がない場合は、体位ドレナージ、十分な加温・加湿、肺理学療法を行い、分泌物を気管分岐部付近に移動させる。

（表2つづき）

手順	確認事項とポイント

② 実施（開放式吸引）

❶必要な標準予防策をとる（マスク、ゴーグル、エプロンなどを装着する）。

❷アルコール綿、滅菌水、吸引器、吸引カテーテルの準備をする。

❸手袋を装着する（未滅菌の清潔な単回使用の手袋。開放式気管吸引では滅菌手袋を使用してもよい）。

❹吸引器と吸引カテーテルを接続し、吸引圧を合わせ、滅菌水を吸引し、吸引できていることを確認する（利き手は清潔を保持し操作する）。

❺患者に声をかけながら、患者の呼吸に合わせ、吸引圧をかけずに手早く吸引カテーテルを挿入し、先端が気管分岐部に当たったら、1～2cm引き抜き、吸引圧をかける（事前に挿入の長さについて予測し、気管支壁の損傷に注意する）。

❻吸引圧をかけながらゆっくりと引き抜く。このとき、吸引カテーテルの先が回転するように（回転させることで周囲の分泌物を吸引する）、利き手で軽く回しながら引き抜く（吸引時間は吸引カテーテルの挿入から吸引終了まで10～15秒以内とする）。

❼吸引カテーテル外側をアルコール綿で拭きとり、滅菌水を吸引して内腔の分泌物を除去する。

※手順❻❼は同時に吸引された分泌物の性状（色、粘度）と量を確認する。

注意 気管吸引は、吸引の施術者のほかに、吸引中の患者の状態を観察し、ジャクソンリースなどでの補助呼吸、呼吸器の取りはずしなどの役割を担う者の2人で行うことが望ましい。

注意 患者に深呼吸を促したり、ジャクソンリースなどで補助呼吸を行い、吸引操作に伴う肺の虚脱を避ける。

● 患者の体位は不安定な側臥位、座位は避け、首の位置が固定できる身体が安定した状態で行う。

● 吸引圧は以下のように設定する。
・乳児：80～100mmHg（10～13kPa）
・小児：100～120mmHg（13～15kPa）
・成人：100～150mmHg（13～20kPa）

注意 気管チューブが挿入されている場合、気管分岐部までは、成人で「挿入された気管チューブの長さ＋2～3cm」である。カテーテルをそれ以上挿入すると無気肺や粘膜を損傷する危険性がある。

コツ 吸引カテーテルの挿入に抵抗があるときは無理に押し込まず、一度引き抜き、原因を考え対処する。

注意 患者の顔色、表情、呼吸状態、動脈血酸素飽和度、心拍数や各種モニターの状況、分泌物の性状・量・色などを観察する。

● 吸引カテーテルの挿入は、気管支の位置を解剖学的に把握し、挿入の目安にする。

③ 実施後

❶吸引前と同様の観察を行い、吸引による効果をアセスメントする。

❷患者に吸引が終了したことを伝え、苦痛を和らげたり、安心感を得られるように働きかける。

注意 気管チューブが挿入されている場合、カフ上に口腔、鼻腔からの分泌物が貯留していることがあるため、気管吸引終了後に口腔内、鼻腔内の吸引を行う。

表3 口腔・鼻腔吸引に伴う合併症

● 不要な咳嗽反射、不快や痛み
● 悪心・嘔吐
● 低酸素状態を引き起こす可能性
● 粘膜の損傷に伴う浮腫や出血、炎症や機械的な外傷や感染、カテーテルの誤挿入
● 呼吸停止、喉頭攣縮、気管攣縮、無気肺、気胸
● 不整脈や心停止、血圧の変動、頭蓋内圧の亢進

表4 口腔・鼻腔吸引の手順

手順	確認事項とポイント
1 実施前 ①吸引の必要性を判断する。 ②患者に吸引が必要であることを説明し、協力を得る。手順や方法を説明し、不安を取り除く。 ③吸引実施前に手洗い・手指消毒を行う。	**注意** 口腔・鼻腔吸引が必要なときの観察ポイントには下記がある。 ・うがいをしているような呼吸音や粗雑音が聴かれる、または呼吸音の減弱の有無。 ・胸部や喉元を触れたときに振動の有無（分泌物が貯留、呼吸に伴って振動として触れる）。 ・誤嚥をした徴候（むせたり、分泌物中に胃の内容物が混在しているとき）。 ・急な呼吸状態の変化の有無。 ・胸部X線写真で無気肺や肺炎がある（不顕性誤嚥をしていることがある）。
2 実施 ①必要な標準予防策をとる（マスク、ゴーグル、エプロンなどを装着する）。 ②気管吸引の場合と同様に吸引の準備を行う。 ③手袋は両手に未滅菌のものを装着する。 ④患者に声をかけながら、体位や顔の向きを整え、吸引圧をかけずに、カテーテルを挿入する。 ⑤予定された長さが挿入されるか、挿入に抵抗を感じたところで、吸引圧をかけゆっくりとカテーテルを引き上げる（1回の吸引時間は10〜15秒以内にし、なるべく短時間とする）。 ⑥吸引中は患者の様子を観察しながら行う。痰の喀出を目的としている場合、咳嗽とタイミングを合わせる。	●吸引圧は、気管吸引に準じる。 ●吸引カテーテルを挿入する際には解剖学的な位置関係を考慮し挿入する。特に鼻腔から吸引カテーテルを挿入するときには挿入方向に注意する。 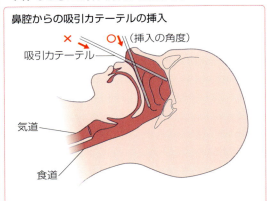 鼻腔からの吸引カテーテルの挿入 **コツ** 吸引カテーテルの挿入は吸気時に行い、吸引圧をかけるのは呼気時または咳嗽時に行うと効果的である。 **コツ** 顔は一側を向くと行いやすく誤嚥を予防できる。 ●挿入の長さは下記が目安になる。 ・口腔内：見える範囲〜10cm程度。 ・鼻腔内〜喉頭：10〜15cm。 **注意** 呼吸状態、顔色、表情、経皮的動脈血酸素飽和度（SpO_2）、心拍数など、患者の状態と分泌物の性状・量・色などの観察を行う。 **コツ** カテーテルを回転させる場合、指先で回転させる。

(表4つづき)

手順	確認事項とポイント
	カテーテルの回転 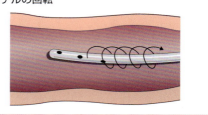
3 実施後	
①吸引カテーテルを引きもどしたら、患者の呼吸を整える。 ②吸引に用いた吸引カテーテルは、外側についた分泌物をアルコール綿で除去し、吸引カテーテル内に水道水を通し破棄する。 ③患者に吸引が終了したことを伝え、安心感を与える。	●吸引が効果的に行えたことを確認する。

5. 手順

- 口腔・鼻腔吸引の手順を 表4 に示す。

(河田照絵)

呼吸練習

- 呼吸練習は、1回換気量を増やし、呼吸数を減らすことで、呼吸の効率や呼吸困難を改善することを目的に行われる。
- 呼吸練習には、口すぼめ呼吸、横隔膜(腹式)呼吸がある。
- 口すぼめ呼吸などの呼吸法は、労作時に呼吸困難を起こさないように、また呼吸困難を生じた場合でも、すみやかに回復できるように、日常生活動作に合わせて活用する。

口すぼめ呼吸

- 口すぼめ呼吸は、呼気時に口をすぼめて、ゆっくりと息をはき出す呼吸法である。

1. 目的

- 呼気時に口をすぼめて息をはき出すことで、気道内圧を高めて末梢気道の虚脱を防止する。1回換気量が増えることで、呼吸数が減り、分時換気量や機能的残気量が減る。
- 口すぼめ呼吸は労作時の呼吸困難の予防や、呼吸困難が生じたときの回復に役立つ。

2. 準備

- **必要物品**:パルスオキシメータ、椅子。

3. 手順

- 口すぼめ呼吸の手順と確認事項を 表5 に示す。

横隔膜(腹式)呼吸

- 横隔膜(腹式)呼吸は、呼気時に横隔膜の運動を増大させて上下の可動を増やすことで、呼吸補助筋の活動を減らし、より少ないエネルギーで効率よく呼吸するための方法である。
- 横隔膜が平低化した患者が横隔膜(腹式)呼吸を行うと、横隔膜の可動範囲が狭いため、か

表5 口すぼめ呼吸の手順

手順	確認事項とポイント
1 実施前 ①患者に鼻をかんでもらい、鼻の通りをよくしておく。 ②パルスオキシメータを装着する。 ③楽な姿勢で椅子に腰かけてもらう。	
2 実施 ①鼻から息を「1、2」とリズムをとって吸う。 ②軽く口をすぼめ、「f(フゥ)」または「s(スゥ)」の音をさせながら、「1、2、3、4」で口から息をはき出す。 息を吸う　　息をはく 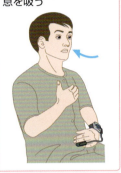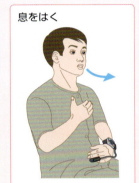	● 呼気は吸気の3〜5倍の時間をかけて、ゆっくりと息をはき出すことからはじめる。 【注意】吸気が強すぎないか、呼吸補助筋がはたらく、肩が上がるなどの動きに注意する。 ● 吸気と呼気の比が1：3〜5程度を目標にゆっくりと息をはき出す。 【注意】呼気が長すぎると過度に腹筋に力が入るため注意する。 【注意】ほおが膨らみすぎると不自然な呼吸になるため、適度な口すぼめになっているか確認する。「口すぼめ呼吸」といっても口笛を吹くように唇を尖らせるわけではない（下図中央は唇を尖らせすぎ、下図右は口すぼめが不十分）。 口すぼめ呼吸 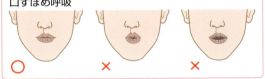 　○　　　×　　　× 【注意】同じリズムで呼吸できているか確認する。呼吸数は1分間20回以下とする。 【注意】経皮的動脈血酸素飽和度（SpO_2）の低下、脈拍数の上昇、息苦しさはないか確認する。 【コツ】**口すぼめ呼吸が適切に行えているか確認する方法**：唇から30cmほど離れたところに手のひらをかざし、はき出された息を手のひらに感じる程度であれば、適切な呼気が行えていると判断する。 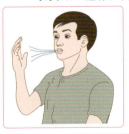

えって換気仕事量が増し、酸素需要を増加させてしまう場合があり、注意が必要である。

1. 目的

- 呼吸筋である横隔膜を収縮させて胸腔容積を増やすことで、換気効率や呼吸困難を改善する。

2. 準備

- **必要物品**：パルスオキシメータ、椅子、テーブル、ベッド、枕など。

3. 手順

- 横隔膜（腹式）呼吸の手順と確認事項を 表6 に示す。

動作に合わせた呼吸練習

- 慢性呼吸器疾患患者は、日常生活動作により低酸素血症や頻脈を引き起こす場合がある。
- 日常生活動作により引き起こされる低酸素血症は、慢性呼吸器疾患患者の予後に影響するといわれる。

表6 横隔膜（腹式）呼吸の手順

手順	確認事項とポイント
① 仰臥位で行う場合 ①鼻をかみ、鼻の通りをよくしておく。 ②パルスオキシメータを装着する。 ③両膝を屈曲した仰臥位となり、腹部の筋の緊張をとり、全身の力を抜く。 ④患者の利き手を上腹部に置き、もう一方の手を前胸部に置く。 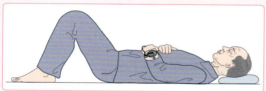 ⑤お腹を膨らませながら、鼻から息を吸う。 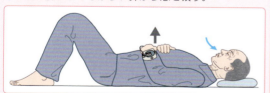 ⑥お腹をへこませながら口をすぼめてゆっくりと息をはき出す。 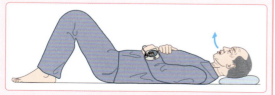 ⑦呼吸数は1分間に20回以下を目標に行う。 ⑧この姿勢で習得できたら座位、立位へと進める。	**注意** 肩が凝っていたり、身体が緊張していると深くゆっくりした呼吸がしにくい。 ・ゆったりとした衣服を着用する。 ・身体の力を抜きリラックスした状態で行う。 ・適宜、枕を利用し安楽な体位とする。 ・胸部と腹部の動きを観察し、呼吸のリズムを確認する。 ・上腹部に置いた手が持ち上がることを確認する。 **注意** 吸気が強すぎて必要以上に横隔膜に力が入らないようにするため、無理に腹部を膨らませないように注意する。 **注意** 呼気が長すぎて腹筋に力が入らないように、腹部のへこみが強くないか注意する。 ・吸気の2倍の時間をかけて息をはく。 ・同じリズムで呼吸できているか確認する。 ・経皮的動脈血酸素飽和度（SpO_2）の低下、脈拍数の上昇、息苦しさはないか確認する。

（表6つづき）

手順	確認事項とポイント
2 座位で行う場合 ❶両足を軽く開く。 ❷床に足がつく高さの椅子に腰かける。 ❸利き手を上腹部に当て、もう一方の手は膝の上に置く。 ❹おなかを膨らませながら鼻から息を吸う。 ❺口をすぼめ、上腹部を沈み込ませながら、ゆっくりと息をはき出す。 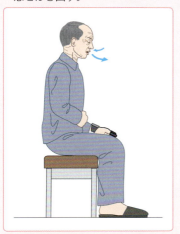	●上体を支えるようにして、肘を伸ばし膝に手をおく。 ●上腹部に当てた手がもち上がるのを確認する。 ●以下、仰臥位と同様の事項に注意する。
3 立位で行う場合 ❶利き手を上腹部に当て、もう一方の手はテーブルなどについて身体を支える。 ❷以下、座位と同様に行う。 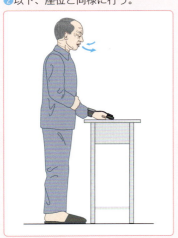	●上腹部に当てた手がもち上がるのを確認する。 ●以下、仰臥位と同様の事項に注意する。

- 低酸素血症を引き起こさない日常生活動作の指導が必要である。
- 表7 にあげた動作は息苦しさを生じさせるため、そのような動作を避け、楽に動くための方法を身につけることが必要となる。
- 息苦しい動作を行う場合、エネルギーの消費を抑え、効率的な動作を心がけることが基本的な考えとなるが、どのように動作を行うとよいのか、ポイントを次にあげた。
  - ・動きはじめる前に呼吸を整える。
  - ・呼気と動作の開始を合わせる。
  - ・口すぼめ呼吸に合わせて動作はゆっくりと行う。
  - ・動作中に息を止めない。
  - ・動作の途中に休憩を入れる。
  - ・1つの動作が終わったら休憩をはさみ呼吸を整える（動作を連続して行わない）。
  - ・動作が速くならないように、意識して動作のスピードを調整する。
  - ・むだな動きを省き、動作の簡略化を図る。
  - ・動作の方法を変える。
  - ・環境を整備する。
- 日常生活動作のなかの歩行、階段昇降、入浴動作に合わせた呼吸練習について以下に解説する。

1. 歩行

- **目的**：長い距離を、息切れを起こさずに歩く。
- **必要物品**：パルスオキシメータ。
- **手順**：歩行時の呼吸法を 表8 図1 に示した。

2. 階段昇降

- **目的**：息切れを起こさずに階段昇降を行う。
- **必要物品**：パルスオキシメータ。
- **手順**：階段昇降時の呼吸法を 表9 図2 に示した。

3. 入浴動作

- 入浴は保清の目的だけではなく、気分をリフレッシュするのにも効果的であるが、入浴動作には低酸素血症を起こしやすい動作が複数含まれている。
- 入浴動作の複数の動作（反復動作、上肢の挙上など）は、低酸素になりやすく、息苦しさを招きやすい。
- 入浴動作には、脱衣、身体を洗う、洗髪する、浴槽に入る、身体を拭く、服を着るという一連の動作があり、寒く湿度の高い環境である浴室で行わなければならないという条件

表7 息苦しさを生じさせる動作

動作	原因	例
上肢を上げる動作	上腕を肩より上に上げることにより、胸郭の動きが制限され呼吸しにくくなる。	洗髪、洗濯した後の物干し、高いところの物を取る、セーターなどのかぶりの服の着脱、など。
上肢を使っての反復する動作	反復動作によってリズムがつきやすく、スピードのある動作になりやすいため、呼吸に合わせにくくなる。さらに反復動作は力が入りやすいため息苦しくなる。	身体を洗う、掃除機をかける、拭き掃除、歯磨き、など。
腹部を圧迫する動作	横隔膜の動きを制限し、呼吸しにくくなる。	靴や靴下を履く、足を洗う、下にあるものを取る、掃除機をかける、草むしり、など。
息を止める動作	息を止めると、その後の呼気と吸気の時間を必要とし、長くゆっくり息をはく呼気が中途半端になりやすい。	洗顔、排便時の努責、しゃべる、重いものを持ち上げる、など。

表8 歩行時の呼吸法の手順

手順	確認事項とポイント
①パルスオキシメータを装着する。 ②歩く前に呼吸を整える。 ③歩きはじめは、口すぼめ呼吸で息をはきながら行う。 ④歩行ステップと呼吸のリズムを同調させる。たとえば4歩は歩きながら息をはき（一息ではく）、2歩は歩きながら息を吸う（一息で吸う）といったように行う 図1 。自分のペース、リズムで歩く。	注意 動脈血酸素飽和度と脈拍に注意しながら行う。 ● 口すぼめ呼吸を行うとリズムがつきやすい。 コツ 「はいて、はいて、はいて、はいて、吸って、吸って」と患者自身のリズムで歩く。呼気と吸気の比率は患者によって異なる。 ● 歩行スピードは遅いほうが、呼吸のリズムをつかみやすく、歩行を呼吸に合わせやすい。 注意 息苦しくなったり、呼吸が乱れた場合、一度立ち止まり呼吸を整えてから再度歩行する。 注意 パルスオキシメータで動脈血酸素飽和度90％以上を保つように、歩行速度に気をつけ、途中休憩をはさみながら行う。

図1 歩行時の呼吸法

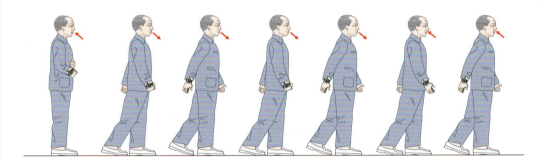

歩く前に息を吸う ← 歩きながら息をはく（4歩） → ← 歩きながら息を吸う（2歩） →

表9 階段昇降時の呼吸法の手順

手順	確認事項とポイント
①パルスオキシメータを装着する。 ②階段の手すりに手を置く。 ③階段を上る前に立ち止まって呼吸を整える。 ④階段を上がりながら、口すぼめ呼吸で息をはく。 ⑤自分のペースでゆっくりと息をはきながら階段を4段上がる 図2 。上がっている間は息を止めない。 ⑥次に階段を2段上がりながら息を吸う。	注意 動脈血酸素飽和度と脈拍に注意しながら行う。 コツ 口すぼめ呼吸で「はいて、はいて、はいて、はいて、吸って、吸って」と階段を上がる。 注意 呼吸困難が強い場合、息をはききったら立ち止まって呼吸を整える。 コツ 体重を前に移動させるようにして階段を上る。 注意 手すりにつかまり、腕の力で身体を引っ張り上げようとすると息苦しくなる。 ● 階段を下りるときは歩行時に準じる。 注意 パルスオキシメータでの動脈血酸素飽和度90％以上を保つように、途中休憩をはさみ呼吸を整えながら行う。

図2 階段昇降時の呼吸法

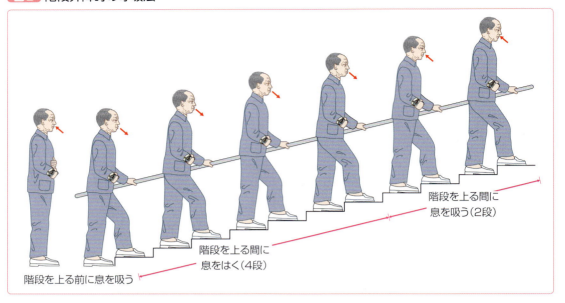

階段を上る前に息を吸う　階段を上る間に息をはく(4段)　階段を上る間に息を吸う(2段)

を伴う。
- 患者が息苦しくならないような入浴動作の工夫と入浴環境の整備が必要である。
- 酸素療法を行っている場合は、指示量の酸素を吸入しながら入浴動作を行う。
- **目的**：エネルギー消費を抑えた動き、効率のよい動きを行うことで、呼吸困難を起こさず安全・安楽に入浴する。
- **必要物品**：脱衣所に置く椅子、浴室に置く高めの椅子(40cmくらい)、洗面器を置く台、長めのタオル、バスローブ、パルスオキシメータ。
- **手順**：入浴時の呼吸法を 表10 に示した。適宜、パルスオキシメータを装着し動脈血酸素飽和度を確認する。

(漆坂真弓)

痰喀出法

体位ドレナージ、スクイージング

- 痰の源である気道粘液は、防御機能、バリア機能、輸送機能をもち、生体にとって有益な機能を果たしているが、病的状態下で量的、質的に異常となると、生体にとって不都合な影響が前面に出てくる。
- 病的状態下での異常な状態において、適切に痰が喀出されないと苦痛を伴うとともに、呼吸器合併症にもつながる。
- 痰喀出法(体位ドレナージ、スクイージングなど)を用いて、適切な痰の喀出に導く。
- **体位ドレナージとは**：重力によって末梢気道から中枢気道に痰を移動させるため、痰の貯留している部位を上にした体位を10〜15分維持する。
- **スクイージングとは**：痰のある胸郭を呼気時に圧迫し、吸気時に圧迫を解放する手技で、気道分泌物の移動を目的とする。

1. 目的

- 痰喀出困難による苦痛を緩和する。
- 呼吸器合併症を予防し、呼吸機能の正常化を図る。

2. 準備

- **必要物品**：聴診器、ティッシュペーパー、吸入器、指示された吸入薬。

表10 入浴時の呼吸法の手順

手順	確認事項とポイント
1 着替え：かぶりの服を着る ❶脱衣場に椅子を置く。 ❷椅子に楽な姿勢で腰かける。 ❸手の届くところに着替えの服を準備する。 ❹呼吸を整える。 ❺両腕を膝の上にのせた状態で、息をはきながら片方ずつ袖を通す。 ❻動きを止めて鼻から息を吸った後、ゆっくりと息をはきながら首を前屈し、頭を通して服を着る。 ❼服を胸元から下に下ろす。 ❽呼吸を整える。 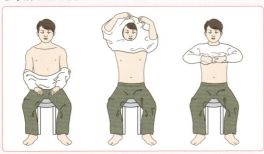	● できれば前開きの服が望ましいが、かぶりの服を選ぶとき、首周りの広い、伸縮性のあるものを選ぶとよい。 ● 椅子を使用することにより、立位で行うよりエネルギー消費が減少する。 **注意** 着替えの衣服を床に置いて屈むことがないようにする。 **注意** 動作を行うときには、はじめに呼吸を整える。 **注意** 両腕は肩より上にあげないようにする。 **注意** 動作中に息を止めない。
2 着替え：先に頭から服を着るとき ❶椅子に楽な姿勢で腰かける。 ❷手の届くところに着替えの服を準備する。 ❸呼吸を整える。 ❹首を前屈し頭を通す。 ❺肘が肩より上に上がらないように、片方ずつ袖を通し、服を下に降ろす。 ❻動作中、鼻から息を吸い、ゆっくりと息をはきながら行う。 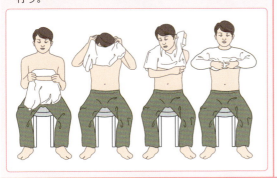	**注意** 着替えの衣服を床に置いて屈むことがないようにする。 **注意** 動作を行うときは、はじめに呼吸を整える。 **注意** 動作中に息を止めない。

(表10つづき)

手順	確認事項とポイント
3 着替え：前開きの服を着るとき ①椅子に楽な姿勢で腰かける。 ②手の届くところに着替えの服を準備する。 ③呼吸を整える。 ④身体の前面で片方の腕を袖に通す。 ⑤もう一方の腕で服を持ち、背中側から対側へ回す。 ⑥腕を高く上げないようにして袖を通す。 ⑦動作中、鼻から息を吸い、ゆっくりと息をはきながら行う。 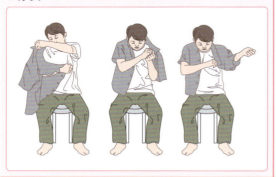	**注意** 着替えの衣服を床に置いて屈むことがないようにする。 **注意** 動作を行うときは、はじめに呼吸を整える。 **注意** 動作中に息を止めない。
4 着替え：ズボンをはく ①脱衣場に椅子を置き、椅子に腰かける。 ②手の届くところに着替えの服を準備する。 ③ズボンをはく前に息を吸い、ゆっくりと息をはきながら椅子に座ったままズボンに足を通す。 ④両足を通し終わったら、椅子に腰かけたまま呼吸を整える。 ⑤太ももまでズボンを引き上げた後、息をはきながら立ち上がり、腰までズボンを引き上げる。 ⑥椅子に座って呼吸を整える。 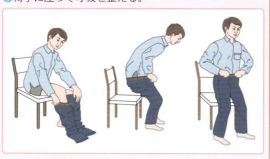	●脱衣場に椅子をおく。 **コツ** ズボンとパンツは一緒にはくことで無駄な動作を省くことができる。 ●**ズボンとパンツを一緒にはく場合**：最初にパンツに足を通して太ももまで引き上げ、次にズボンに足を通し、最後に立ち上がってパンツとズボンを一緒に引き上げる。 **注意** 一連の動きは、口すぼめ呼吸や大きな呼吸で行い、呼吸のペースを乱さないようにゆっくりと行う。 **注意** 途中休憩をはさんで、呼吸を整えながら行う。 **注意** 息をはきながら行う。
5 着替え：靴下をはく ①椅子に楽な姿勢で腰かける。 ②手の届くところに着替えの靴下を準備する。 ③呼吸を整え、上体を前に屈めないように足を組み、片方ずつ靴下をはく。 ④片足がはき終わったら足を下ろして呼吸整え、もう片方の靴下もはく。	●片方の靴下をはき終えたら、休憩をはさみ、呼吸を整える。 **注意** 息をはきながら動作を行う。 **注意** 動きの途中で息を止めない。

(表10つづき)

手順	確認事項とポイント
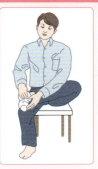	

6 入浴前の準備

① 入浴前に浴室を暖める。
② 一番風呂に入らない(浴室が十分に暖まっていない)。
③ 比較的気温が高い日中に入浴する。
④ 家人のいるときに入浴し、適宜介助を依頼する。

注意 入浴を介助する場合、介助者は動作をせかすようなことはせず、楽に呼吸できる程度の速さで介助する。

7 身体を洗う

① 浴室に高めの椅子(40cmくらい)と、洗面器を置く台を準備する。
② 身体を洗う動作は、口すぼめ呼吸のペースに合わせ、大きくゆっくりと行う。
③ 身体の中心から外に向かって手を動かすときに力を入れてこすり、手をもどすときには軽くなでるようにする。

- 床に座ったり、低い椅子で動作すると、腹部を圧迫してしまうため息苦しくなりやすい。

コツ 高めの椅子を使用するため、洗面器を置く台があるとよい。椅子が高いと、洗面器でタオルを洗うときなど、うつむくことになり、苦しくなる。洗面器が高い位置にあることで、屈むこと(腹部を圧迫する動作)がなく、楽に動作することができる。

注意 身体を洗うことは上肢を用いた反復動作になり動きが速くなりやすい。また力を入れ続けて洗っているため息苦しくなりやすい。

- 身体をこするときは口すぼめ呼吸で息をはきながら行う。
- 呼吸のペースに合わせて、手を大きくゆっくり動かす。
- 背中を洗うタオルが短いと、上肢が肩より高く上がる、胸が張りすぎるなど、呼吸しにくい姿勢をとらねばならない。

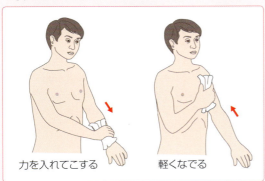

力を入れてこする　　軽くなでる

④ 背中は長めのタオルを使用して洗う。
⑤ 足を洗う場合、足を組むと腹部を圧迫することなく洗うことができる。

コツ 背中を洗うときは、タオルを2枚つなげて長めのタオルとして使用すると、上肢が身体の前にくる位置で背中をこすることができる。

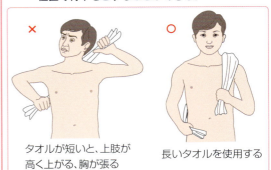

タオルが短いと、上肢が高く上がる、胸が張る　　長いタオルを使用する

(表10つづき)

手順	確認事項とポイント
	コツ 足を洗うとき、椅子が高いと楽に足を組むことができる。
⑧ 洗髪 ❶少し首を傾け、片方の上肢だけで洗髪を行う。 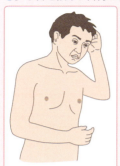	注意 洗髪は両上肢を肩より高く上げるため、動脈血酸素飽和度が低下しやすい。 コツ シャンプーハットを使用すると、湯が顔にかからず、息苦しさが軽減する。 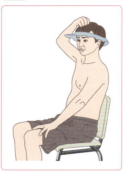
⑨ 洗顔 ❶洗顔は息をはきながら行う。 ❷繰り返し顔を洗う場合、呼吸を整え呼気に合わせて動作を行う。	注意 洗顔のときは、呼吸を止めているため動脈血酸素飽和度が低下しやすい。 ●呼吸のペースを乱さないようにしながら、口すぼめ呼吸を行う。
⑩ 浴槽に入る ❶休憩してから浴槽に入る。 ❷浴槽の出入りは息をはきながらゆっくり行う。 ❸安静時から脈拍が速い場合、心窩部くらいのまでの高さの湯に入るか、シャワー浴にする。 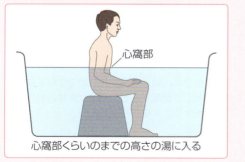 心窩部くらいのまでの高さの湯に入る	注意 身体を洗った後は動脈血酸素飽和度が低下しやすいので注意する。 注意 浴槽につかるために、立ち上がったり浴槽をまたいだりするため、動脈血酸素飽和度が低下しやすい。 ●湯の温度はぬるめにする。湯の温度は38℃前後とし、高温（42℃以上）は避ける。
⑪ 入浴中 ❶湯気で息苦しさを感じる場合、換気を行う。またシャワー使用時は小まめに止める。 ❷浴槽から湯をくみ出す動作は息苦しさを増すため、シャワーを利用する。	コツ どうしても浴槽の湯をくむ場合は、浴室に置く椅子を高めにすることで、楽にくむことができる。 コツ 浴槽の一部に蓋をすると、持ち上げた手おけや洗面器を一度置くことができ、休憩できる。

(表10つづき)

手順	確認事項とポイント
12 身体を拭く ①浴室から出たら、脱衣場の椅子に座り、休憩をとり呼吸を整える。 ②休憩の後、椅子に腰かけたまま身体を拭き、服を着る。	●冬場は暖房器具で脱衣場を暖めておく。 **コツ** 椅子に腰かけて休憩をとる際、バスローブを着用すると、湯冷めを避けることができる。また、バスローブはタオル地であるため水分を吸収し、身体を拭く動作を省略することができる。 **注意** 早く着替えないと風邪をひくからと動作を急ぐと動脈血酸素飽和度が低下する。

3. 手順

- 痰を喀出するためには、末梢気道から中枢気道まで痰を移動させ、咳嗽により喀出することが必要となる。
- 痰喀出の方法を 表11 に示す。

（森　菊子）

呼吸困難の緩和

- 呼吸は、運動、情動、気温、喫煙、薬物、腹部膨満などにより影響を受ける。
- 患者の呼吸困難に影響している要因を軽減したり、呼吸の楽な体位を身につけるなど、少しでも患者の呼吸困難が緩和されるように援助を行うことが大切である。

1. 目的

- 生活環境や日常生活において呼吸困難に影響している要因を軽減する。
- 呼吸困難の予防、呼吸困難が生じたときの対処方法を身につける。

2. 手順

- 呼吸困難の緩和のしかた（環境の調整のしかた、呼吸運動を妨げない生活のしかた、呼吸の楽な体位）について 表12 に、呼吸を楽にする体位の手順と確認事項を 表13 （p.94）に示した。

（森　菊子）

在宅酸素療法

- 在宅酸素療法（home oxygen therapy；HOT）とは、高度慢性呼吸不全、肺高血圧症、慢性心不全、チアノーゼ型先天性心疾患の人が、在宅で酸素療法を行うことである。

1. 目的

- 在宅酸素療法患者が安心して、また安全に酸素療法を実施できる。
- **在宅酸素療法の適応**：高度慢性呼吸不全者の在宅酸素療法適応基準は 表14 のとおりである。

2. 準備

- **必要物品**：酸素供給装置（酸素濃縮装置、液化酸素、携帯用酸素供給装置、 表15 ）、鼻カニュラ、呼吸同調装置（デマンドバルブ）などがある。

3. 手順

- わが国においては90％が酸素濃縮装置および携帯用酸素ボンベを使用している 表16 （p.96）。
- 酸素濃縮装置、携帯用酸素ボンベ、呼吸同調装置の使用方法の例を 表16 表17 （p.97）で説明する。それぞれの装置は、機種により使用法が違うので説明書をしっかり理解することが大切である。

（森　菊子）

表11 体位ドレナージ、スクイージングによる痰喀出方法

手順	確認事項とポイント

1 実施前

①呼吸音の聴診や胸部X線写真により痰の貯留している部位を確認する。 ②指示された吸入を実施する。 ③体位ドレナージに加えてスクイージングを行う。痰が中枢気道まで移動してきたら咳嗽・ハフィングを行う。	**コツ** 痰の粘性が高い場合には、物理的手段のみでは効果的に痰を移動できないため吸入を行い、軟らかくする。

2 体位ドレナージ

①痰の貯留している部位を上にした体位を10〜15分維持する。

肺尖区、前上葉区、前肺底区	後上葉区	中葉・舌区	外側肺底区	上・下葉区、後肺底区
				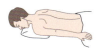
仰臥位	45°前方へ傾けた側臥位	45°後方へ傾けた側臥位	側臥位	腹臥位

3 スクイージング

①痰の貯留している肺葉や肺区域に相当する胸郭に手を置く。
②手を置いた胸郭全体を、呼気時に、肋骨の動きの方向に圧迫する。吸気に移行したら圧迫を解除する。
③患者の呼吸状態や疲労の状態を確認しながら、3〜5分実施する。

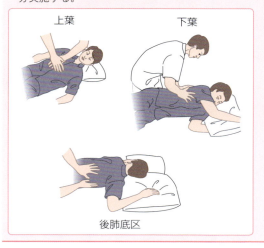

上葉　下葉
後肺底区

注意 肋骨骨折・胸骨骨折、未治療の気胸・血胸がある患者は禁忌である。

コツ 指を軽く広げ、手に重みをかけないよう、患者の胸郭に置く。

コツ 患者の呼吸を妨げないように、目と手で患者の呼吸を感じることが大切である。

注意 呼吸が速いときは、数呼吸に1回の割合で行う。

注意 肋骨の動きの方向に合わせて圧迫しないと、圧迫感を感じる。

コツ 圧迫力は500g以下で、痛みを感じないような圧で行う。

注意 胸部や腹部に手術創がある場合には、創部を保護して行う。

(表11つづき)

手順	確認事項とポイント
4 咳嗽・ハフィング 〈咳嗽〉 ❶2～3回深呼吸をした後に、ゆっくりと吸気を行い、1～2秒息を止め、声門を閉じる。 ❷息を止めた後に腹筋を使用して、一気に息をはき出す。 〈ハフィング〉 ❶2～3回深呼吸をする。 ❷ゆっくりと吸気を行い、声帯を開いたまま"ハッ、ハッ"と1、2回呼気を行う。	● 痰を喀出するためには、25m/秒の気流と1Lの肺活量が必要となる。 ハフィングは咳嗽とは異なり声帯を開いているため頭蓋内圧、胸腔内圧も上昇せず、循環動態への影響が少ない。また、エネルギー消費量や疲労が少ない。 **コツ** 痰が絡んできたら、前傾座位をとる。 咳嗽1回で約2kcal消費し、体力を消耗するため、連続的に行わず、呼吸を整えてから再度行う。
5 実施後 ❶深呼吸をして呼吸を整える。 ❷痰が出た場合には、痰の性状の確認と、呼吸音を聴診し、評価を行う。 ❸終了後は患者の状態に合わせて休息を促す。 ❹痰の量と性状を記録する。	

表12 呼吸困難の緩和のしかた

方法		内容
環境の調整のしかた	生活環境の呼吸への影響	・外気温が高くなると末梢血管が拡張して代謝が亢進し、換気量は増え呼吸数が増加する。 ・乾燥した空気は気道を乾燥させ咳を誘発したり、痰が粘稠度を増して痰の喀出を困難にする。
	生活環境の整えかた	・窓やドアを開けるときは、全開にせず、細めに開けるなどして、時間をかけて換気する。 ・患者に直接、風や冷気が当たらないように配慮する。 ・暖房を使用する際は、加湿器を用いて湿度を保つ。
呼吸運動を妨げない生活のしかた	呼吸運動を妨げる要因	・腸内のガス貯留や便秘、食事の大量摂取、炭酸飲料の摂取は、横隔膜の動きを制限する。 ・便秘時の努責は酸素消費を増加し、呼吸困難につながる。 ・衣服による腹部・胸部の締めつけは、横隔膜や胸郭の動きを制限する。 ・上肢を上げる動作、腹部を圧迫する動作は胸郭の動きや横隔膜の動きを制限する。 ・上肢を使用した反復動作(歯を磨く、掃除機をかけるなど)は、動作を反復することでスピードが速くなり呼吸と合わなくなる。
	生活の調整のしかた	・便通を整える。 ・エネルギーが高く消化のよい食事を少量ずつ摂取する。 ・ゆったりした衣類にしたり、軽い掛け物ものを用いたりして、呼吸が楽にできるようにする。 ・上肢を上げたり腹部を圧迫する動作が少なくなるように、動作方法を変えたり、動作の開始と呼気を合わせたり、動作のスピードを落とす。

（表12つづき）

方法	内容
呼吸の楽な体位	・呼吸困難が生じた際に、落ち着いて呼吸を調節し、呼吸困難の状態からスムーズに回復できるように、パニックコントロールの方法を身につけることが大切になる。 ・呼吸を楽にする体位を 表13 に示した。

表13 呼吸を楽にする体位

手順	確認事項とポイント
1 実施前 ❶口すぼめ呼吸で呼気を意識した呼吸を促す。 ❷下のような安楽な姿勢をとらせる。	●上肢で体幹を支持するような前傾座位や前傾立位などの安楽姿勢をとらせる。 ●患者にとっての安楽な体位をあらかじめ確認しておく。

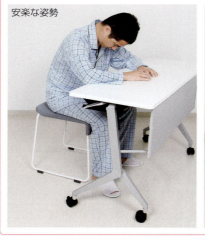
安楽な姿勢
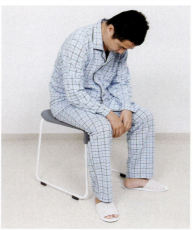
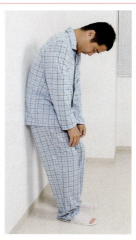

❸衣類をゆるめる。
❹気持ちを落ち着かせる。
❺呼吸が落ち着いてきたら、呼吸困難の状態について本人に確認する。
❻どのような状況で呼吸困難が生じたのかを聞き、対処方法を一緒に考える。
❼呼吸困難が次に生じたときには、❶～❹を実施し、自分で呼吸困難をコントロールできるという自信につなげていく。

 呼吸困難が生じたときには、浅い呼吸になりがちであるが、落ち着いて深い呼吸をすることを説明する。
 浅くて速い呼吸は、1回換気量が少なく、効率的なガス交換につながらない。

表14 在宅酸素療法適応基準

・動脈血酸素分圧55Torr以下の者
・動脈血酸素分圧60Torr以下で睡眠時または運動負荷時に著しい低酸素血症をきたす者で、医師が在宅酸素療法を必要であると認めた者

表15 酸素供給装置・酸素節約装置の種類と特徴

種類	特徴
●酸素濃縮装置（原理：電力により大気から窒素を除去する） 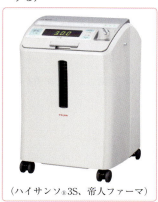 （ハイサンソ®3S、帝人ファーマ）	・電気により連続して稼働できるが、停電すると作動しない。 ・操作が簡単で安全性が高いが、騒音、熱が発生する。 ・機種によるが、90〜95%の酸素濃度を供給でき、最大7L/分が可能である。 ・専用リモコンにより、トイレや階段昇降などの生活シーンに合わせて、手元で酸素流量を変更できるものもある。 ・家庭用電源が供給されなくなると、自動的に内蔵バッテリーに切り替わり、最長150分のバッテリー運転が可能なものもある。 ・給水不要の自動加湿機能がついた装置もある。
●液化酸素〔原理：−189.1℃で液化した酸素を設置型容器（親容器）に貯蔵する〕 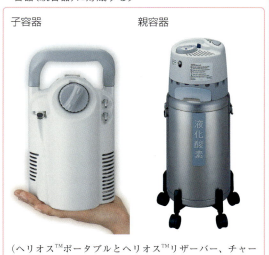 （ヘリオス™ポータブルとヘリオス™リザーバー、チャートジャパン）	・必要なときに親容器から子容器につぎ足すことができる。 ・外部電力を必要としないため、熱の発生がない。 ・使用していない状態でも蒸発による損失がある。最低でも月2〜3回は液化酸素装置を充填した親容器と交換する必要がある。 ・親容器から子容器に充填する際に、低温による火傷を生じるおそれがある。 ・液化酸素装置の使用にあたっては、HOT開始20日前までに、患者の居住する都道府県知事に「高圧ガス製造事業届」を提出する必要がある。
●携帯用酸素ボンベと呼吸同調装置 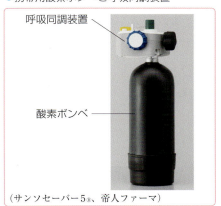 （サンソセーバー5®、帝人ファーマ）	・携帯用酸素ボンベは、緊急バックアップ用、携帯用として用いる。 ・呼吸同調装置は、鼻カニュラを通じて吸気を検出し、約0.1秒後に一定の酸素を短時間に供給する装置である。ボンベの使用時間を3〜4倍に延長することができる。 ・呼吸同調装置には電池が必要であるため、停電時に備えて電池を用意しておく。 ・睡眠時や会話時など呼吸が間欠的に止まるときには酸素を供給できない。アラームが鳴る。

表16 酸素濃縮装置使用の手順

手順	確認事項とポイント
1 実施前 ①患者が在宅酸素療法の必要性についてどのように理解しているか確認する。 ②酸素濃縮装置の使用方法について説明する。 ・酸素濃縮装置とは、電力を使用して空気中から必要な酸素を取り出す機械である。 ・停電時には使用できないので、携帯用酸素ボンベに切り替える必要がある。 ③酸素濃縮装置の設置場所を検討するために、生活環境を聞く。 ④設置場所について、直射日光を避けた場所、壁から15cm以上離れた場所、火気より2m以上離れた場所での設置が適切であり、酸素業者と相談したうえで決定することを説明する。	酸素療法を実施しなければならなくなった状態についての受け入れがなかなかできない場合があるため、患者の心理状態に注意する。 **注意** 停電時に備えて、予備の酸素ボンベを準備する必要性を意識づける。
2 実施 ①以下のように酸素濃縮装置の使用方法を説明する。 ②酸素濃縮装置のプラグをコンセントに差し、電源を入れる。 ③流量を設定する（安静時、体動時、睡眠時の流量が違う場合が多いので、そのつど設定を変える必要性を説明する）。 ④酸素取り出し口に鼻カニュラを接続する。 ⑤鼻カニュラの先端を手のひらなど皮膚の敏感な部分に当て、酸素が流れているか確認する。 ⑥酸素が流れていないと感じたら、鼻カニュラを水の中に入れ確認する（ぶくぶくと泡が出たら酸素が流れている）。 ⑦水の中で泡が出ない場合は、以下の原因が考えられるので確認する。 ・鼻カニュラが屈曲している。 ・鼻カニュラに穴が空いている。 ・加湿器やコネクターにゆるみがある。 ・コンセントが外れている。 ⑧問題が見つからず、酸素が流れていなければ、酸素濃縮装置の業者に連絡する。 ⑨酸素濃縮装置から携帯用酸素ボンベに切り替える際には、酸素ボンベの準備をしたうえで酸素濃縮装置の電源を切る。	**注意** 流量の変更を忘れがちとなるので、変更ができているか確認する必要がある。 ●流量変更が混乱をきたす場合は、医師と相談する。 ●鼻カニュラに延長チューブをつけて最大20mまで延長可能であるが、日常生活に必要なチューブの長さは多くの患者で10mといわれている。 ●延長チューブは長すぎると、とぐろを巻くなど不便になるため、あまり長くし過ぎないように患者に説明する。 ●鼻カニュラは1〜2か月くらいで交換する。 鼻カニュラでは3L/分までは、あえて加湿する必要はない。加湿器を置くなど室内気の湿度に注意する。
3 実施後 ①酸素濃縮装置の手入れの方法について説明する。 ②フィルターは毎日掃除機で、ほこりを吸引し、週に1回は中性洗剤を入れたぬるま湯で洗浄する。	●呼吸器感染を予防するために、機器を常に清潔にしておく必要性を説明する。

表17 携帯用酸素ボンベおよび呼吸同調装置使用の手順

手順	確認事項とポイント
1 実施前 ①携帯用酸素ボンベおよび呼吸同調装置の使用方法について説明する。 ②その人の生活に合わせ、外出時だけでなく、入浴時などに用いることを伝える。	定期的に酸素業者が交換してくれるが、外出時、停電時などのために酸素ボンベの予備を意識し、3本くらい準備しておく。
2 実施（同調モード） ①運転スイッチが「切」の位置にあることを確認。 ②酸素ボンベの元栓をゆっくり開ける。 ③酸素ボンベの酸素残量を圧力計で確認。 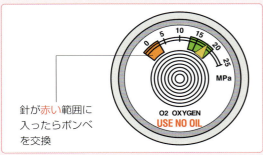針が赤い範囲に入ったらボンベを交換 ④運転スイッチを「入」に合わせる。 ⑤電池の残量を確認。 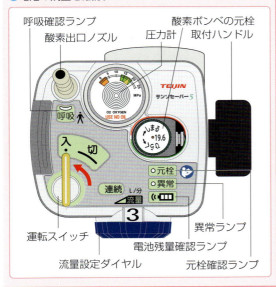	

97

（表17つづき）

手順	確認事項とポイント
❻流量設定ダイヤルを医師に処方された数字に合わせる。 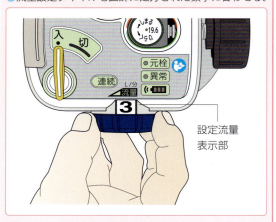 ❼カニューラを装着して酸素を吸入。 ❽呼吸に合わせて呼吸確認ランプが緑に光ることを確認。 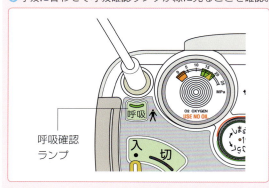 ❾酸素吸入中、酸素ボンベ交換時は火気の２m以内に近づかないことを説明する。	●呼吸同調装置は、口で呼吸するなど鼻から呼吸をしていない場合や元栓が閉じていたり、閉め忘れている場合、呼吸異常、電池消耗、機器の異常があるとブザーが鳴りランプが点滅する。 ●電池が消耗すると同調モードでの動作ができないため運転スイッチを「連続」に合わせ、連続モードに切りかえる ●呼吸同調装置の電池を用意しておくことも大切である。
３ 実施後	
❶酸素ボンベの使用を終了し、酸素濃縮装置に切り替える際には、酸素濃縮装置の準備をしてから、酸素ボンベの元栓を閉じ、運転スイッチを「切」に合わせる。	酸素ボンベを使用しないときは必ずバルブを閉める。

サンソセーバー®5（帝人ファーマ）を使用

〈文献〉

1. 日本呼吸療法医学会気管吸引ガイドライン改訂ワーキンググループ：気管吸引ガイドライン2013. 人工呼吸 2013；30：75-91.
2. AARC clinical practice guideline. Nasotracheal suctioning. American Association for Respiratory Care. Revision & update. Respiratory care 2004；49(9)：1080-1084.
3. 卯野木健：特集・見直してわかった呼吸ケアの「新しい常識」今の吸引本当に必要ですか？ ルーチン業務にしないための見直したい5つのポイント. エキスパートナース 2004；20(11)：34-37.
4. Wilkins.R.L., Stoller.J.K., Scanlan.C.L.：Egan's Fundamentals of respiratory care 8th edition. Mosby, Maryland Heights, 2003：653-661.
5. 日本呼吸ケア・リハビリテーション学会呼吸リハビリテーション委員会ワーキンググループ, 日本呼吸器学会呼吸管理学術部会, 日本リハビリテーション医学会呼吸リハビリテーションガイドライン策定委員会, 日本理学療法士協会呼吸理学療法診療ガイドライン作成委員会編：呼吸リハビリテーションマニュアル 運動療法 第2版. 照林社, 東京, 2012.
6. 神津玲：排痰法. 基礎から学ぶ呼吸療法. 磨田祐監修, メヂカルフレンド社, 東京, 2002：170-183.
7. 三上正志：喀痰・咳嗽の病態生理. 看護技術 2005；51(9)：757-762.
8. 菅原慶勇, 高橋仁美, 塩谷隆信：肺気量減少 拘束性換気障害. 呼吸運動療法の理論と技術, 本間生夫監修, メジカルビュー社,

東京, 2003：209-224.

9. 高尾ゆきえ：喀痰排出法. 看護技術 2002；48(5)：592-595.
10. 寺師榮：呼吸理学療法 体位排痰法とスクイージング. エキスパートナース 2004；20(5)：74-79.
11. 植田能茂, 藤本康之, 山本洋史：慢性肺疾患患者に対する理学療法. 月刊ナーシング 1998；18(10)：62-78.
12. 鵜澤吉宏：排痰法. 呼吸運動療法の理論と技術, 本間生夫監修, メジカルビュー社, 東京, 2003：152-167.
13. 川邊利子：慢性肺疾患患者に対する作業療法. 月刊ナーシング 1998；18(11)：80-91.
14. 日野原重明監修：基礎看護技術マニュアルⅡ. 学習研究社, 東京, 1988.
15. 芳賀敏彦：見てわかる呼吸リハビリテーション. 帝人, 東京, 1997.
16. 木田厚瑞, 石原享介編：在宅酸素療法マニュアル. 医学書院, 東京, 1997.
17. 木村謙太郎, 石原享介：在宅酸素療法 包括呼吸ケアをめざして. 医学書院, 東京, 1997.
18. 奥宮暁子, 後関容子, 坂田三允：日常生活に援助を必要とする人々の在宅ケア. 中央法規出版, 東京, 2000：8-97.
19. サンソセーバー5操作早見表. 帝人ファーマ, 東京, 2015.
20. 日本呼吸器学会肺生理専門委員会, 日本呼吸管理学会酸素療法ガイドライン作成委員会編：酸素療法ガイドライン. メディカルレビュー社, 東京, 2006：26-28, 52-55.

慢性期・回復期の治療看護技術：ケアの技術

体液・栄養ケア

片岡優実／貞永美里／添田百合子／織田浩子

経管栄養法

経管栄養法の概要

- 経管栄養法とは、経口摂取が困難な患者に行う栄養法の1つである。

1. 目的

- 経口摂取が困難もしくは不十分な患者の栄養補給をする。
- 食物ではなく、栄養剤によって消化管の安静と保護をしながら栄養補給をする。
- 生理的な消化・吸収機能を維持しながら栄養補給をする。

2. 適応

- 口腔外科系術後や脳神経障害などにより嚥下障害がある場合。
- 炎症性腸疾患（クローン病、潰瘍性大腸炎）などで、腸管の安静を保つための栄養剤（成分栄養剤）の投与が必要な場合。
- 放射線腸炎や慢性膵炎による吸収不良症候群で、消化吸収機能が低下しているため栄養剤の投与が必要な場合。

3. 利点

- 経静脈栄養法に比べ、生理的な経路であり腸管の機能が保たれ、バクテリアトランスロケーションの予防になる。
- **バクテリアルトランスロケーション**：長期間、腸管内に栄養が注入されないと、腸管の粘膜が萎縮し透過性が亢進して、腸内細菌や毒素が全身に侵入してしまう現象である。
- 経管栄養法は経静脈栄養法に比べて費用が安い。
- 手技、管理が容易である。
- 患者自身もしくは家族がチューブを挿入して在宅で行うことができ、早期退院、家庭での生活、社会復帰が可能となる。

図1 経管栄養の投与経路（ルート）と胃瘻（PEG）

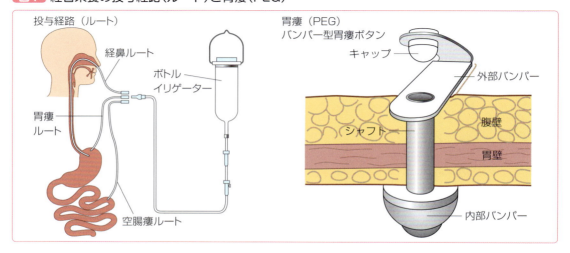

表1 経管栄養剤の種類と特徴

	成分栄養剤	消化態栄養剤	半消化態栄養剤	天然濃厚流動食
消化	消化された状態	ほぼ消化された状態	ある程度消化された状態	栄養素は消化されていない状態
適応	消化吸収機能に障害がある場合			消化吸収機能に問題がない場合
商品名	エレンタール® エレンタール®P	ツインライン®	クリニミール®、エンシュア・リキッド®、ラコール®	
保険適用	医薬品			食品

4. 投与経路

- 投与経路（ルート）としては、経鼻、胃瘻、空腸瘻がある 図1 。
- **経鼻ルート**：経鼻的に挿入したチューブから胃、十二指腸などの消化管内へ栄養剤を注入する。
- **胃瘻ルート**：胃内視鏡により経皮的に胃に瘻孔を造設し、チューブを留置する経皮内視鏡的胃瘻造設術（PEG、図1 ）を行い、これにルートを接続して栄養剤を注入するものである。
- **空腸瘻ルート**：手術によって空腸にルートを接続して栄養剤を注入するものである。

5. 経管栄養剤

- 経管栄養剤の種類と特徴を 表1 に示した。
- 使用する栄養剤は、腸管の消化吸収機能により適したものを選択する。
- 腸管の機能が回復するにしたがって、食品に近い半消化態栄養剤や食品である天然濃厚流動食の摂取が可能となる。
- 保険適用として医薬品に分類されるものは、成分栄養剤、消化態栄養剤および半消化態栄養剤の一部である。これらは医師の処方によって薬品として提供される。
- 食品に分類されるものは、半消化態栄養剤の一部、天然濃厚流動食であり、これらは普通の食品と同様に患者自身で購入する。

経鼻チューブの挿入

1. 準備

- **必要物品**：経鼻チューブ、ゴム手袋、固定用

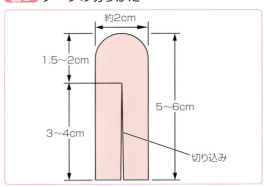

図2 テープの切りかた

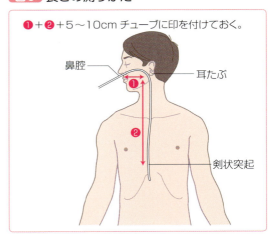

図3 長さの測りかた

テープ、はさみ、潤滑剤（キシロカイン®ゼリーなど）、処置用シーツ、ガーグルベースン、聴診器、注射器、ガーゼ、ライト（懐中電灯）。
- 経鼻チューブを固定するテープをカットしておく 図2 。
- 経鼻チューブが胃へ到達するまでの長さを測っておく（図3 、成人の場合40〜50cm程度）。

2. 手順

- 経鼻チューブの挿入の手順と確認事項を 表2 に示す。

表2 経鼻チューブの挿入の手順

手順	確認事項とポイント
1 実施前 ①患者に経鼻栄養の目的と方法を説明する。 ②ベッドをギャッジアップしてセミファーラー位にする。 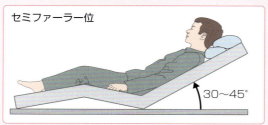 セミファーラー位　30〜45° ③嘔吐反射で嘔吐するおそれがあるので、処置用シーツを肩から胸のあたりにかけ、近くにガーグルベースンを用意しておく。	**注意** 上半身を挙上し、気管への流れ込みや胃からの逆流を防ぎ、誤嚥を予防する。
2 実施 ①チューブに潤滑剤を塗布し、患者の顎をやや挙上し、鼻腔よりゆっくりチューブを挿入する。 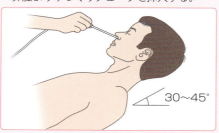 30〜45° ②患者にチューブが咽頭に達したら手を上げてもらうなど合図してもらい、頭をやや下げ気味にして、チューブを嚥下するよう、患者に「ごっくん」と声をかける。 ③患者の嚥下のタイミングに合わせて、さらにチューブを挿入し、図3 で印をつけたところまで挿入する。 ④ライトで口腔内を照らし、チューブが咽頭でとぐろを巻いていないか、正しく挿入されているか確認する。 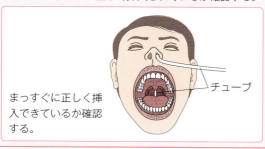 まっすぐに正しく挿入できているか確認する。	**コツ** 頭部をやや挙上すると、咽頭と食道が一直線になり、挿入しやすくなる。 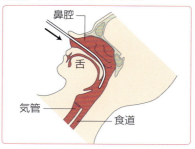 鼻腔／舌／気管／食道 **注意** 咽頭にチューブが達したときに、嚥下反射を起こしやすいが、あわてずに一休みして、患者を落ち着かせてから、嚥下を開始する。 **コツ** 声をかけて患者の嚥下のタイミングに合わせるようにしてチューブを挿入する。 ●まっすぐチューブが咽頭を通過していればよい。

(表2つづき)

手順	確認事項とポイント
❺チューブが胃内に入ったら、テープで頬のあたりに仮固定をする。 ❻経鼻チューブの先端が胃内にあるか確認する。複数の方法で確認することが望ましい。 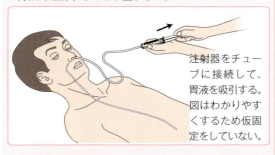 注射器をチューブに接続して、胃液を吸引する。図はわかりやすくするため仮固定をしていない。 ❼潤滑剤が鼻腔の周囲についていれば、きれいに拭き取る。 ❽チューブが抜けないように外鼻口の近くにテープで固定する。	●経鼻栄養チューブの固定方法では、鼻翼の皮膚がただれないようにする固定方法(エレファントノーズ型)がある。 ●経鼻チューブの先端の確認の方法には次のようなものがある。 ・気泡音による方法：注入器で10〜20mLの空気を注入し、①右下肺野、②左下肺野、③心窩部の3か所を聴診し、心窩部の音が最も強いかを確認する。 ・吸引による内容物のpH確認：胃内容物が吸引されることを確認する。吸引されたもののpHを試験紙にたらしてpH5.5以下であることを確認する。 ・呼気CO_2検出器による確認：検出器をチューブに接続しインディケーターで確認する。 ・胸部X線撮影。 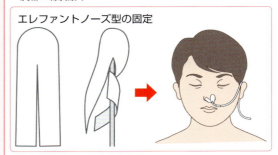 エレファントノーズ型の固定

経管栄養剤の投与

1. 準備

- **必要物品**：経管栄養剤(粉末の場合は溶解用微温湯と計量カップも準備する)、経管栄養セット(イリゲーターと接続用チューブセット、もしくは一体型バッグとチューブのセット)、注射器、聴診器。
- 経管栄養剤は、室温程度にして投与する。

2. 手順

- 経管栄養剤投与の手順と確認事項を 表3 に示す。

胃瘻の注意点

- 胃瘻周囲の皮膚の発赤、炎症、潰瘍などがないか確認し、清潔に保つ。
- 注入開始時、胃瘻からの漏れがないか確認する。
- 胃瘻造設後も入浴は可能であるが、瘻孔が形成されるまで(挿入術後2週間程度)は防水フィルムを貼り、入浴後は消毒およびガーゼ交換をする。
- 瘻孔形成後はやわらかいガーゼなどで汚れを拭きとり、清潔に保つ。

長期管理の注意点

1. 口腔ケア

- 経口摂取をしていない場合、唾液の分泌が少ないため、口腔内の浄化作用が低下し、細菌が繁殖しやすい状態になっている。細菌が気管へ入ると誤嚥性肺炎につながる。
- 少なくとも1日1〜2回の口腔ケア(歯磨き、舌苔の除去)を行う。

表3　経管栄養剤投与の手順

手順	確認事項とポイント
1 実施前 ① イリゲーター（もしくはバッグ）へ経管栄養剤を入れ、ルートを栄養剤で満たし、クレンメでとめておく。 ② 患者を座位、またはファーラー位にする。 ③ チューブが胃内に入っていることを確認した後（表2参照）、チューブを経管栄養セットに接続する。	● 以前は栄養剤を温めて準備することが勧められていたが、温めてもチューブ内を流れる間に温度が室温程度に低下してしまうことが明らかになっている。 ● 栄養剤を温める必要はないが、冷蔵庫に保存していた場合など、冷たいままでは下痢の原因となるので、室温程度に戻してから投与する。

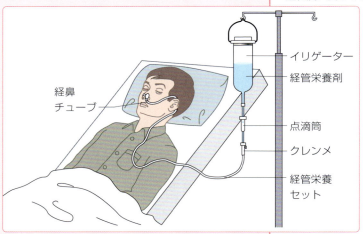

手順	確認事項とポイント
2 実施 ① クレンメを開いて注入を開始する。注入速度は原則として医師の指示に従う。 ② 注入中は、腹部膨満感、悪心・嘔吐、下痢、ダンピング症状の有無を観察する。 ③ 注入が終了したら、経管栄養セットを外す。	● 消化態栄養剤の場合、注入速度は一般的には20～30mL/時から開始し、最高速度は100mL/時までとする。 **注意** 投与時には、経管栄養による合併症として下痢に注意が必要である。下痢を起こさないようにするためには、適切な注入速度、適切な栄養剤の濃度・温度がポイントである。
3 実施後 ① 終了後、患者を30～60分は座位、ファーラー位にして逆流を防ぐ。 ② 経管チューブ内に残った栄養剤を、10～20mLの微温湯を注射器で注入して流す。 ③ 使用後の経管栄養セットは、台所用洗剤で洗浄する。	**注意** 経管栄養セットに栄養剤が残ったままにすると、細菌が繁殖してその菌が胃腸に注入されて下痢を起こす場合がある。 **注意** チューブとイリゲーター（バッグ）の清潔管理に注意する。同じセットを繰り返し使用する場合は、0.01％次亜塩素酸ナトリウム（ミルトン®）に浸して消毒する。

2. 下痢の予防

- 栄養剤の濃度、注入速度、温度に注意して調整する。急に濃度を上げない、いきなり大量投与をしない、冷えたまま投与をしない。
- チューブ、バッグなどの清潔に注意する。

3. 便秘の予防

- 水分の不足、腸蠕動が低下しすぎると起こる。
- 水分を十分に摂取し、栄養剤を不溶性食物繊維入りのものにする。
- 医師の指示に従い、緩下薬を使用する。

表4 浮腫の分類

分類		要因
全身性浮腫	心性浮腫	うっ血性心不全
	腎性浮腫	急性腎炎、ネフローゼ症候群、急性・慢性腎不全
	肝性浮腫	肝硬変
	栄養性浮腫	消化器疾患、低タンパク血症
	内分泌性浮腫	甲状腺機能低下症、月経前浮腫、クッシング症候群
	妊娠性浮腫	妊娠高血圧症候群
	薬剤性浮腫	ホルモン製剤、非ステロイド抗炎症薬、降圧薬
	特発性浮腫	
	そのほか	
局所性浮腫	麻痺性浮腫	
	静脈性浮腫	静脈瘤、静脈血栓症
	リンパ性浮腫	フィラリア、がんのリンパ節転移
	アレルギー性浮腫	
	血管神経性浮腫	
	炎症性浮腫	
	そのほか	

古村美津代：浮腫のみられる高齢者のケアで気をつけることは何ですか？．ポケット版こんなときどうする？ 高齢者ケア，中島洋子編著，照林社，東京，2006：14．より一部改変して引用

4. 適切な栄養剤の選択

- 栄養状態および消化吸収機能のアセスメントをして、その人の状態に適した栄養剤が選択されているか確認する。

（片岡優実）

浮腫のケア

- 浮腫とは、水とNa（ナトリウム）の代謝異常によって、組織間液が異常に貯留した状態のことである。
- 浮腫には、さまざまな要因がある。
- 浮腫のケアを行うにあたっては、その要因から浮腫の種類を理解することが必要である。

浮腫の種類

- 浮腫の種類は、浮腫の要因によって2種類（全身性浮腫と局所性浮腫）に大別される **表4**。
- **全身性浮腫**：腎臓やホルモンバランスの変化によって生じ、心性浮腫、腎性浮腫などがある。
- **局所性浮腫**：主として末梢の毛細血管レベルの障害によって生じ、静脈性浮腫、リンパ性浮腫などがある。

浮腫の観察とケア

- 浮腫のケアは、浮腫の分類（たとえばリンパ性浮腫など）によって異なる。
- 浮腫の生じている身体各部および全身状態の観察を行う。
- 浮腫の症状に対して、症状緩和や悪化予防のためのケアを行う。

表5 浮腫の身体各部および全身の観察

項目	内容
皮膚および皮下の変化を観察する（圧窩の確認、弾力性低下、皮膚線条、浮腫感覚、皮膚温低下、乾燥など）。 浮腫の見かた（脛骨部位の場合） ← 圧窩 指で押すとへこみができる（圧窩）	・体内水分が組織間隙へ移動することによって皮膚の弾力性が低下し乾燥する。 ・末梢血液循環障害があれば、皮膚温の低下がみられる。 ・皮下の浮腫は、その部分を軽く指で10秒程度押すとへこみができ（圧窩）、確認できる。 ・全身性浮腫の場合は、脛骨や胸骨部の皮膚のように、皮膚の真下に骨がある部分を押すと浮腫の存在がわかる。 ・浮腫は重力の影響で、起床時は顔や眼瞼、坐骨から外陰部、大腿内側に生じやすいが、夕方には脛骨踝や腓骨踝の後部に生じやすい。
体重測定を行い、体重増加の有無を観察する。	・体内水分貯留によって、体重増加がみられる。
尿の量・回数や、タンパク尿などの尿性状の変化を観察する。	・1回尿量や排尿回数の減少、1日尿量の減少などがみられる。 ・腎性浮腫では、タンパク尿の出現がみられる。
全身倦怠感や脱力感の有無を観察する。	・低タンパク血症による低栄養状態、あるいは有効循環血液量減少による脱水がある場合に生じる。
血圧測定を行い、血圧上昇の有無を観察する。	・体内水分貯留によって循環血液量が増加し、高血圧となりやすい。
運動障害の有無を観察する。	・浮腫の増強により、四肢の可動制限が起こってくる場合がある。
気分不快の有無を観察する。	・ボディイメージの変化や症状の出現に伴ってイライラなどがみられることがある。

1. 観察

■ 浮腫の身体各部および全身の観察について **表5** に示す。

2. ケア

■ 浮腫の症状緩和と悪化予防のケアについて **表6** に示す。

（貞永美里）

脱水のケア

■ 脱水とは、何らかの理由で体重の60％を占める体液量 **表7** が不足する状態をいう。
■ 体液の組成と量のバランスが崩れて脱水に陥ると、循環血液量が減少しアシドーシスに傾くなど、生命活動に支障をきたす。
■ 体液量が10〜25％失われると、生命に危険が及ぶ。

脱水の種類

■ 脱水には、高張性脱水、低張性脱水、等張性脱水の3つのタイプがある **表8** 。
■ **高張性脱水**：体液中の水分のみが欠乏して体液が高張となる脱水をいう。
■ **低張性脱水**：水分・電解質を喪失し、水分のみを補給したときに、体液中の電解質（主にナトリウム）が欠乏して体液が低張となる脱水をいう。
■ **等張性脱水**：水分と電解質（ナトリウム）が等しく欠乏している。
■ 等張性脱水は、高張性脱水と低張性脱水の両方が合わさった混合性の脱水である。
■ 臨床では、高張性または低張性のどちらかに偏っていることが多く、どのタイプの脱水か判断しにくいケースも少なくない。

表6 浮腫の症状緩和と悪化予防のケア

	項目	内容
全身性浮腫のケア	安静	・安静は、心臓への負担を軽減し有効循環血液量を増大させる。 ・有効循環血液量の増大は、腎臓への負担を軽減し、アルドステロンの分泌を抑制する。 ・安静度の決定は、浮腫の原因である基礎疾患によって判断される。
	食事療法	・塩分過多は浮腫を悪化させるため、塩分制限が必要となる。 ・尿量低下などがある場合は、飲水量を尿量程度に制限する。 ・腎性浮腫のように、高度タンパク尿から低タンパク血症となり浮腫を生じている場合には、タンパク質の摂取を控えることが必要である。
	保温	末梢血液循環改善のため、室温や衣服の調整によって保温に努める。
	皮膚の清潔と保護	浮腫の生じている部位の皮膚は薄く、傷つきやすいので注意が必要である。
	締めつけや圧迫を避ける	マッサージ療法や圧迫療法は浮腫を悪化させる危険性があり、行わない。
	便通の調整	浮腫は消化管にも現れるため、緩下薬を用いた排便コントロールも必要である。
	薬物療法の管理	利尿薬の使用時は、低カリウム血症などの電解質バランスがくずれやすいため、正しい与薬と観察が必要である。
局所性浮腫のケア	浮腫部の挙上	浮腫は重力によって下部に生じやすいため、下肢の浮腫などはクッションなどを用いて心臓より高くすると効果的である。
	保温	末梢血液循環改善のため、室温や衣服の調整によって保温に努める。
	皮膚の清潔と保護	浮腫の生じている部位の皮膚は薄く傷つきやすいので注意が必要である。
	マッサージ・圧迫療法	リンパ性浮腫や静脈性浮腫では、マッサージ療法(リンパドレナージ)や弾性ストッキングなどを用いた圧迫療法が効果的である。

- 高張性脱水と低張性脱水では病態が異なり、徴候にも相違点がある。
- 水分とナトリウム(Na)のいずれが、より喪失しているかを見極めていくことが治療やケアにおいて重要である。

脱水のアセスメント

1. 目的

- 水・電解質の状態を評価し、脱水の徴候を早期発見する。

2. 手順

- 脱水のアセスメントの手順を 表9 に示す。

表7 体液の組成

体液		体液量(%体重)
細胞内液		40%
細胞外液	血漿(リンパ含む)	5%
	間質液(組織液)	15%
全水分量		60%

脱水の予防とケア

1. 目的

- 脱水を予防し、脱水が起こっている場合は改善を図る。

2. 手順

- 脱水の予防とケアの手順と確認事項を 表11 に示す。

(添田百合子)

表8 脱水の種類と評価

	高張性脱水	低張性脱水
血漿ナトリウム	上昇 （血中ナトリウム＞150mEq/L）	低下 （血中ナトリウム＜130mEq/L）
尿量	乏尿	末期まで正常
尿比重	高い	低い
尿中ナトリウム排泄	ある	ない（アジソン病以外）または少ない
ヘマトクリット値	進むと軽度上昇	上昇
尿素窒素	軽度上昇	上昇
血圧	正常	低下
頭痛	ない	ある
口渇	ある	ない

表9 脱水のアセスメントの手順

手順	確認事項とポイント
❶脱水の原因を把握する。 ❷水・電解質の異常な喪失の有無を把握し評価する 　図4 表8 表10 　・身体の状態（自覚症状、他覚症状） 　・検査データ 　・水分出納 図5 　・つまみ試験（ツルゴール反応、 図6 ）の実施と評価	●脱水の主な原因 　・意識障害や嚥下障害など体の調子が悪くて水分摂取 　　ができない場合（水分の摂取不足）。 　・発熱や嘔吐・下痢、多尿などで体液を喪失する場合 　　（水分と電解質の喪失）。 ●脱水のタイプ（高張性脱水、低張性脱水）により、起こ 　ってくる症状や対処法が異なる。 ●脱水のタイプの判断では血中ナトリウムに着目する。

表10 脱水のタイプと対処

	高張性脱水	低張性脱水
対処	●欠乏量に相当する水分を補給 ●経口摂取への援助 ●余計な不感蒸泄を減らす	●欠乏量に相当する水分およびナトリウムを補給（食 　塩水の経口摂取、生理的食塩液またはリンゲル液 　の輸液：医師の指示による）
	●輸液管理	
評価	●In-Out（水分出納）、検査データ ●つまみ試験 ●自覚症状・他覚症状など	

膀胱留置カテーテル

■膀胱留置カテーテルには、経尿道的に留置される場合（経尿道的膀胱留置カテーテル）と、恥骨上から経皮的に留置される場合（膀胱瘻）がある。

■ここでは一般的に行われている経尿道的膀胱留置カテーテルについて説明する。

図4 水・電解質の判断または早期発見のための情報収集の視点

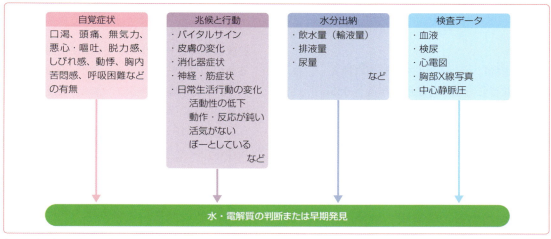

矢野理香：水・電解質・内分泌系の異常と看護　ナーシングレクチャー．中央法規出版，東京，1999：40．より転載

図5 水分出納

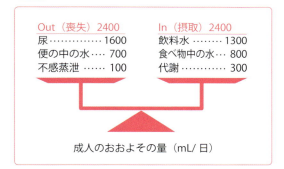

Out（喪失）2400
尿 ………… 1600
便の中の水 … 700
不感蒸泄 …… 100

In（摂取）2400
飲料水 ……… 1300
食べ物中の水 … 800
代謝 ………… 300

成人のおおよその量（mL／日）

図6 つまみ試験

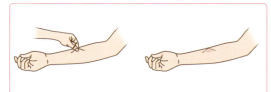

患者の胸骨上または前腕の皮膚をつまみ上げて放し、皮膚が元の状態にもどるまでの時間を観察する。通常は数秒でも元にもどるが、脱水があると10〜20秒皮膚にしわができたままになる。

表11 脱水のケアの手順

手順	確認事項とポイント
1 脱水の予防	
①経口摂取への援助を行う。 ・経口摂取が可能な場合は、水分摂取の必要性を説明し、水分摂取を促す。 ・お茶、ジュース、スポーツドリンクなど飲みやすいものを利用する。 ②余計な不感蒸泄を減らす。 ・室温・湿度や寝具・寝衣などの環境を調整する。 ③輸液が行われる場合、有害反応の有無を観察し、その早期発見に努める。	●患者と相談して水分摂取の計画を立てる（心不全・腎不全などがある場合は医師に確認する）。 ●必ずしも「脱水→輸液による水分補給」ではないことに注意する。
2 脱水への対処	
①脱水が起こっている場合は、そのタイプを見極めて適切に対処する 表8 表10 。	●不適切な輸液の投与は、低張性脱水、浮腫や心不全などを引き起こすため、注意が必要である。

経尿道的膀胱留置カテーテル

1. 目的
- 経尿道的にカテーテルを膀胱内に挿入し、膀胱に貯留した尿を持続的に排泄させる。

2. 適応
- 経尿道的膀胱留置カテーテル(以下、膀胱留置カテーテル)の適応には 表12 のようなものがある。

3. 膀胱留置カテーテルの適正使用
- 適切な適応に限り、膀胱留置カテーテルを挿入し、必要な期間だけ留置する。
- 尿失禁管理のために膀胱留置カテーテルを使用することを避ける。
- 膀胱留置カテーテルの適応となる手術患者であっても、継続使用について適切な適応がない限り、術後できるだけ早くカテーテルを抜去する。

4. 準備
- 膀胱留置カテーテルを閉鎖的に使用することで、細菌尿の発生が抑えられることがわかっており、必要な医療機器がすべて無菌的に組み込まれた膀胱留置カテーテルキットが製品化されている。現在ではそのキットを使用することが多い 図7 。
- **必要物品**：膀胱留置カテーテルキット、処置用シーツ、固定用テープ、膿盆、バスタオル、マスク、エプロン。
- **膀胱留置カテーテルキットに組み込まれているもの**：フォーリーカテーテル、閉鎖式採尿バッグ、綿棒または綿球、綿球の場合は鑷子、敷布、手袋、ガーゼ、滅菌蒸留水入りシリンジ、潤滑ゼリー、消毒薬(ポピドンヨード液またはベンザルコニウム塩化物)。

5. 手順
- 膀胱留置カテーテルの手順と確認事項を 表13 表14 に示す。

(織田浩子)

表12 膀胱留置カテーテルの適応
- 前立腺肥大症や尿道狭窄などによる尿道の閉塞がある場合
- 神経因性膀胱による多量の残尿がある場合
- 排尿により陰部の汚染が予測される場合
- 泌尿器科的手術や泌尿器周囲の手術・処置が行われる場合
- 術後、検査および処置などによって身体安静保持が必要とされる場合
- 重症患者において、時間ごとの精密な尿量測定や水分出納管理が必要な場合
- 必要なとき終末期における快適さを図るため

在宅中心静脈栄養療法(HPN)

- 在宅中心静脈栄養療法(home parenteral nutrition；HPN)は、経口食や経腸栄養で十分な栄養摂取ができない患者で、経静脈的に栄養を投与する必要がある場合に行う方法である。
- 在宅で患者本人、もしくは家族が施行・管理していくため、十分な理解と技術の習得が必要である。
- 方法として、1日に必要な輸液注入量を24時間持続注入する場合と、社会復帰を考慮して夜間に間欠的に注入する場合がある。その人

図7 膀胱留置カテーテルキットの例

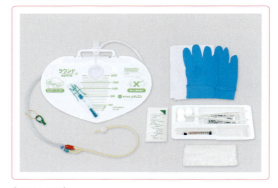

(メディコン)

表13 膀胱留置カテーテルの手順（女性患者の場合）

手順	確認事項とポイント
1 実施前 ❶事前に患者に説明を行う（患者の協力が得られるように、どういう手順で行うのかを説明する）。 ❷事前に使用物品を準備し患者のベッドサイドへ運び、カーテンやスクリーンでベッド周囲を囲む。 ❸看護師はマスク、エプロンを装着する。 ❹患者の体位は仰臥位とし、腰部の下に処置用シーツを敷く。 ❺両膝を広く開いて外陰部を露出させる。羞恥心への配慮と保温のため、バスタオルで覆う。 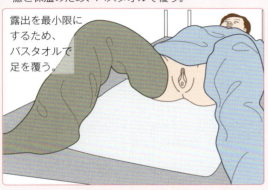露出を最小限にするため、バスタオルで足を覆う。 ❻使用物品を処置の行いやすい位置に準備する。 ❼器具を操作する前に手指衛生を行う。	**注意** 女性の看護師または医師が行うことが原則である。 ●羞恥心を伴い、不安や不快感をもたらす処置のため、患者に必要性を説明し了解を得る。 ●マスク、エプロンは、感染予防のため装着する（スタンダードプリコーション）。 **コツ** 患者自身で膝を支えられない場合、枕などを当てる。
2 実施 ❶膀胱留置カテーテルキットを開封する。 ❷滅菌手袋を装着する。 ❸綿棒または綿球に消毒薬をかける。 ❹潤滑ゼリーをトレイに出す。 ❺各種機器の確認を行う。 ❻蓄尿バッグの排液口をクランプする。 ❼カテーテルのバルーンを滅菌蒸留水入りシリンジで膨らませ破損がないか確認し滅菌蒸留水を抜く。 ❽小陰唇を開き外尿道口の確認を行い、消毒薬に浸された綿棒または綿球で消毒する。 ❾カテーテル先端3〜4cmのところまで潤滑ゼリーをつける。 ❿患者に口呼吸をしてもらい、同時にカテーテルをゆっくり挿入する。 ⓫尿の流出がみられたら、さらに3cm程度挿入する。 ⓬カフの滅菌蒸留水を注入する。 ⓭カテーテルをゆっくり引き抜き、カフが膀胱頸部で止まることを確認する。	**注意** 蓄尿バッグの排液口を閉じていないと尿が流出するため、必ず行う。 **注意** バルーンが正常に膨らむか、均一な膨らみか、液漏れがないか確認を行う。 ●消毒は外尿道口の中央、左右を前から後ろに向かって拭く。消毒液に浸された綿棒または綿球は一拭きごとに交換する。 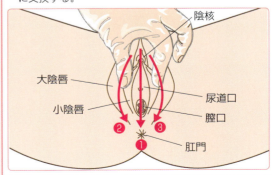

(表13つづき)

手順	確認事項とポイント
⑭カテーテルに少しゆとりを持たせ、カテーテルを大腿内側にテープで固定する。 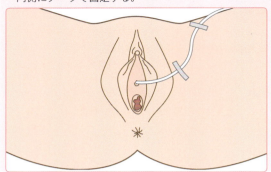	注意 女性の尿道の長さは3〜4cm程度。10cm以上挿入すると、膀胱壁の損傷の原因となる。 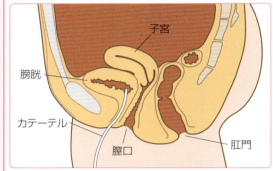
3 実施後	
①患者に処置が終了したことを伝える。 ②処置用シーツ、バスタオルを取り除き患者の寝衣、寝具を整える。 ③蓄尿バッグは膀胱より低い位置に吊り下げる。また、床に付かないように注意する。	注意 蓄尿バッグを膀胱より高い位置に吊るすと尿が逆流し、感染の原因となる。

表14 膀胱留置カテーテルの手順(男性患者の場合)

手順	確認事項とポイント
1 実施前	
①手指衛生を行うまでは、女性患者と同様である。 ②男性の場合、両下肢を伸ばし股間を軽く開いてもらう。	注意 男性患者の場合は、男性の看護師または医師が行うことが原則である。
2 実施	
①膀胱留置カテーテルキットを開封する。 ②滅菌手袋を装着する。 ③綿棒または綿球に消毒薬をかける。 ④潤滑ゼリーをトレイに出す。 ⑤各種機器の確認を行う。 ⑥蓄尿バッグの排液口をクランプする。 ⑦カテーテルのバルーンを滅菌蒸留水入りシリンジで膨らませ破損がないか確認し滅菌蒸留水を抜く。 ⑧片手で陰茎を持ち上げ、亀頭部を露出させ、尿道口を開く。亀頭部を消毒綿で中心から外へ円を描くように広範囲に消毒する。 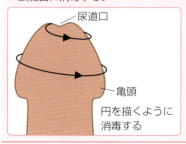	注意 カテーテル挿入する際、陰茎を45〜90度の角度に持ち、尿道が一直線になるようにする。やや引き上げるようにしながらカテーテルを約15cm挿入する。 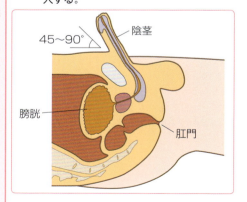

(表14つづき)

手順	確認事項とポイント
❾カテーテル先端10cm程度まで潤滑ゼリーをつける。 ❿患者に口呼吸をしてもらい、カテーテルをゆっくり挿入する。 ⓫カテーテルが軽く壁に当たった感じがあれば、陰茎を足側に斜め45度〜水平に倒してさらにカテーテルを挿入する。 ⓬尿の流出がみられても、カテーテルは末端分岐部まで挿入し、カフに滅菌蒸留水を注入する。 ⓭カテーテルをゆっくり引き抜き、カフが膀胱頸部で止まることを確認する。 ⓮尿道の陰茎陰嚢角に圧が加わらないように、陰茎を頭側に倒し下腹部に絆創膏で固定する。 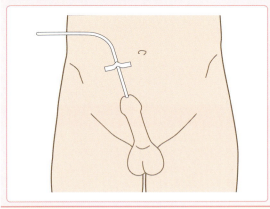	●陰茎を斜め45度〜水平に倒してカテーテルを進める。 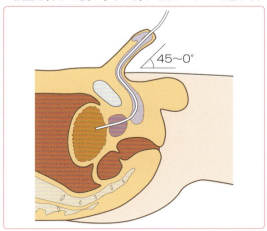 **注意** カテーテルは末端分岐部まで挿入し、尿道内でカフを膨らませてしまうことによる尿道損傷を予防する。 **注意** 陰茎陰嚢角に圧力が加わると血行障害によるびらん・潰瘍など形成する可能性がある。
3 実施後	
❶患者に処置が終わったことを伝える。 ❷処置用シーツを取り除き、患者の寝衣、寝具を調える。 ❸蓄尿バッグは膀胱より低い位置に吊り下げる。また、床に付かないように注意する。	**注意** 蓄尿バッグを膀胱より高い位置に吊るすと尿が逆流し、感染の原因となる。

の生活に合わせて方法を選択するとともに、カテーテルの種類も考慮する。

カテーテルの種類と特徴

- 在宅中心静脈栄養療法に用いるカテーテルは、体外式と皮下埋め込み式に分けることができる。
- 体外式と皮下埋め込み式の特徴を 表15 に示す。

輸液製剤の種類と特徴

- 在宅で患者・家族が施行することを考慮すると、ワンバッグ製剤やプレフィルドシリンジ製剤などのキット製剤（薬液が予め充填されている）を使用すると安全で便利である。
- キット製剤では、輸液製剤の調合が必要なく、細菌や異物の混入の防止や患者や家族の負担を軽減する。

1. ワンバッグ製剤

- アミノ酸製剤やビタミン類がすでに1包化されており、隔壁を開通することで混注できる。

- フルカリック® 図8 、ネオパレン® 図9 、エルネオパ®などがある。

2. プレフィルドシリンジ製剤

- 注射器に薬液が充填された状態のもの。アンプルやバイアルから吸う必要がなく針をつけるだけで混注できる。
- ビタジェクト® 図10 、エレメンミック®注キット 図11 などがある。

注入ポンプの種類と特徴

- 在宅用の携帯用ポンプを使用する。
- カフティー®ポンプ 図12 やキャリカ®ポンプ 図13 などがある。

輸液カテーテルの準備

- 各ポンプ専用の輸液のセットを使用する。

1. 体外式の接続

- 体外式の輸液カテーテルを用いる 表15 。
- 感染予防にすぐれたクローズドシステム（閉鎖式）のコネクターを使用する 図14 。

2. 皮下埋め込み式の接続

- 皮下埋め込み式の輸液カテーテルを用いる 表15 。

表15 カテーテルの種類と特徴

	体外式	皮下埋め込み式
特徴	・カテーテルに付いているカフが皮下組織に2〜3週間で肉芽を形成し、繊維性に固定されるので、刺入部での固定が不要である。 ・24時間持続注入の場合はこちらを選択する。 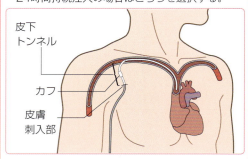	・血管内に留置されるカテーテル部分と、皮下に留置されるリザーバー部分からなる。 ・皮下に埋め込んだリザーバー部分に針を刺入し、接続して輸液を投与する。 ・間欠的投与の場合はこちらを選択する。 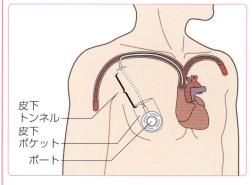
長所	・カフが皮下組織と癒着することにより固定されるので事故抜去が防止できる。	・針を抜去した後は、入浴・水泳など通常の生活が可能である。
短所	・刺入部の清潔保持（消毒）が必要である。 ・入浴や水泳などが困難である。カテーテルの先端が体外に露出しているので、入浴時の体外部の保護や感染予防、カテーテルの破損に注意が必要である。	・針を刺入する際は特殊な針（ヒューバー針）での穿刺が必要であり、皮膚の損傷、感染に注意が必要である。

図8 フルカリック®

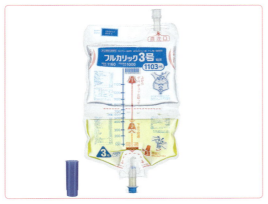

（テルモ）

図9 ネオパレン®

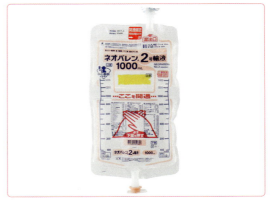

（大塚製薬）

図10 ビタジェクト®

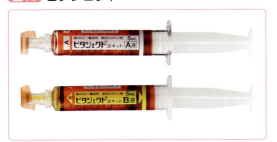

（テルモ）

図11 エレメンミック®注キット

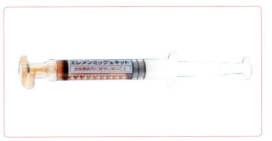

（陽進堂）

- ヒューバー針でポートに刺入する（後出、表18 参照）。

患者・家族へ指導する手順

- 体外式、皮下埋め込み式に共通する準備の手順を 表16 に示す。
- **体外式の場合**：体外式の場合の手順を 表17 に示す。
- **皮下埋め込み式の場合**：皮下埋め込み式の手順を 表18（p.118）に示す。

主な合併症とその予防

- 主な合併症とその予防策を 表19 に示した。

そのほか：24時間持続注入法（外出時）

- 社会復帰やQOLの向上を目的として、携帯

図12 カフティー®ポンプ

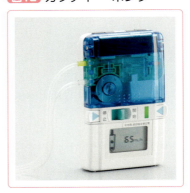

（エア・ウォーター）

用輸液システムがある。
- 携帯用輸液システムは、輸液をしながらでも日常生活において自由に行動ができるようにしたものである。
- 輸液剤、携帯用ポンプ、カテーテル類を、ショルダーバッグ、リュックサックもしくはジ

図13 キャリカ®ポンプ

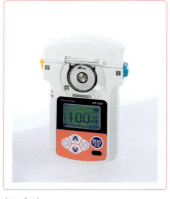

（ニプロ）

図14 クローズドシステムの接続方法

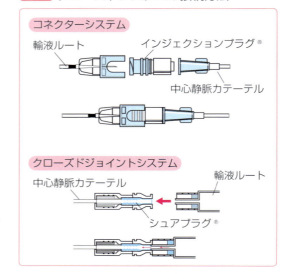

表16 体外式・埋め込み式に共通する準備の手順

手順	確認事項とポイント
❶石鹸を用いて、しっかり手洗いする。 ❷輸液および輸液ポンプ、接続用の輸液セットを準備し、輸液をセット内に満たしておく。 ❸ポビドンヨード消毒液、滅菌綿棒（もしくはポビドンヨード液付き綿棒）、固定用テープ、滅菌ガーゼを準備する。 ❹埋め込み式の場合、使用するヒューバー針を準備する。	●手を洗った後は、ペーパータオルか、洗いたての清潔なタオルで手を拭く。 **注意** 準備の際、感染予防に必要な注意事項を押さえておく。 ●物品は、ほこりのたたない清潔な場所で準備する。 ●ルートの接続、輸液の準備の際も接続部に触れたりしないように、滅菌操作を徹底する。

ャケット、ベストなどに収納して装着することで外出も可能となる **図15** (p.120)。

（片岡優実）

〈文献〉
1. 日本静脈経腸栄養学会編集：静脈経腸栄養ガイドライン　静脈・経腸栄養を適正に実施するためのガイドライン　第3版．照林社，東京，2013．
2. 日本静脈経腸栄養学会編：静脈経腸栄養ハンドブック．南江堂，東京，2011．
3. 日本医療機能評価機構：経鼻栄養チューブの誤挿入．医療事故情報収集等事業医療安全情報，No.121，2016．
4. 医薬品医療機器総合機構：経鼻栄養チューブ取扱い時の注意について．PMDA医療安全情報，No.42，2014．
5. 矢吹浩子：ナースのためにナースが書いたココが知りたい栄養ケア．照林社，東京，2016．
6. 古村美津代：浮腫のみられる高齢者のケアで気をつけることは何ですか？．ポケット版こんなときどうする？高齢者ケア，中島洋子編著，照林社，東京，2006：14．
7. 尾岸恵三子，遠藤和子編：腎臓病のある生活とナーシング．医歯薬出版，2003：44-57．
8. 高木永子監修：看護過程に沿った対症看護　病態生理と看護のポイント　第4版．学研メディカル秀潤社，東京，2010：565-585．
9. 矢野理香：水・電解質・内分泌系の異常と看護　ナーシングレクチャー．中央法規出版，東京，1999．
10. 関口恵子：根拠がわかる症状別看護過程　こころとからだの69症状・事例展開と関連図　改訂第3版．南江堂，東京，2016：164-168．
11. 小板橋喜久代，山本則子編：エビデンスに基づく症状別看護ケア関連図　改訂版．中央法規出版，東京，2015：106-115．
12. 山門實編：ナースのための水・電解質・輸液の知識　第2版．医学書院，東京，2004：80-89．
13. Centers for Disease Control and Prevention著，矢野邦夫監訳：カテーテル関連尿路感染の予防のためのCDCガイドライン2009．メディコン，大阪，2010．
14. 藤川暢子：尿道留置カテーテル　ベンザルコニウム塩化物付尿道留置カテーテルキットの発売．泌尿器ケア　2014；12：92-93
15. 赤峯みすず：導尿と膀胱留置カテーテル（感染防止の観点からみた手順）．エマージェンシー・ナーシング　2004；17：(1)：52-58．
16. 和田攻：実践臨床看護手技ガイド　手順に沿って図解した手技のすべて　第2版．文光堂，東京，2003：294-310．

表17 体外式の場合の手順

手順	確認事項とポイント

1 カテーテル刺入部の消毒とカテーテルの固定

❶滅菌綿棒をポビドンヨード消毒液に浸す（もしくはポビドンヨード液付き綿棒を用いる）。
❷カテーテル刺入部を消毒する（刺入部を中心に外側に縁を描くように回転させながら消毒する）。

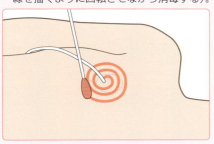

- カテーテル刺入部の消毒は、週に1〜2回、もしくは入浴・シャワー浴をした後に行う。
- 注意　ポビドンヨード消毒液を注ぐときは、滅菌綿棒の綿部分が不潔にならないよう、図のように行う。

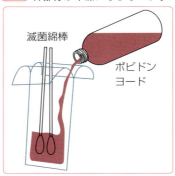

❸綿棒を取り替えて2回消毒する。
❹カテーテルを前回とずらして、ループをつくって固定する。

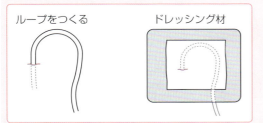

- カテーテル刺入部を消毒するときは、「中心から外側へ向かって」消毒することが原則である。
- 消毒は、念のため2回行う。
- 消毒の途中で滅菌綿棒の綿部分に触れたり、手が消毒部分に触れてしまった場合は、消毒しなおす。
- 注意　ルートが引っ張られたときに、刺入部に圧がかからないように、余裕をもたせてループをつくって固定する。

2 輸液の投与

❶消毒用綿棒を準備する。
❷クローズドコネクターのゴム部分を中心から外側へ縁を描くように綿棒を動かし、綿棒を2本使用して2回消毒する。

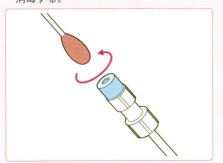

❸輸液を満たしておいた接続用の輸液セットと消毒したクローズドコネクターを接続する。
❹クレンメを開いて、輸液が自然滴下するのを確認したのち、カテーテルをポンプにセットする。
❺指示の投与速度に合わせて、滴下を開始する。

- 注意　消毒した後、ゴム部分に手が触れないように注意する。もし、触れてしまった場合は再度、消毒をしなおす。

（表17つづき）

手順	確認事項とポイント
3 輸液の終了のしかた（ヘパリンロック）	
❶輸液の注入が終了したら、注入用ポンプを停止し、輸液セットのクレンメを止める。 ❷輸液セットと、カテーテルの接続部を外す。このとき、クローズドシステムのコネクターが外れないように注意しながら、輸液セットのみ外す。 ❸コネクターのゴム栓部分を2回消毒したのち（輸液の投与時と同じ）、注射器でヘパリン加生理食塩液を8〜10mL注入する。 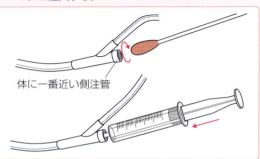 体に一番近い側注管 ❹グローションカテーテルの場合は、ヘパリンは必要なく、生理食塩液のみの注入によりカテーテル洗浄すればよいとされている。 ❺注入し終えたら、カテーテルはループをつくってガーゼにくるみ、テープで固定する。	●準備するもの：ヘパリン加生理食塩液（10mL程度）、ポビドンヨード消毒液・滅菌綿棒（滅菌綿棒をポビドンヨード消毒液に浸しておく）、固定用テープ、滅菌ガーゼ。 ●グローションカテーテルは、カテーテル先端にグローションバルブというバルブがついていて、輸液などが注入されて陽圧がかかったときのみ開通する。注入がなく圧がかかっていないときには、バルブが閉じているので、カテーテル先端での血液の逆流を防止できるしくみになっている。 グローションカテーテルのしくみ 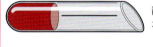 静止状態（輸液の注入をしていない）：閉鎖 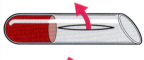 陽圧状態（輸液を注入する） 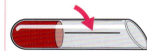 陰圧状態（吸引する）

表18 皮下埋め込み式の手順

手順	確認事項とポイント
1 輸液の投与	
❶消毒の準備をする。 ❷ポビドンヨードに十分浸した綿棒でポート埋め込み部を内側から外側に向けて、消毒する。綿棒を取り替えて2回消毒する。 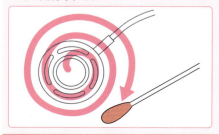	

(表18つづき)

手順	確認事項とポイント
❸看護師は利き手と反対側の手の親指と人差し指の第一関節まで消毒する。 ❹ポートの位置を確認して、看護師の利き手と反対側の手の親指と人差し指で固定する。 ❺ヒューバー針をポートの面に垂直に刺入する。 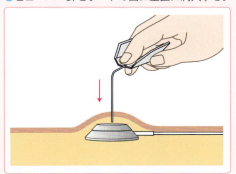 ❻ヒューバー針を固定する。 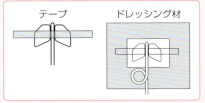 ❼クレンメを開けて、自然滴下を確認した後、指示された速度で輸液の滴下をする。 ❽ポンプを使用する場合はチューブをポンプにセットし、指示された滴下速度に合わせて、滴下を開始する。 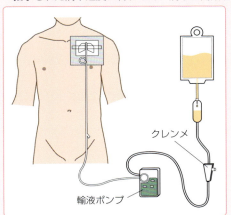	**コツ** ポート部の皮膚を消毒するため、看護師はポートを支えるときに使う利き手のみではなく反対の手の指も消毒しておくと、誤って消毒した部分に触れても清潔を保つことができる。 **コツ** ポートを固定する際、表面の皮膚を少し張りぎみにするように押さえると、針を刺しやすい。 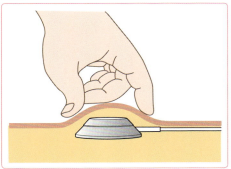 **注意** ポートをしっかり固定し、ゆがまないように注意して、ポートの隔壁（セプタム部）に垂直に刺す。 ●ヒューバー針の特徴：穿刺時にセプタム部を削らないように先端に角度がつけてある。 **注意** 滴下状態を必ず確認する。

(表18つづき)

手順	確認事項とポイント
2 輸液の終了方法 ❶滅菌綿棒・ポビドンヨード消毒液を用意し、ポビドンヨード消毒液に浸した滅菌綿棒をつくる(もしくはポビドンヨード液付き綿棒を用いる)。 ❷輸液ラインのクレンメを止め、注入ポンプも止める。 ❸ルートの側注部もしくはコネクターのゴム栓部をポビドンヨード消毒液で消毒する。 ❹ヘパリン加生理食塩液を8〜10mL注入する。 ❺ヒューバー針の固定テープを外す。 ❻利き手でないほうの手でポートを支えながら、利き手でヒューバー針の翼状部を持ってポートに対して垂直に針を抜く。 ❼ポビドンヨード消毒液に浸した滅菌綿棒で針の抜去部を消毒する。 ❽抜去部に絆創膏を貼る。	●ポート部は針を抜去したのち、2時間経過すれば、絆創膏を外して入浴やシャワーをすることは可能である。 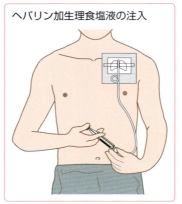 ヘパリン加生理食塩液の注入

表19 主な合併症と予防策

合併症	予防策と注意点
❶**感染＝発熱** ・皮膚刺入部感染 ・カテーテル敗血症	清潔操作、消毒を確実に行う。 ・ルートの接続、ポートの穿刺時に、消毒されていないものが触れないように注意する。
❷**事故抜去**	ヒューバー針の固定、ルートの固定を確実に行う。 ・ルートの固定は2か所以上で行う。 ・ルートを引っ張ったり、体に巻きついたりしないように注意する。
❸**カテーテル閉塞**	輸液終了時に十分な量のヘパリン加生理食塩液を注入する。 輸液注入中にルートを閉塞させないように注意する。
❹**輸液が皮下に漏出、皮膚の腫脹**	ヒューバー針をポートの底面までしっかり刺入する。 ・ポートに対して垂直に刺し、斜めにならないように注意する。 ・ポートは皮膚を少し引っ張るようにし、しっかり固定してから行う。

図15 外出時の方法

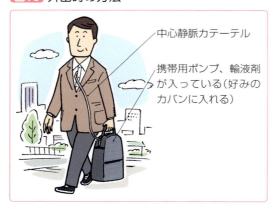

中心静脈カテーテル
携帯用ポンプ、輸液剤が入っている(好みのカバンに入れる)

慢性期・回復期の治療看護技術：意識・活動ケア

意識・活動ケア

米田昭子／藤田純子／元木絵美／森山祐美

感覚

1. 感覚機能とその障害

- **感覚とは**：視覚、嗅覚、味覚、聴覚、皮膚感覚（温度覚、圧覚、触覚）などのいわゆる五感と、深部感覚（運動感覚、位置感覚、振動感覚）、内臓感覚として分類される身体の機能である。
- 感覚を中枢神経系と末梢神経系の区分から捉えると、末梢神経系、すなわち脳神経・脊髄神経系の中の感覚・知覚系に区分される。
- 五感では、眼、鼻、舌、耳、皮膚といった感覚器が外部の刺激を受けとめ、神経を介して、その刺激を身体内部、脳へと伝える。
- 人は、感覚によって得られた外部からの刺激をデータにして身体内部に伝え、脳で処理することにより、環境に適応しながら生活していく。
- 感覚機能が失われると、人は環境に適応しながら生活することが困難になり、援助が必要となる。

2. 感覚に働きかけるケアの目的

- 感覚の機能を知り、身体の状態がどのようであるのかを患者と共に理解する。
- 安全、安楽が保持できる看護ケアにつなげる。

図1 眼の構造と視神経

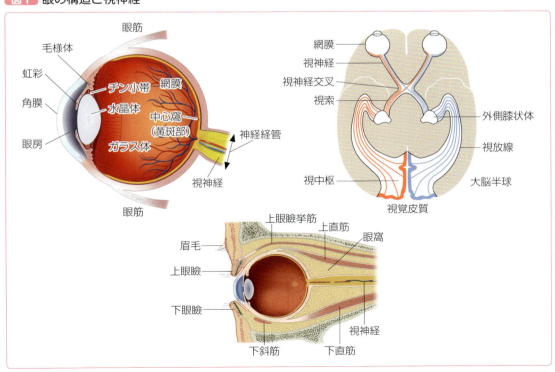

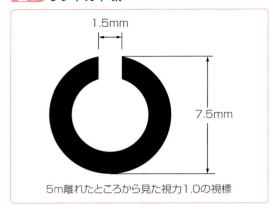

図2 ランドルト環

5m離れたところから見た視力1.0の視標

視覚

- 眼は眼球と視神経から成り立っている。眼瞼、結膜、涙器、眼筋、眉毛、眼窩が加わり、視覚器を構成する。
- **眼球**：眼窩の中にあり、上下の眼瞼の間から外へと開き、眼の後面は視神経によって脳とつながっている。
- **視神経**：直径3mm、長さ35〜50mmで、中枢神経の白質に相当する。眼窩から視神経管を通って頭蓋内に入る。

1. 視覚のしくみ

- 物を見て、それを認識するには、光が眼の角膜を通って、網膜上に像が結ばれ、その情報が視細胞から視神経乳頭に集約された後、視神経を伝わり、大脳の視覚中枢に送られるというプロセスがある 図1 。
- 眼に入ってきた光は角膜で屈折され、瞳孔を通過し、水晶体でさらに屈折され、硝子体に入る。刺激された網膜の視細胞からの神経要素が神経節細胞に達する。
- 神経節細胞から出た神経線維は、集まって視神経となり視神経交叉に達する。
- 視神経交叉では、左右の神経線維のうち、耳側の線維は、そのまま同側にいくが、鼻側の線維は、それぞれ反対側にいき（半交叉）、視索となって外側膝状体に達する。
- 外側膝状体を出た神経線維は、視放線となって視中枢がある大脳後頭葉皮質に達する。
- 網膜視細胞への刺激は視神経を経て大脳に達してはじめて視覚として生じる。これを**視覚路**という。
- 視覚の機能は、眼の角膜や網膜のトラブルだけではなく、視神経をつかさどる第2脳神経の障害、得られたデータの意味を認識する大脳の視覚中枢の障害により障害される。

2. 視力検査

- 視力とは、物体の形や存在を認識する目の能力である。
- 視力は2点を2点として見分けることができる**細小視覚**で表す。
- 視力を現す単位の指標には、直径7.5mm、太さ1.5mm、切れ目1.5mmの**ランドルト環** 図2 を用いる。
- ランドルト環の切れ目を5m離れた距離から見分けられる視力を1.0とする。
- **視力検査**は、ランドルト環の単一指標（字ひとつ視力）、または視力表（字づまり視力）を用いて、距離5m、指標の照度500lx、片目を遮閉し、一眼ずつ検査する。
- **視力**の記載は、右視力（vd；visus dextraまたはRV；right vision）＝1.0、左視力（vs；visus sinistraまたはLV；left vision）＝1.0のように行う。
- 近づいても0.1の指標が見えないときには、検査者の指の数がわかる距離を測定する。
- 指数が見えないときには、患者の目の前で、手を動かし、動きがわかれば**手動弁**である。
- 手の動きがわからないときには、暗室内で目に光を送り、感じるかどうかを調べる。光を感じることができれば、**明暗弁**である。光を感じないときには**全盲**である。
- 視力の種類として、以下のようのものがある。
- **可読最小域**：文字や図形を読むことのできる視力。実用的に手軽に検査できる。カタカナ、ひらがな、数字などの文字指標がある。
- **近見視力**：近距離で測定した視力。通常

30cmで測定する。近距離視力表を用いる。

- **両目視力**：両目を開いたまま測定した視力。
- **動体視力**：指標を動かして測定した視力。通常の視力である静止視力より悪くなる。
- **中心視力と中心外視力**：中心視力は中心窩でみた視力であり、中心外視力は中心窩以外でみた視力である。中心外視力は中心視力と比べると非常に不良である。
- 臨床では、日ごろ読んでいる新聞などを利用して、近距離の両目視力を確認することで患者の視力を捉えることができる。

3. 視野検査

- 視力だけではなく、1点を固視したときに見える範囲と感度を測定する視野検査の評価も大切である。
- 視野異常には、①狭窄（視野の広さが狭くなる）、②半盲（視野の半分が見えなくなる）、③暗点（視野の中に見えない部分がある）がある。

4. 視力低下・視野異常がある患者のケア

- 視力の低下、視野異常について理解し、どのように生活に支障をきたすのか考え、安全に生活できるような看護ケアにつなげていく。
- 視力低下に加え、視野異常がある患者には、患者に声をかけるタイミング、ケアを行う際の看護師の立つ位置に配慮する。
- 視野異常がある患者には、その患者の「見えかた」を理解しかかわる。たとえば左視野欠損のある患者では、看護師は患者の右手側に位置し、声をかける。

1）声をかけるタイミング

- 声をかけるタイミングは、患者が起き上がろうとしている、立ち上がろうとしている、座ろうとしているなどの行為の途中は避ける。その行為が終了したら声をかける。
- 声をかける際は、患者の後方ではなく、前方から行う。

- 声かけは、名乗ってから、用件を明確に伝える。

2）ケアを行うときの注意点

- ケアを行う際に、いきなり患者の身体に触れると、そのプロセスが患者にわからず、非常に驚かせることとなる。
- まず患者に、どのようなケアを行おうとしているのかという説明を行う（たとえば「右手にマンシェットを巻きますね」「腕を少し持ち上げますよ」など、具体的な声かけを行う）。

3）環境整備

- 手を伸ばすと届く位置に危険なものを置かない。
- 歩行する際に足がぶつかったり、すべる障害物がないように環境を整える。
- 患者にとって必要なものであれば、どの位置に何を置いたのか説明し、環境がイメージできるようにする。
- 物品を移動した際は必ず説明する。

4）視力低下がある患者のケア

- ベッドの周囲や生活の場における物の位置について、自分なりのイメージがある。日常生活がスムースに過ごせるように準備を整えていることを理解する。
- 新たに物を設置したり位置を変える際には、どの位置に物を置いたか伝えたり、どこに設置するか、患者と相談して決めていく。
- 新たなイメージづくりができ、安全に自立した生活が送れるよう配慮し、手助けをする。

5）視野が極度に狭い患者のケア

- 視野が極度に狭い場合には、目的の物は見えても、周囲のすべては把握できない。
- 歩行の際に、足がぶつかったり、すべる障害物がないように環境を整える。

味覚

- 味覚の低下は、内科的疾患などが原因のことも多く、その要因は多く存在する。
- 鉄、ビタミン、亜鉛などが欠乏すると、味覚障害が起こるといわれている。

1. 味覚の感知

- 味覚は、舌の乳頭部にある味蕾で感知する。
- 味蕾は、軟口蓋、咽頭の後壁および口頭蓋にも散在している。
- 味蕾の情報は、舌咽神経や顔面神経、迷走神経によって大脳側頭葉の味覚野に届けられる。
- 味覚には、甘味、塩味、苦味、酸味があり、舌のどの部分でもこれらを感知することができる。
- 正常な味覚の維持には、味蕾を正常な状態に保つことが重要である。

2. 味覚の検査

- 味覚はろ紙ディスク法検査、電気味覚検査で調べることができる。
- 味覚の検査は、すべて自覚検査法であり、現在のところ他覚的な味覚の検査方法はない。

3. 味覚障害のある患者のケア

- 質のよい食事の提案をする（添加物の多い加工食品ばかりでは、味覚異常を引き起こすといわれている）。
- 味覚に影響する必須微量金属（鉄、亜鉛など）の摂取を促す。
- 口腔内の清潔ケア（義歯・粘膜・歯のケア、口腔乾燥の緩和、禁煙の指導）を計画する。
- 食への意欲が低下していると判断した場合は、食事そのものの風味、温度、盛りつけなどを工夫し、視覚、嗅覚を刺激して補う。

皮膚感覚

1. 温度覚

- 熱い、冷たいを知覚するのは皮膚の温度覚である。
- **アセスメントの方法**：温覚は40〜50℃の湯の入った試験管を3秒くらい皮膚に当てて、冷覚は10℃程度の冷水の入った試験管を皮膚に3秒くらい当ててアセスメントすることができる 図3。
- 50℃以上になると痛覚を生じる。氷水になると同様に痛覚を生じる。

2. 触覚

- 触れているのを知覚するのは触覚である。
- **アセスメントの方法**：刷毛などを皮膚に当てて確認し、触覚がどのようであるかをアセスメントできる 図4。

3. 痛覚

- 痛みを知覚するのは皮膚の痛覚である。
- **アセスメントの方法**：痛覚は、安全ピンなどの針先を皮膚に当てて確認する方法がある。
- 痛覚のアセスメントは不快感を伴うので不必要に実施しない。
- 痛覚に限らず、皮膚感覚のアセスメントを行うためには患者、家族に何を確認するのか、どのように行うのか、目的と方法を説明し了解を得る必要がある。

4. 皮膚感覚に障害のある患者のケア

- 皮膚感覚が鈍くなっていたり、まったくわからなくなっている場合には、熱傷やケガから身を守るための機能が障害されていることになる。
- 看護ケアでは、知覚が鈍くなっている状態を、患者本人と家族に理解してもらえるように説明し、日々の生活を安全に過ごせるような支援を計画する。
- 家事や入浴に伴う事故、ストーブの熱風によ

図3 温度覚のアセスメント

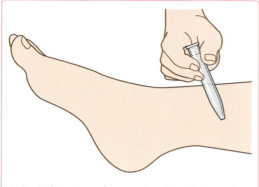

温覚の場合は40〜50℃の温湯を、冷覚の場合は10℃程度の冷水を入れた試験管を3秒くらい当ててアセスメントする。

図4 触覚のアセスメント

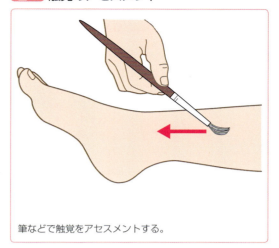

筆などで触覚をアセスメントする。

る熱傷の危険を防ぐために、浴槽の温度確認の習慣化や素足でストーブの熱風に当たらないなどを指導する。
- 素足での歩行によるケガを予防するために、靴下の装着、靴の選択をアドバイスする。

(米田昭子)

認知

意識のアセスメントと残存機能の保持

1. 意識障害のある患者の覚醒を促すケアの目的
- 患者の反応の変化を捉え覚醒を促すケアにつなげる。
- 患者が反応を示すことができる筋力・関節可動域を保つ。
- 患者の反応とは、手先・足先のわずかな動き、他動運動(体位変換など)に対するわずかな抵抗、しかめ顔、わずかな開眼、口唇の震えなどである。

2. 方法
- 患者に対する日常ケアにおいて、患者の反応を注意深く観察する。
- 姿勢・体位を安楽に整える。関節拘縮や筋力低下を防ぐリハビリテーションを行う。顔面の筋肉(顔面表情筋、口輪筋など)の運動には口腔ケアを活用する。

サーカディアン(概日)リズムの調整

- ヒトのサーカディアン(概日)リズムは24時間ではなく、約25時間の内因性リズムをもち、24時間周期の昼夜変化において、24時間に適合させている[1]。
- サーカディアンリズムは「睡眠−覚醒」をはじめ 表1 に示すような生体機能・行動に発現している。

1. 目的
- サーカディアンリズムを整える援助を提供することによって、意識障害患者の覚醒を促す。

2. 方法
- サーカディアンリズムを活用した看護援助の例を 表1 に示す。

座位の保持

- 端座位後、脳波上で前頭葉の活動が確認され

表1 生体機能・行動サーカディアンリズム

生体機能・行動	サーカディアンリズムの様相	サーカディアンリズムを調整する看護援助の例
睡眠−覚醒	サーカディアンリズムの指標となるメラトニン分泌は光刺激によってコントロールされており、睡眠・覚醒リズムには光刺激が最も重要な同調因子となっている。日中も室内で過ごすことの多い入院患者らは、屋外と比較して光レベルが低く平坦なまま、朝から夜まで過ごしてしまう可能性がある。	起床時は、日の出に合わせて徐々に照度を上げ、午前中に太陽光を浴びて覚醒度を上げる。午後は屋外に近い光で活動的な環境を維持し、日没に合わせて照度を下げる。消灯前は低照度にし、夜間は足下灯のみにする。室外に出られないとしても、照明の種類やカーテン・ブラインドなどの使用を工夫し、このような環境に近づける。
体　温	早朝から上昇し始め、夕方ごろをピークとしてその後下降していく。睡眠前の入浴は、入浴後の体温を低下させ、入眠を促進する。	昼間は車椅子に座ったり、入浴・リハビリテーションなど、体温・心拍・血圧が適度に上昇する活動を取り入れる（入浴時の湯温が上がり過ぎないようにする）。また、睡眠前の入浴が難しければ、足浴などで入浴に近い効果を得られるようにし、入眠を促進する体温変化が生まれるようにする。
心拍・血圧	活動レベルが高い昼間には高く、睡眠中には低くなる。睡眠時は前半に下がり、後半にかけて上昇、覚醒時に急上昇する。	
摂食行動	消化管に食物が入ることにより消化管リズムもつくり出される。規則的な時間に食事をとることは体温、睡眠・覚醒リズムを正常化させることにもつながる。	たとえ経管栄養であったとしても、規則的な時間に投与し、夜間帯にかからないようにする。

＊そのほか、コルチゾールなどの内分泌ホルモン系、免疫や代謝系などにサーカディアンリズムが発現している。

ること[2]、90°の座位をとると頸部や背部の筋緊張が高まり、それが脳幹網様体を刺激し覚醒レベルが上がること[3]が報告されている。

1. 目的

- 座位によって、意識レベルの調整に関与するといわれている網様体賦活系を刺激し、意識障害患者の覚醒を促す。

2. 方法

- 体幹が安定していない場合は、クッションなどを利用し、安楽に座位がとれるようにする。
- 座位をとる前・中・後で血圧・脈拍を測定する。起立性低血圧や急激な脈拍・血圧の変化があれば、座位を中止する。
- 長期臥床患者は、毎日段階的にギャッジアップしたり、リクライニング車椅子を利用し、最終的に90度座位にもっていく。足底を接地すると、感覚刺激も増す。可能であれば背面を開放する。

五感の刺激

- 感覚刺激は上行性に網様体賦活系を経由し、最終的には大脳皮質に至り、覚醒状態を促すことが明らかになっている[4]。

1. 目的

- 多種の感覚刺激により網様体賦活系を刺激し、覚醒を促す。

2. 方法

- 五感刺激の例を **表2** に示す。

高次脳機能障害のある患者の活動を支援するケア

- 高次脳機能障害によって困難になった行為は、訓練によって新しい神経回路が形成されて再学習でき、繰り返しにより強化される。看護師は再学習の過程にある患者の生活活動を援助する必要がある。
- 1つの高次脳機能障害だけに注目せず、ほか

の高次脳機能障害や麻痺の影響を考慮して援助方法を考える。

1. 失行のある患者への援助

■ 失行とは運動可能な状態にあるにもかかわらず、しかも行うべき動作や行為も十分わかっているのに、合目的的な運動ができない状態[5]である。

■ 失行の分類を 表3 に示す。患者はその行為が適切にできないことを自覚しているので、「～ができていない」というような否定的評価は避ける。

表2 五感を刺激する方法例

座位保持	視野の変化によって視覚への刺激が増し、上肢を動かしやすくなり運動覚も刺激される。また足底が接地できれば感覚刺激も増す。
口腔ケア	保清や経口摂取の準備という目的以外に、舌・頬筋・口輪筋・歯肉などへの刺激につながる。舌苔を除去し、味覚刺激の準備にもなる。
温度刺激	入浴、手浴・足浴、口腔内のアイスマッサージなどがあげられる。温・冷タオルなどを顔や四肢に10秒程度ずつ繰り返し当てるなどの刺激方法もある。
視覚刺激	親しい人の顔、その人が大切にしている物、日常使っていた物を見せる。
聴覚刺激	耳元で大きな音、声を聞かせる。名前を呼ぶ。親しい人の聞きなれた声を聞かせる。好きな音楽やラジオ番組を聞かせる。
嗅覚刺激	その人の好きな食べ物などの匂いをかがせる。
味覚刺激	その人の好きな味をしみこませた綿棒で舌・口腔内を刺激する。そのほか、酸味(レモン汁など)、苦味(コーヒーなど)、塩味、甘味などで試してみる。

表3 失行の分類

	失行の種類		失行の特徴	困難となる行為の例
主な分類	運動性失行	肢節運動失行	用途にかなった協調運動、習熟運動が正しく行えなくなる。動作がぎこちなかったり、おおざっぱである。	・ボタンをかける／手袋をはめる／指で物をつまむ／箸、スプーン、フォークを使って食べる
		観念運動失行	自発的には行うことができ、意味はわかっているのに、言葉で行為を指示されたり、視覚的にまねるように言われても、それができない、間違える。	・短い象徴的な動きができない。お辞儀／別れの手振り／手招き／合掌／万歳／拍手／じゃんけん
	観念性失行		日常よく用いる物品の複合的な使用、ある行為における動作の系統的な遂行ができない。動作を一部省略したり、順番を間違える。また、物品を間違った用途で使う。模倣すれば正しく使用できる。	・動作の順序がわからない。お茶をコップに入れて飲む／歯ブラシに歯磨き剤をつけて歯を磨き、コップの水で口をすすぐ ・間違った使いかたをする。食器を使って食べる(スプーンを上下逆に持つ)／洗面器で顔を洗う(洗面器の水を飲もうとする)
そのほか	構成失行		三次元の構造を頭の中で描けなくなくなり、立体構成ができない。	・立体的な図形の描画／積み木／着衣(衣類の上下、前後、裏表などの空間関係の理解、身体と衣類の関係づけ)
	着衣失行		肢節運動失行や観念性失行、構成失行でも着衣が困難になることはあるが、着衣だけに困難を示す場合を指す。	・着衣(「構成失行」を参照)

- 日常用いる物品の複合的・系列的使用が困難となる観念性失行は、患者の日常生活への影響が大きい。そのような患者に対する援助について 表4 に示す。

2. 失認のある患者への援助

- 失認とは、1つの感覚を通したときにだけ対象が何かわからない状態[5]である。失認の分類を 表5 に示す。
- 半側空間無視のある患者は麻痺側を無視して

表4 観念性失行のある患者への援助

ケアのポイント	具体的援助の例
どのような行為・物品使用ができれば日常生活が改善するかを考える。	●その人の生活において求められる行為や必要とされる物品使用、単純な行為やできるだけ簡単な物品使用から始める。 ●その人が普段から使い慣れている道具（食器、歯ブラシなど）を使用する。
模倣はできるので、反復練習してその行為における正しい動作とその手順を再習得する。	●系統的に遂行困難な行為は、部分的に介助し、できる動作から習得してもらい、患者を混乱させないようにする。最終的に統合するが、部分的な介助がゴールになることもある。 ●実際に物品を使用して見せ、それを模倣してもらう。また、繰り返し見てもらうだけでも、視覚的な反復学習になる。 ●手を添えて一緒に動かしてみるなど、運動覚を手がかりにする。 ●患者の前から介助すると、患者と介助者側で左右が逆になり、患者が理解しにくいため、患者の横に座って介助する。 ●スタッフ間で動作介助方法・説明方法を統一し、患者を混乱させない。

表5 失認の分類

失認の種類			失認の特徴
主な分類	視覚性失認	物体失認	物を見てもそれが何であるかわからないが、触ったり、関連する音を聞けばわかる。
		相貌失認	知っている人の顔を見ても誰であるかわからないが、声を聞けばわかる。
		街並失認	よく知っている建物や風景を見ても、どこかわからない。関連する音などを聞けばわかる。
		色彩失認	見えているのに色彩の違いを認知できない。指示された色が指し示せない。
		同時失認	図の細かい部分に注意が集中し、全体として何を表しているのかがわからない。
	聴覚性失認	環境音失認	聴覚障害や失語がないのに、知っているはずの環境音を聞いても何の音かわからない。見たり、触ればわかる。
		感覚性失音楽	音楽を聴いても、それが音楽であると認知できない（メロディと認識できない）。
	触覚性失認		触っただけでは何かわからないが、見たり、音を聞けばわかる。
そのほか	身体失認	半側身体失認	自分の体の半分が存在しないかのようにふるまう。体の半側の存在を認識できない。麻痺がなくても半側の身体を使わない。
		身体部位失認	身体部位の名称を言われても、それがどの部位のことかわからない。
		手指失認	指の名前がわからず、指示された指を出すことができない。
		左右失認	左右がわからない。
		病態失認	麻痺を認識することができない。病識がなく、障害の受容に時間がかかる。
	空間失認	半側空間無視	視空間の半側にある対象を無視する。主に右半球の損傷により左半側を無視する。

表6 半側空間無視で起こりやすいADLへの影響と患者への援助

ADL	起こりやすい影響	具体的援助の例	ケアのポイント
整容	● 整髪・髭剃り・歯磨き・化粧などで無視側（麻痺側）半分を残す。	● 動作の手順表を作成し、それを見て無視側の作業を忘れないようにする。 ● 整髪や髭剃りは無視側を手で触って確認する。	❶ 顔、体を右側に向け、座位姿勢も右に倒れ込んでいることが多く、左側の対象や危険の存在に気づきにくい。 ● 体位を安定させる。 ・クッションなどを使用し、頸部・体幹が正面に向くよう整える。
食事	● 無視側にある皿を見落とし食べ残す。 ● 1つの皿の中でも無視側を見落とす。	● 食器の数を数えてから食事を始める。 ● 献立表と自分の食べているものを照合する。 ● お盆（皿）の位置を右側に寄せる。	● 何らかの手がかりによって無視側に直接注意を促す。 ・無視側に目立つもの（人形など）を置く。 ・徐々に無視側から患者に声をかけるようにしていく。
読み描画	● 横書きの文章で、文頭を飛ばして読む。 ● 数字の頭を読み飛ばし、桁数（金額）を間違える。 ● 無視側にあるものを描かない。	● 文章の左端に目印を付け、注意を喚起し、文章を指でなぞる。 ● 文章や数字（金額）を読むとき、絵を描くときなどは、意識して左に顔を向けるよう心がけてもらう。 ● 右手を紙の左端に置いて、視線を誘導する。	・ベッドは無視側を入口に向け、無視側に意識を向ける。 ❷ 患者は半側空間無視があるという自分の障害を認識しにくい。 ● 障害の存在に現実的な認識をもってもらう。 ・無視側を見落として何かに失敗したとき、それについて患者自身が話して言語化するよう促し、障害の存在を認識してもらう。
移動	● 無視側の障害物に気づかず、体や車椅子が障害物や人にぶつかる。 ● 無視側を考慮した動作ができず、または忘れ、転倒・けがにつながる。 ・無視側のフットレストの上げ下げ、ブレーキのかけ外しを忘れ、転倒などの原因となる。 ・患側上肢がアームレストから落ちても気づかずに駆動を続け、車輪に手を巻き込むなどのけがをする。 ・患側下肢がフットレストから落ちても気づかずに駆動を続け、下肢を引きずり、骨折・脱臼などを起こす。 ● 無視側に曲がれないため、迷う。自室にもどれない。	● 障害物に目印をつけ、注意を引く。 ● 健側の手で患側の壁や扉、曲がり角などを触り、空間的位置を認識する。 ● 患者の身体に触れながら移乗動作を誘導して、健側で患側を保護する方法を、体で覚えてもらえるようにする。 ● 健側のアームレストに車椅子の操作手順を貼付し、安全を確認しながら車椅子を操作するよう促す。 ● 患側のブレーキの持ち手の長さや色を変えて目立たせる。 ● リハビリテーションでも、病室、トイレでも同じ方向から移乗できるようにし、患者を混乱させない。 ● 移乗時、患側上肢は三角巾で保護し、下肢は下腿まで支えられるフットレストが付いた車椅子を使用して、けがを防止する。 ● 見取り図でリハーサルしてから実際に歩く練習をする。 ● 自室の入り口やトイレ、そこへ行くための曲がり角に目立つ印をつけ、注意を引く。	● 無視側の空間に気づいてもらう。 ● 顔・視線を意識的に無視側に向ける習慣をつけてもらう（風船バレーなどで訓練する）。 ・無視側の空間を手で触って確認してもらう。 ❸ 無視側（麻痺側）へ注意を払うよう過剰に指導することや、失敗体験が重なることは、患者のストレスになる。 ● 1つの行為を完遂し、成功した体験を蓄積してもらう。 ・患者がまず自立したい行為から練習を始め、意欲をもってもらう。 ・言葉による誘導と同時に、患者の身体に手を添えて動作を誘導し、触覚・運動覚を通じて動作を理解してもらう（誘導は最小限にとどめる）。 ・その行為における一連の動作が複雑であれば、部分に分けて練習する。しかし、練習の最後には一連の動作を完遂できるようにして、行為の達成を実感してもらう。

＊更衣については 表7 で示す。

表7 更衣のための動作習得への援助（特に失行・半側空間無視のある患者に対して）

● 更衣困難の原因となる患者の障害の種類（複合している場合もある）を見極める。
● 麻痺を考慮し、更衣の手順（患側からの着衣・健側からの脱衣）を整理して患者に示し、繰り返し練習する。
● 更衣は難度の高いADLなので、その練習は少なくとも座位が安定し、ほかのADLが向上してから行う。

障害の種類	更衣困難の例	具体的援助の例
観念性失行	・袖口から手を通そうとする。ズボンの裾から足を入れようとする。両足ともズボンの片方に入れる。 ・ズボンを頭からかぶろうとする。	・模倣は可能なので、手順を追って1つずつ適切な動作を模倣してもらい、着衣完了までの過程を繰り返し練習する。 ・看護師が患者の前でデモンストレーションすると患者が左右を混乱してしまうので、横に並んで行う。
構成失行	・衣服を手に持った時点で、上下・左右・裏表がわからなくなり、どの部分にどの方向に手を通してよいかわからなくなる。たとえば上衣の表裏を逆に着る。前開きであっても、上衣の背中側を前にして袖を通してしまう。 ・片袖を通すときに上衣がねじれると、服と身体との関係性がわからなくなり、もう片方の袖が通せなくなる。	・服をベッドなどに広げて置き、上下・左右・表裏を確認し、平面として身ごろ、袖、襟などの位置を認知する。 ・服を持ち上げず、置いてある服の中へ体を入れていくような形で着る。被り服なら一番大きな入り口である裾から手を入れ、袖を通してから頭を通すという順番で着て、空間的位置の混乱が起こらないようにする。 ・ズボンも同様に、置いてあるズボンの前に座り、左右の足を1本ずつ入れていく。
半側空間無視	・無視側の袖／ズボンを通さない、または途中で通すのをやめてしまう。 ・無視側の袖／ズボンが、手首／足首にひっかかったまま、完全には脱げていない。 ・左右のボタンをかけちがう。	・無視側の着衣・脱衣ができない（忘れる）ので、無視（麻痺）を考慮した健側片手での動作の手順を整理し、繰り返し練習する。 ・言葉かけだけでなく、患者の身体に手を添えて動作を誘導し、触覚・運動覚を通じて無視側に意識と視線を引きつけ、動作を理解してもらう。
上記全般	・麻痺のあるほうから着るとわかっていても、まずどこに手を通せばよいか混乱する。	・衣類の患側にリボンなどで目印をつけ、患側から着衣を開始する手がかりにする。

しまうため、ADLへの影響が大きい。しかし、学習によって代償機能が働き、ADLは回復することが多い。半側空間無視で起こりやすいADLへの影響と患者への援助について**表6**に示す。

■ 更衣のための動作習得への援助：更衣は複雑な手順の組み立て、細かい操作などがあるうえに、操作する衣服の空間的位置や形態が、動作が進むにつれて常に変化する非常に高度なADLである**表7**。失行や半側空間無視のある患者にとっては、麻痺を考慮した患側からの着衣手順を身につけることや、自分と衣服との空間的関係を把握することが難しく、更衣のための動作習得には困難が多い。

3. 記憶障害のある患者への援助

■ 記憶障害の多くはエピソード記憶の障害（日常的出来事を覚えられない）であり、知識や身体で覚えた技術は忘れていないことも多い。
■ 記憶障害のある患者への看護は、患者が何を覚えられず、それによって日常生活にどのような影響があるのかに視点をおく。
■ 患者に対して記憶を強化する働きかけをしても、患者は失敗を重ねてしまい、不安に陥りやすい。患者が必要な情報を得られる環境を整え、患者の生活が安定するようかかわる。
■ 記憶障害のある患者への援助について**表8**に示す。

表8 記憶障害のある患者への援助

ケアのポイント	具体的援助の例
正しい情報を常に入手できるようにする。	●日付や場所を覚えられないために混乱したり、約束事や注意事項などを忘れてしまうので、それら患者の目につくところに掲示しておく。それを普段から見たり、音読してもらい、情報により安心を得てもらう。 ●物の場所を忘れるため、引き出しや扉の前面に中に入っている物のリストを貼っておく。 ●新たに自分とかかわるようになった人（病院のスタッフなど）の顔を記憶できないため、その人たちの顔写真と名前・自分との関係性など書いて掲示し、見て思い出せるようにする。
記憶できない情報を思い出す手がかりをつくる。	●記憶したいことをノートにメモする。どこに書いたか、どのような情報が欲しかったのかを忘れてしまうため、決まった書式を提供する。また、メモしたこと、ノートを見なおすこと自体を忘れないように、タイマーを定時的に鳴らして、メモを確認してもらう。 ●一日のスケジュール表を作成し、それを見て行動できるようにする。チェックを忘れないよう、スタッフが適時声をかけながら、徐々に自分でチェックする習慣をつけ、日常生活が円滑に送れるようにする。 ●トイレや自室の入り口に目印をつけて場所がわかるようにしたり、壁に矢印をつけるなどして道順を案内する。

表9 注意障害のある患者への援助

注意機能		注意機能の内容	注意障害の特徴	看護援助のポイント
強度	覚醒水準	意識の高さ・低さ、周囲の刺激に対して注意を払えるかどうか。	常にぼんやりしている。活気がない。呼びかけへの反応が乏しい。	●情報提供 ・注意が向き、持続しやすい目印をつける（自室の入口に目印をつける、床や廊下にテープを貼って生活導線を示す、など）。 ・持続性や分配性の低下のために遂行が困難な行為、安全に行うことが困難な行為（移動など）は、主にその行為が行われる場所に手順表を掲示し、注意を向けるべき点を意識してもらう。
	持続性	いわゆる集中力。注意の強度や選択性を維持できるかどうか。	集中力が続かない。根気がなくなる。	●環境調整 ・持続性や選択性が低下している場合、外的刺激を遮断し、しようとする行為に注意を向けられるようにする（カーテンを引いて周囲の人の動きなどが見えないようにする、音のするものは取り除く、など）。
選択性	選択性	多くの刺激から、1つの要素や刺激に反応する能力。	ほかの刺激に反応しやすく、一貫した行動がとれない。	●反復学習 ・注意機能の低下により、一般的に学習効果も低い。同じ方法で繰り返し一連の動作を練習する。 ・行動を起こす前にスタッフと一緒にシミュレーションを行い、注意を向けるべき点を意識してから実行してもらう。
	分配性	2つ以上の刺激に同時に注意を向ける能力。	2つ以上の作業を同時にこなすことができない。	●適切なアセスメント ・患者は人に見られていると思うと集中力も高まり失敗が少ないが、見られていないと失敗するという現象がみられる。患者にかかわるさまざまな人からの情報収集や意図的な観察によって、注意障害による問題が生じる場面や問題の内容を的確にアセスメントし、事故や失敗を未然に防ぎ、患者の生活を安定させる。

※半側空間無視によって無視側の空間認識が欠如する状態も注意障害に含まれ、「方向性注意の障害」という。

4. 注意障害のある患者への援助

- 注意機能は、情報を入手し、適切な判断をするためにも必要な機能であり、生活上に必要なさまざまな認知機能の基盤を形成する重要な機能である[6]。
- 注意障害のある患者には安全に配慮した援助 表9 が必要である。

5. 家族への援助

- 高次脳機能障害は外から見えにくい障害であり、患者だけではなく家族にも、その症状が病気によるものであることを説明しなければならない。
- 家族への看護援助の目標：①家族が患者の障害について医師・看護師の説明を理解できる、②家族が患者とかかわるなかで患者の障害を認識できる、③家族が患者とのかかわりかたを理解し、積極的に患者とかかわるようになる。

（藤田純子）

運動

起立性低血圧を起こす可能性のある患者へのケア

1. 目的

- 長期間の安静臥床、心疾患、脳血管疾患、内分泌疾患、脊髄損傷など自律神経の調節機能が不十な患者において、臥位から座位や起立などへの重力負荷が増えたときに起立性低血圧が起こりやすい。
- **起立性低血圧とは**：一般的に起立時の収縮期血圧が20mmHg以上下降することを指す。
- **起立性低血圧の症状**：眼前暗黒感や冷汗、動悸などがあり、時に失神をきたすことがある。
- ここでは、起立性低血圧を起こす可能性のある患者の活動を拡大するにあたり、どのように離床を支援すればよいか、ケアのポイント

を述べる。

2. 準備

- **必要物品**：血圧計、時計、弾性ストッキング（足関節の圧迫圧が20mmHg以下の弾性ストッキング）または弾性包帯。

3. 患者へのケア

- 起立性低血圧を起こす可能性のある患者を端座位とするときの手順と確認事項を 表10 に示す。
- 静脈環流量の増加を目的として、ギャッジアップを行う前に弾性包帯や弾性ストッキングを使用することがある。
- 弾性包帯や弾性ストッキングを効果的に使用するために、適切なサイズのものを正しい方法で使う 表11 表12 。

（元木絵美）

コミュニケーション

- コミュニケーション（communication）とは「社会生活を営む人間の間に行われる知覚・感情・思考の伝達」[7]とされている。
- 私たちは、人のことばや表情、行為などを聴覚、視覚、触覚などの感覚器を働かせて脳に取り込み、理解することや考えることを行う。そして、ことばや表情、行為などの伝達の方法を用いて相手に表出する。
- コミュニケーションにおけるやりとりは1回で終了することもあれば、キャッチボールのように続くこともある 図5 。
- 脳に障害を受けたり、加齢による身体の変化に伴い、感覚や理解、伝達が正常に機能しなくなり、コミュニケーションを図ることに困難さが生じてくることがある。
- ここでは、人がことばによるコミュニケーションを行っていることに焦点を当て、言語が障害された状態（＝失語）について説明し、言語に障害のある患者へのケアについて述べる。

表10 起立性低血圧のケア

手順	確認事項とポイント
❶患者にベッドのギャッジアップを行い座る姿勢になることの同意を得、安静仰臥位時の血圧を測定する。 ❷端座位となる前にベッドの高さを患者の両足底が床に着く高さに調整する。 ❸ベッドを30°ギャッジアップし、血圧やそのほかの自覚症状・他覚症状を確認する。 ❹15〜30分様子をみて、異常がなければ、徐々にギャッジアップを行っていく（30°→45°→90°）。 ❺異常がなければ、両下肢と背部を支えて、ゆっくり端座位へ介助する。 ❻端座位時、眩暈などの軽い症状が出た場合は、筋収縮による静脈環流量の増加や血圧上昇を期待して、足踏み運動や足関節の底背屈運動を促す。	●血圧測定はベッドのギャッジアップ直後と10〜15分毎に測定する。 ●患者の収縮期血圧が、安静臥床時より20〜30mmHg以上下降したり、血圧低下に伴う症状（意識レベルの低下、冷や汗、悪心・嘔吐、顔面蒼白、眩暈、欠伸など）が出現すれば、起立性低血圧と判断する。 **注意** もし、意識レベルが低下するような重度の症状をきたした場合は、ただちに運動を中止し、患者をショック体位とする。 **ショック体位** 心臓より下肢の高さを約20〜30cm高くする。

失語とは

- **失語とは**：獲得されていた言語知識が、大脳の左半球にある言語中枢の障害によって後天的に障害された状態をいう。
- ここでいう言語とは「聴いて理解する」「話す（発話・復唱）」「読む（音読・読解）」「書く」ことを指している。
- 失語の分類に関しては、運動性言語中枢、感覚性言語中枢、概念中枢との関連でみる古典的分類が一般的なものとして用いられている。
- 古典的分類に基づく失語に当てはまらない失語も存在する。

失語の分類とその特徴

- 失語の分類（古典的分類）を 表13 （p.137）に示す。

1. 高次脳機能障害を伴う失語

- 失語は脳に障害を受けることによって起こることから、失語以外のさまざまな高次脳機能障害を合併することが多い。
- 脳に障害を受ける原因としては、脳梗塞や脳出血といった脳血管障害、外傷、認知症などがあげられる。

2. 認知症に伴う失語

- 高齢者の増加に伴い、認知症患者も増加している。認知症には原因疾患が存在し、その原因疾患によって失語が発生する。
- 代表的な認知症として、高齢者にみられる認知症の原因の中で最も多いアルツハイマー型認知症と、50〜60歳代より発症する前頭側頭型認知症による失語の特徴を述べる。

1）アルツハイマー型認知症による失語

- 認知症の早期には、言葉の喚起や物品の呼称が困難となる失名詞失語（健忘失語）が目立つ。
- 認知症の末期になると、全失語を呈する。

2）前頭側頭型認知症による失語

- 前頭葉が優位に障害されると、発話が減少・消失していく。
- 側頭葉が優位に障害されると、言語理解の低下が起こり、失名詞失語（健忘失語）、超皮質性感覚失語が出現する。

表11 弾性包帯の巻きかた

手順	確認事項とポイント
❶しびれや痛みが出ない強さで末梢から中枢へ同じ力で引っ張りながら巻く(足関節＞下腿部＞大腿部の順に圧迫圧が低下するように巻く)。 末梢から中枢へ 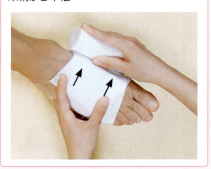	**コツ** 同じ力で巻けば、太い部分のほうが圧迫圧は弱まるので、自然に末梢から中枢にかけて圧迫圧が低下する(ラプラスの法則)。
❷包帯の重なり具合は常に一定になるよう注意し、包帯の巻きもどしや折り返しは行わない。 包帯の重なりは一定に 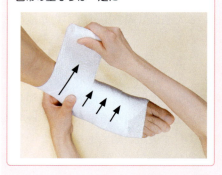	**コツ** 包帯の1/2ずつが重なるように巻くより、2/3ずつ重なるように巻くほうが圧迫圧は高くなる。 **コツ** 斜め方向に巻くほうが物理的に安定しやすく、ずれにくい。 斜め方向に巻く 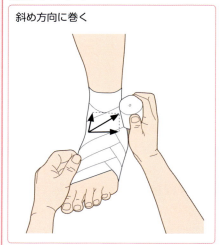

- **失名詞失語(健忘失語)**:物品を見せ名称を質問すると、患者は思い出せず、その用途をまわりくどく述べる迂回操作が認められる(たとえば「櫛」を見せると、「それは、その、髪をとかすためのものです」と言う)。そのほか、同じ話や語句を会話のなかで何度となく繰り返す症状もみられる。
- **超皮質性感覚失語**:自発的な発話に比べて、まねて言うことはとてもよい。しかし、自発的な発話において話しかたが滑らかであっても、言い間違いが多く、自己修正が難しい(たとえば「櫛」を見せても「はさみ」など、ほかの物と間違えるなど、内容とそぐわないことがしばしばある)。

言語に障害のある患者へのリハビリテーション

- 言語に障害のある患者には、言語機能の改善

表12 弾性ストッキングの使いかた

手順	確認事項とポイント
❶製品の指示にしたがいサイズを測定し、患者に合った弾性ストッキングを選ぶ（一般的には、足関節部あるいは腓腹部の周径で判断する）。 ❷患者に弾性ストッキングを使用する目的、正しいはきかたとともに、使用中注意すること（たとえば下肢に痛みやしびれなどの症状が出た場合にはすぐに伝えるなど）を説明する。 ❸弾性ストッキングを踵の部分まで裏返す。 **踵まで裏返す** 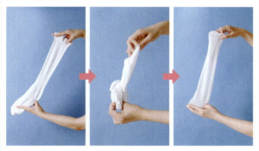 弾性ストッキングの上端から片手を入れて踵部をつまみ裏返す。 ❹踵まで弾性ストッキングをはく。 **踵まで履いた状態** 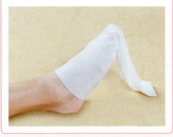 ❺弾性ストッキングの上端を両手で持ち引っ張り上げる。 ❻踵部の下で重なっている部分を足関節のほうへ押し上げる。 **踵の重なった部分を押し上げる** 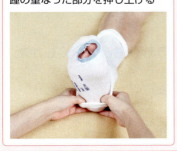	●弾性ストッキングを使用する前に、次の確認を行い、患者の状態に合わせた説明、指導内容を検討する。 【注意】**血行障害（閉塞性動脈硬化症、バージャー病など）や急性期深部静脈血栓症の既往**：血行障害や血栓を悪化させてしてしまうため使用禁である。 【注意】**うっ血性心不全の既往**：心負荷を増大させるため、医師の指示にしたがって使用する必要がある。 【注意】**糖尿病の既往**：血行障害・神経障害をきたしやすい疾患である。弾性ストッキング使用による血行障害が起こりやすく、神経障害がある患者はしびれに気づきにくくなるため、注意が必要である。 〈弾性ストッキング使用中には、次のような観察をする〉 ●弾性ストッキングのくい込みによる圧迫はないか。 ・弾性ストッキングの上端が丸まり、皮膚にくい込んでいないか。 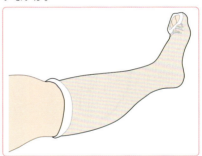 ・足関節など可動関節周辺の伸縮性のある弾性ストッキングがしわになり、くい込んでいないか。 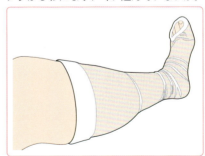 ●足部の皮膚の色調の変化、かぶれ、浮腫はないか。 ●足部のしびれや痛みはないか。

(表12つづき)

手順	確認事項とポイント
❼両手母指をストッキングの中に入れ、左右対称に前方から後方へ半円を描くようにストッキングを引き上げる。 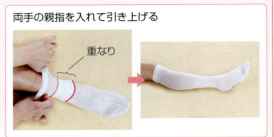両手の親指を入れて引き上げる　重なり	注意　弾性ストッキングによる圧迫圧が適切となるように、弾性ストッキングを引き上げる際に、よじれないように注意する。

図5　話しことばによるコミュニケーションの過程

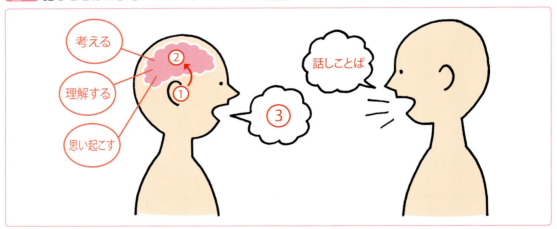

のために必要な検査を実施し、適切なリハビリテーションを行っていく。
- 病院によっては言語聴覚士(speech therapist；ST)が配置され、専門的なリハビリテーションを行っている。
- 脳血管障害や外傷などの脳障害発症直後では、脳にダメージを受けている影響から、障害の程度や種類を特定することが困難である。しかし、早期に言語へのアプローチを行うことが患者の自発性を引き出すことにつながる。
- 早期の言語へのアプローチとは、積極的に声をかけること、日常生活動作など患者自身ができることを見つけだし、それができる環境を整えることである。
- 早期の言語へのアプローチを行うためには、まず看護師が患者の今までの生活・これからの生活に目を向ける。生活者としての患者へ関心を向け、回復に導く手がかりを見つける必要がある。

言語に障害のある患者への接しかた

1. 自尊感情への配慮

- 言語に障害のある患者に接する場合、無意識のうちに看護師が自分を保護する立場に位置づけてしまうことがある。

表13 失語の分類

分類	内容
運動性失語 （ブローカ失語）	●病巣がブローカ野にあり、発話の障害が生じる。 ●聴くことや理解に関しては比較的良好だが、発話が非流暢になったり、文字を書くと仮名を書き誤るといった錯書が生じることがある。
感覚性失語 （ウェルニッケ失語）	●病巣がウェルニッケ野にあり、発話、理解力、共に障害される。 ●錯誤が著しく、何を言っているのか、まったくわからない場合を、とくにジャーゴン失語と呼ぶ。
伝導失語	●弓状束が障害され、聴くことや理解は保たれるものの復唱が重度に障害される。 ●何度も言いなおしを繰り返し、正解に近づくといった発話が特徴的である。 ●読解は良好であるが、音読は障害される。
全失語	●左中大脳動脈環流域全域に及ぶ障害。 ●聴く、話す、読む、書くすべてにおいて重度に障害される。
失名詞失語 （健忘失語）	●左下側頭回中央付近が障害される。 ●理解は良好だが、名称の想起が困難である。 ●漢字の失書など、錯書が生じることがある。
超皮質性運動失語	●言語野が部分的に障害される。 ●運動性失語と同様の病態だが、復唱は保たれる。自発性が乏しい。
超皮質性感覚失語	●言語野が部分的に障害される。 ●感覚性失語の病態を示すが、復唱は保たれる。理解に乏しい。
混合型超皮質性失語	●超皮質性運動性失語と超皮質性感覚性失語の混合型。 ●全失語の病態であるが、復唱だけが保たれる。

■ 人に接するときの基本でもあるが、障害が何であれ、相手の自尊感情に配慮しながら接することが大切である。

■ 言語に障害のある患者への接しかたの原則を **表14** に示す。

2. 意思疎通が難しい患者

■ 認知症や寝たきり高齢者などの場合、その状態だけで「何もわからない人」と捉えがちであるので注意する。

■ 意思疎通が難しい患者の場合、看護師側の価値判断で相手の意思を捉えてしまうことのないようにする。

■ 看護師は、患者のどのような微弱なサインであっても見落とさない意識をもつこと、相手の思いを想像しながら日々かかわることが大切である。

（森山祐美）

〈文献〉
1. 道又元裕：サーカディアンリズムを看護にいかすとは？. 看護技術　2001；47(10)：1112-1118.
2. 林裕子, 村上新治：意識障害患者への看護　意識障害患者の臨床症状と神経生理学的評価の比較. ブレインナーシング　2005；21(3)：325-331.
3. 香城綾：サーカディアンリズムを意識した看護ケア　運動による刺激をケアにいかそう. 看護技術　2001；47(10)：1132-1137.
4. 斉藤健：事例 サーカディアンリズムを意識したケアの実践　意識障害患者の睡眠・覚醒リズムの確立にむけて. 看護技術　2001；47(10)：1164-1167.
5. 平山和美：症例から理解する各障害の症状　失認. 急性期から取り組む高次脳機能障害リハビリテーション　QOL向上のために今すぐできる日常生活援助, 河村満編, メディカ出版, 大阪, 2010：52-69.
6. 並木幸司, 原寛美：注意障害に対する安全なADL獲得への対応. ブレインナーシング　2004；20(11)：1198-1203.
7. 新村出編：広辞苑　第6版. 岩波書店, 東京, 2008：1055.
8. 生井明浩, 池田稔：味覚障害の治療. JOHNS　2004；20(10)：1553-1557.
9. 丸尾敏夫：NEWエッセンシャル眼科学　第8版. 医歯薬出版, 東京, 2014：76-81.
10. 医療情報科学研究所編：フィジカルアセスメントがみえる. メディックメディア, 東京, 2015：288-301.
11. 奈良信雄監修：人体のしくみと病気がわかる事典. 西東社, 東京, 2013：70-71.
12. 安藤徳彦, 他：高次脳機能障害によるADL障害への対応　半側無視・注意障害. 総合リハビリテーション　1992；20(9)：921-926.
13. 藤谷理恵, 本田哲三：半側空間無視　医療現場の取り組み−看護. 総合リハビリテーション　2001；29(1)：41-46.
14. 紙屋克子：意識障害の看護. ブレインナーシング　2004；20(夏季増刊)：17-43.
15. 近藤雅子, 他：高次脳機能障害をもつ脳血管障害患者の着衣動作について考える. 日本看護学会論文集　成人看護, 日本看護

表14 言語に障害のある患者への接しかた

分類	内容
a) 話しやすい環境を整える	● ケア提供者の、発話をどうにか引き出そうとする気持ちは敏感に患者に伝わり、患者をよけいに話しづらくさせる。 ● 患者は急かされると話す意欲が低下する。 ● 伝導失語のある患者の場合、発音を誤っても何度か言いなおすことによって正しいことばとなることが多く、言いなおすのを待つ。 ● ケア提供者は、気持ちに余裕をもって接することが大切である。
b) 話題を絞り、短くゆっくりと話す	● 一度に多くの情報が提供されると、情報を処理しきれなくなり混乱をきたす。 ● 現在の状況に即した事柄(食事中には食事に関したことなど)で会話を進めると、視覚的な刺激も加わり理解しやすい。
c) 質問方法を工夫する	● 「はい・いいえ」で答えられる質問や、視覚や具体的な手がかりを用いた質問だと答えやすい。
d) 個々に合ったコミュニケーションのチャンネルを見つけ、フルに活用する	● 絵を描いたり文字で示したり、ジェスチャーなどを交えると、理解しやすい場合が多い。 ● 言葉による方法だけでなく、さまざまなコミュニケーション手段を提示しながら、その人に合ったものを見つけていく。 ● 質問を何度も聞き返すような感覚性失語のある患者の場合、話し手はつい大きな声を出してしまいがちである。しかし、患者がことばを聞きづらいのは語音の聴覚的分析が困難なためであり、大きな声を出すと余計に聞きとりづらくなる。
e) 確認を忘れずに行う	● 患者は一部しか理解していないにもかかわらず、全体を理解したとしてしまっていることがある。 ● 患者の理解があやふやな場合、安全策として、要点をメモして渡したり、絵で示すなどは有効な手段となる。 ● 感覚性失語のある患者は錯誤が多く、捜し物をしながら「めがね」と発音していても、本人としては「時計」を捜しているといったこともある。 ● 患者の1つひとつの単語に惑わされず、状況の手がかりやそれまでの情報から、患者の言いたいことを推測する必要がある。 ● 大切なのは、こちらの伝えたいことがきちんと伝わったか、相手の伝えたいことを理解できたか、常に確認することである。

協会出版会，東京，2002：89-91.
16. 小板橋喜久代：サーカディアンリズムを意識した看護ケア　患者に光を！ブライトケア．看護技術　2001；47(10)：1125-1131.
17. 並木幸司，他：失行症状に対する看護のポイント．ブレインナーシング　2004；20(9)：996-1000.
18. 並木幸司，他：記憶障害への対応方法．ブレインナーシング　2004；20(10)：1094-1101.
19. 西林宏起，板倉徹：高次脳機能障害とは．ブレインナーシング　2005；21(1)：57-63.
20. 高橋智：失認．ブレインナーシング　2004；20(春季増刊)：97-99.
21. 柳奈津子：サーカディアンリズムを意識した看護ケア　サーカディアンリズムに基づく食生活．看護技術　2001；47(10)：1138-1144.

22. 平井正文，岩井武尚，星野俊一：弾力性ストッキング・コンダクター　静脈疾患患者さんへの適切なアドバイスのために　改訂版．へるす出版，東京，2004.
23. 深井喜代子監修：ケア技術のエビデンス　実践へのフィードバックで活かす．へるす出版，東京，2006.
24. 高木永子監修：看護過程に沿った対症看護　病態生理と看護のポイント　第4版．学研メディカル秀潤社，東京，2010.
25. 南山堂医学大事典　第20版．南山堂，東京，2015：1044.
26. 馬場元毅：絵でみる脳と神経　しくみと障害のメカニズム　JJNブックス　第3版．医学書院，東京，2013：95-103.
27. 日野原重明，井村裕夫監修：認知症　看護のための最新医学講座13．中山書店，東京，2000：155-161，173-179.
28. 毛束真知子：絵でわかる言語障害　言葉のメカニズムから対応まで　第2版．学研メディカル秀潤社，東京，2013.

慢性期・回復期の治療看護技術：ケアの技術

疼痛緩和ケア

奥出有香子／岡嶋洋子／槙埜良江

疼痛アセスメント

患者の痛み

1. 痛みとは

- 国際疼痛学会は「痛みとは、実質的・潜在的な組織損傷に結びつく、あるいはそのような損傷を表す言葉を使って述べられる不快な感覚体験および感情的体験であり、常に主観的なものである」と定義している[1]。
- 痛みは個人的な主観的体験である。

2. がんの痛み

- がんは進行性の疾患であり、その進行に伴い現れる痛みは大きな苦痛であり、QOL（生活の質）に大きな影響を与える。
- がん患者の20〜50％は診断時に痛みを経験している[2]。
- がん患者は病期のいかんにかかわらず、痛みからの解放を必要としており、WHO（世界保健機関）では進行がん患者の痛みおよび諸症状のマネジメントを医療の目標としている[3]。
- がんの痛みは、さまざまな事柄が影響しているため、身体的、精神的、社会的、霊的な痛みのあるトータルペイン（全人的苦痛）といわれている 図1 。

3. 症状としての痛みの特徴

- 痛みは患者本人のQOLを低下させるだけでなく、そばにいる家族にも大きな影響を与える。
- 痛みを早期にコントロールすることは、患者

自身がその人らしく生活するために、必要不可欠である。
- 痛みは主観的なものであり、客観的に診断したり、見て測ったりすることができない、当事者にしかわからない体験である。
- 患者が痛いと言ったときに「痛みは確かに存在するもの」と看護師は受けとめなければならない。
- 疼痛コントロールは、患者自身の痛みを表現する力を高める看護介入が必要であり、そこでは看護師による痛みのアセスメントが鍵となる。

痛みのアセスメントの注意点

1. 患者の痛みを信じる

- 痛みはその人にしかわからない体験であるため、患者の痛みをありのままに受けとめ、それを信じる看護師の姿勢が重要である。
- 看護師は、たとえば「さっき痛み止めを使用したばかりなのに」「認知症だから」という一方的な捉えかたによって、患者の痛みの存在を否定してはならない。
- 患者の痛みの理解のため、がん性疼痛についての知識をもち、その理解を深めることが必要である。

2.「患者―看護師」の信頼関係を築く

- 看護師は痛みのある患者を目の前にして、"私では患者の痛みをとることはできない""何もできない"など、自分自身の無力を感じることがある。
- 看護師が痛みを訴える患者を目の前にしたと

図1 トータルペイン（全人的苦痛）

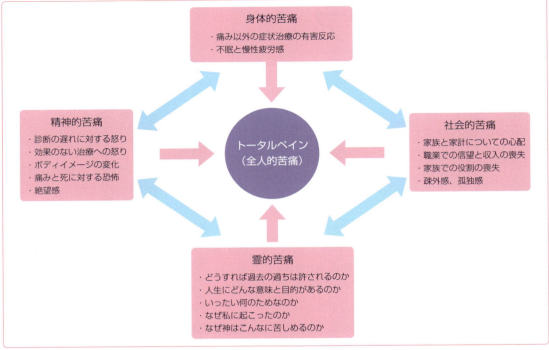

Twycross, R., Wilcock, A. Toller, C. S. 著，武田文和監訳：トワイクロス先生のがん患者の症状マネジメント　第2版．医学書院，東京，2010：10．より転載

きは、まず「ここが痛いんですね」と、患者の痛みに共感し受けとめることが最も重要である。

- 患者に共感することによって、"この看護師だったら、自分の痛みやつらさをわかってもらえる"と患者が感じることができれば、患者と看護師の信頼関係を築く第一歩となるだろう。
- 痛みのアセスメントをする前に、患者との信頼関係をつくることが重要である。

3. 痛みのマネジメントの主体は患者

- 痛みについて、痛みのマネジメントで有名なアメリカの看護師 McCaffery, M. は「現にそれを体験している人が表現するとおりのものであり、それを表現した時にはいつでも存在するものである」と述べている[4]。
- 効果的な痛みのマネジメントを行うためには、医療者が主体となって痛みのコントロールを行うのではなく、患者自身が主体となって、痛みのマネジメントを行うことが必要である。
- わが国では現在に至るまで医療全般に「おまかせ意識」があり[5]、医療者が主体となって痛みのコントロールを行ってきた背景がある。
- 痛みは主観的な体験であり、患者主体の痛みのコントロールが必要であり、Larson, J. P. が日本に紹介した統合的症状マネジメントアプローチ（integrated approach to symptom management；IASM、図2 ）は有効な看護介入である[6]。

効果的なアセスメントの方法

- 看護師は患者が感じている痛みをできるだけ正確に把握し、患者の個別性に応じた援助を行う必要がある。
- がんの痛みは複数の原因が重なり合っているため、がんの痛みをひとまとめに聞くのでは

図2 看護師のための統合的症状マネジメントアプローチ

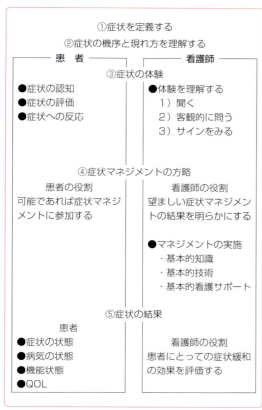

Larson, P. J. 著, 和泉成子訳：Sympton Management The Nurse's Role and Responsibilities；症状マネジメント 看護婦の役割と責任. インターナショナル ナーシング レビュー 1997；20(4)：32. より転載

図3 ペインアセスメント・チャート

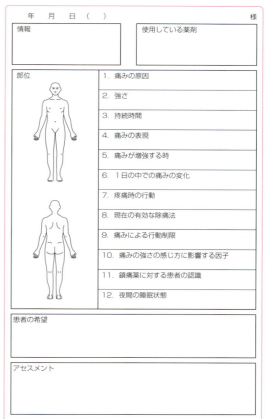

(順天堂大学医学部附属順天堂医院がん看護ワーキンググループ作成資料)

なく、ていねいに患者の言動の1つひとつを観察することが必要である。
- 効果的にアセスメントを行うため、たとえば「痛みは続いていますか？」「昨日より痛みはよくなっていますか？」「今度の薬を使って、いかがですか。少し変わってきましたか。生活のなかで変化がありますか？」など、患者の話を共感的態度で聞く。

初期のアセスメント

- 初期の段階で、次のような視点から観察し、痛みのアセスメントを行い、それを記録することで、適切な治療やケアにつなげる。

1. 痛みの部位

- 痛みの部位は1か所だけでなく、複雑な痛みが混在していることがある。そのため痛みの部位を身体図に記入していく 図3。
- 体性痛は局在的であり痛みの部位が明確であるが、内臓痛は局在性に乏しく痛みの部位が不明確であることが多い。
- 神経障害性疼痛では、感覚神経の支配領域(p.67を参照)を参考にアセスメントをすることが重要である。

2. 症状の原因

- 症状のメカニズムから痛みを分類したのが

表1 である。

3. 痛みの強さ

- 痛みの強さは、ペインスケールを用いて客観的に表現する。
- ペインスケールは、年齢や文化的背景を考慮し、患者と相談し、患者に合ったスケールを選ぶ（後出の 図4 ～ 図8 を参照）。

4. 痛みの持続時間

- 痛みがどれくらい続いているか、間欠的か持続的なのかを記載する。

5. 痛みの表現

- 痛みの表現は「ずきずきした痛み」「ビーンとする痛み」「押されるような痛み」など、患者が表現した言葉をそのまま記載する。

6. 痛みの増強するとき

- 患者・家族が、どのようなときに痛みが増強するのかを把握する。
- たとえば「右側臥位になると痛みが増強する」などと感じている場合があり、今後のケアの方向性や痛みの原因を探るにあたって重要な情報となる。

7. 1日のなかでの痛みの変化

- 1日のなかで痛みがどのように変化するのかを記載する。

8. 疼痛時の行動

- 患者の行動を常日頃観察しておくことで、患者が痛みを表現しない場合でも、いつもと違った表情や行動として観察することができる。
- 痛みのある患者の行動としては、たとえば眉間にしわを寄せていたり、かがみながら歩行していたりすることがある。
- いつもと違う患者の行動を記載することで、痛みを把握するうえでの重要な手がかりとなることがある。

9. 現在の有効な除痛法

- 現在の時点で、患者自身が痛みを軽減できていると感じている方法を記載する。
- たとえば痛みを感じる部位に使い捨てカイロ

表1 痛みの分類

神経学的分類	侵害受容性疼痛（体性痛）	組織を実質的あるいは潜在的に障害する刺激によって発生する。組織の傷害を伴う場合と伴わない場合がある。痛みの部位が限局する「さしこむ痛み」「うずくような痛み」。
	神経因性疼痛	神経が傷つけられたときの痛み。痛覚求心路遮断による痛み、感覚低下やしびれ感、アロディニア*、灼熱痛、電撃痛がある。オピオイドが効きにくい。
	内臓痛	内臓感覚を伝える交感神経が刺激されて痛みが生じる。締めつけられるような痛み。
がんの痛みの分類	がん自体が原因となった痛み	軟部組織への進展、内臓への波及・転移、骨転移、神経圧迫、神経損傷、頭蓋内圧亢進。
	がんに関連した痛み	全身衰弱に関連した痛み、筋の攣縮、リンパ浮腫、便秘、化学療法に起因した口内炎による痛みなど。
	がん患者に併発して起きるがん以外の疾患による痛み	変形性脊椎症、骨関節炎など。

*アロディニア：allodynia、触ると痛いといった通常痛みを起こさない刺激による痛み。

を当てているなどのことで、患者・家族が工夫し、自ら痛みに対処している場合がある。

- 患者・家族が工夫した除痛法は、鎮痛薬で十分に効果が得られないときに活用できることがある。

10. 痛みによる行動制限

- 痛みがあることによって、生活にどのような影響を及ぼしているのかを把握する。
- たとえば「タバコを吸うことができない」「椅子に座ることができない」「家からほとんど出られなくなった」などのことを記載する。
- 患者が生活に制限があることから、どのような思いをしていたか、具体的にどのようなケアが必要かを考えることができる。

11. 痛みの強さに影響する因子

- 個々の患者にとって痛みを増強させたり、痛みを軽減させたりする因子を記載する。
- たとえば家族が面会にきているときは痛みを感じないが、家族が帰ってしまった後に痛みを訴える場合などがある。

12. 鎮痛薬に対する患者の認識

- 今まで使用していた鎮痛薬に対して、どのような思いをもっているのかを記載する。
- たとえば使用している鎮痛薬について「この薬では、痛みは軽減できない」「効かない」などマイナスのイメージをもっている場合がある。
- 今後、鎮痛薬を変更する場合に活用される情報となる。

13. 夜間の睡眠状態

- 患者の睡眠の程度や睡眠時間は痛みの評価をするうえで重要な指標となる。

14. 患者の希望

- 患者はどの程度痛みをとってほしいと思っているのか、何を望んでいるのかを把握する。経過とともに希望が変わることもある。

*

- 得られた情報をふまえ、初期のアセスメントをする。
- アセスメントされた内容は、継続的に痛みの評価を行い、期日を決めてアセスメントしなおすことが必要である。
- 看護師は、痛みをひとまとめに聞くのではなく、上記のことを1つひとつていねいに聞く。
- 患者の状態を観察しつつ、一方的な押しつけにならないように、患者の話を傾聴し、共感し、誠実に対応することが必要である。
- アセスメントの過程は、「患者－看護師」の信頼関係を築く礎ともなる。

(奥出有香子)

痛みのスケール

スケールを用いた痛みのアセスメント

- 痛みの強さや経過、薬物の効果をみていくことは、痛みのマネジメントの効果を判定するうえで非常に重要である。
- 痛みは、その人にしかわからない主観的な体験であるが、痛みのスケール(ペインスケール)を用いることによって、ある程度の客観性をもつことができる。
- ペインスケールによって医療従事者間の共通認識ができ、疼痛コントロールの評価ができ、次の治療への指標になる。

ペインスケールの種類

1. フェイススケール(face scale)

- フェイススケールは顔の表情で、現在の痛みを0〜5で表現するスケールである。
- Wong-Baker Face Scale 図4 がよく用いられる。
- 感覚的に簡単に選べることが利点であり、子どもや高齢者が使うのに適している。

図4 フェイススケール(Wong-Baker Face Scale)

0　　　　1　　　　2　　　　3　　　　4　　　　5

ペインスケールは患者自身に答えてもらうものである。他者が勝手に当てはめてはならない。

2. VAS(Visual Analogue Scale)

- VAS 図5 は、Maxwell,C.によって提案された単純ではあるが感度が高く、再現性があり、患者のもつ痛みの強さを数値化することができるスケールである。
- 長さ100mmの横線または縦線の左端または下端に「痛みがない」、右端または上端に「想像できる最も激しい痛み」と書かれている。
- 患者は自分の現在の痛みがVASの線上でどれくらいになるのか指さしたり、線上にチェックしたりして痛みの程度を表す。
- VASは、主観的な尺度であるが、比尺度特性をもつ。
- 米国における痛みのスケールはVASが主流である[7]。
- 測定は「痛みがない」から測り、ミリメートルで表すのが原則だが、四捨五入してセンチメートルで表してもよい。
- VASは信頼性が確立されているが、患者の理解力が不十分な場合や指さすことができない身体・視力障害のある人には適さない[8]。

3. NRS(Numerical Rating Scale)

- NRS 図6 は、数字で痛みの強さを表現するスケールである。
- 「0:痛みなし」から「10:最悪の痛み」とするものが多いが、0〜5、0〜100というスケールもある。
- NRSはVASとの高い相関が認められており、VASより容易に使え、口頭でも用いることができる点で有用性が高い。
- 高齢者などにも理解しやすいが、表現が限ら

図5 ビジュアルアナログスケール(Visual Analogue Scale；VAS)

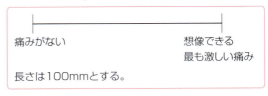

痛みがない　　　　　　想像できる最も激しい痛み

長さは100mmとする。

図6 NRS(Numerical Rating Scale)

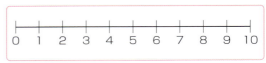

0　1　2　3　4　5　6　7　8　9　10

図7 VRS(Verbal Rating Scale)

0：痛みなし　1：弱い痛み　2：中程度の痛み
3：強い痛み　4：激痛

れていることが問題点として指摘されている[9]。

4. VRS(Verbal Rating Scale)

- VRS 図7 は、痛みの程度に関する表現のなかから、適当なものを選択するスケールである。
- 「0：痛みなし」「1：弱い痛み」「2：中程度の痛み」「3：強い痛み」「4：激痛」などで表現する。

5. 簡易表現スケール

- 横線の一番左端を「痛みなし」、右へ向かって「軽度」「中等度」「強度」とし、一番右端を「最悪の痛み」と表したものである 図8 。

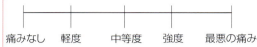

図8 簡易表現スケール

- 言葉で表現できるが、数値化できないスケールである。

ペインスケールの選択

1. 個々に合ったスケールを用いる

- その人に応じたスケールを用いることで、痛みの経過をたどることができる。
- 患者自身が自らの痛みを表現するという、痛みをコントロールするための重要な指標となるため、患者の使いやすいスケールを選択する。

2. 表現しやすいスケールを用いる

- 使用するにあたって、考えたり、迷ったりして、難しくて表現しにくいというスケールではなく、簡単であり表現しやすく、時間のかからないものを選ぶ。

継続的に評価するときの注意点

1. ねぎらいと表現してくれたことへの感謝を言葉で伝える

- ペインスケール導入時、痛みを表現することに対して患者が「これでよいものか」と戸惑うことがある。
- 患者の戸惑いへは、患者がペインスケールを用いて表現してくれたことに「痛みを伝えてくださって、よくわかりました。ありがとうございます」と共感的・受容的に受けとめることが必要である。
- 感謝の言葉を述べ、患者が安心感をもてるようなコミュニケーションをとり、精神的サポートをする。

2. アセスメントした結果を伝える

- ペインスケールによって痛みを表現した後、鎮痛薬を使用することによって、痛みの強さに変化が生じてくる。
- 痛みの変化がなぜ生じたのか、鎮痛薬の効果発現時間、作用時間の説明と関連し、看護師がアセスメントした結果を患者に伝える。
- 看護師がアセスメントした結果を伝えることによって、患者自身が自分の痛みと鎮痛薬を合わせて評価することができるようになる。
- 看護師は患者に説明するためにも、がん性疼痛やオピオイドに関する知識をもつことが不可欠である。

3. ポジティブ・フィードバックをする

- 患者の痛みの表現は、痛み日記 図9 などに記録する。
- 患者が表現した痛みは、そのまま放置せず、看護師がアセスメントした結果を患者にきめ細かく伝える。
- たとえば「痛みを表現してくださったからこそ、このときに鎮痛薬を使用し、除痛が図れた」と肯定的（ポジティブ）にフィードバックすることが必要である。
- ポジティブ・フィードバックによって、患者の表現能力を引き出し、セルフケア能力を高めていくことができる。
- 患者が自ら痛みを表現できることで、医師と良好なコミュニケーションをとることができるようになったり、自らレスキュードーズ（疼痛時に臨時追加される投与薬）の使用や鎮痛薬の量を増やすことを、医療者と相談することができるようになる。
- ポジティブ・フィードバックにより、患者をエンパワーメントする（自分自身のおかれている状況に気づき問題を自覚し、自らの生活の調整と改善を図る力をつける）ことが重要である。
- エンパワーメントすることで、患者は自分が

図9 痛み日記（順天堂大学医学部附属順天堂医院）

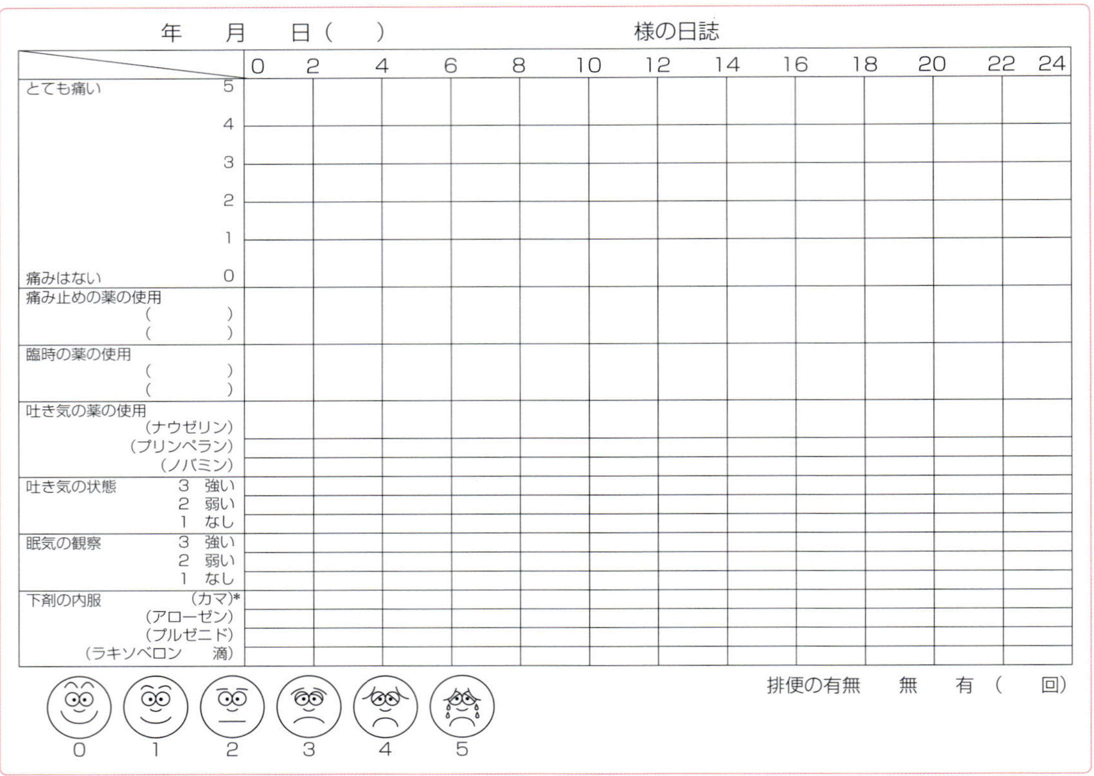

年　　月　　日（　　）　　　　　　　　　　様の日誌

		0 2 4 6 8 10 12 14 16 18 20 22 24
とても痛い	5	
	4	
	3	
	2	
	1	
痛みはない	0	
痛み止めの薬の使用	（　　　　）	
	（　　　　）	
臨時の薬の使用	（　　　　）	
	（　　　　）	
吐き気の薬の使用	（ナウゼリン）	
	（プリンペラン）	
	（ノバミン）	
吐き気の状態	3　強い	
	2　弱い	
	1　なし	
眠気の観察	3　強い	
	2　弱い	
	1　なし	
下剤の内服	（カマ）*	
	（アローゼン）	
	（プルゼニド）	
	（ラキソベロン　　滴）	

排便の有無　　無　　有（　　回）

＊カマ：酸化マグネシウム。

主体となって痛みのマネジメントをすることが重要であるという意識をもったうえで行動できるようになる。

（奥出有香子）

疼痛緩和

がん性疼痛の治療の原則

- がんやがん治療に関連した痛みであるのか、それ以外の痛みが原因であるのかを評価し、原因・病態に応じた治療を選択する。
- がん性疼痛の治療は薬物療法と非薬物療法に分類される。
- **疼痛緩和の3段階目標**：①痛みに妨げられない睡眠の確保、②安静時の疼痛の消失、③体動時の痛みの消失。

- がん性疼痛の薬物療法はWHO方式がん性疼痛治療法にしたがって行われる。
- **鎮痛薬の使用5原則**：①簡便な投与経路、②WHOの3段階除痛ラダー **図10** に沿って疼痛の強さに応じた疼痛効力の薬剤を使用、③患者ごとの個別の量を投与する、④時刻を決めて投与する、⑤有害反応対策と突出痛への対応と必要に応じて鎮痛補助薬を投与する。
- がん治療で使用される鎮痛薬には、①オピオイド鎮痛薬、②非オピオイド鎮痛薬、③鎮痛補助薬がある。

WHO除痛ラダー第1段階の治療

- WHOの3段階除痛ラダーの第1段階で使用される代表的な非オピオイド鎮痛薬とその特徴を **表2** に示す。

1. アセトアミノフェン

- アセトアミノフェンは、抗炎症作用はないが、解熱作用と鎮痛作用のある薬剤である。
- 胃腸障害を起こさないのが特徴で、作用時間は4～6時間である。
- 長期投与や大量投与により肝機能障害を起こすことがあるので注意が必要である。

2. NSAIDs

- NSAIDs（非ステロイド性抗炎症薬）は細胞が損傷を受けることにより合成されるプロスタグランジンの合成を阻害することで、鎮痛効果を発揮する（プロスタグランジンそのものに発痛作用はないが、発痛物質であるブラジキニンを刺激する作用をもつといわれている）。
- NSAIDsには有効限界があり、NSAIDsを投与しても鎮痛効果がはかれない場合は、オピオイド鎮痛薬を使用する。
- 骨転移などの炎症を伴った痛みには効果が高いため、オピオイド鎮痛薬との併用投与が必要である。

WHO除痛ラダー第2～3段階の治療

- 第1段階で使用した薬剤では鎮痛効果が十分得られなくなった場合に、第2段階そして第3段階へステップアップし、治療を継続する。

図10　WHOの3段階除痛ラダー

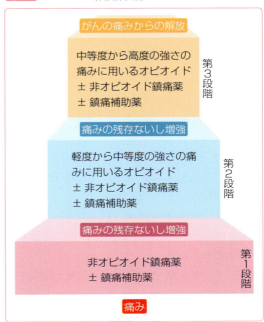

表2　WHOの3段階除痛ラダー第1段階の代表的な非オピオイド鎮痛薬とその特徴

	代表的な薬剤	投与経路	用量	主な作用の特徴	
NSAIDs	インドメタシン	経口 経直腸	1回25mgを1日1～3回投与	プロスタグランジン産生抑制による鎮痛・抗炎症作用をもつ。	胃腸障害への対策が必要。
	ナプロキセン	経口	1日300～600mgを2～3回に分けて投与		腫瘍熱に著効。胃腸障害への対策が必要。
	ジクロフェナクナトリウム	経口 経直腸	1日75～100mgを3回に分けて投与		鎮痛効果はインドメタシンより高い。
	ロキソプロフェンナトリウム水和物	経口	1回60mg 1日3～4回		胃腸障害への対策が必要。
	フルルビプロフェンアキセチル	注射	1回50mgを1分以上かけて緩徐に静脈内投与		静脈注射として用いることができ、他の方法での与薬が困難なときに用いることができる。
アセトアミノフェン		経口 経直腸 注射	1回500～1000mg 1日3回～4回 最大4000mgまで	腎機能消化管に影響が少ない。肝障害への注意が必要。	

1. オピオイド鎮痛薬の種類と特徴

- **オピオイドとは**：オピオイド受容体に結合する物質のことである。オピオイド鎮痛薬には、モルヒネ製剤、フェンタニル、オキシコドン塩酸塩水和物などの医療用麻薬やトラマドール塩酸塩（フェノールエーテル化合物）などがあり、がん性疼痛に用いられる。
- がん性疼痛の治療には、それぞれのオピオイド鎮痛薬の特徴を知ったうえで、投与する必要がある。

2. WHOの3段階除痛ラダーの第2段階に分類される薬剤

1）コデインリン酸塩水和物
- 鎮痛効果はモルヒネの1/6〜1/10である。

〈投与方法〉
- NSAIDs（非ステロイド性抗炎症薬）の投与で痛みが残る場合、NSAIDsに上乗せする形で投与する。
- コデインリン酸塩水和物は投与後1時間で最高血中濃度に達するが、半減期が3.5時間であるため、4時間毎の投与が必要になる。
- 開始量は1回20mg程度だが、散剤のため内服するのには量が多く、患者によっては飲みにくい場合がある。

2）ブプレノルフィン塩酸塩
- ブプレノルフィン塩酸塩はモルヒネの25〜50倍の鎮痛効果をもっているといわれているが、1日2mgが有効限界である。
- 有効限界があるため、モルヒネ不耐性やモルヒネの有害作用が十分にコントロールできない場合に用いる。
- 有害反応はモルヒネに準じる対策が必要であるが、特に吐き気、めまいが出現しやすい。
- ブプレノルフィン塩酸塩はモルヒネと併用すると、モルヒネの鎮痛効果を減弱させる特徴がある（ブプレノルフィン塩酸塩はμ受容体に結合し鎮痛効果を発揮するが、モルヒネよりも親和性が高いため、μ受容体に結合しているモルヒネがブプレノルフィン塩酸塩に置き換わるため）。

〈投与方法〉
- 剤型には、坐剤と注射薬がある。
- 坐剤には0.2mgと0.4mgがあり、8時間ごとの投与が必要である。
- 注射薬の場合は、1回0.3mgを1日4回投与し、1〜3日ごとに3〜5割増減する。

3）トラマドール
- トラマドールはオピオイドμ受容体と結合し作用を発揮させる。またセロトニン、ノルアドレナリンの再取り込みを阻害させる働きがあり、下行性疼痛抑制系を活発化させることで神経障害性疼痛にも効果を発揮させる。
- 鎮痛効果はモルヒネの1/5である。
- 主な有害反応として浮動性のめまいに関連し、悪心・嘔吐を起こすことが多い。ジフェンヒドラミン塩酸塩・ジプロフィリン配合剤（トラベルミン®）の投与で症状が軽減することが多い。

〈投与方法〉
- 剤型には経口薬と注射薬がある。
- 経口薬は1回25mgを1日4回から開始し、鎮痛効果を確認しながら適宜増減する。最大投与量は400mg/日である。
- 注射薬は1回100〜150mgを筋肉内に注射し、その後必要に応じて4〜5時間ごとに反復注射を行う。

3. WHOの3段階除痛ラダーの第3段階に分類される薬剤

- WHOの3段階除痛ラダーの第3段階で使用される薬剤を 表3 に示す。

1）モルヒネの特徴
- がんの患者の痛みはさまざまであるが、モルヒネは侵害受容性疼痛（痛みを感じる受容器が刺激されて起きる痛み）に対して有効であり、神経因性疼痛（痛みを伝える神経の損傷などによる痛み）には効きにくい。

表3 代表的な医療用麻薬の種類と作用時間

	薬剤名	商品名・規格	吸収開始	効果判定	作用持続	定期投与間隔
速放製剤	モルヒネ塩酸塩水和物	モルヒネ塩酸塩錠 10mg	30分以内	1時間	3～5時間	4時間
		オプソ®内服液 5mg 10mg				
	オキシコドン塩酸塩水和物	オキノーム®散 2.5mg 5mg 10mg 20mg	12分	1時間	4～6時間	4～6時間
口腔粘膜吸収剤	フェンタニルクエン酸塩	アブストラル®舌下錠 100μg 200μg 400μg	直後	1時間	5～14時間	1日4回まで4時間以上あけて
		イーフェン®バッカル錠 50μg 100μg 200μg 400μg 600μg 800μg	直後	1時間	5～7時間	
徐放製剤	モルヒネ塩酸塩水和物	パシーフ®カプセル 30mg 60mg 120mg	30分以内	1時間	24時間	24時間
	モルヒネ硫酸塩水和物	MSコンチン®錠 10mg 30mg 60mg	1時間	2～4時間	8～12時間	12時間（8時間）
		モルペス®細粒2% 10mg				
		モルペス®細粒6% 30mg				
	モルヒネ硫酸塩水和物	カディアン®カプセル 20mg 30mg 60mg	30分～1時間	6～8時間	24時間	24時間（12時間）
	オキシコドン塩酸塩水和物	オキシコンチン®錠 5mg 10mg 20mg 40mg	12分	1～3時間	12時間	12時間
坐薬	モルヒネ塩酸塩水和物坐剤	アンペック®坐剤 10mg 20mg 30mg	20分	1～2時間	6～10時間	8時間
注射剤	モルヒネ塩酸塩水和物注射液	モルヒネ塩酸塩水和物注射液 10mg 50mg 200mg	皮下10～30分 静脈（直後） 筋肉10～30分 硬膜外（直後）～30分	20～30分 10分 30～60分 1～3時間	4～5時間 4～5時間 3～6時間 8～12時間	8～12時間
		アンペック®注 10mg 50mg 200mg				
	フェンタニル注射液	フェンタニル注射液 0.1mg 0.25mg	直後	8～12時間	―	―
貼付剤	フェンタニル貼付剤	デュロテップ®MTパッチ 2.1mg 4.2mg 8.4mg 12.6mg 16.8mg	2時間	24時間	72時間	72時間
		フェントス®テープ 1mg 2mg 4mg 6mg 8mg	―	約20時間		24時間

- モルヒネは有効限界がない（増量によって鎮痛効果が高まる。非オピオイド鎮痛薬には一定の量を超えると、それ以上の鎮痛効果が得られなくなる有効限界がある）。
- モルヒネ単独で使うことは少なく、非オピオイド鎮痛薬や鎮痛補助薬と併用する。

2）速放製剤と徐放製剤の特徴
①速放製剤
- 速効性があること、作用時間が短いことが特徴である。
- 作用時間が短いため、定時間隔投与を4時間毎に行う必要があり、服用回数が多くなる。

- 水溶液の場合、服用後30分で最高血中濃度に達するため、がん患者にみられる突出痛に対して、レスキュードーズ(オピオイド鎮痛薬が定期的に処方されている状態で痛みが残存または増強した際に追加投与される臨時の薬剤)として使用される 表4 。

②徐放製剤
- 作用時間が長時間であることが特徴で、製剤によって12〜24時間持続する。
- 速効性はないためレスキュードーズとして使うことはできない。
- 徐放製剤はモルヒネを放出制御膜と呼ばれる特殊な膜で覆い、徐々にモルヒネが溶解し、溶出するようにできている。
- 服用後、錠剤を砕いたり、噛んだりすると徐放性はなくなるため、服用する際に患者へ説明を行う必要がある。

3)モルヒネの投与経路
- モルヒネの投与経路には、①経口投与、②直腸内投与、③注射投与(持続皮下注射、持続静脈内注射、硬膜外注入)がある。
- 経口投与以外は肝臓での代謝を受けず体循環に入るため、経口投与から投与法を変更する場合、効力比が生じる 表5 。

①速放製剤の経口投与
- 定期投与として使用する場合は、1回5〜10mgを4時間ごとに経口投与する。
- 定期投与の場合、深夜に内服することになるため、就寝前の服用を1回量の1.5〜2倍量を投与し、就寝中は服用せず過ごす場合もある。
- 投与開始後24時間経過後、有害反応と鎮痛効果を判定し30〜50%増減を行う。

②徐放製剤の経口投与
- レスキュードーズとして使用することがほとんどである 表4 。
- **12時間持続型**：モルヒネ硫酸塩水和物(12時

表4 レスキュードーズの原則

1)継続使用している鎮痛薬と同じ種類の鎮痛薬を用いる(速効性のものを選択)。
2)1回量は経口なら1日量の1/6、持続注射なら1時間量。
3)最大効果時間に痛みが残っていれば、繰り返し使用する。

高橋美賀子, 梅田恵, 熊谷靖代編著：ナースによるナースのためのがん患者のペインマネジメント 新装版. 日本看護協会出版会, 東京, 2015：44. より引用

表5 効力比

経口投与：直腸内投与＝2：3
経口投与：皮下・静脈内投与＝1：2〜3
経口投与：硬膜外投与＝1：10〜20

間持続型)を開始する場合、1回10〜30mgを12時間ごとに投与する。投与開始後24時間経過後、有害反応と鎮痛効果を判定し、30〜50%の増減を行う。
- **24時間持続型**：こまめな調節が困難なため、疼痛が十分にコントロールされ、鎮痛薬の使用が安定してから切り替えられることがほとんどである。

③直腸内投与(坐薬)
- 経口投与から直腸内投与に変更する場合は、効力比 表5 を考慮する必要がある。
- モルヒネ塩酸塩水和物坐剤は投与後8時間の効果があるため1日3回の投与を行う。
- 坐薬はこまめな調節が困難であり、排便後に投与するなどの注意が必要である。

④注射による投与(持続皮下注射、持続静脈内注射)
- モルヒネ塩酸塩水和物注射薬をシリンジポンプやPCAポンプ(自己調節鎮痛法)を使用し開始する。
- 持続皮下注射で開始する場合、1日10mg程度から開始する。
- 皮下からの1日吸収量の上限が20mL(200mg/日)であるため、大量投与時は複数の刺入部

位が必要になる。

- 経口のモルヒネ製剤から切り替える場合は、経口や直腸内に投与された1日量の1/2を、次の投与予定時間の1時間前程度の時間から開始する。
- 鎮痛効果をみながら1～3日ごとに30～50%増減する。
- 急激な痛みが出現した場合は、1日の投与量の1/24（1時間量）を投与する。
- 持続静脈内注射による投与の原則は持続皮下注射に準じる。

4)モルヒネ以外のオピオイド鎮痛薬
①オキシコドン塩酸塩水和物
- オキシコドン塩酸塩水和物は中等度から強度の痛みがある場合に使用する鎮痛薬である。
- 有効限界はなく、モルヒネと同じように使用できるのが特徴である。
- 有害反応もモルヒネと類似している。

〈投与方法〉
- オキシコドン塩酸塩水和物の徐放錠は、製品の構造がモルヒネ硫酸塩水和物の徐放錠と類似しているため、使用方法もほぼ同様である。
- 痛みが中等度以上の場合や非オピオイド鎮痛薬では効果が不十分な場合、1回5mgを12時間ごとに投与する方法で開始する。
- 非オピオイド鎮痛薬を使用している場合、中止せずに上乗せする方法で開始する。
- レスキュードーズは速放製剤を使用する。

②フェンタニルクエン酸塩
- フェンタニルクエン酸塩はモルヒネ塩酸塩水和物の100倍の鎮痛効果のある合成麻薬である。
- フェンタニルクエン酸塩は肝臓で代謝される。代謝物は活性がないため、腎障害や腎不全の患者でも使用できるのが特徴である。
- 有害反応はモルヒネに準じる。

〈投与方法〉
- 剤型にはパッチ（貼付剤）と注射薬がある。

- フェンタニル貼付剤は貼付することで皮膚より吸収され一定の血中濃度を保つことができる製剤である。
- 貼付剤は即効性がなく最高血中濃度に達するまでに12時間を要すため、切り換え時に痛みが出現するなど、注意が必要である。
- 貼付部位は体毛のある部分、動作などで皮膚にしわが寄る部位を避けて貼付する。
- 貼付する際は、粘着剤が皮膚に付くように30秒間しっかりと押さえることが必要である。
- 貼付剤は、体温の上昇などで吸収が増す場合や、皮膚の汚れなどで吸収が妨げられることがあり注意が必要である。

5)オピオイド鎮痛薬の主な有害反応
①悪心・嘔吐
- **発生頻度**：約3割にみられる。
- **原因**：主に延髄の化学受容器（chemoreceptor trigger zone；CTZ）に存在するドパミン（D_2）受容体を介し嘔吐中枢を刺激して生じる。
- **対策**：投与開始後1～2週間で耐性が生じるが、予防的に制吐薬を投与することが多い（制吐薬：プロクロルペラジンマレイン酸塩、ハロペリドール、メトクロプラミドなど）。

②便秘
- **発生頻度**：ほぼ全例に起こる。
- **原因**：排便反射の抑制、小腸の運動抑制により、腸液分泌が抑制され、便が硬くなるために起きる。
- **対策**：オピオイド鎮痛薬の投与と同時に緩下薬の投与が必要である。オピオイド誘発性便秘症（OIC）に対し、スインプロイク®（ナルデメジントシル酸塩）の使用も考慮する。

③眠気
- **発生頻度**：眠気に対する耐性は3～5日で生じる。原則として痛みがある場合は、眠気は起きない。
- **注意点**：眠気が強く痛みがない場合、過剰投与や電解質異常、高カルシウム血症も考えら

表6 鎮痛補助薬

薬剤	作用	薬剤	特徴・注意事項
抗けいれん薬	神経細胞膜のCa^{2+}チャンネル、Na$^+$チャンネル、GABA受容体などに作用し過剰な神経興奮を抑制し、鎮痛効果を発揮する。	プレガバリン	第1選択薬。眠気、浮動性めまいが出現しやすい。
		カルマバゼピン	三叉神経痛の第1選択の1つ。眠気、ふらつき、骨髄抑制に注意。
		バルプロ酸ナトリウム	片頭痛発作抑制の適応がある。肝障害、眠気、ふらつきに注意。
		クロナゼパム	抗不安作用を併せもつ。眠気、ふらつきに注意。
抗うつ薬	下降抑制系を賦活させることで鎮痛効果を発揮する。	デュロキセチン塩酸塩	眠気、吐き気などの消化器症状の出現に注意。
		アミトリプチリン塩酸塩	口渇、便秘、眠気の有害反応が出現しやすい。
		ノルトリプチリン塩酸塩	口渇、便秘、眠気の有害反応が出現しやすい。
		クロミプラミン塩酸塩	口渇、便秘、眠気の有害反応が出現しやすい。
抗不整脈薬	Na$^+$チャンネルを抑制することにより、神経細胞の興奮抑制を行い、鎮痛効果を発揮する。	リドカイン塩酸塩	がん性腹膜炎の痛みや腹部不快に有効。めまいや悪心の症状が出現しやすい。
		メキシレチン塩酸塩	悪心や食欲低下の症状が出現しやすい。
NMDA受容体拮抗薬	下降抑制系に作用し、痛覚情報伝達を抑制する	ケタミン塩酸塩	めまい、ふらつき、眠気が出現しやすい。
コルチコステロイド	腫瘍周囲の浮腫、炎症、圧迫の減少し、痛みを軽減する他、鎮痛作用の増強させる作用がある	プレドニゾロン	易感染、高血糖、NSAIDsと併用する場合は、消化性潰瘍の危険性が高くなる。
		デキサメタゾン	
		ベタメタゾン	

れるため注意が必要である。

④呼吸抑制

- **発生頻度**：原則にしたがって使用している限り、重篤な呼吸抑制は起きない。
- **原因**：呼吸抑制が起きる原因としては、過剰投与や肝機能・腎機能の低下により体内に蓄積した場合などが考えられる。
- **対策**：誤薬などによる過剰投与が原因の場合は、拮抗薬（ナロキソン塩酸塩）の使用を早期に考慮する。

鎮痛補助薬

- 神経因性疼痛と呼ばれる痛みは、オピオイド鎮痛薬を投与しても十分に除痛が図れない痛みといわれている。
- 鎮痛補助薬 **表6** は、神経因性疼痛のような痛みやオピオイド鎮痛薬を適切に使用したにもかかわらず、十分な除痛が図れない場合に、使用される薬剤である。
- 鎮痛補助薬はその薬物自体に鎮痛作用はなく、NSAIDsなどのように、すぐに効く鎮痛薬ではない。
- 鎮痛補助薬は鎮痛薬と併用することで鎮痛効

果を高めるといった作用がある。

- 患者が「刺すような痛み」「電気が走るような痛み」「焼けるような痛み」などを訴えている場合は、神経因性疼痛である場合が多く、鎮痛補助薬の投与を考慮する必要がある。
- 鎮痛補助薬は一定の期間服用することで徐々に効果が出るといわれており、服用当初は鎮痛効果より先に眠気や口渇、便秘などの有害反応が出現する場合がある。
- 患者にも、薬物の特徴を説明したうえで、投与する必要がある。

(岡嶋洋子)

神経ブロック

神経ブロックとは

- 神経ブロックとは、局所麻酔薬、神経破壊薬、熱凝固などで痛みの神経伝達を長期的に遮断する鎮痛法の1つである。

1. 適応

- 局所の痛みで、薬物療法では疼痛緩和が不十分な場合や、薬物療法による有害反応が強い場合に検討される。
- 痛みの評価を十分に行い、局所の状態、全身状態、予後などについて検討し適応を判断する 表7 。

2. 特徴

- がん疼痛に用いる主な神経ブロックを 表8 に示す。
- WHO方式がん疼痛治療法では、上腹部内臓痛に対する有用な方法として、腹腔神経叢ブロックがある。

神経ブロックの利点と注意点

1. 利点

1)除痛効果

- 局所の痛みの伝達を遮断し、全身への大きな影響がない。
- 神経ブロックは神経遮断のため、体動時痛を完全に抑えられ、完全な除痛が得られる。
- 薬物療法では疼痛緩和が不十分な場合に効果がある。
- 広範囲の痛みに対しては、オピオイド鎮痛薬など薬物療法を増量しながら、最も強い痛みの部位に対して神経ブロックを行うことができる。
- 一度の処置で、週単位もしくは月単位の持続した鎮痛が得られる。

2)薬物による有害反応の軽減

- オピオイド鎮痛薬など薬物療法による有害反応（眠気、悪心、便秘など）が強い場合に効果がある。
- 神経ブロックで鎮痛効果が得られた場合、オピオイド鎮痛薬を減量することができ、オピオイド鎮痛薬による有害反応も少なくなる。

3)QOLの向上

- 鎮痛薬の定期的使用や有害反応から開放される可能性がある。
- 痛みから解放される時間が得られることは、がん患者のADL(日常生活動作)の維持、QOL(生活の質)の向上をもたらす。
- 神経ブロックは、意識を保ちながら鎮痛効果が得られるため、患者は周囲との対話を維持することができる。

2. 注意点

- 神経ブロックは侵襲的な処置でリスクもあるため適応について十分に検討し、利益・不利益について患者・家族へ説明し、同意を得る必要がある。

表7 神経ブロックの適応（患者側・医療者側）

患者側	適応となる痛み	●痛みの原因が特定でき、限られた部位の痛み。 ●散在痛でも一部位の痛みが他の部位の痛みよりも強い場合は適応。
	痛みの特徴	●入浴や温罨法など温暖により軽減・消失する（寒冷で増強する）痛みの場合は、交感神経ブロックの適応となる。 ●安静時には痛みがなく、体動時に痛みが起こる場合は、知覚神経ブロックの適応となる。
	薬物療法との関連	●十分な有害反応対策を行っても、オピオイド鎮痛薬の有害反応が強い場合には、神経ブロックの適応かどうか検討する。
	患者の理解・同意	●神経ブロック施行中は、体位保持が必要である。 ●合併症として、呼吸不全、血圧低下などを起こす可能性がある。 ●神経ブロックについて、患者が十分に理解することが大切である。
	患者の状態	●出血・止血凝固障害、感染傾向がないこと。 ●針の刺入経路に感染巣や腫瘍、転移巣がないこと。 ●局所および全身状態や予後からも、神経ブロックが有効であること。
医療者側	施行技術・観察	●神経ブロックの適応の検討（神経ブロックの担当医との連携）を行う。 ●神経ブロックの作用・有害反応・合併症の観察と対処、有効性の評価（効果判定）が必要である。

表8 主な神経ブロック

種類	内容	注意点
硬膜外ブロック	●現在、最も多用され、あらゆる痛みに効果的である。 ●脊椎硬膜外腔に局所麻酔薬、麻薬などを注入し鎮痛する。	カテーテル法（持続硬膜外ブロック）による感染
腹腔神経叢ブロック	●腹部内臓を支配する交感神経を遮断する方法である。 ●膵臓がん、胃がんなど腹腔内臓器のがんによる腹痛・背部痛に対して用いる。 ●腸蠕動亢進作用があるため、便秘が解消され、オピオイド鎮痛薬を使用する患者の利点になる。	神経ブロック後の血圧低下、腸蠕動亢進による下痢・腹痛
胸部・腰部交感神経ブロック	●胸部・腰部を支配する交感神経を遮断する方法である。 ●上肢や胸部、下肢の痛みに対して用いる。 ●特に血流障害に起因する痛みに有効である。	神経損傷、神経炎、出血
知覚神経ブロック	●安静時には痛みがなく、体動時に痛みが起きる場合に用いる。 ●知覚神経ブロックにより知覚障害が起こるため（時には運動障害を伴う場合もある）、患者のQOL（生活の質）を高めるとは限らない。 ●知覚神経ブロックのリスクについて患者・家族と十分に話し合い、患者のQOLを考慮しながら治療法の選択を検討することが大事である。	知覚障害
くも膜下フェノールブロック	●くも膜下腔に神経破壊薬を注入し、知覚神経を半永久的に破壊する。 ●限局した片側の痛み（体性痛）が適応である。	排尿・排便障害
三叉神経ブロック	●上顎がんや舌がんなど三叉神経支配領域のがん疼痛に有効である。	知覚鈍麻、味覚障害

- 意識障害、出血傾向、ブロックの部位の炎症・感染がある場合は禁忌であるため、十分な情報収集・検討を行う。
- 痛みの部位や原因、全身状態、局所の状態により適用できない場合がある。
- 局所麻酔薬のアレルギーの有無について確認することが必要である。

神経ブロックを受ける患者の看護

1. 適応についての検討と評価

- 神経ブロックは、苦痛を伴う侵襲的な処置であるため、痛みの原因や程度など疼痛の評価を行い、神経ブロックの適応について医師と十分に検討する。

2. 治療法選択のサポート

- 神経ブロックの鎮痛効果は完全であるが、治療法自体が苦痛を伴うこと、感覚・運動障害によるADL・QOLへの影響や合併症を起こす可能性がある。
- 十分に検討したうえで神経ブロックを適応する場合には、患者が利益（効果）・不利益（ADL・QOLへの影響、合併症）を理解したうえで選択できるようにかかわる。

3. 不安の軽減

- 患者は、苦痛を伴う処置のことや、がんの部位に神経ブロックを行うことに対し、さまざまな不安が生じる。
- 神経ブロックの方法について、患者へ十分に説明する。

4. 治療の適切な介助と合併症に注意した観察

- 急変時に備えた必要物品を準備する。
- 心電図、血圧などの状態をモニターし、異常を早期発見する。
- 神経ブロック後の血圧低下、出血、感染、感覚・運動障害、排尿・排便障害、アルコール

による酩酊、腸蠕動亢進による下痢などに注意した観察が必要である。
- 特に高齢者や合併症（特に虚血性心疾患）のある患者では注意が必要である。
- 神経ブロック後の合併症や安静について患者に説明し、患者の協力を得ながら、安静を保持できるよう援助する。

5. 施行後の疼痛評価と鎮痛薬の減量

- 神経ブロックで疼痛が軽減すると、オピオイド鎮痛薬の必要量が減り、過量投与の症状が出現することがある。
- 神経ブロック後の疼痛評価を行い、オピオイド鎮痛薬の量の調整について医師に確認し対応する。

(槇埜良江)

放射線療法

放射線療法とは

- 放射線は高エネルギーの電磁波や粒子線の総称であり、放射線療法として医療に応用されている。
- 放射線療法に用いられるのは、X線、β線、γ線、そのほかの粒子線がある。
- がん疼痛に対しては、体外から照射する外照射が選択されることが最も多い。

1. 適応

- 非侵襲性、組織・臓器の形態や機能の温存という特徴からも、全身状態不良の患者、高齢者にも実施可能であり、鎮痛薬による緩和が不十分な疼痛を改善する 表9 。

2. 特徴

- がん疼痛に用いる放射線療法の特徴について 表10 に示す。

表9 放射線療法の適応（患者側・医療者側）

患者側	**適応となる痛み**	● がんが骨に転移したときの骨痛、腫瘍が周囲の組織を浸潤して起こる腫瘍痛、腫瘍が末梢神経を圧迫・浸潤して起こる疼痛に対して行う。
	痛みの特徴	● 骨転移の疼痛は、持続痛と突出痛がある。 ● 持続痛は、オピオイド鎮痛薬を中心とした薬物療法が有効であるが、体動時痛（突出痛）はオピオイド鎮痛薬による対応が困難である。 ● 体動時痛（突出痛）に対しては、放射線療法を併用して緩和を図ることが可能である。
	薬物療法との関連	● オピオイド鎮痛薬を使用する場合、使用量の減量が可能となるため、疼痛の状態・薬物療法の評価を行う。
	患者の理解・同意	● 放射線に対する間違った知識や偏見など誤解を解き、放射線療法の有効性を患者が理解することが必要である。 ● 治療の特徴として、継続性（毎日照射、一定の治療期間）、有害反応への対策（早期・晩期反応、セルフケア）について患者が理解することが大切である。
	患者の状態	● 全身的な侵襲が少ないため、原発巣の種類や病期にかかわらず、全身状態不良の患者、高齢者にも実施可能である。 ● 患者の状態・予後の状況により、放射線療法の範囲の決定、総線量、分割回数を検討する。
医療者側	**施行技術・観察**	● 作用・有害反応の観察と対処、有効性の評価（効果判定）が必要である。 ● 患者の状態・予後のほか、患者の生活にも配慮し、できるだけ負担の少ない治療計画を調整することが必要である。

放射線療法の利点と注意点

1. 利点

■ 放射線療法は、鎮痛薬と異なり、疼痛の原因に直接働きかける方法である。

1）骨転移の患者の鎮痛

■ 骨転移に対する鎮痛効果は、照射開始後2週程度から現れ、4～8週で最大になり、長期的な効果が得られる。

■ 骨転移の疼痛の特徴である体動時の突出痛は、オピオイド鎮痛薬での対応が困難な痛みである。

■ 放射線療法は、突出痛の軽減に有用であり、疼痛緩和によりオピオイド鎮痛薬の使用量の減量が図れる。

■ 骨転移に対し、60～90％に良好な疼痛緩和が得られ、日常生活の自立性・活動性が維持・拡大し、患者の満足感・QOL向上をめざすことができる。

表10 放射線療法の特徴

● 放射線療法は、手術、化学療法と並ぶ、がん治療の1つである。

● 組織や臓器の形態や機能が温存でき、全身への侵襲が少ない。

● 腫瘍に直接作用し、骨転移による疼痛、腫瘍からの出血、消化管閉塞症状などを緩和する。悪性腫瘍に対する放射線療法の適応範囲は広い。

● 骨転移では、3Gy／10回／2週の局所照射が標準的治療であり、60～90％に良好な疼痛緩和が得られる。

2）全身状態不良の患者の鎮痛

■ 非侵襲的であり、組織・臓器の形態や機能を温存するため、全身状態不良の患者、高齢者にも実施可能である。

■ 全身状態不良の患者では、疼痛緩和、活動性の維持・改善により、家族や友人たちとのかかわりなど社会性が保持でき、残された時間を、その人らしく有意義に過ごすことが期待できる。

2. 注意点

- 予後が短い患者に適応する場合、できるだけ患者の負担が少なくなるよう、短期間に有害反応の少ない範囲で照射する。
- 局所的な治療法で効果が得られるまでに時間を要するため、他の部位にも痛みの原因がある場合は薬物療法も併用しながら疼痛緩和を図る。
- 有害反応として、照射部位に生じる局所性の粘膜炎、皮膚炎などや、全身性の放射線宿酔、倦怠感が生じるため、観察と対応が必要である。
- オピオイド鎮痛薬を使用中の患者は、放射線療法の併用により疼痛が緩和すると、薬物療法による有害反応が出現するため、薬物療法の評価も行い、使用量の減量を検討する。

放射線療法を受ける患者の看護

1. 患者の病状、放射線療法などの治療計画の把握

- 放射線療法は、局所的な治療であるため部位もさまざまで、患者の病状や予後などを考慮し治療計画が設定される。
- 有害反応の出現には線量が関係するため、十分に治療計画（部位、線量、回数）について把握する必要がある。
- 骨転移に対する放射線療法は、線量が少なくてすむ場合においても、化学療法の併用がある場合は有害反応が強く出現することがあるため注意が必要である。

2. 放射線療法についての患者の理解

- 患者が放射線療法について十分な説明を受け、理解できているかどうかを確認し、患者の不安や疑問、誤解について対応する。
- 特に「放射線」という言葉から、治療の安全性、有効性について不安を抱く場合がある。
- 放射線療法に伴う有害反応、治療の必要性、治療計画の内容（部位、回数、治療時間、期間）、治療室の環境、日常生活の注意点などについて、患者が十分に理解して治療を受けることができるように説明する。

3. 日常生活についての患者の理解

- 放射線療法は、確実に同じ部位に、継続的に照射することが大事になるため、照射部のマーキングについて患者に説明し、こするなどの刺激によりマーキングが消えないように協力を得る。
- 除痛効果の時期と骨が硬化する時期がずれるため、骨折に注意した行動がとれるように、患者に説明する。
- どの程度までの活動が可能であるか、患者と日常生活について具体的に話し合う。

4. 放射線療法中の痛みへの対応

- 放射線療法の効果が出るまでは、治療室への移動前に予防的に鎮痛薬を使用するなど、苦痛を最小限にして治療に臨めるように対応する。
- 特に骨転移特有の体動時痛（突出痛）による苦痛が強い。

5. 放射線療法の有害反応の観察と対応

- 放射線療法を受ける患者の多くは倦怠感を有するため、活動と休息のバランスが保てるように指導する。
- 皮膚炎や粘膜炎は、治療終了後1〜2か月程度で改善に向かうため、患者が症状の経過を理解し、セルフケアが維持できるように指導する。

6. 放射線療法の効果を評価（痛みの評価）

- 骨転移に対する鎮痛効果は、照射開始後2週程度から現れ、4〜8週で最大になる。
- 頭頸部がんに対する放射線療法に伴う粘膜炎の痛みは、放射線療法終了後は改善に向かう。
- オピオイド鎮痛薬を使用中の患者の場合、放

射線療法の効果を観察し、オピオイド鎮痛薬の過量投与による有害反応が出現しないように、薬物療法についても評価を行う。

(槙埜良江)

セデーション

セデーションとは

- 緩和ケアにおけるセデーション（鎮静）とは、症状緩和を目的として、鎮静作用のある薬剤を使用し、意図的に意識レベルを低下させることにより苦痛を軽減する治療法である。
- 鎮静作用の薬剤は、苦痛を緩和することを目的にした治療手段であるため、死を早める安楽死とは明らかに異なる。

1. 適応

- 緩和困難で、耐え難い苦痛が存在する場合に、セデーションの適応を検討する。
- 適応については、苦痛緩和の状況、予後、患者・家族の意思の尊重、医療チームの合意、セデーションの方法などについて、十分な検討が必要である 表11 。

2. 分類

- セデーションは、その持続時間、深さにより分類することができる 表12 。

セデーションの利点と注意点

1. 利点

- がんの終末期において、標準的な緩和ケアでも症状緩和が困難な場合、セデーションにより意識を低下させることにより、患者を極度の苦痛から解放することができる。
- 終末期の最期を、極度の苦痛の状況で終えるのではなく、苦痛が緩和された状況で、患者と家族が穏やかに最期の貴重な時間を過ごす

ことができる。

2. 注意点

- 不十分な緩和ケアの知識や技術により、安易にセデーションの実施を判断してはならない。
- セデーションは、意識を低下させる方法であるため、患者・家族に対し、十分なインフォームドコンセントを行い、苦痛症状に応じた最善の緩和の治療法であることについて理解・同意を得たうえで行われるべきである。
- 標準的な緩和ケアでは緩和できない苦痛が存在することを、医療チームで十分に確認し、その判断の合意をする必要がある。

セデーションを受ける患者の看護

1. 患者・家族が十分理解し同意が得られるサポート

1）患者へのインフォームドコンセント

- セデーションは、患者の意識レベルを意図的に低下させる治療法であるため、セデーションを施行する前に、十分なインフォームドコンセントを行う。
- 倫理原則（自律性の原則）に基づいて、患者や家族に病状を伝え、セデーションによる利益・不利益について説明する。
- 患者がセデーションの治療法を理解し同意を得たうえで実施するのが基本である。

2）患者へのインフォームドコンセントが困難な場合

- 実際にセデーションを考慮するときは、患者への十分なインフォームドコンセントが困難な状況もある。
- 患者に意思決定能力がない場合は、患者の代理として家族の同意を得る。
- 家族に同意を得る場合でも、患者の価値観や人生観についての情報を家族から得ながら、患者の意思を推測するように努力する。

表11 セデ—ションの適応（患者側・医療者側）

患者側	**苦痛緩和の状況**	● 治療に抵抗する苦痛や、耐え難い苦痛が存在する場合に、セデーションの適応を検討する。 ● **治療に抵抗する苦痛**：神経障害性疼痛など難治性の痛みは、緩和治療が困難である。また、がん悪液質症候群に伴う全身倦怠感も、死が近づくと増悪し緩和が難しい。 ● **耐え難い苦痛**：患者が耐え難いと感じる主観的な基準であり、客観的な評価が難しい。
	患者の状態	● 症状緩和が難しい強い苦痛があり、全身状態・予後も悪くなっている状態。
	患者・家族に対する説明と意思決定	● 開始前に利益・不利益について十分に説明する。 ● セデーションを開始すると、患者との意思疎通が難しくなるため、開始する前に説明と同意を得ておくことが望ましい。 ● 患者が意思決定できない場合は、患者の代理として家族の同意を得る。
医療者側	**施行技術・観察**	● 患者の状態をよく観察し、使用薬剤、投与量、投与速度をきめ細かに調節できるセデーションの知識・技術が必要である。 ● セデーションによる作用・有効性の評価（効果判定）が必要である。
	医療チームの検討と合意	● セデーションの必要性について、医療チームで十分な検討や判断、合意が必要になる。

表12 セデーションの分類

セデーションの持続時間	● 持続的セデーション：鎮静状態（意識低下）を死亡まで継続する。 ● 間欠的セデーション：一時的な鎮静で、薬剤使用の中止または調整により、意識低下しない時間を確保する。
セデーションの深さ	● 深いセデーション：呼びかけに応じない程度の深い鎮静である。 ● 浅いセデーション：呼びかけに覚醒し、言語的・非言語的コミュニケーションができる程度の浅い鎮静である。

3）家族の理解が得られない場合

■ 家族が、患者の悪い病状について理解できていない場合は、意識を低下させるセデーションの方法に対し「もう二度と目覚めず話ができないのではないか」「死を早めてしまうのではないか」など、さまざまな不安が生じ、セデーションを希望しない場合がある。

■ 家族の不安や疑問、心の準備について理解し、死別後に家族が後悔しないように十分な話し合いの場をもつ。

■ セデーションを行うことについて、患者の意思に反して家族が反対するような場合は、価値観が多様であることを尊重し、セデーションを間欠的に行うなどにより強い苦痛症状が緩和することを、患者・家族と共に確認できるようにする。

2. セデーション開始後の家族ケア

■ セデーション開始後は、家族ができる患者へのケアについて話し合い、患者のケアに家族も参加できるように配慮することが大切になる。

■ 患者の聴覚は最期まで保たれていることを説明し、声をかけたり体に触れたりすることで、家族の存在が患者に伝わっていることが理解できるようにかかわり、よりよい看とりにつながるように対応する。

3. セデーションにかかわる医療チームのケア

■ 医療チームは、患者の苦痛を最小限にし、その人らしく最期まで尊厳を保ちながら生きる

ことを目指している。そのため、セデーショ
ンが強い苦痛症状に対する方法であることを
理解していても、意識を低下させてすべての
苦痛から解放させる方法に対して、医療チー
ム内で葛藤が生じることがある。

■ 医療チームでセデーションの必要性について
十分な検討を行い、医療チームの総合的な判
断によりセデーションを適切に開始する必要
がある。

(槇埜良江)

〈文献〉

1. American Pain Society：Principles of analgesic use in the treatment of acute pain and cancer pain. National head quarters of the American Pain Society third edition. 1992：2-3.
2. Twycross, R.：Pain relief in advanced cancer second edition. Churchill Livingstone, London, 1994.
3. WHO著，武田文和訳：がんの痛みからの解放 WHO方式がん疼痛治療法 第2版．金原出版，東京，1996：16-19.
4. McCaffery, M. 著，中西睦子訳：痛みをもつ患者の看護．医学書院，東京，1975：11.
5. 宇田川恵子：疼痛を経験した場面での患者のおまかせ意識．第28回日本看護学会成人看護・集録，日本看護協会出版会，東京，1997：44-47.
6. Larson, J. P. 著，和泉成子訳：Symptom management The nurse's role and responsibilities；症状マネジメント 看護婦の役割と責任．インターナショナルナーシングレビュー 1997；20(4)：29-37.
7. McCaffery, M.., Ferrel, B. R.：Nurses' knowledge of pain assessment and management：how much progress have we made?. *Journal of pain and symptom management* 1997；14(3)：175-188.
8. 高橋美賀子，梅田恵，熊谷靖代編著：ナースによるナースのた

めのがん患者のペインマネジメント 新装版．日本看護協会出版会，東京，2014.
9. Ohnhaus, E. E., Adler, R.：Methodological problems in the measurement of pain：a comparison between the verbal rating scale and the visual analogue scale. *Pain* 1975；1(4)：379-384.
10. 奥出有香子：外来におけるPRO-SELFプログラムの有効性の検討 痛みを持つ癌患者にアプローチして．2002年度兵庫県立看護大学大学院修士論文，2002.
11. 的場元弘，加賀谷肇監修：Q&Aでわかるがん疼痛緩和ケア．じほう，東京，2014.
12. 堀夏樹：緩和ケアゴールデンハンドブック 改訂第2版．南江堂，東京，2015.
13. 森田達也，木澤義之監修：緩和ケアレジデントマニュアル，医学書院，東京，2016.
14. 恒藤暁，岡本禎晃：緩和ケアエッセンシャルドラッグ 第3版，医学書院，東京，2014.
15. 日本緩和医療学会緩和医療ガイドライン委員会編：がん疼痛の薬物療法に関するガイドライン 2014年版．金原出版，東京，2014
16. 余宮きのみ：ここが知りたかった緩和ケア 増補版．南江堂，東京，2016.
17. 小原健，山室誠：神経ブロック法の位置づけ．がん看護 2003；8(3)：209-213.
18. 弓削孟文：ペインクリニックにおける神経ブロック療法の位置づけ．ペインクリニックに必要な局所解剖 麻酔科診療プラクティス12，高崎眞弓，弓削孟文，稲田英一，岩崎寛編，文光堂，東京，2003：2-9.
19. 久米恵江，祖父江由紀子，土器屋卓志，濱口恵子：がん放射線療法ケアガイド 新訂版．中山書店，東京，2013：88-118.
20. 広川裕：緩和ケアにおける放射線治療．緩和ケア 2005；15(3)：186-190.
21. 高橋健夫：QOLからみた放射線治療．緩和ケア 2005；15(3)：215-217.
22. 日本緩和医療学会緩和医療ガイドライン作成委員会編：苦痛緩和のための鎮静に関するガイドライン．金原出版，東京，2010：16-41.
23. 池永昌之：鎮静（セデーション）．看護技術 2002；48(12)臨時増刊号：96-101.
24. 池永昌之：セデーションの基本と実際．ターミナルケア 2003；13(6)：443-450.
25. 山崎章郎：セデーション 何が問題か．ターミナルケア 2003；13(6)：433-436.

II

慢性期・回復期の
生活支援技術

- 食事
- 排泄
- 睡眠と休息
- 清潔
- 心理・社会的アセスメントに基づいた
  ケアとサポート

慢性期・回復期の生活支援技術

食事

奥野信行

慢性期・回復期にある患者の食事

ADL（日常生活動作）支援としての食事

- 慢性期あるいは急性期から脱して回復期にある患者は、病気や治療の影響により、栄養状態が悪化していることが少なくない。
- 栄養状態の悪化により、病気の憎悪や回復遅延、合併症を引き起こし、QOL（生活の質）の低下につながることもある。
- フローレンス・ナイチンゲールは適切な食事を選択して提供することは、患者の自然治癒力を高めるために必要不可欠な看護行為であるとしている[1]。
- ヴァージニア・ヘンダーソンは「患者がよりよく食事できるよう見守り、力づけられる人は看護婦のほかにいない」[2]と述べている。
- 人にとって最も基本的な欲求である「食べる」という行為への援助は、看護が果たすべき最も重要な役割の1つである。

- 「適切な食事と水分を摂取する」という、患者ニーズを充足することによって、患者の健康状態の改善や維持、そして、「その人らしく生きる」という営みを看護師は支えることができる。
- 食事における看護師の主な役割を 表1 にあげた。

病院における食事

- 病気のために治療を受けている患者に提供される病院での食事は「一般食」「特別食」に分けられる 表2 。
- **一般食**：厚生労働省の「入院時食事療養及び入院時生活療養の食事の提供たる療養の基準」や「日本人の食事摂取基準」から各病院が栄養基準を設定して提供している。
- **特別食**：疾患によって食事療法が必要な食事、あるいは疾患によって特殊な食事の形態が必要な食事である。
- 成分別分類と疾患別食種は、 表3 のとおりである。

表1 食事における看護師の主な役割

役割	内容
❶食事環境の整備	清潔、臭気、明るさなど。
❷適切な食事や水分の提供	食事内容、栄養素、食事形態、量、提供時間、温度、盛りつけなど。
❸摂食の援助	身体機能障害がある場合は、患者の自立度に合わせる。
❹摂食状況の観察	食事摂取の状況を把握し、主食・副食それぞれ10段階でカルテなどに記録する（食欲、満足度）。
❺適切な食習慣の維持への教育的支援	塩分制限などについて説明し、教育的支援を行う。

表2 病院食の分類

区分		適用
一般食	普通食（常食）	食欲・消化機能に異常がなく、治療食の必要のない場合に適用される。1400〜2000kcal/日。
	軟菜食（全粥食、五分粥食、七分粥食など）	患者の病状に応じて主食と副食を軟らかく調理した食事。消化能力の低下、一般的な外科手術後に適用される。
	流動食	スープなど固形物がない食事。消化器系に障害がある時などに適用される。
特別食	非加算食（嚥下調整食など）	嚥下調整食：嚥下調整食1（ゼリー）、嚥下調整食2（ペースト食）、嚥下調整食3（ソフト食）。
	加算食（糖尿病食、心臓病食など）	エネルギーコントロール食、塩分コントロール食など。

表3 成分別分類と疾患別食種との対応

成分別分類	疾患別食種名				
	糖尿病食	脂質異常食	高血圧食	心臓病食	腎臓病食
エネルギーコントロール食 ・総エネルギー量：800〜2000kcal/日。 ・摂取するエネルギー量を調整することが最も有効な病態に適応する食事。	●	●	●	●	
タンパク質コントロール食 ・タンパク質量：40〜80g/日。 ・腎疾患などで、摂取するタンパク質量を調整した食事。					●
脂質コントロール食 ・脂質：5〜40g/日。 ・脂質の量を制限しながら、適切なエネルギーを摂取できるように調整された食事。		●			
塩分コントロール食 ・塩分：6g以下/日。 ・ナトリウムを調整した食事。 ・ナトリウムからの塩分算出は、ナトリウム重量(mg)×2.54。 ・ナトリウム100mgは塩分254mgに相当。				●	●

その他
・**残渣食**：食物繊維の少ない、腸管への刺激の少ない食事。注腸造影検査・内視鏡検査の前処置として提供される。
・**口内炎食**：放射線治療などによって生じた口内炎の痛みなどに配慮した食品選択や調理が行われた食事。
・化学療法などによる食欲不振がある場合には食事指導を行い、個々の病態をふまえて希望に沿った食事内容（たとえば麺類や寿司など）を提供することもある。

活動に必要なエネルギー

エネルギーの役割

■ 人間の「生命機能」や「日常生活における身体活動」は、外界から必要な物質を取り込み、エネルギーを産生することによって維持されている。

■ エネルギーの重要な役割としては、①人間が生きるために必要な体内成分を合成・分解する働き、②体温を維持する働き、③各臓器の活動を維持する働き、④身体の筋活動を維持する働き、の4つがある。

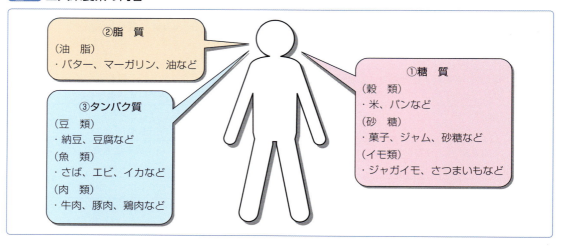

図1 三大栄養素の内容

- エネルギー産生のために必要な物質の取り込みは、「食物を食べる」という人間の基本的な営みによって成り立っている。
- 人間は、エネルギーの源を3大栄養素と呼ばれる、①糖質（炭水化物）、②脂質、③タンパク質、から得ている 図1。
- 生命活動に必要なエネルギー源は主に①②であるが、①が不足すると③が分解され、エネルギーとなる。

エネルギーの摂取・消費バランス

- 人間の活動を支えるために必要なエネルギーの摂取量は、人それぞれに異なり、また、個人の中でも変動がある。
- 身長や体重の変化が成長期のように顕著でない成人の場合、摂取したエネルギー量と消費したエネルギー量が釣り合っていること、つまりエネルギーの収支バランスが均等であることが望ましい。

1. エネルギーの摂取量が多い場合

- 摂取したエネルギーが消費されなかった場合、そのほとんどは脂肪という形で脂肪細胞に蓄積される。
- 脂肪細胞の蓄積は、体重増加や肥満として現れ、さまざまな生活習慣病の危険因子となる。

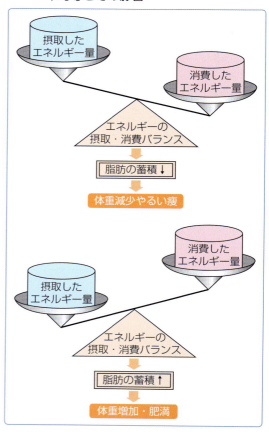

図2 エネルギーの摂取・消費バランスの不均等とその影響

2. エネルギーの摂取量が少ない場合

- 摂取したエネルギーよりも消費するエネルギ

ーのほうが多い場合、脂肪の蓄積が少なくなり、体重減少やるい痩として表れる **図2**。
- 消費するエネルギーのほうが多いため、体内のタンパク質量が低下すると生体機能の維持に支障をきたす。

栄養評価（アセスメント）

- 看護師は、患者が必要なエネルギー量を含む食事を、適切に摂取できているか、栄養評価（アセスメント）する。
- アセスメントの際には、次のような指標が活用される。

身体計測

1. 体格指数（BMI）

- エネルギーの摂取量および消費量のバランス

（エネルギー収支バランス）の維持を示す指標としては、体格指数（body mass index；BMI）が用いられている。

> **体格指数（BMI）の計算式**
> 体格指数（BMI）$[kg/m^2]$＝体重$[kg]$÷（身長$[m]$×身長$[m]$）
> **例）**身長160cm、体重80kgの場合、体格指数（BMI）は80$[kg]$÷（1.6$[m]$×1.6$[m]$）＝31.25$[kg/m^2]$となる。

- 健康の保持・増進、生活習慣病予防の観点からは、エネルギー摂取量が現体重を維持するエネルギー必要量を過不足なく充足するだけでは不十分であり、望ましいBMIを維持するエネルギー摂取量（＝エネルギー消費量）であることが重要になる[3]。
- 日本肥満学会では、**表4**のように肥満の判定基準を定めている[4]。

表4 日本肥満学会による肥満の判定と肥満症の診断基準

肥満の定義	脂肪組織に脂肪が過剰に蓄積した状態で、体格指数（BMI＝体重$[kg]$／身長$[m]^2$）≧25のもの。
肥満の判定	身長あたりのBMIをもとに下表（肥満度分類）のごとく判定する。
肥満度分類	（下表参照）

BMI(kg/m^2)	判定	WHO基準
＜18.5	低体重	Underweight
18.5≦～＜25	普通体重	Normal range
25≦～＜30	肥満（1度）	Pre-obese
30≦～＜35	肥満（2度）	Obese class Ⅰ
35≦～＜40	肥満（3度）	Obese class Ⅱ
40≦	肥満（4度）	Obese class Ⅲ

・ただし肥満（BMI≧25）は、医学的に減量を要する状態とは限らない。なお、標準体重（理想体重）は最も疾病の少ないBMI 22を基準として、標準体重(kg)＝身長$(m)^2$×22で計算された値とする。
・BMI≧35を高度肥満と定義する。

肥満症の定義	肥満症とは肥満に起因ないし関連する健康障害を合併するが、その合併が予測される場合で、医学的に減量を必要とする病態をいい、疾病単位として取り扱う。
肥満症の診断	肥満と判断されたもの（BMI≧25）のうち、以下のいずれかの条件を満たすもの。 1）肥満に起因ないし関連し、減量を要する（減量により改善する、または進展が防止される）健康障害を有するもの。 2）健康障害を伴いやすいハイリスク肥満：ウエスト周囲長のスクリーニングにより内臓脂肪蓄積を疑われ、腹部CT検査によって確定診断された内蔵脂肪型肥満。

日本肥満学会編：肥満症診療ガイドライン2016. ライフサイエンス出版，東京，2016：xii. より引用

- BMIが「22」を標準、「25以上」を肥満とする。
- 肥満度分類では、BMI「25以上30未満」を肥満1度、「30以上35未満」を肥満2度、「35以上40未満」を肥満3度、「40以上」を肥満4度、「18.5未満」は低体重(やせ)と診断される。
- 診断基準ではBMIが「35以上」は「高度肥満」と定義され、診断や治療の対象と位置づけられている。
- たとえば身長160cm、体重58kgであれば、BMIは58[kg]÷(1.6[m])^2=22.66となり、肥満の判定では「18.5以上25.0未満」の範囲に収まり、基準範囲内(普通体重)ということになる。
- 普通体重の範囲内であっても、エネルギー摂取量を制限している場合は、そのほかの重要な栄養素が不足がちになり注意が必要である。
- 目標とするBMIは年齢によって3区分されている 表5。
- 年齢が上がるにつれ、BMIの目標範囲の下限値が高くなっており、70歳以上においては下限値が21.5とされている。
- 診断基準では生活習慣病の発症予防のみならず虚弱の予防にも配慮した設定がされている。

2. 標準体重(IBW)

- BMIが「22」前後の人が肥満に関係する疾患になりにくいという研究結果から、この指数を利用して算出した理想的な体重を「標準体重(理想体重)」(ideal body weight；IBW)として算出する。
- やせ(体重減少)の基準は、標準体重の20%以上の減少である。

標準体重(理想体重)の計算式
標準体重[kg]＝身長[m]×身長[m]×22
例)身長160cmの場合、標準体重は1.6[m]×1.6[m]×22＝56.32[kg]となる。

表5 目標とするBMIの範囲

年齢(歳)	目標とするBMI(kg/m²)
18〜49	18.5〜24.9
50〜69	20.0〜24.9
70以上	21.5〜24.9

1) 男女共通。あくまでも参考として使用すべきである。
2) 観察疫学研究において報告された総死亡率が最も低かったBMIを基に、疾患別の発症率とBMIとの関連、死因とBMIとの関連、日本人のBMIの実態に配慮し、総合的に判断し目標とする範囲を設定。
3) 70歳以上では、総死亡率が最も低かったBMIと実態との乖離がみられるため、虚弱の予防及び生活習慣病の予防の両者に配慮する必要があることも踏まえ、当面目標とするBMIの範囲を21.5〜24.9kg/m²とした。

厚生労働省：「日本人の食事摂取基準(2015年版)」策定検討会報告書. 2014：54. より引用

3. 基準体重比(%IBW)

- 基準体重比(% ideal body weight：%IBW)は、標準体重と現体重との割合である。
- %IBWを用いた栄養障害の分類は、90以上：普通、80〜89：軽度栄養不良、70〜79：中等度栄養不良、69以下：極度栄養不良、となる。

基準体重比(%IBW)の計算式
基準体重比(%IBW)＝現体重[kg]÷標準体重[kg]×100
例)身長160cm、体重80kgの場合、標準体重は1.6[m]×1.6[m]×22＝56.32[kg]となり約56kg。基準体重比は80[kg]÷56[kg]×100＝142.857で、約143%となる。

4. 調節体重

- 肥満のある患者の場合、体重から必要なエネルギー量を算出すると適切な基準範囲から逸脱した値になってしまう。
- たとえば身長160センチ、体重80kgの人の場合、BMIは31.25で肥満2度(BMI 30以上35未満)に該当し、この体重のまま算出したエネルギー量の食事をとり続けると、さらに体重が増加することになる。

表6 エネルギー必要量の代表的な計算式

計算式	特徴
エネルギー必要量[kcal]＝現体重[kg] ×25〜30[kcal]	●体重当たり25〜30kcalを基準として算出する方法である。 ●簡易的な方法としてよく活用されている。 例）体重60kgの場合、60[kg]×25[kcal]＝1500[kcal]
エネルギー必要量 [kcal]＝標準体重[kg]×身体活動量[kcal] 〔身体活動量は **表7** を参照〕	●標準体重を基に身体活動量をかけて必要エネルギー量を算出する方法である。 ●糖尿病患者のエネルギー必要量の算出によく活用されている。
エネルギー必要量[kcal]＝基礎エネルギー消費量[kcal]×活動係数×傷害(ストレス)係数 〔基礎エネルギー消費量、活動係数、傷害(ストレス)係数は **表8** を参照〕	●「基礎エネルギー消費量」を基に算出する方法である。 ●術後や重症患者など、侵襲的状態にある場合のエネルギー必要量の算出によく活用されている。 ●エネルギー消費量は、身体活動の状態によって増加する。また、手術や外傷、炎症などの侵襲によって生体の代謝が亢進すると身体機能を維持するためのエネルギーの消費量は増加する。その補正のために「活動係数」と「傷害(ストレス)係数」が用いられる。 例）身長160cm、体重60kg、47歳、慢性閉塞性肺疾患(COPD)の女性で、活動係数が「寝たきり(自己体動あり)：1.1」、傷害係数「COPD：1.1」の場合、ハリス・ベネディクトの計算式から655.1＋(9.56×60[kg])＋(1.85×160[cm])－(4.68×47[歳])＝1332.82 [kcal]、基礎エネルギー消費量は約1333kcalとなり、1333[kcal]×1.1×1.1＝1612.9[kcal]からエネルギー必要量は約1613kcalとなる。

■ 肥満のある患者の必要エネルギー量の算出にあたっては調節体重を用いる。

調節体重の計算式

調節体重[kg]＝標準体重[kg]＋(実体重[kg]－標準体重[kg])÷4

例）身長160cm、体重80kgの場合、標準体重は1.6[m]×1.6[m]×22＝56.32[kg]で約56kg。 調節体重は、56[kg]＋(80[kg]－56[kg])÷4＝62[kg]となる。

---

5. 体重減少率(%LBW)

■ 体重減少率(% loss of body weight；%LBW)は、健康時の体重からどのくらいの期間で何%体重が減少しているかを評価する。

■ 体重減少率は栄養障害の予後判定にも用いられる。

■ 体重減少率が1週間で2%以上、1か月で5%以上、3か月で7.5%以上、6か月で10%以上の場合、高度の体重減少が生じていると判定される。

体重減少率(%LBW)の計算式

体重減少率(%LBW)＝(健常時体重[kg]－現在の体重[kg])÷健常時体重[kg]×100

例）現在の体重45kg、健常時の体重55kgの場合、体重減少率は(55[kg]－45[kg])÷55[kg]×100＝18.181[%]となり、約18%で高度の栄養障害が疑われる。

エネルギー必要量の算出

1. エネルギー必要量

■ 患者が1日に摂取する必要のある総カロリー量を指す「エネルギー必要量」は、患者の状態に応じて算出される。

■ 代表的なエネルギー必要量の計算方法は **表6** のとおりである（ **表7** **表8** も併せて参照）。

■ 透析患者のエネルギー必要量は、 **表9** のような基準が推奨されている。

2. 推定エネルギー必要量

- 厚生労働省の「日本人の食事摂取基準」において示されている適切である確率が最も高くなると推定されている1日のエネルギー必要量。

> **推定エネルギー必要量の計算式**
> 推定エネルギー必要量[kcal/日]＝基礎代謝量[kcal/日]×身体活動レベル

表7 身体活動量

活動の目安	標準体重1kg当たりの身体活動量
入院中	20〜25kcal
軽労作(デスクワークが主な人・主婦など)	25〜30kcal
普通の労作(立ち仕事が多い職業)	30〜35kcal
重い労作(力仕事の多い職業)	35kcal〜

例)デスクワークが多い男性で、身長160cmの場合、標準体重＝1.6[m]×1.6[m]×22＝56.3[kg]。エネルギー摂取量＝56.3[kg]×25〜30[kcal]＝1,407〜1,689[kcal]

日本糖尿病対策推進会議編：糖尿病治療のエッセンス2017年版. 文光堂, 東京, 2016：10. を参考に作成

表8 基礎エネルギー消費量、活動係数、傷害(ストレス)係数

基礎エネルギー消費量の計算式	呼吸をする、心臓を動かす、体温を保つなど、人が生命活動を営むために最低限必要なエネルギー量を指す。計算式には次の2つがある。 **ハリス・ベネディクト(Harris-Benedict)の計算式** 男性＝66.47＋(13.75×体重[kg])＋(5.00×身長[cm])－(6.78×年齢[歳]) 女性＝655.1＋(9.56×体重[kg])＋(1.85×身長[cm])－(4.68×年齢[歳]) **国立健康・栄養研究所の計算式** 男性＝(0.0481×体重[kg]＋0.0234×身長[cm]－0.0138×年齢[歳]－0.4235)×1000／4.186 女性＝(0.0481×体重[kg]＋0.0234×身長[cm]－0.0138×年齢[歳]－0.9708)×1000／4.186	
活動係数 (activity index；AF)	寝たきり(自己体動なし)	1.0〜1.1
	寝たきり(自己体動あり)	1.1〜1.2
	ベッド外活動(車椅子)	1.2〜1.3
	ベッド外活動(歩行)	1.3〜1.4
	積極的なリハビリテーション	1.5以上
傷害(ストレス)係数 (stress factor；SF)	低栄養状態	1.0未満
	ストレスなし(術前や退院直前などの状態)	1.0
	術後(合併症なし)	1.1〜1.8
	がん	1.1〜1.3
	感染症	1.2〜1.5
	発熱	1℃ごとに＋0.15(37℃：1.15、38℃：1.30)
	熱傷	1.2〜2.0
	褥瘡	1.2〜1.6など
	COPD、肺炎、敗血症	1.1〜1.3
	ステロイド鎮痛薬使用	1.6〜1.7

表9 慢性透析患者の食事摂取基準

栄養項目	血液透析（HD）※週3回	腹膜透析（PD）
エネルギー	30〜35kcal/kg[注1)注2)	30〜35kcal/kg[注1)注2)注4)
タンパク質	0.9〜1.2g/kg[注1)	0.9〜1.2g/kg[注1)
食塩	6g未満[注3)	PD除水量[L]×7.5＋尿量[L]×5［g］
水分	できるだけ少なく	PD除水量[L]＋尿量[L]
カリウム	2,000mg以下	制限なし[注5)
リン	たんぱく質[g]×15[mg]以下	タンパク質[g]×15[mg]以下

注1）体重は基本的に標準体重（BMI＝22）を用いる。
注2）性別、年齢、合併症、身体活動度により異なる。
注3）尿量、身体活動度、体格、栄養状態、透析間体重増加を考慮して適宜調整する。
注4）腹膜吸収ブドウ糖からのエネルギー分を差し引く。
注5）高カリウム血症を認める場合には血液透析同様に制限する。
日本透析医学会学術委員会ガイドライン作成小委員会栄養問題検討ワーキンググループ：慢性透析患者の食事療法基準．日本透析医学会雑誌　2014；47（5）：287-291．より引用

表10 参照体重における基礎代謝量

性別	男性			女性		
年齢 （歳）	基礎代謝基準値 （kcal/kg体重/日）	参照体重 （kg）	基礎代謝量 （kcal）	基礎代謝基準値 （kcal/kg体重/日）	参照体重 （kg）	基礎代謝量 （kcal）
1〜2	61.0	11.5	700	59.7	11.0	660
3〜5	54.8	16.5	900	52.2	16.1	840
6〜7	44.3	22.2	980	41.9	21.9	920
8〜9	40.8	28.0	1140	38.3	27.4	1050
10〜11	37.4	35.6	1330	34.8	36.3	1260
12〜14	31.0	49.0	1520	29.6	47.5	1410
15〜17	27.0	59.7	1610	25.3	51.9	1310
18〜29	24.0	63.2	1520	22.1	50.0	1110
30〜49	22.3	68.5	1530	21.7	53.1	1150
50〜69	21.5	65.3	1400	20.7	53.0	1100
70以上	21.5	60.0	1290	20.7	49.5	1020

厚生労働省：「日本人の食事摂取基準（2015年版）策定検討会」報告書．2014：66．より引用

1）基礎代謝量

- 基礎代謝量（kcal/日）は「早朝空腹時に快適な室内等においての安静仰臥位で測定」[3]されるエネルギー代謝量である。1日の基礎代謝量は、該当する年齢および性別の基礎代謝基準値に参照体重（BMIが22となる体重）を掛けることで算出される **表10**。

2）身体活動レベル

- 身体活動レベル（physical activity lvel；PAL）とは、日常生活の平均的な活動内容の違いを3段階（Ⅰ〜Ⅲ）のレベルとして表したものである **表11**。
- 数値は、1日の総エネルギー消費量が基礎代謝量の何倍になるかを示している。
- **表11** に示されている「メッツ（METs）」と

表11 身体活動レベル別にみた活動内容と活動時間の代表例

身体活動レベル[1]	低い（Ⅰ）	ふつう（Ⅱ）	高い（Ⅲ）
	1.50（1.40〜1.60）	1.75（1.60〜1.90）	2.00（1.90〜2.20）
日常生活の内容[2]	生活の大部分が座位で、静的な活動が中心の場合	座位中心の仕事だが、職場内での移動や立位での作業・接客等、あるいは通勤・買い物・家事、軽いスポーツ等のいずれかを含む場合	移動や立位の多い仕事への従事者、あるいは、スポーツ等余暇における活発な運動習慣を持っている場合
中程度の強度（3.0〜5.9メッツ）の身体活動の1日当たりの合計時間（時間/日）[3]	1.65	2.06	2.53
仕事での1日当たりの合計歩行時間（時間／日）[3]	0.25	0.54	1.00

[1] 代表値。（ ）内はおよその範囲。
[2] Black, et al.、Ishikawa-Takata, et al.を参考に、身体活動レベル（PAL）に及ぼす職業の影響が大きいことを考慮して作成。
[3] Ishikawa-Takata, et al.による。
厚生労働省：「日本人の食事摂取基準（2015年版）策定検討会」報告書. 2014：67. より引用

は、さまざまな身体活動時のエネルギー消費量が安静時のエネルギー消費量の何倍に相当するかを指数化したもので、身体活動強度を示す（座って安静にしている状態が1メッツ、普通歩行が3メッツに相当する）。

3）推定エネルギー必要量の算出

- たとえば性別が「男性」、年齢が「47歳」、身体活動レベルが「Ⅱ」（座位中心の仕事だが、職場内での移動や立位での作業・接客等、あるいは通勤・買い物・家事、軽いスポーツ等のいずれかを含む）の場合、「基礎代謝量1530［kcal/日］×身体活動レベル1.75」から算出した推定エネルギー必要量は、2677.5kcal/日となる。
- 小児は成長に伴う組織の増加を考慮する必要があるため、エネルギー蓄積量を追加する。
- 妊婦は胎児と母体の組織の増加に相当するエネルギーを、授乳婦は泌乳に必要なエネルギーおよび産後の体重変化に相当するエネルギーを考慮する必要がある。
- 厚生労働省は、健康の維持・増進のために摂取することが望ましいエネルギーや栄養素の

量の基準を「日本人の食事摂取基準」として公表し、算出された推定エネルギー必要量の参考表を提示している **表12**[3]。

水分必要量

- 水分の必要量は、排泄される水分量を同量として考える **図3**。
- 体重の1%の水分を喪失すると口渇を感じ、10%を喪失すると健康に障害をきたす。
- 体重の20%の水分を喪失すると生命危機に至る。
- 成人の場合の水分投与量の計算式は **表13** のとおりである（心不全、腎不全などによって水分制限が必要な場合は減量する）。

血液検査（生化学検査）データ

- 栄養状態のアセスメントに必要な血液検査（生化学検査）データを **表14** に示す。

表12 推定エネルギー必要量(kcal/日)

性別	男性			女性		
身体活動レベル[1]	Ⅰ	Ⅱ	Ⅲ	Ⅰ	Ⅱ	Ⅲ
0～5(月)	―	550	―	―	500	―
6～8(月)	―	650	―	―	600	―
9～11(月)	―	700	―	―	650	―
1～2(歳)	―	950	―	―	900	―
3～5(歳)	―	1,300	―	―	1,250	―
6～7(歳)	1,350	1,550	1,750	1,250	1,450	1,650
8～9(歳)	1,600	1,850	2,100	1,500	1,700	1,900
10～11(歳)	1,950	2,250	2,500	1,850	2,100	2,350
12～14(歳)	2,300	2,600	2,900	2,150	2,400	2,700
15～17(歳)	2,500	2,850	3,150	2,050	2,300	2,550
18～29(歳)	2,300	2,650	3,050	1,650	1,950	2,200
30～49(歳)	2,300	2,650	3,050	1,750	2,000	2,300
50～69(歳)	2,100	2,450	2,800	1,650	1,900	2,200
70以上(歳)[2]	1,850	2,200	2,500	1,500	1,750	2,000
妊婦(付加量)[3] 初期				+50	+50	+50
中期				+250	+250	+250
後期				+450	+450	+450
授乳婦(付加量)				+350	+350	+350

[1] 身体活動レベルは、低い、ふつう、高いの三つのレベルとして、それぞれⅠ、Ⅱ、Ⅲで示した。
[2] 主として70～75歳並びに自由な生活を営んでいる対象者に基づく報告から算定した。
[3] 妊婦個々の体格や妊娠中の体重増加量、胎児の発育状況の評価を行うことが必要である。

注1:活用に当たっては、食事摂取状況のアセスメント、体重及びBMIの把握を行い、エネルギーの過不足は、体重の変化又はBMIを用いて評価すること。
注2:身体活動レベルⅠの場合、少ないエネルギー消費量に見合った少ないエネルギー摂取量を維持することになるため、健康の保持・増進の観点からは、身体活動量を増加させる必要があること。

厚生労働省:「日本人の食事摂取基準(2015年版)策定検討会」報告書. 2014:73. より引用

図3 水分の出納

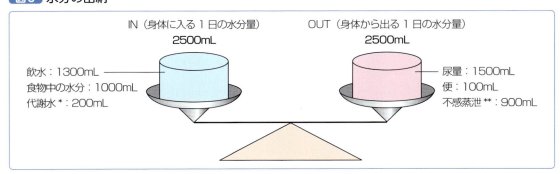

＊代謝水:摂取した栄養素が代謝されてエネルギーとなる際の生じる水分。
＊＊不感蒸泄:肺や気道、皮膚から蒸発して失われる水分。

表13 水分必要量・水分出納バランスの計算式

1日の水分必要量 （食物中の水分も含む）の計算式	❶体重[kg]×30〜40[mL] 　　例）体重60[kg]×30〜40[mL]＝1800〜2400[mL] ❷1[mL]×投与エネルギー量[kcal/日] 　　例）必要エネルギー量が1600kcalの場合は1600mL ❸1500[mL]×体表面積[m²] 　　体表面積の計算式は、身長[m]$^{0.725}$×体重[kg]$^{0.425}$×0.007184（デュボア式） 　　例）体表面積が、1.60[m]$^{0.725}$×60[kg]$^{0.425}$×0.007184＝1.622 　　　　1500[mL]×1.622＝2433[mL]
水分出納の計算	水分出納＝IN（体内に入った水分）−OUT（体外から出た水分） IN（下記❶〜❹の合計） 　❶病院の食事に含まれる水分 　❷飲水（成人ではおよそ1200mL） 　❸代謝水（成人ではおよそ200mL） 　❹点滴など OUT（下記❶〜❹の合計） 　❶尿量 　❷便（成人ではおよそ100mL） 　❸不感蒸泄（成人ではおよそ900mL） 　❹そのほか（手術時はドレーンによる排液など）

表14 栄養状態のアセスメントに必要なデータ

項目	基準値	アセスメント
血清総タンパク （TP）	6.7〜8.1g/dL	・血液中の総タンパク濃度で栄養状態の重要な指標となる。 ・高値：脱水による血管内の水分の減少に伴い上昇する。 ・低値：食事が摂れないなどの原因によるタンパク質摂取不足、肝機能低下によるタンパク質の合成不足、手術、熱傷など侵襲によるタンパク質の異化亢進による。
アルブミン （Alb）	4.0〜5.0g/dL	・膠質浸透圧の保持、血中のさまざまな物質の運搬などに関与しており、栄養状態の重要な指標となる。 ・急性疾患患者などの短期的な栄養状態の変動の指標には適さない（アルブミンはさまざまな因子により影響を受けやすく、半減期が約20日と長いため）。 ・高値・低値：血清総タンパク（TP）と同じ。
トランスフェリン （Tf）	200〜400mg/dL	・肝で産生される血漿タンパク質で、半減期が短く、重篤な栄養障害によって減少するため、入院期間中、術前・術後など短期の栄養指標として利用される。 ・高値：鉄欠乏性貧血など。 ・低値：栄養障害、肝障害。
トランスサイレチレン（TTR） （プレアルブミン（PA）とも呼ぶ）	22〜42mg/dL	・肝細胞で合成されるタンパク質で、血中半減期は1.9日と短く、タンパク質の摂取状況を反映するため、短期の栄養指標として利用される。 ・高値：腎不全、ネフローゼ。 ・低値：栄養摂取不足、術後栄養不良、肝障害。
レチノール結合タンパク（RBP）	2.7〜7.6mg/dL	・血中半減期が短く、栄養状態変動をよく表すため、入院期間中、術前・術後など短期の栄養状態の指標となる。 ・高値：腎不全、脂肪肝、高脂血症。 ・低値：栄養吸収障害、肝障害。

（表14つづき）

項目	基準値	アセスメント
総リンパ球数（TLC）	男性：1500〜3200/mm³(μL) 女性：1600〜3400/mm³(μL)	・栄養状態と相関して増減する。 ・800〜1,200/mm³：中等度栄養不良。 ・800/mm³未満：高度栄養不良。
コリンエステラーゼ（CH-E）	214〜466IU/L	・脂肪を分解する働きをもつ酵素の1つ。 ・高値：高栄養状態、糖尿病。 ・低値：栄養障害や肝細胞障害。
総コレステロール（T-Cho）	128〜219mg/dL	血液中に含まれるコレステロールの総量のことで、脂質代謝異常を知る指標となる。 ・高値：過剰供給されると血管壁に付着して動脈硬化の原因になる。 ・低値：栄養障害や肝実質障害でとなる。
赤血球（RBC）	男性：420〜570 女性：380〜500 ×10⁴/mm³個（万個）	・肺から酸素を受け取り、血液の流れに乗って全身の組織に運搬する役割を担う。 ・低値：貧血。 ・高値：多血症。
ヘモグロビン（Hb）	男性：13.5〜18g/dL 女性：11.5〜16g/dL	
血糖値（GLU）	80〜109mg/dL 食後2時間血糖： 140mg/dL未満	・血液中のブドウ糖濃度で、ブドウ糖は体内において重要なエネルギー源である。 ・高値：糖尿病。微小血管に障害を与えるなど生体に有害となる。 ・低値：しびれやめまいがみられる。脳のエネルギー代謝が維持できなくなり、精神症状、意識消失を引き起こし、重篤な状態に至ることもある。
HbA1c（NGSP）	6.2%未満	・過去1〜2か月間の血糖の状態を反映する。 ・血糖正常化をめざすための目標値：6.0%未満。 ・高値：糖尿病（6.5%以上）。
尿素窒素（BUN）	8.0〜20.0mg//dL	・体内でエネルギーとして使われたタンパク質の老廃物（タンパク質の最終代謝産物）。 ・高値：腎臓機能低下。BUNが体外に排泄されなくなり、血液中の値が上昇する。
クレアチニン（Cr）	男性：0.65〜1.09mg/dL 女性：0.46〜0.82mg/dL	・筋肉中のエネルギー源となっているクレアチン（アミノ酸の一種）物質が役目を終えると腎臓から排泄される。 ・高値：腎臓機能低下。Crが体外に排泄されなくなり、血液中の値が上昇する。

食欲のメカニズム

- 食欲とは「食べたい」と思う気持ち、食物を求めようとする意欲的な感覚を指す。
- 食欲は、視床下部の食欲中枢の「満腹中枢」と「摂食中枢」の相互バランスによって管理されている 図4 。
- 「満腹中枢」が血糖値の上昇を感知すると満腹感が出現し、大脳皮質を経由して摂食行動が抑制される。
- 「摂食中枢」は空腹を感知する場所で、血糖値の低下で興奮し、大脳皮質を経由して摂食行動が引き起こされる（空腹時の血糖値の基準は80〜109mg/dLである）。
- **食欲に影響を与える要因**：感覚情報（視覚、

図4 食欲のメカニズム

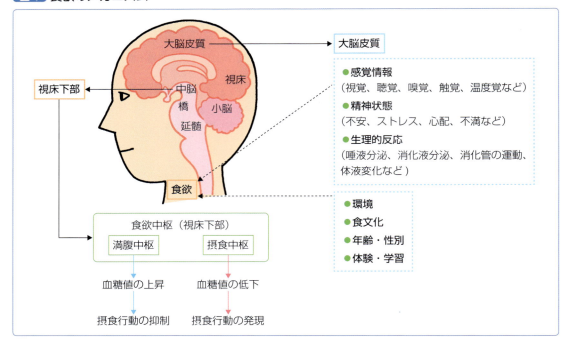

聴覚、嗅覚など）、精神状態（不安、心配、不満など）、生理的反応（唾液分泌、消化液分泌など）のほか、環境、食文化、年齢・性別、体験・学習といった要因も影響を与える。

食事にかかわるアセスメント

栄養状態のアセスメント

1. 栄養状態の観察・アセスメントの必要性

- 慢性閉塞性肺疾患（COPD）の患者など、慢性病の患者は、病気の影響によってエネルギー消費量が多いにもかかわらず、食欲低下により摂取量が少なくなり栄養状態が悪化しやすい。
- 心臓病の急性増悪期から脱して回復期にある患者などの場合、身体活動量の増加に伴ってエネルギー消費量も増えるため、エネルギー摂取量が少なすぎてしまうと効果的なリハビリテーションが実施できなくなることもある。一方で、エネルギー摂取量を増やしすぎてしまうと、疾患の再発リスクを高めることになる。
- 患者の栄養状態に関する情報を収集し、エネルギーや栄養素の過不足がないかなど、栄養状態に関する観察・アセスメントを実施する必要がある 表15 。

2. 効率的な観察・アセスメントの実施

- 病気によって入院してくる患者、そして入院して病気の治療を受けている患者の栄養状態を注意深く観察しアセスメントすることで、栄養障害やそれに伴う病気の増悪、合併症を予防できる。
- バイタルサインの観察や看護ケアの場面を利用して、効率的かつ効果的な観察・アセスメントを展開していく。
- たとえば血圧測定時などに筋肉量やその変化を観察・アセスメントすることができる。
- 清拭などの清潔ケアの際に、患者の皮膚の「たるみ」や「しわ」から脂肪量や筋肉量の

変化、浮腫の状態を観察・アセスメントすることができる。

- コミュニケーション時の患者の姿勢や声の力強さ、口腔内の様子を観察・アセスメントするなど、看護師自身の五感を使って、身体状況のサインを見逃さないことが大切である。

摂食・嚥下状態のアセスメント

- 食事の摂食と嚥下状態についての観察・アセスメントを行い、安全かつ安楽に食事ができるように援助する 表16 。

食生活のアセスメント

1. 患者がおかれた状態の理解

- 病気の急性増悪からの回復期にある患者は健康の回復と維持、慢性期にある患者は病状の安定、悪化や合併症の予防に向けて、継続的な自己管理が必要である。

- 特に慢性疾患の場合、「食べる」という営みそのものが治療法の1つとなることが多く、食生活の再編成が求められる。

- 治療上の理由から味つけや食品の変更などがなされ、患者は食の楽しみがなくなったと感じることもある。

- 生活のなかで病気と折り合いをつけ、食事に関する自己管理を実現させる過程で、患者は苦悩や葛藤、いらだちを経験することになる。

2. 看護師の役割

- 食生活のアセスメントを行い、その人らしい食事が摂れるように援助する 表17 。
- 患者の心身の反応を観察し、セルフケア能力の形成を支援する。

表15 栄養状態に関する観察・アセスメント項目

観察・アセスメント項目	内容
身体計測	・身長、体重、BMI、標準体重、基準体重比(%IBW) ・体重の変化：体重減少率など ・体形・体型：皮下脂肪や筋肉の状態、腹水の有無
栄養状態	・1日のエネルギー必要量：患者の病状に合った計算式を用いて算出 ・食事内容：食品内容とエネルギー量、治療食の種類など ・食欲の有無とその程度、変化 ・食事の摂取量とその変化：主食・副食別に摂取の割合を10段階で評価 ・水分出納 ・生化学的検査値(Alb、Hbなど)

表16 摂食・嚥下に関する観察・アセスメント項目

観察・アセスメント項目	内容
口腔内の状態	・歯と歯肉の状態、義歯の有無 ・口腔粘膜の状態(口内炎の有無など) ・口腔の汚れ、舌苔、口臭、味覚、唾液の分泌
摂食動作の状態	・配膳と下膳の状況、清潔行動(手洗いなど) ・食事への関心 ・視覚、触覚、聴覚、温度覚の状態 ・食具や食器の把持と口に運ぶ動作(麻痺など) ・食事姿勢の保持
咀嚼・嚥下の状態	・顎関節の開閉、口唇の閉鎖、舌の動き ・嚥下状態(むせ、嚥下困難感、痛み、食物停滞感など)

表17 食生活に関する観察・アセスメント項目

観察・アセスメント項目	内容
食事に関連する認識や心理状態	・病気や治療にかかわる不安、心配、ストレス、悩み ・食事に対する思いや考え、満足感 ・病気と食事の関係、必要な食生活や食行動に関する知識（食事療法が必要な場合）
食事に関連する身体面	・消化器症状の有無と程度（悪心・嘔吐、腹痛、腹部膨満、下痢や便秘の状態、病気に伴う症状の有無とその程度） ・ADL（日常生活動作）の状況 ・バイタルサイン（体温、脈拍、血圧、呼吸など） ・既往歴 ・服薬中の薬の作用と副作用（有害反応）との関連
食事に関連する習慣など	・食事時間（入院前後の違いなど） ・食べかたや食事に要する時間 ・食事環境（明るさ、臭気、温度、清潔さ、食事を共にする人など）とその変化 ・食事についての嗜好 ・健康観

表18 主観的包括的評価（SGA）で用いる項目

分類		項目
1．病歴	1）体重変化	過去6か月の体重減少：減少量＝［　　　］kg；％減少率＝［　　　］％ 過去2週間の体重変化：□増加　□変化なし　□減少
	2）食事摂取状況の変化	（通常時と比較） □変化なし □変化あり 　持続期間：［　　　　　　　　］月・週・日 食事内容：□固形食　□経管栄養　□経静脈栄養　□その他（　　　　　　　）
	3）消化器症状	（2週間以上持続） □なし　□悪心　□嘔吐　□下痢　□食欲不振
	4）身体機能	□機能不全なし □機能不全あり 　持続期間：［　　　　　　　　］月・週・日 　タイプ：□労働制限　□歩行可能　□寝たきり
	5）基礎疾患と栄養必要性の関係	診断名：［　　　　　　　　　　　　　　　　　　　］ 代謝機能亢進に伴うエネルギー必要量／ストレス： 　□なし　□軽度　□中等度　□高度
2．身体所見		（スコア：0＝正常；1＝軽度；2＝中等度；3＝高度） 皮下脂肪の減少（上腕三頭筋、胸部）：［　　　］ 筋肉量の減少（上腕四頭筋、三角筋）：［　　　］ くるぶしの浮腫：［　　　］ 仙骨部の浮腫：［　　　］ 腹水：［　　　］
3．主観的包括的栄養評価		（1つ選択） □A＝栄養状態良好 □B＝中等度の栄養不良 □C＝高度の栄養不良

表19 客観的データ栄養評価（ODA）で用いる項目

項目	内容
1．身体計測値	・身長、体重、BMI、標準体重 ・上腕周囲長（arm circumference；AC） 　体脂肪量と筋肉量の評価 ・上腕三頭筋部皮下脂肪厚（triceps skinfold；TSF） 　体脂肪（貯蔵脂肪量）の評価 ・上腕筋囲長（arm muscle circumference；AMC） 　骨格筋量および内臓タンパク質評価
2．血液生化学的検査値	尿、血液、免疫能
3．身体機能検査	筋力（握力・呼吸筋力）

NSTによる栄養アセスメント

- 2006年から診療報酬において「栄養管理実施加算」が設定され、2010年からは急性期病床を対象とした「栄養サポートチーム加算」、2012年からは慢性期病床に当たる医療療養病床にも同様の加算が適用されている。
- 病院では「NST（nutrition support team、栄養サポートチーム）」と呼ばれる患者の栄養管理を専門に行う医療チームが編成されている。
- NSTは、医師、管理栄養士、看護師、薬剤師などの多職種が協働し、患者への適切かつ有効な栄養管理を行う。
- NSTが実施する栄養アセスメントにおいては、適応範囲が広く、使用法が簡便といった特徴から「主観的包括的評価」（subjective global assessment；SGA）が活用される 表18 。
- SGAは特別な器具や装置を用いることなく患者の病歴と身体所見から実施可能な世界共通の栄養アセスメント法の1つである。
- 栄養アセスメントでは検査データを用いる「客観的データ栄養評価」（objective data assessment；ODA）も併せて行われる 表19 。

食事介助

- 食事介助とは、何らかの障害によって自分で食べ物や水分を口に運ぶことができない、あ

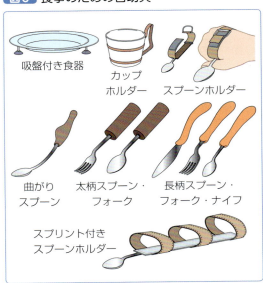

図5 食事のための自助具

吸盤付き食器／カップホルダー／スプーンホルダー／曲がりスプーン／太柄スプーン・フォーク／長柄スプーン・フォーク・ナイフ／スプリント付きスプーンホルダー

るいは、咀嚼や嚥下が十分にできない人に対して、その人が自分で食事をするときのように「口から食べること」ができるよう、そばに付き添い、援助することである．

1．準備

- **必要物品**：おしぼり、または手浴用具、ハンドタオル、コップまたは吸い飲み、スプーン・フォーク・箸（患者が使用しやすい大きさや形のものを用意する）、ティッシュペーパー。必要時、食事用エプロン（またはタオル）、食事用自助具 図5 、口腔ケア用具、安楽枕、ガーグルベース、など。
- 何をどのようにサポートすれば、安全・安楽

表20 食事行為における問題解決方法の例

食事行為のプロセス	問題解決方法の例
❶座位保持	体位・肢位の工夫。椅子、テーブル、足台、クッションなどの座位保持用具の活用。
❷おいしく食べる	落ち着いた雰囲気づくりや好みの食具・食器の使用、適切な食事の温度、食事形態への配慮。
❸食事を摂取するための食具・食器の把持	把持しやすい食器や食具の活用、食器の位置の工夫。
❹箸やスプーンなどの食具を手に持って、食べ物へのばす	柄の長い食具の活用、食器の位置の工夫。
❺食べ物の切り分けや移動	安定感のある食器、切りやすい食具、調理の工夫。
❻食べ物をすくう、つかむ、挟む	すくう、つかむ、挟むといった行為をしやすい箸やスプーン、フォークなどの食具の活用、調理の工夫。
❼食べ物の口への移送	移送しやすい形状の食具・食器の活用。
❽食べ物の口唇と舌による取り込み	口腔内へ入れやすい食具・食器の活用。頸部・体幹が動かしやすい体位・肢位の工夫。
❾食べ物の咀嚼	咀嚼しやすい食材の選択、調理の工夫、義歯の調整。
❿食塊の嚥下	増粘剤の使用、嚥下しやすい食材の選択、調理の工夫。

表21 ベッド上での食事介助の手順

手順	確認事項とポイント
1 食事介助の実施前	
❶援助者は手洗いを済ませ、白衣の上にエプロンを着用する。 ❷食事介助に必要な物品を準備する。 ❸食事を配膳する前に、排泄の有無を確認する。 ❹食事環境を整える。 ・患者のオーバーテーブルの上を拭いて、食事がしやすいように整える。 ・室内の換気を行い、尿器やポータブル便器など排泄物の臭いがするもの、そのほか臭いのきついものや、それらを連想するようなものを片づける。 ・必要に応じて、テレビを消したり、カーテンを引いたりして、食事に集中できるような環境をつくる。 ❺食事をするための体位に整え、保持する。	●看護師が媒介者となる患者感染を防ぐためにエプロンの着用は重要である。 **注意** ベッド上または、ベッドサイドで排泄を行っている場合、食事環境への影響も考えて、早めに排泄の有無を確認し、排泄終了後は、すみやかに排泄物を処理して、室内の換気を行う。 **注意** 食事介助においては、まず患者本人の食べる意欲が非常に大切である。そのため、心身共に安楽な状態で食事ができるように環境を整えておくことが重要である。

（表21つづき）

手順	確認事項とポイント

〈座位が可能な場合の体位〉
端座位での食事
- できるだけ深く腰かけるようにする。
- 両足がしっかりと床につくようにベッドの位置を調節したり、足台を用いる。
- 食事を置く台（オーバーテーブルなど）の高さを、患者が両腕を台の上に乗せたときに肘関節が屈曲90°くらいになるように調節する。

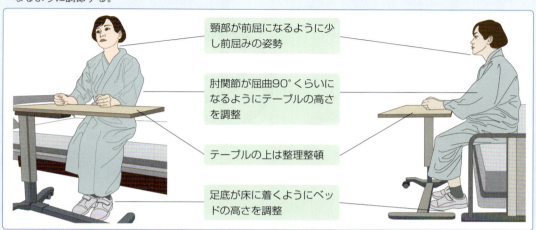

車椅子に乗った状態で食事をする際の姿勢
- 足がフットプレートに乗っていたり、浮いていたりすると座位での姿勢が安定しない。
- テーブルが高すぎると摂食動作に必要な肩甲帯の柔軟な動きが妨げられる。

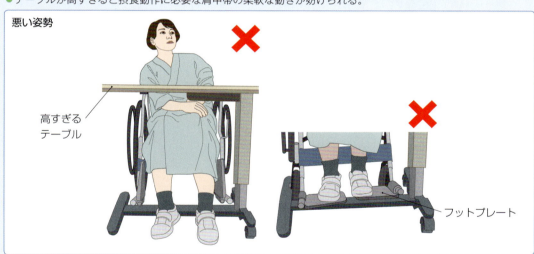

- 足底を床に接地させる（座位の姿勢が安定する）。
- 足が床に着かないときは足台を利用する。
- テーブルは肘を90°に曲げたときに手が乗る程度の高さにする（摂食動作に必要な柔軟な動きがしやすくなる。また、自然な頸部前屈位になる）。
- 背面や麻痺側にタオルやクッションを入れる（安定した座位姿勢がとれ、リラックスして食事ができる）

(表21つづき)

手順	確認事項とポイント

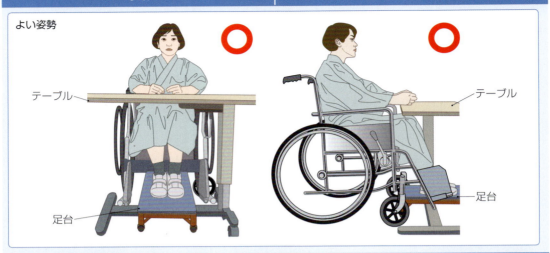

よい姿勢

〈ベッド上での座位が可能な場合の体位〉
- ベッド上で座位になるため、ベッドをギャッジアップする。
- 腹壁の緊張を緩めるために、膝を少し曲げる。

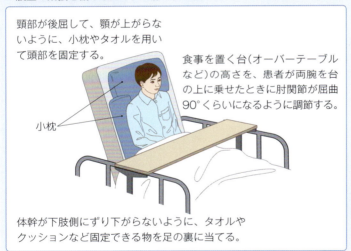

頸部が後屈して、顎が上がらないように、小枕やタオルを用いて頭部を固定する。

小枕

食事を置く台（オーバーテーブルなど）の高さを、患者が両腕を台の上に乗せたときに肘関節が屈曲90°くらいになるように調節する。

体幹が下肢側にずり下がらないように、タオルやクッションなど固定できる物を足の裏に当てる。

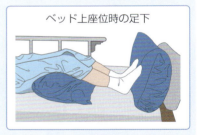

ベッド上座位時の足下

〈ベッド上での座位が不可能な場合の体位〉
- 患者の体幹が仰臥位25〜30°に位置するようにギャッジアップする。
- 膝関節は120〜160°くらいに屈曲させる。
- 患者の頸部を前屈させる（前屈の程度は、患者の下あごと胸骨上端の間に3〜4横指入るくらいにする）。

注意	頸部が伸展していると、咽頭と気管が一直線状になるため、食物が気管に入りやすくなる。
注意	頸部前屈のときに、顎を引きすぎると喉頭の挙上が妨げられて、嚥下がしにくくなる。
注意	麻痺がなく、自分で食べることができる患者（自立）の場合、側臥位になったときに、利き腕（健側）が使える体位とする（健側が上側）。
注意	麻痺があるため、食事が自分で食べることができない患者（自立困難）の場合は、側臥位になったときに、健側が下側（麻痺側が上側）の体位とする。

（表21つづき）

手順	確認事項とポイント

〈座位が可能な場合の体位〉
端座位での食事
- できるだけ深く腰かけるようにする。
- 両足がしっかりと床につくようにベッドの位置を調節したり、足台を用いる。
- 食事を置く台（オーバーテーブルなど）の高さを、患者が両腕を台の上に乗せたときに肘関節が屈曲90°くらいになるように調節する。

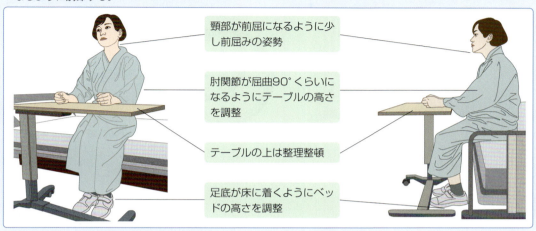

頸部が前屈になるように少し前屈みの姿勢

肘関節が屈曲90°くらいになるようにテーブルの高さを調整

テーブルの上は整理整頓

足底が床に着くようにベッドの高さを調整

車椅子に乗った状態で食事をする際の姿勢
- 足がフットプレートに乗っていたり、浮いていたりすると座位での姿勢が安定しない。
- テーブルが高すぎると摂食動作に必要な肩甲帯の柔軟な動きが妨げられる。

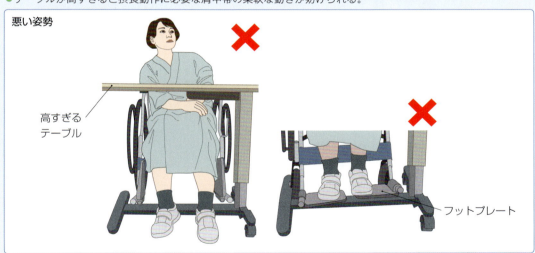

悪い姿勢

高すぎるテーブル

フットプレート

- 足底を床に接地させる（座位の姿勢が安定する）。
- 足が床に着かないときは足台を利用する。
- テーブルは肘を90°に曲げたときに手が乗る程度の高さにする（摂食動作に必要な柔軟な動きがしやすくなる。また、自然な頸部前屈位になる）。
- 背面や麻痺側にタオルやクッションを入れる（安定した座位姿勢がとれ、リラックスして食事ができる）

(表21つづき)

手順	確認事項とポイント

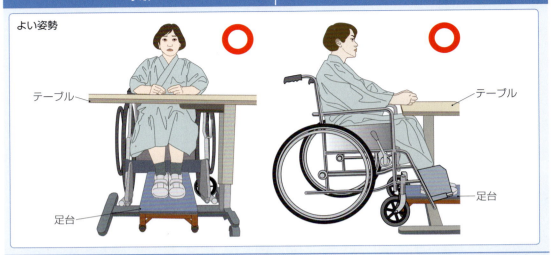

よい姿勢　テーブル　足台　テーブル　足台

〈ベッド上での座位が可能な場合の体位〉
● ベッド上で座位になるため、ベッドをギャッジアップする。
● 腹壁の緊張を緩めるために、膝を少し曲げる。

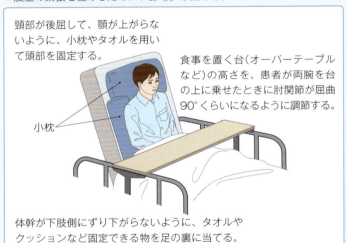

頸部が後屈して、顎が上がらないように、小枕やタオルを用いて頭部を固定する。

小枕

食事を置く台（オーバーテーブルなど）の高さを、患者が両腕を台の上に乗せたときに肘関節が屈曲90°くらいになるように調節する。

体幹が下肢側にずり下がらないように、タオルやクッションなど固定できる物を足の裏に当てる。

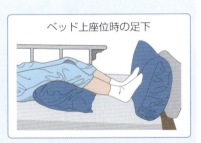

ベッド上座位時の足下

〈ベッド上での座位が不可能な場合の体位〉
● 患者の体幹が仰臥位25～30°に位置するようにギャッジアップする。
● 膝関節は120～160°くらいに屈曲させる。
● 患者の頸部を前屈させる（前屈の程度は、患者の下あごと胸骨上端の間に3～4横指入るくらいにする）。

注意	頸部が伸展していると、咽頭と気管が一直線状になるため、食物が気管に入りやすくなる。
注意	頸部前屈のときに、顎を引きすぎると喉頭の挙上が妨げられて、嚥下がしにくくなる。
注意	麻痺がなく、自分で食べることができる患者（自立）の場合、側臥位になったときに、利き腕（健側）が使える体位とする（健側が上側）。
注意	麻痺があるため、食事が自分で食べることができない患者（自立困難）の場合は、側臥位になったときに、健側が下側（麻痺側が上側）の体位とする。

（表21つづき）

手順	確認事項とポイント

頭頸部にタオルを入れて頭部の高さを調整することで、軽い頸部前屈位が保持される。
前屈の程度は、患者の下顎と胸骨上端の間に3〜4横指入るくらいにする。

麻痺がある患者の場合、麻痺側上肢の下に枕やタオルを入れると肩への負担を避けることができる。

足下に枕などを置いて、体がずれ下がったり、横倒れにならないようにする。適切なポジショニングで姿勢が安定すると、リラックスした状態で食事動作が行える。

患者の体幹が仰臥位25〜30°に位置するようにギャッジアップする（体が下方にずれやすいため、皮膚保護目的にギャッジアップ後は、患者の背中に手を入れて背抜きを行う）。

患者の腰の位置とベッドの折れ目の位置を合わせると腰部や腹部への負担が少ない。

膝関節は120〜160°くらいに屈曲する。
下肢の形状に含わせて膝下に枕や丸めたタオルを入れると、支持面が増えて姿勢が安定する。

下肢を挙上してから頭部を挙上すると、ずり落ちや腹部の圧迫を避けることができる。

手順	確認事項とポイント
❻患者の手を清潔にするために、おしぼりで手を拭いたり、手浴を行う。 ❼必要に応じて、うがいや口腔ケアを行う。 ❽義歯を使用している場合は装着する。 ❾必要に応じて、着衣が汚れないように食事用エプロンやタオルを用いる。	● うがいなどで口腔内を潤すことで、咀嚼や食塊形成が促進される。 ● 口腔ケアによる機械的な刺激は、唾液の分泌を促すとともに、口腔粘膜の機能を正常に保つことで味覚を整える。

2 食事介助の実施

手順	確認事項とポイント
❶食札を確認して、食事を配膳する。 食札の例 消化器科 10A病棟　123号室 氏名　　　○○　○○　様 食事区分　全がゆ食 ❷患者が食事を食べやすく、援助者も介助しやすい位置に食膳と食器を配置する。 ❸援助者は椅子に座る。	注意　配膳時に患者を間違えないように「食札」を確認する。

(表21つづき)

手順	確認事項とポイント
麻痺のある患者の食事介助時の姿勢 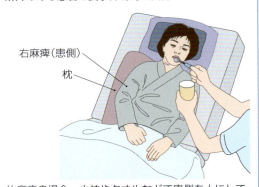 片麻痺の場合、小枕やタオルなどで患側を上にして、食塊が健側を通過するように調整する。	注意 麻痺がある患者の場合は健側から介助する（麻痺側から介助すると、麻痺側の口腔内に食物が貯まりやすくなるため、舌や顎の咀嚼運動が効果的にできず、食塊がうまく形成されなくなる）。 コツ 援助者の目の高さは、患者と同じになるようにする。 コツ 看護師の利き手が右手の場合は患者の右側、左手の場合は患者の左側から介助すると実施しやすい。
食事介助時の援助者の姿勢 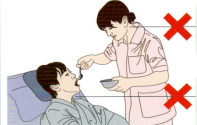 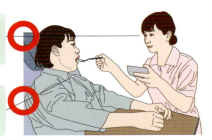 患者の下顎が上がらないように、患者と援助者の目の高さを合わせる 患者の頸部が前屈になるように少し前屈みの姿勢をとってもらう	
❹患者に献立の説明をする。 ❺お茶（もしくは水）や汁物を最初にすすめる。	● 献立の内容を説明することは、食事に対する関心を高め、食欲を引き出すことにつながる。 ● 水分を摂取することで、唾液の分泌を促し、口腔内と食道が湿潤する。これによって、食べ物が咀嚼しやすくなる。また、胃液の分泌も促す。 注意 コップや吸い飲みの介助のときに患者の顎が上がってしまうと誤嚥の誘因になる。 ● 患者の口より低い位置からコップや吸い飲みをもっていく。 コツ コップの場合は、下唇の中央部にあて上唇の動きが出てから静かにコップを傾け、嚥下を確認したらコップを離す。 コツ 吸い飲みの場合は、口の端で緩みのある部分から先端を挿入し、ゆっくり中央部に移動し徐々に傾ける。 注意 吸い飲みの先を深く入れすぎない。

（表21つづき）

手順	確認事項とポイント

吸い飲みでの飲水の援助

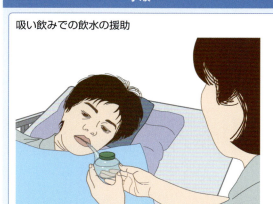
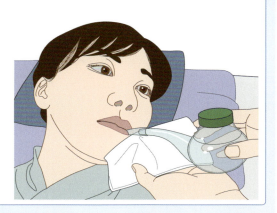

❻一口量を確認し、患者の希望をふまえ主食と副食を交互に組み合わせながら、食事を口に運ぶ。

一口量の例

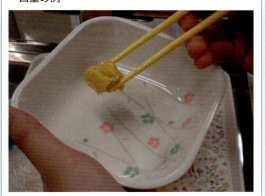

❼食物は舌の上に置いて、箸やスプーンは患者が口を閉じてから引き抜く。
❽患者が食物を飲み込んだことを確認し、咀嚼・嚥下のペースに合わせて介助する。

注意	患者の口の中に運ぶ食物の量は多すぎないようにする。
コツ	一口量は、小さじに乗る程度の分量にすると咀嚼しやすい。
コツ	口腔内の食物が1回の嚥下で咽頭を過過すれば、誤嚥の危険性は少なくなる。
コツ	患者の口にやや下から水平に食物を運ぶようにする。
コツ	箸やスプーン、フォークが、患者の歯や歯茎に当たらないように気をつける。

II 慢性期・回復期の生活支援技術 ● 食事

(表21つづき)

手順	確認事項とポイント
嚥下反射の確認のために観察する喉頭の部位 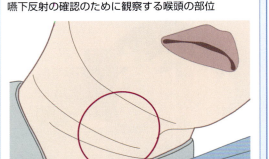	スプーンに乗せた食物を水平に口に運ぶ場合の例 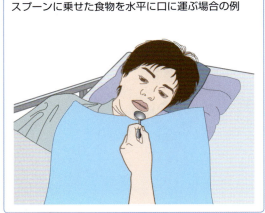 注意 嚥下反射を確認するために喉頭の挙上状態を観察する。

3 食事介助の実施後

① 食事摂取量を確認し、下膳する。
② 口腔内に食物が残っていないかを確認する。
③ 患者の状態に応じて、歯磨き、うがい、義歯の手入れなどの口腔ケアを行う。
④ 患者の体位を元にもどして、環境を整える。
⑤ 食後の観察を行う。

注意 食後しばらくは、食物の消化吸収の促進と胃からの逆流による誤嚥予防のため座位のままにしておく。

注意 食後の喘鳴の出現や痰の増加など誤嚥に関連した徴候、嘔気など消化器症状の出現の有無に留意する。

に食事ができるのか、患者自身で可能な部分などセルフケア能力を考慮して、食器や自助具を選定する必要がある 表20 。

2. 手順とポイント

■ 主に食事の全面介助が必要な場合の手順を中心に説明する 表21 。

〈文献〉
1. フローレンス・ナイチンゲール著、湯槇ます、薄井坦子、小玉香津子、他訳：看護覚え書 看護であること看護でないこと．現代社，東京，1968．
2. ヴァージニア・ヘンダーソン著、湯槇ます、小玉香津子訳：看護の基本となるもの．日本看護協会出版会，東京，2006：33．
3. 日本人の食事摂取基準（2015年版）策定検討会：日本人の食事摂取基準（2015年版）策定検討会報告書．厚生労働省，2014．
4. 厚生労働省：「日本人の食事摂取基準（2015年版）」策定検討会報告書．2014．
5. 日本肥満学会編：肥満症診療ガイドライン2016．ライフサイエンス出版，東京，2016．
6. 日本糖尿病対策推進会議編：糖尿病治療のエッセンス 2012年版．日本糖尿病対策推進会議，東京，2012．
7. 日本静脈経腸栄養学会編：静脈経腸栄養ガイドライン 静脈・経腸栄養を適正に実施するためのガイドライン 第3版．照林社，東京，2013

8. Strauss, A.L., Corbin, J., Fagerhaugh, S., 他著，南裕子監訳：慢性疾患を生きる ケアとクオリティ・ライフの接点．医学書院，東京，1987．
9. 伊藤貴子：食事・摂食 食事・摂食関連用具．作業療法ジャーナル 2002；36(6)：581-585．
10. 増田邦子，手嶋登志子：嚥下障害食 家族への栄養・食事指導．総合リハビリテーション 2007；35(3)：281-283．
11. 日本透析医学会学術委員会ガイドライン作成小委員会栄養問題検討ワーキンググループ：慢性透析患者の食事療法基準．日本透析医学会雑誌 2014；47(5)：287-291．
12. 日本看護科学学会第6期・第7期看護学学術用語検討委員会編：看護行為用語分類．日本看護科学学会，2005：84-85．
13. 穴吹浩子編：ナースのためにナースが書いたココが知りたい栄養ケア．照林社，東京，2016．
14. 井上善文：エビデンスにもとづく病態別栄養管理．メディカ出版，大阪，2014．
15. 池上晶子：SGA（subjective global assessment，主観的包括的アセスメント）．エキスパートナース 2015；31(10)：97-106．
16. 寺見雅子：摂食・嚥下障害看護の基礎知識 食べるために必要な機能とその援助．できることから始める摂食・嚥下リハビリテーション実践ガイド Nursing Mook72，寺見雅子編，学研メディカル秀潤社，東京，2012：10-14．
17. 小山珠美：食事援助のコツとワザ．リハビリナース 2011；4(5)：438-450．
18. 森田将健，金場理恵：食事前のポジショニングの適切な設定．エキスパートナース 2014；30(10)：36-42．

慢性期・回復期の生活支援技術

排泄

片岡千明

便秘薬

1. 目的

- 便を軟らかくしたり、腸の動きをよくしたりすることで、排便・排ガスを促し、便秘を改善する。
- **便秘**：大腸内の糞便の通過が遅れ腸内に停滞し、排便が困難な状態をいう。排便回数の減少や排便後の残便感がみられ、便の通過が遅れることにより水分が再吸収され便が硬くなり、排便時の苦痛、腹部膨満感を伴うこともある。

2. 必要物品

- 便秘薬、吸い飲みやコップ、聴診器。

3. 手順

- 便秘薬投与の手順を 表1 に示す。

表1 便秘薬投与の手順

手順	確認事項とポイント
1 準備	
❶便秘の状態をアセスメントする。 ・問診を行う。 ・腸蠕動音の聴診を行う。 ・触診を行う：触診の際には、患者に仰臥位で両膝を軽く曲げてもらう。 ・便秘に影響する内服薬使用の有無を確認する：止痢薬、抗うつ薬、向精神薬、鎮咳薬、気管支拡張薬、麻薬、パーキンソン病治療薬、降圧薬（カルシウム拮抗薬）、過活動膀胱治療薬、筋弛緩薬など。 ❷便秘のタイプを判断する 表3 。 ❸便秘のタイプに合った便秘薬を選択する 表4 。 ・排便回数減少型便秘（弛緩性便秘）：便に水分を含ませる緩下剤や腸刺激性下剤を使用。 ・直腸性便秘：坐薬や浣腸などの便を排出する薬剤を使用。 ❹便秘薬を使用する時間を決定する。	●排便周期は人によって異なるので、日ごろの排便習慣、便の量や性状を確認する。 **注意** 便秘スコアリングシステム（CSS、 表2 ）を使用すると、主観的な便秘の症状が点数化されるため、症状の変化や重症度を比較できる。 ●正常な腸蠕動音は5～15秒に1回である。 ●腸蠕動の亢進は、閉鎖性イレウスや下痢の場合で起こる。 ●聴診で金属音を聴取すれば閉鎖性イレウスや絞扼性イレウスの初期を疑う。 ●腸蠕動音が5分間聴取されない場合（蠕動音消失）、麻痺性イレウスを疑う。 ●触診で腹部の張りの有無や便塊が触れないか確認する。 ●交感神経を優位にする薬剤には、腸蠕動の動きを低下させ、便秘を引き起こすものもある。 ●止痢薬や筋弛緩薬が便秘に影響することがある。 ●アセスメントした便秘の状態から便秘のタイプを判断する。 ●便秘薬は、作用のしくみにより緩下薬、腸刺激性下剤、坐薬、浣腸に分類される **注意** 腸刺激性下剤は最少量から開始する。服用翌日にブリストル便形状スケール3～5の便になるように調整する（p.36を参照）。便秘薬は長期使用で耐性ができるため注意が必要。

(表1つづき)

手順	確認事項とポイント
	● 便秘薬の作用時間は薬剤によって異なる。起床後に排便がみられるように時間を決定する ● 浣腸は、即効性がある。坐薬は降下出現まで20〜30分かかるため、便意を感じてからトイレに移動する。

2 実施

手順	確認事項とポイント
❶患者に便秘薬の使用の必要性を説明し、同意を得る。 ❷便秘薬を与薬する。 〈経口薬〉 ・十分な水で内服する。 〈坐薬・浣腸の手順〉 ❶血圧測定を行い、体調を確認する。 ❷患者を左側臥位にする。 ❸バスタオルで身体の露出を最小限にする。 ❹殿部の下に処置用シーツを敷く。 ❺（浣腸の場合）チューブの先端から7〜8cmに潤滑剤を塗る。 ❻患者に口呼吸を促す（肛門括約筋の緊張をゆるめる）。 ❼肛門括約筋（肛門より4〜5cm）より奥に挿入する。 ❽（浣腸の場合）浣腸液をゆっくり注入し、注入後チューブを引き抜く。 ❾坐薬や浣腸液の挿入による刺激で便意をもよおすが、1度目の便意はがまんしてもらうように説明する（坐薬の場合20分程度、浣腸の場合は5分程度）。 ❿体調を確認する。	● 使用する薬剤の作用や作用時間を患者に説明する。 ● 急激な排便後、気分不良や血圧低下を起こすこともあるので注意する。 ● 坐薬、浣腸は、腸の解剖学的構造を考慮し、粘膜を損傷しないように注意する。立位での挿入は腸穿孔の可能性があるため行わない。 高齢者の場合や、初めて便秘薬を使用する場合は、便秘薬の作用が効きすぎて、下痢になったり失禁してしまったりすることもあるため、必要な場合は、おむつの着用やポータブルトイレを設置しておく。

3 実施後

手順	確認事項とポイント
❶便秘薬の効果を確認する。 ❷今後の排便コントロールについて、患者と相談し決定する。 ❸必要であれば排便日誌の使用方法を説明する。 ・排便日誌は、起床・就寝時間、食事内容、便秘薬の使用状況、排便状況を記録する。	● 便の量・色・性状のほか、腹部症状や残便感を確認する（CSSで評価する）。 ● 排便日誌をつけることで、生活を整え、効果的に便秘薬を使用できるようになる。 きめ細やかな便秘薬の調整を行うとともに、食事や排便方法などの生活指導を行うことで、患者が主体的に排便に取り組めるよう支援する。

排便日誌の例

日付	4月22日	月　日	月　日
起床時間	7：00		
食事記録（朝）	7：30　食パン、牛乳、チーズ1枚		
（昼）	13：30　うどん、煮物（野菜）		
（夕）	20：00　ごはん、刺身、ほうれん草いため		
就寝時間	23：00		
便秘薬	23：00　プルゼニド®2錠		
排便状況	時間：8：30　性状：硬め 排便困難：有　残便感：有		

表2 便秘スコアリングシステム（Constipation Scoring System；CSS）

合計点数	/30点				
点数	0	1	2	3	4
排便回数	1〜2回/1〜2日	2回/週	1回/週	1回未満/週	1回未満/月
排便困難：苦痛を伴う排便努力	まったくない	まれに	ときどき	大抵	いつも
残便感	まったくない	まれに	ときどき	大抵	いつも
腹痛	まったくない	まれに	ときどき	大抵	いつも
排便に要する時間	5分未満	5〜9分	10〜19分	20〜29分	30分以上
排便の補助の有無	なし	下剤	用指介助or浣腸	―	―
排便しようとしても出なかった（回数/24時間）	0回	1〜3回	4〜6回	7〜9回	10回以上
排便の病悩期間	1年未満	1〜5年	6〜10年	11〜20年	21年以上

まれに：1回/月未満、ときどき：1回/月以上だが1回/週未満、大抵：1回/週以上だが1回/日未満、いつも：1回/日以上

Agachan, F., et al.：A constipation scoring system to simplify evaluation and management of constipated patients. *Diseases of the colon and rectum* 1996；39(6)：681-685. より引用

表3 便秘のタイプ

分類	排便回数減少型便秘 （弛緩性便秘）	腹部症状型便秘	直腸性便秘 （習慣性便秘）
状態	・結腸通過時間遅延（腸の動きが悪い） ・硬い（コロコロ）便 ・排便回数1〜2回/週	・結腸通過時間正常 ・排便回数正常 ・おなかが張る	・排出困難 ・残便感 ・直腸の違和感

表4 便秘の分類と便秘薬

分類	作用のしくみ		薬剤名	作用時間	備考
緩下剤	塩類下剤	腸内水分の吸収を妨げ、内容物を多くして排便を促す。	酸化マグネシウム(マグラックス®、マグミット®)	2～3時間	刺激性下剤使用前に使用。
	潤滑性下剤	腸内容の表面張力を低下させ、便を軟化させる。	ジオクチルソジウムスルホサクシネート・カサンスラノール(ビーマス®)	8～12時間	
	糖類下剤	腸管内の水分を増大し、排便を誘発する。	D-ソルビトール	2～3時間	経管栄養に適合、栄養補給になる。有害反応が少ない。
腸刺激性下剤	大腸刺激性下剤	腸粘膜や神経叢を刺激して蠕動運動を促す。	ピコスルファートナトリウム水和物(ラキソベロン®)、センナ・センナ実(アローゼン®)	8～17時間	
			センノシド(プルゼニド®、センノサイド®)	8～12時間	
坐薬	腸内に炭酸ガスを発生させ、直腸を刺激する。		炭酸水素ナトリウム・無水リン酸二水素ナトリウム(新レシカルボン®)、ビサコジル(テレミンソフト®)	20～30分	直腸性便秘に適応。
浣腸	直腸に注入し、便を柔らかくして刺激する。		グリセリン	0分	

腹部マッサージ

1. 目的

■ 大腸・結腸・直腸の走行に沿って手指で腹部をマッサージすることで、①腸管を機械的刺激し腸蠕動を活性化させる、②腰背部を温めることで腰背部の血流を増加させ腸蠕動を活性化させることで、便秘の改善を目指す。

2. 必要物品

■ バスタオル1枚、クッション、フェイスタオル3～4枚程度、ビニール袋2枚、75～80℃の温湯、家庭用ゴム手袋。

3. 手順

■ 腹部マッサージの手順を **表5** に示す。

〈文献〉
1. 神川剛一:便秘. WOC Nursing 2015；3(8)：56-65.
2. 西村かおる:新・排泄ワークブック 課題発見とスキルアップのための70講. 中央法規出版, 東京, 2013.
3. 竹内修二, 松永保子編著:解剖生理の視点でわかる看護技術の根拠Q&A. 照林社, 東京, 2010：78.
4. 川島みどり:排便・排ガスの技術 腰背部温罨法経験的知識. ナーシング・トゥディ 1994；9(4)：8-11.

表5 腹部マッサージの手順

手順	確認事項とポイント
1 準備 ①腹部の状態や便秘のアセスメントを行い、腹部マッサージが必要かを判断する。 ②腹部マッサージの目的・方法を患者に説明し、同意を得る。 ③腹部の圧迫により尿意を感じるため事前に排尿を促す。 ④環境を調整する（室温、プライバシーの保護）。 ⑤腹部温罨法に必要な準備をする。 ・湯（75～80℃）を準備する。	●「便秘薬」の手順 表1 を参考に、便秘の状態をアセスメントする。 **注意** 食後は悪心を誘発することもあるため注意して行う。器質的な便秘（悪性腫瘍、ヘルニア、炎症性腸疾患）や術後の創痛がある場合、出血傾向がある場合は行わない。 ●全身の冷えは、排便を抑制するため、冷感を感じないよう保温に気をつける。
2 実施 ①患者をバスタオルで覆い、身体の露出を最小限にする。 ②体位を整える：仰臥位で膝を曲げて腹筋をゆるめる（膝の下にクッションなどを挿入する）。 ③腹部の聴診を行う。 ④温タオルを作成する。 ・フェイスタオルを4つ折りにして、3～4枚重ね、75～80℃の湯につける。 ・家庭用ゴム手袋を着けてタオルを絞る。 ⑤温タオルをすばやくビニール袋に入れて、フェイスタオルで包む。 ⑥看護師の上腕内側で温度を確認し、腰背部（第4腰椎付近）に温タオルをあてる。 ⑦バスタオルで腹部全体を覆う。 ⑧10分間温罨法を行う。 ⑨腹部マッサージを行う：腸の走行に沿って、母指を除く両手の4指をそろえて、腸を揉むように圧する。 ・1か所を5回程度揉み、次の場所を揉む。 ・6～7週連続して行う。 **腹部マッサージの部位**	**注意** 排便促進ケアでは、患者がリラックスした状態でケアを受けられることが重要である。そのため安楽な環境や、姿勢に留意する。 ●腹部マッサージの効果を評価できるようにマッサージ前の腸蠕動を再度確認する。 ●温タオルは、ベッドサイドで湯を用いて作成しても、電子レンジなどを用いてもよい。 ●腹部や腰背部の温罨法は、自律神経を副交感神経優位にし、皮膚血流を増加させる **注意** 温罨法は低温やけどに注意して行う。 ●直腸や肛門括約筋を支配する下位排便中枢（仙髄S_2～S_4）は、解剖学的に第4～5腰椎の部位に相当するため、第4～5腰椎周囲を温めることで排便が促される。 **腰部・殿部皮膚の神経分布** L：腰神経　S：仙骨神経 竹内修二，松永保子編著：解剖生理の視点でわかる看護技術の根拠Q&A，照林社，東京，2010：78. より引用 ●腹部マッサージは、上行結腸→横行結腸→下行結腸→直腸の順に腸の走行を意識して行う。 ●腹部に触れる前に手を温める。 ●腹壁が約3cmくぼむ程度圧しながら揉む。
3 実施後 ①温タオルを除去し、皮膚状態を観察する。 ②腹部マッサージの効果を確認する。 ③寝衣を整える。	●腸蠕動音の確認、排ガス、排便の有無を確認する。

慢性期・回復期の生活支援技術

睡眠と休息

堀田佐知子

- 人は朝、日が昇ると覚醒し、日が沈むと休息をとるという活動と休息のリズムを、自然の摂理に適応させ生きてきた。私たちの活動には、適切な休息が必要である。
- 睡眠は休息の究極の形であり、生命維持のために欠かすことのできない生理現象である。
- 十分で質のよい睡眠と休息は、身体の機能回復や修復を促し、前向きな気分や活力を生み出す。これらのことから、適切な睡眠と休息への援助は、慢性期・回復期の患者にとって非常に重要となる。

睡眠薬

1. 目的

- 患者からの不眠の訴えが続き、自然な入眠への援助を試みても効果が得られず、患者自身が倦怠感、眠気、頭痛などの身体に症状がある場合には睡眠薬が用いられる。
- 患者の訴えと患者の睡眠状態や日中の様子などについて観察した内容を医師に報告し、睡眠障害の型に合った睡眠薬の指示を受けて与薬する。

2. 睡眠薬の種類

- 睡眠薬はその化学構造などにより、ベンゾジアゼピン系、非ベンゾジアゼピン系、バルビツール酸系、非バルビツール酸系の睡眠薬のほか、メラトニン受容体作動薬に分類される。
- バルビツール酸系、非バルビツール酸系の睡眠薬は有害反応が強いことから、臨床では主

にベンゾジアゼピン系、非ベンゾジアゼピン系が用いられている。
- 睡眠薬は、効果時間によって、超短時間作用型、短時間作用型、中間作用型、長時間作用型がある 表1 。
- メラトニン受容体作動薬は、入眠促進作用や睡眠持続作用をもたらす。ベンゾジアゼピン系受容体作動薬（ベンゾジアゼピン系、非ベンゾジアゼピン系）の睡眠薬と比べて総合的催眠作用は弱いが、反跳性現象や退薬症候が認められず、乱用や依存が認められないことから安全性が高いといわれている。

3. 睡眠薬の有害反応

- 睡眠薬の有害反応を 表2 に示した。

4. 投薬時の注意点

1）患者の不安への対応

- 薬剤の作用について十分に把握したうえで、患者にわかりやすい説明を行う。
- 睡眠薬を内服することに抵抗を感じる患者も多い。患者の不安な気持ちは自然な思いであり、その思いを受けとめたうえで、睡眠薬は正しく服用すれば安全であることを説明し、患者が納得して服用できるよう援助する。

2）内服後の観察

- 内服後は、睡眠薬によって睡眠がどのように改善されたか、倦怠感や頭痛などの日中の症状の改善がみられたかなどを確認する。
- 睡眠薬の有害反応の出現がないか、十分に観察する。
- 有害反応がみられた場合には、患者の安全を確保し、医師に報告し指示を受ける。

表1 わが国で使用されているベンゾジアゼピン受容体作動薬

作用時間	一般名	商品名	臨床用量(mg)	消失半減期(時間)
超短時間作用型	ゾルピデム酒石酸塩	マイスリー*	5～10	2
	トリアゾラム	ハルシオン	0.125～0.5	2～4
	ゾピクロン	アモバン*	7.5～10	4
	エスゾピクロン	ルネスタ*	1～3	5
短時間作用型	エチゾラム	デパス	1～3	6
	ブロチゾラム	レンドルミン	0.25～0.5	7
	リルマザホン塩酸塩水和物	リスミー	1～2	10
	ロルメタゼパム	エバミール、ロラメット	1～2	10
中間作用型	ニメタゼパム	エリミン	3～5	21
	フルニトラゼパム	ロヒプノール、サイレース	0.5～2	24
	エスタゾラム	ユーロジン	1～4	24
	ニトラゼパム	ベンザリン、ネルボン	5～10	28
長時間作用型	クアゼパム	ドラール	15～30	36
	フルラゼパム塩酸塩	ダルメート	10～30	65
	ハロキサゾラム	ソメリン	5～10	85

＊ 非ベンゾジアゼピン系睡眠薬
梶村尚史（内山真編）：睡眠障害の対応と治療ガイドライン　第2版．じほう，東京，2012：107. より転載

表2 睡眠薬の有害反応

有害反応	内容
持ち越し効果	薬剤の効果が翌日まで持ち越し、日中の眠気、ふらつき、脱力・頭痛、倦怠感などが出現する。作用時間の長いものほど出現しやすく、高齢者ほど出現しやすい。
薬物依存	ベンゾジアゾピン系の睡眠薬は一般に依存性が極めて低いといわれているが、定期的に長期間服薬し続けると軽度の依存症が出現する。
記憶障害	服薬後から寝つくまでのできごと、睡眠中に起こされた際のできごと、翌朝覚醒してからのできごとなどに対する健忘がみられる。
早朝覚醒、日中不安	超短時間作用型や短時間作用型の睡眠薬では早朝に薬の作用が切れて早く目が覚めたり、連用しているときに、日中に薬物の効果が消失して不安が増強することがある。
反跳性不眠	睡眠薬を長期にわたり使用した後で急に中断すると、以前よりもさらに強い不眠が出現することがある。服用を中止するときには、医師の指示により、少しずつ減量していく漸減法が行われる。
筋弛緩作用	作用時間の長い睡眠薬で比較的強く出現し、ふらつきや転倒の原因となる。
奇異反応	ごくまれに睡眠薬を投与して、かえって不安・緊張が高まり、興奮や攻撃性が増すことがある。

リラクゼーション

- リラクゼーションとは「神経、筋の緊張ならびに精神的緊張の緩和を促すこと」[1]である。
- 睡眠にはリラックスした状態が必要であるため、看護の技術を生かしたリラクゼーションによって、よりよい睡眠と休息を提供できる。
- 不安の増強や恐怖心などといったストレスによって引き起こされる不眠には、特にリラクゼーションが効果的である。
- リラクゼーションには、さまざまな方法があるが、ここでは臨床でよく行われる方法について概説する。

マッサージと指圧

1. 目的

- マッサージや指圧で体表にあるつぼを刺激することで、患者の自律神経の安定を図り、心と体をリラックスさせる。

2. 準備

- 患者がリラックスできる静かな環境を整える。

3. 方法

- マッサージ・指圧の部位を 図1 に示す。
- 患者が気持ちがいいと感じる強さでマッサージ・指圧を行う。
- マッサージ・指圧は、タッチングの効果も期待して行う。
- 患者がリラックスできるように心がける。

アロマテラピー

1. 目的

- 芳香をもつ植物から抽出した精油(エッセンシャルオイル)の香りを利用して心身のリラクゼーションを図る(精油の種類と特徴は 表3 を参照)。
- 精油の鎮静効果から睡眠パターンの調節を行う。
- 香りによる効果に加えて、足浴などと併用し、患者へのタッチングの効果も期待できる。

2. 準備

- 患者がリラックスできる静かな環境を整える。
- 多床室で用いる場合は、すべての人が心地よいと感じない場合は使用しない。

3. 方法

- アロマテラピーの使用方法を 表4 に示す。

音楽療法

1. 目的

- 心地よい音楽や、波の音や川のせせらぎのような自然の音を取り入れた音楽を用いて、リラクゼーションを図り、スムースな入眠を目的に行う。

2. 注意事項

- 嗜好や年齢など、心地よい音楽には個人差があることを考慮する。
- 多床室で用いる場合は、すべての人が心地よいと感じない場合は行わない。

呼吸法

1. 目的

- 呼吸によって気持ちを鎮め、緊張をほぐし自律神経系機能の調整によって、リラクゼーションを図り、スムースな入眠を目的に行う。

2. 準備

- 静かな環境を整える。
- 楽な姿勢で行う(仰向けの場合は腹筋の緊張をとるために膝を立てて行う)。

図1 不眠へのマッサージのつぼ

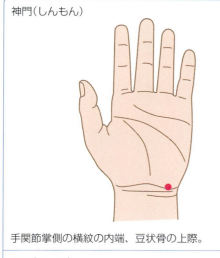

神門（しんもん）
手関節掌側の横紋の内端、豆状骨の上際。

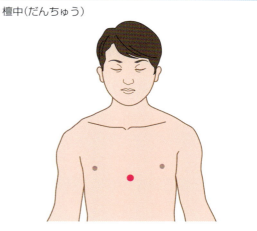

檀中（だんちゅう）
胸骨前面の正中両乳頭間の中央。

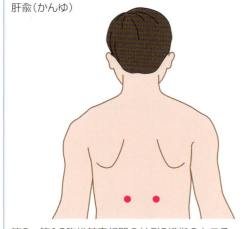

肝兪（かんゆ）
第9、第10胸椎棘突起間の外側2横指のところ。

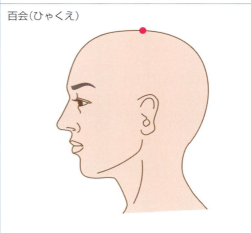

百会（ひゃくえ）
頭頂部正中線と耳介の最後部を結んだ線の交点。

表3 精油の種類と特徴

精油名	主な作用	注意点
ラベンダー	鎮静作用、神経の緊張を緩和	禁：妊娠初期
ゼラニウム	感情のバランスをとる	まれに皮膚刺激
ベルガモット	精神の高揚と鎮静作用、不安の緩和	光感作
グレープフルーツ	ストレスの緩和、幸福感を与える	光感作、食欲増進
ローズウッド	精神的疲労の緩和、気持ちを明るくする	
サンダルウッド	鎮静作用、緊張の緩和、乾燥肌によい	
マジョラム	強い鎮静作用、孤独・悲嘆・緊張の緩和	血圧降下作用
オレンジ	弱い鎮静作用、不安・ストレスの緩和	食欲増進作用

高谷真由美：アロマテラピーのリラクセーション効果とよりよい睡眠のための援助．看護技術　1998；44(12)：34．より改変して転載

表4　アロマテラピーの使用方法

使用方法	確認事項とポイント
1 経気道的吸入 ・直接吸入：最も簡便で効果が早い方法である。ティッシュペーパーやコットンに精油を1～2滴滴下し、それらを枕元に置いておく。 ・芳香浴：電気式アロマポット、噴霧器などを用いて広範囲に香りを満たし、自然に吸入する。	精油は成分表示のあるものを使用するのが望ましい。 香りの強さ、アレルギー、禁忌に注意する（精油のなかには妊娠中は使わないほうがよいものや、強い作用があるものがある）。 ● 精油の作用がわからないときは、専門家にアドバイスを受ける。
2 経皮的吸入 ・マッサージ：精油をオリーブオイル、ホホバオイルなどで1～3％に薄めて、マッサージをしながら皮膚に塗布する。 ・部分浴、全身浴：足浴や手浴、また入浴の際に、精油を少量の無水エタノール、蜂蜜、または乳液と混合し（湯に溶けやすくするため、および皮膚への刺激を和らげるため）、湯によく混ぜてから使用する。	精油によっては、刺激が強くマッサージに適さないものもあるので注意する。

表5　呼吸法の手順

手順	確認事項とポイント
❶吸気時には、ほのかな香りをかいでいるのを想像するように吸う。腹部に意識を集中する。 ❷吸気後、「1、2」と数えながら、いったん息をとめる。 ❸呼気時には口をすぼめて細く長くはき出す。	● 1～2回の深呼吸を行う。 過換気を起こさないように注意する。 ● 吸気より呼気を長くするように指導する。 コツ　呼気時に「息を吐きながら緊張を逃すように」と患者に伝えると、より効果的である。

3. 手順

- 呼吸法の手順を **表5** に示す。

漸進的筋弛緩法

- 漸進的筋弛緩療法（progressive muscle relaxation：PMR）とは、一連の筋群を徐々に緊張させ、引き続き弛緩させることである[2]。
- 高度なストレスを軽減させ、また高度なストレスの発生を予防する技法として広く用いられている。

1. 目的

- 身体的緊張が強く十分な休息がとれない場合や、さまざまな緊張から入眠できない患者に対して、身体の緊張を解くことで不安や緊張をコントロールしスムースな入眠へと導くことを目的として行う。

2. 準備

- 静かな環境を整える。
- 居心地のよい楽な姿勢が保てる椅子やベッドで行う。
- 気がかりなことは忘れて、今はリラックスしようと決めて行うように伝える。

- 気持ちを自分の身体の中に向けるように伝える。

3. 手順

- 漸進的筋弛緩法の手順を 表6 に示す。

4. 注意事項

- 空腹時、満腹時を避ける。
- 排泄はすませてから行う。
- 意気込みすぎないように促す。

自律訓練法

- 自律訓練法は、ドイツの精神医学者シュルツ（Schultz,J.H.）によって1932年につくられた心身の緊張緩和法である。
- 手足の重量感と温感の自己暗示を繰り返すことによって、自分でリラクゼーション効果を引き出せるようにつくられている[3]。

1. 目的

- 段階的に自己暗示を繰り返し、リラックスした状態をつくり出す。

- 心身の緊張をやわらげ睡眠を促すことを目的として行う。

2. 準備

- 集中できる静かな環境を整える。

3. 手順

- 自律訓練法の手順と確認事項を 表7 に示す。

寝具と環境整備

- 睡眠は病気をもつ人にとって非常に重要であるにもかかわらず、病院という環境は睡眠にとってはあまり適切な場所とはいえない状況がある。
- 病院という環境のなかでも、ちょっとした配慮や工夫で睡眠の環境を整えられる。
- 環境を整えることは看護師としてアプローチしやすい部分であり、患者がおかれた状況を認識し、よりよい睡眠が提供できるように努めることが重要である。

表6 漸進的筋弛緩法の手順

〔指導者の声に合わせて以下の順で行う〕
- ・トレーナーは受講者に"緊張"と声をかけて筋群を緊張させ、"リラックス"という声で緊張を解くように指示する。緊張をしているのは7秒間である。
- ・利き手側の手と前腕：固い握りこぶしを作りそのままにしなさい。
- ・利き手側の上腕（二頭筋）：いすのひじかけに肘を押し付けなさい。
- ・利き手と反対側の腕に対しても、同様の指示をくり返す。
- ・前額部の筋肉：できる限り高く眉を上げなさい。
- ・顔の中央の筋肉（ほお、鼻、目）：目を細め、鼻にしわをよせなさい。
- ・顔の下側とあご：歯をかみ合わせて、口を横に広げなさい。
- ・首：あごの先を胸の方に引きなさい。ただし、胸につけてはいけません。
- ・胸、肩、上背部：深く息を吸い込んで止め、肩甲骨を後ろに引きなさい。
- ・腹部：お腹をひっこめて、それをかばうようにしなさい。
- ・利き足側の大腿：足を上げて、外側にまっすぐ伸ばしなさい。
- ・利き足側のふくらはぎ：つま先を上に向ける。
- ・利き足側の足：つま先を下に向けなさい。この時にケイレンが起きやすいので緊張させるのは5秒以内にする。ケイレンが起きるようであれば、これは飛ばしてもよい。
- ・利き足と反対側の下肢に対しても、同様の指示をくり返す。

Snyder, M. 著，尾崎フサ子，早川和生訳：段階的リラクセーション．看護独自の介入　広がるサイエンスと技術，メディカ出版，大阪，1996：78．より改変して引用

表7 自律訓練法の手順

手順	確認事項とポイント
❶背景公式（安静練習）：気持ちが落ち着いている。 ❷第1公式（四肢重感公式）：両手・両足がとても重たい。 ❸第2公式（四肢温感公式）：両手・両足がとても温かい。 ❹第3公式（心臓鼓動公式）：心臓が静かに規則正しく打っている。 ❺第4公式（呼吸調整公式）：楽に呼吸している。 ❻第5公式（腹部温感公式）：おなかが温かい。 ❼第6公式（額部冷感公式）：額が気持ちよく涼しい。 ❽消去動作を行う：両手の開閉運動→両肘の屈伸運動→大きく背伸び→深呼吸。	●空腹時を避け、排泄はすませておく。 ●姿勢は仰臥位、安楽椅子に座った姿勢などがあるが、本人が楽な姿勢で行う。 ●ゆったりした服装で行う。 注意 無理に落ち着けようとしない。 ●第1公式（四肢重感公式）、第2公式（四肢温感公式）は利き手側から始める。 注意 第3公式（心臓鼓動公式）は、心疾患の人は避ける。 注意 第5公式（腹部温感公式）は、消化器系疾患や妊婦は避ける。 注意 第6公式（額部冷感公式）の「涼しい」を「冷たい」としてはいけない。 注意 訓練後に起きる場合は、脱力感やめまいなどが生じることがあるので、必ず消去動作を行う。 ●訓練中に眠ってもかまわない。

表8 寝具選択の基準

寝具	基準
掛け寝具	●睡眠中は身体の産熱量が減少し、体温が低下しやすくなるため保温性が必要である。 ●睡眠中は体温調節によって発汗するため十分な吸湿性が必要である。 ●人は1晩のうちに約20回前後の寝返りをうつため、掛け寝具には体の動きに沿う軽さやフィット感が必要である。
敷き寝具	●寝返りをうちやすく、適当な体位を保てる硬さが必要である。 ●汗や不感蒸泄などを吸湿しやすく、かつ透湿しやすい（湿気が通り抜けやすい）素材が望ましい。
枕	●寝姿勢が安定する高さ、頸部のS字カーブを保てる硬さ、寝返りに対応できるだけの幅が必要である。

寝具

1. 寝具の機能

- 寝具は、睡眠時の環境そのものであり、よりよい睡眠をとるうえで大変重要である。
- 睡眠中の不感蒸泄や発汗などによって身体から排出される水分は、寝具に吸湿されていく。
- 最適な寝床の気候は、温度32〜34℃、湿度45〜55％程度といわれている。
- 寝具を選択する基準を **表8** に示す。

2. 注意事項

- 病院の寝具は定期的にメンテナンスする必要がある。
- 患者の状態に合わせて小枕などを工夫する。
- 長期臥床の患者の場合、寝具と身体とが密着した状態が続き、局所的に湿潤状態となり褥瘡を招きすいので、体位変換時には寝具内の空気を放散させることが必要である。

温度・湿度

1. 温度・湿度と睡眠

- 暑すぎる環境や、寒さをしのぎながらの状態では、よい睡眠はとれない。
- 睡眠は深部体温に深くかかわりがあり、深部体温は気温の変化に連関している。
- 深部体温は夕方遅くにもっとも高くなり、その後、気温が下がるのに並行して徐々に低下し睡眠に導かれる。深部体温は明け方にもっとも低くなる。
- 昼夜の温度差が小さい環境では入眠が困難になると考えられる[4]。
- 寝室温度は、冬は15℃前後、夏は25〜26℃、また春、秋では20℃前後が理想的な温度とされている[5]。
- 温度・湿度対策の基本を 表9 にまとめた。

2. 注意事項

- 多床室では寝具やカーテンなどで個別に対応する。
- ドアの開閉には留意する。

騒音

1. 騒音と睡眠

- 病棟内では、医療機器のアラーム音や、ナースコール、看護師の巡視時の足音、患者のいびき、話し声など、さまざまな騒音がある。
- 入院患者でストレスが強く、睡眠が浅い患者の場合は病棟内の騒音のために容易に覚醒してしまう可能性がある。
- 騒音対策の基本 表10 を守るなど、看護師の配慮で騒音は減少させることができる。

2. 注意事項

- 騒音対策をしていても、患者の異常には気づけるように注意する。

光

1. 光と睡眠

- 朝に太陽の光を浴びることで体内時計がリセットされるなど、睡眠と光はかかわりが大きい。
- 入院中はベッド上で過ごすことが多くなり、必然的に光を浴びる機会が減少し、1日中ほとんど同じ照度のなかで生活するという変化に乏しい光環境での生活になってしまう。
- 構造上の問題で、日が入る部屋と入らない部屋がある。
- 光対策の基本を 表11 にまとめた。

2. 注意事項

- 建物の構造やベッドの配置による照度の違いに注意する。

表9 温度・湿度対策の基本

基本	内容
昼夜の温度差をつくる	夏場では昼間のクーラーで温度を下げすぎない。
気流の流れに注意する	夏場は同じ温度でも気流があると涼しく感じる。 冬場は少しの気流でも寒く感じるので、防御する。
ベッドの位置に注意する	病室内でのベッドの位置により空調設備や窓との関係で温度・湿度の格差がある。

表10 騒音対策の基本

- 病室のドアを閉める。
- 電話や医療機器のアラーム音の音量を下げる。
- 医療機器のアラームが鳴らないように、事前にできることはすませておく。
- 予測できる事態があれば事前に準備しておく。
- できるだけ音を立てないように歩く。

表11 光対策の基本

- 健康的な睡眠を導くために日中必要な光照度は2,500lxが目安である。
- 体内時計をリセットするために、午前中のできるだけ早い時間に光を浴びる。
- 昼間はできるだけカーテンを開け、外の明かりが入るようにする。
- 夜間に明るすぎる照明を浴びないように室内環境に配慮し、また巡視時や処置時には不要な照明で照らさないようにする。
- 動ける患者は日中には戸外に出てもらう。
- 寝たきりの患者は照明を日中もつけておくなどの工夫を行う。

〈文献〉
1. 中村美知子：リラクゼーション．看護大事典，和田攻，南裕子，小峰光博編，医学書院，東京，2010：2946．
2. Snyder, M. 著，尾崎フサ子，早川和生訳：看護独自の介入　広がるサイエンスと技術．メディカ出版，大阪，1996：30-52，99-105．
3. 佐々木雄二：自律訓練法の実際　心身の健康のために．創元社，大阪，1984．
4. 粂和彦，高橋正也，尾崎章子，若村智子：もう眠剤だけに頼らない！　患者さんの睡眠の質を高める17のケア．看護学雑誌 2005；69（5）：447-456．
5. 谷口充孝監修：不眠症と睡眠薬　患者さんの疑問に答えるQ&A．フジメディカル出版，大阪，2005．
6. Snyder, M., Lindquist, R. 著，野島良子，冨川孝子監訳：心とからだの調和を生むケア　看護に使う28の補助的・代替的療法．へるす出版，東京，1999：1-11．
7. 谷田恵子（2003）．代替療法のエビデンス―芳香療法（アロマセラピー）．臨牀看護，29（13），2044-2054．
8. 高谷真由美：アロマテラピーのリラクセーション効果とよりよい睡眠のための援助．看護技術　1998；44（12）：33-37．
9. 高谷真由美：段落的リラクセーション夜．看護技術　1998；44（12）：70-88．
10. 寺沢捷年，津田昌樹編：絵でみる指圧・マッサージ　JJNスペシャル45．医学書院，東京，2002：75-77．
11. 柳奈津子，小板橋喜久代：呼吸法．看護にいかすリラクセーション技法　ホリスティックアプローチ，荒川唱子，小板橋喜久代編，医学書院，東京，2001：18-29．
12. 内山真編：睡眠障害の対応と治療ガイドライン　第2版．じほう，東京，2012：105-130．

慢性期・回復期の生活支援技術

清潔

奥野信行／米田昭子／曽根晶子

清拭

1. 清拭の必要性

- 清拭とは「風呂に入り、体を洗う」という活動が、健康に関連する何らかの原因によってできない場合に、全身あるいは部分的に拭いて、皮膚の汚れを取り除くことである。
- 慢性疾患患者の場合、病気や治療に伴う皮膚の変化から、スキントラブルを起こしやすい。
- スキントラブルが生じると、外部から微生物や細菌が侵入しやすく、感染のリスクも高くなり、一旦感染すると重症化しやすくなる。
- スキントラブルを起こさないためには、適切な皮膚の「保清」と「保湿」が重要になる。

2. 病気や治療に伴う皮膚の変化

1)浮腫
- 浮腫が生じていると血漿中の水分が組織間隙に漏出するために皮膚が薄くなり(菲薄化)、伸展する。
- 浮腫では汗腺、脂腺の機能も低下し乾燥するため傷つきやすくなる。

2)薬剤
- 関節リウマチなどの治療のためにステロイド薬を長期服用している患者の皮膚や血管壁は菲薄化し、外的刺激に弱くなっている場合がある。

3)肝臓疾患
- 肝機能障害に伴う浮腫や出血傾向、黄疸によって、皮膚の状態は極度に脆弱化している。

- 肝臓で代謝を受けるビリルビンが排泄されず血液中に増加すると、皮膚の表皮と真皮の境界部にあるC線維神経終末を刺激して「かゆみ(瘙痒感)」を引き起こす。
- 肝臓の炎症によって生成されるβ-エンドルフィンもC線維神経終末を刺激して、皮膚の「かゆみ」を誘発する。

4)腎臓疾患
- 腎機能障害による血液中のヒスタミン、リンの増加、皮膚における末梢神経障害や微小血管障害、カルシウムの沈着によって、かゆみが起こる。
- 人工透析をしている場合、除水によって皮膚が乾燥状態になる。

3. 目的

- 慢性期や回復期の患者に対する清拭の目的には 表1 のようなものがある。

4. 準備

- 必要物品をワゴンに乗せて準備する 図1 。
- 清拭で一般的に用いられる石鹸の特徴を 表2 に示す。

5. 手順

- 慢性期・回復期の患者の場合、清潔に関する行為を自分自身で行うことが、どの程度可能なのかを見極め、実施していく必要がある。
- 実際には慢性期・回復期の患者のほとんどが、清潔に関する行為を部分的にでも自分でできる場合がほとんどである。
- 表3 では石鹸を用いた基本的な全身清拭を中心に説明する。
(奥野信行)

表1 慢性期や回復期の患者に対する清拭の主な目的

患者にとっての目的	● 皮膚の表面に付着している汚れを拭き取り除去することにより、皮膚の生理機能を正常に保つ。 ● 血液循環を促進し、新陳代謝を高める。 ● 気分を爽快にすることによって、健康感を高め、活動意欲や回復意欲を促す。 ● その人の品位やその人らしさが保持され、円滑な対人関係によい影響をもたらす。 ● 筋肉や関節を動かすことによって、日常生活活動に関する身体機能の維持・回復を促す。
看護師にとっての目的	● 患者の皮膚をはじめとした全身状態の観察を行う機会になる。 ● 言語的・非言語的コミュニケーションの機会となり、患者との信頼関係の形成につながる。

図1 全身清拭の必要物品

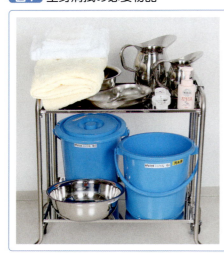

- 温湯(65～70℃)の入った清拭用バケツ(蓋付き)
- 汚水用バケツ
- ベースンA・B(2つ準備する)
- 大ピッチャー(温湯の温度調節用の水が入ったもの)
- 小ピッチャー(温湯を清拭用バケツからベースンに入れるために使用する)
- タオルケット1枚
- バスタオル1枚
- ウオッシュクロスA・B(2枚準備する)
- ガーゼ(陰部用)
- 湯温計
- 膿盆
- ゴム手袋
- 石鹸(患者の皮膚の状態や好みなどから適切な石鹸を選択する、表2)

表2 清拭で一般的に用いられる石鹸の特徴

アルカリ性石鹸	弱酸性洗浄剤
・pH 9～10 ・泡立ちがよく、主成分の界面活性剤で皮膚に付着した汚れを除去する。 ・皮膚への刺激性がある。 ・商品例：スバモイスト(pH 9.7)	・pH 5～7 ・皮膚のpHに近い弱酸性のため、抗菌作用が保持される。 ・皮膚への刺激性が少ない。 ・商品例：弱酸性石鹸ビオレ(pH 6)、ソフティ(保湿成分のセラミドEC、ユーカリエキス配合)

表3 全身清拭の手順

手順	確認事項とポイント
1 実施前	
1) 援助者の準備をする。 ❶ 援助するにあたって、自分の爪が伸びていないか確認し、処理する。 ❷ 腕時計や手につけてあるアクセサリー類を外す。 ❸ 手を洗う。	**注意** 患者の皮膚に直接触れる援助であるため、損傷を与えないように爪をきちんと切り、指輪や腕時計など手に着けている物も外す。
2) 患者の準備をする。 ❶ 必要時バイタルサインを測定し、患者の状態(体調や気分など)の確認を行う。	

(表3つづき)

手順	確認事項とポイント
❷患者に清拭の援助内容（いつ、どこで、どのような方法で、どのくらいの時間で行うのか）を説明し、同意を得る。 ❸清拭の実施途中に尿意が出現することがないように排尿をすませておいてもらう。	
3）環境を整える。 ❶すきま風や部屋の温度（24±2℃）に留意し、必要時、窓を閉めて空調を調節する。 ❷プライバシーに配慮し、羞恥心をやわらげるためにカーテンやスクリーンをベッド周囲に設ける。 ❸ベッドのストッパーが、しっかりと止まっていることを確認する。 ❹ベッドの高さを調節し、必要物品を乗せたワゴンをベッドサイドに配置する。	注意 寒冷刺激だけでなく、皮膚の乾燥によってかゆみなどが生じている場合、適切な温度・湿度を保つこと、冷房や暖房の風が当たらないようにすることも重要である。 注意 ほこりなどのアレルゲンが環境悪化の原因とならないように、部屋の空気の入れ替え、清掃などにも留意する。 コツ ベッドの高さは、患者の体が援助者のウエストラインから股関節の間15cm以内の範囲にあると、腰の負担が少ない。 コツ ワゴンの位置は、動線を考え、効率的な作業域を確保する。 コツ 患者と援助者の身体をできるだけ近づけて仕事をすると、援助者の筋の緊張も疲労も少ない。
4）患者の寝衣を脱衣する。 ❶患者にタオルケットをかけ、元の掛け物などを足下に折りたたむ。 ❷援助しやすいように、患者を水平移動で援助者側へ引き寄せる。 ❸肌が不必要に露出しないようにタオルケットの下で、患者の寝衣、下着を取る。	●通常は、帯やひもをほどき、手前の袖から脱いでもらう。 注意 片麻痺のある患者の場合は、患側の上肢の筋肉や骨・関節に負担がかからないように、健側から脱いでもらい、患側から着てもらう。

2 実施

手順	確認事項とポイント
1）顔を拭く。 ❶清拭用バケツの温湯を小ピッチャーでくみ出し、ベースンAに入れる。 ❷ベースンA内の温湯の温度は50～55℃に調節し、その中にウオッシュクロスを入れておく。 ❸ウオッシュクロスAで、目頭から目尻へ→額→頬→鼻→口のまわり→耳の順に拭く（1回拭くごとに、ウオッシュクロスの面を変える）。	注意 しぼったウオッシュクロスは毎回、援助者の前腕内側に当てて温度を確認する。 注意 ベースンに入れた温湯は50～55℃を保つように適宜温湯をつぎ足すか、または入れ替えるようにする。

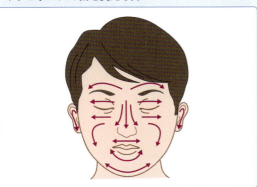

(表3つづき)

手順	確認事項とポイント
2）上肢を拭く。 ❶清拭用バケツの温湯を小ピッチャーでくみ出し、ベースンBに入れる。 ❷ベースンB内の温湯の温度は50〜55℃に調節し、その中にもう1枚のウオッシュクロスBと石鹸を入れて温めておく（固形石鹸の場合のみ）。 ❸上肢の一方をタオルケットから出し、バスタオルを下に敷き、バスタオルの残った部分でで上肢を覆う。 ❹ベースンAの温湯に浸しておいたウオッシュクロスAを、手早く援助者の手に巻く。あるいは適切な大きさにたたんで持つ。 ❺患者の肘を下から支え、援助者の手に巻いたウオッシュクロスで前腕、上腕を末梢から中枢の方向へと拭く。 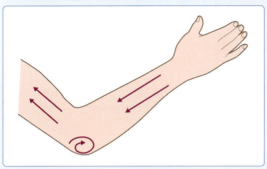 ❻拭いた後、バスタオルで皮膚を覆う。 ❼ベースンBに入れておいたウオッシュクロスBに石鹸をつけ、よく泡立てる。 ❽泡立てた石鹸の付いたウオッシュクロスBで、同じ部分を露出して拭き、その後バスタオルで再度覆う。 ❾同じ部分を露出し、ベースンAのウオッシュクロスAを用いて石鹸を十分に拭き取る。 ❿もう一方の上肢を同様に拭く。	注意 手に巻いたウオッシュクロスの端が垂れ下がっていると、その部分の温度が下がり、患者の皮膚に当たったときに冷感を与えてしまうので注意する。 注意 何らかの原因によって皮膚が脆弱（破損しやすい弱い状態）になっている部分や陰部の皮膚や粘膜など刺激に弱い部分は、ウオッシュクロスで汚れを「拭き取る」のではなく、石鹸をよく泡立て、厚みのある泡で優しく洗い、シャワーボトルなどを使用して微温湯で洗浄することが望ましい。 ●厚みのある泡を使った洗浄の利点は次の3点で、これによって肌に負担をかけず皮膚の生理機能を維持しながら、清潔保持の援助が行える。 ・石鹸の泡の中にある界面活性剤が皮膚の細かい汚れを皮膚から引き離す。 ・厚みのある泡に、皮膚への機械的刺激に対するクッション性が期待できる。 ・摩擦による刺激を和らげるため、皮脂の取りすぎを防いで角質層を守る。 コツ 石鹸の「泡立て」では、次のような用具（泡立て用ビニールネット、ビニール袋）を使用するとつくりやすい。
3）胸部を拭く。 ❶タオルケットの上から胸腹部にバスタオルをかけた後、肌の不必要な露出に注意しながら、その下のタオルケットを腹部側に下ろす。 ❷バスタオルを折り返し、胸部を露出して拭いてゆく（乳房は形態に沿って丸く拭く）。	泡立て用ビニールネットでの泡立て 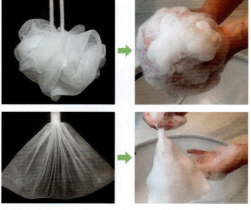 温湯を含ませたビニールネットに液体石鹸を1プッシュして手で揉むと泡立つ。

（表3つづき）

手順	確認事項とポイント
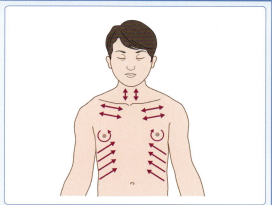 ❸以下は、上肢の❻～❾と同じ手順。	**ビニール袋での泡立て** 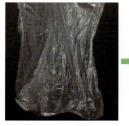 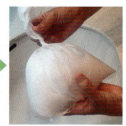 ビニール袋を軽く膨らませてから、中に液体石鹸を1プッシュする。 そこに、温湯少量を入れて振ると泡立つ。
4）腹部を拭く。 ❶胸腹部にかけてあるバスタオルを頭側に折り返し、腹部を出し、臍を中心に結腸の走行に沿って「の」の字に拭く。 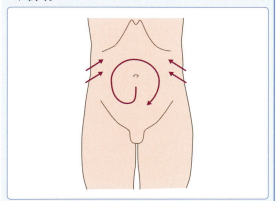 ❷以下は、上肢の❻～❾と同じ手順。	
5）下肢を拭く。 ❶下肢の一方をタオルケットから出し、バスタオルの片側を下肢の下に敷き、残りのバスタオルで下肢を覆う。 ❷膝を支えて、大腿～下腿～足部へと拭く。 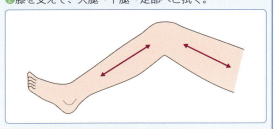 ❸以下は、上肢の❻～❾と同じ手順。 ❹もう一方の下肢を同様に拭く。	

(表3つづき)

手順	確認事項とポイント
6）背部・殿部を拭く。 ❶患者に体の向き（体位）を横向き（側臥位）になってもらう。 ❷バスタオルの片側を患者の下側に差し込むように入れ、残りで寝衣の上から背部・殿部を覆う。 ❸患者にかけていた背部のバスタオルを下ろし、筋肉の走行に沿って拭く。 ❹以下は、上肢の❻〜❾と同様の手順にて進める。 ❺背部が終わったら殿部を出し、筋の走行に外側から内側に向けて拭く。 ❻以下は、上肢の❻〜❾と同様の手順。	背部は冷気を最も感じやすい部位なので、保温に注意する 背部・殿部の清拭 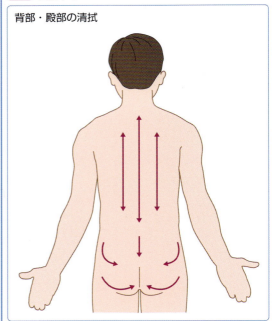
7）陰部を拭く。 〈陰部清拭の場合〉 ❶専用のタオルやガーゼなどを用いて、上部から肛門部に向かって、上から下に拭く。 ❷タオルやガーゼの面を替えて、必ず前から肛門側に向けて拭く	注意 陰部清拭で使用したものは他の部位の清拭には用いない。 注意 陰部の清拭は、特に羞恥心を伴うため、可能であれば患者自身に行ってもらう。 注意 患者自身に行ってもらう場合、最後に再度、手指の清拭、または手浴を行い、患者の手指の清潔を保つ。
男性の場合 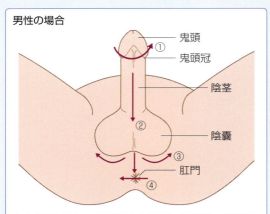 包皮を下に引き、①露出した亀頭・亀頭冠、②陰茎、③陰嚢、④肛門、の順に拭く。	女性の場合 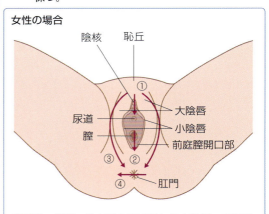 ①尿道、②腟、③大腿の付け根から大陰唇、④肛門、の順に拭く。

（表3つづき）

手順	確認事項とポイント
〈陰部洗浄の場合〉 ❶陰部洗浄を行う場合は、バスタオル、防水シーツ、便器（便器カバーを含む）、洗浄用ボトル、または小ピッチャー（38～41℃程度の微温湯1000～1500mLが入ったもの）を追加して準備する。 ❷防水シーツを腰の下に敷く。 ❸あらかじめ温めておいた便器を挿入する。 ❹バスタオルとタオルケットで両足をくるむ。 ❺患者の上半身が10～20°程度挙上するようにベッドを調整する。 ❻湯が腹部や腰部に流れないように恥骨に沿ってガーゼを置く。 ❼ガーゼによく泡立てた石鹸をつける。 ❽外陰部に微温湯をかける。 　・男性の場合：陰嚢の間、会陰部、亀頭部にくまなく微温湯をかける。 　・女性の場合：指で陰唇を開いて、上から微温湯をかける。 ❾よく泡立てた石鹸の付いたガーゼで、恥骨部から肛門周囲まで拭く。 ❿新しいガーゼを用いて、陰部に微温湯をかけながら石鹸を洗い流す。 ⓫乾いたガーゼで殿部、陰部の水分を十分に拭き取る。 ⓬便器を外し、防水シートを除去する。 ⓭必要に応じて皮膚の保湿のための援助を行う。 ⓮寝衣を整える（仰臥位になってもらい、寝衣を整え、帯を結ぶ）。	注意 患者の自立度や体型を考慮して適切な便器を選択する。 注意 便器を挿入する際に、患者が殿部を挙上することが難しい場合には、安全・安楽を考えて、看護師2人で実施することが望ましい。 注意 患者に微温湯をかける直前に、必ず湯の温度を看護師自身の腕で確認する。 注意 陰部の粘膜は機械的な刺激に弱いので、強くこすらず、やさしく拭くようにする。

③ 実施後

手順	確認事項とポイント
❶患者の状態を確認し、環境を整える。 ❷患者に気分の不良など、健康状態に変化がないか確認する。 ❸ベッドの高さを元にもどす。 ❹ベッド周りが、使用した温湯で濡れていないかを確認する。	●ベッド周りが濡れている場合は、きちんと拭き取る。

入浴介助

■ 入浴介助とは「風呂に入り、体を洗う」という活動が、何らかの障害によって自分でできない人に対して、入浴に関連した行為をそばに付き添って援助することである。

1. 目的

■ 慢性期・回復期の患者に対する入浴介助の目的を 表4 に示す。

2. 準備

■ 患者用の必要物品を 図2 に示す。
■ 援助者用の必要物品としては、防水エプロン、長靴、ゴム手袋がある。

3. 手順

- 入浴介助の手順を 表5 (p.207) 図3 (p.210) に示す。
- 慢性期・回復期の患者の場合、患者のそばに付き添って介助するか、見守りにするかは、患者のセルフケアの程度をアセスメントしたうえで判断する。
- 患者の動作に関するアセスメントは 表6 (p.210)のような点に留意して行う。

（奥野信行）

表4 慢性期や回復期の患者に対する入浴介助の主な目的

患者にとっての目的	● 皮膚の表面に付着している汚れを洗い流すことにより、皮膚の生理機能を正常に保つ。 ● 血液循環を促進し、新陳代謝を高める。 ● 気分を爽快にすることによって、健康感を高め、活動意欲や回復意欲を促す。 ● その人の品位やその人らしさが保持され、円滑な対人関係によい影響をもたらす。 ● 筋肉や関節を動かすことによって、日常生活活動に関する身体機能の維持・回復を促す。
看護師にとっての目的	● 患者の皮膚をはじめとした全身状態の観察を行う機会になる。 ● 入浴を行ううえでの疾患に関連した留意点に関する教育的支援の場になる。 ● 言語的・非言語的コミュニケーションの機会となり、患者との信頼関係の形成につながる。

図2 入浴介助における患者用の必要物品

脱衣所に準備する物

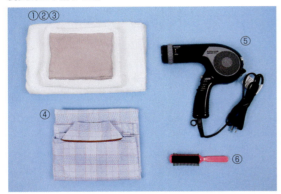

①下着、②バスタオル、③フェイスタオル、④着替え、⑤ドライヤー、⑥ヘアブラシ

浴室内で使用する物

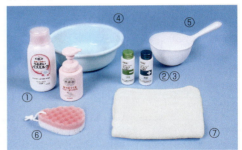

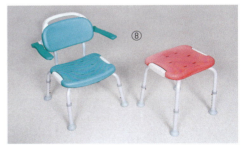

①石鹸（ボディシャンプー）、②シャンプー、③リンス、④洗面器、⑤手おけ、⑥スポンジ、⑦フェイスタオル（浴用）、⑧浴用椅子（背もたれがあり、足にすべり止めがついているタイプがよい）

表5 入浴介助の手順

手順	確認事項とポイント
1 実施前	
1）援助者の準備をする。 ❶援助するにあたって、自分の爪が伸びていないか確認し、処理する。 ❷腕時計や手に着けてあるアクセサリー類を外す。 ❸手を洗う。	注意 患者の皮膚に直接触れる援助であるため、損傷を与えないように爪をきちんと切り、指輪や腕時計など手に着けている物も外す。
2）患者の準備をする。 ❶必要時バイタルサインを測定し、患者の状態（体調や気分など）の確認を行う。 ❷患者に入浴介助の内容（いつ、どこで、どのような方法で行うのか、どのくらい時間がかかるのか）を説明し、同意を得る。 ❸排泄の有無を確認する。	注意 入浴は、温熱効果によって全身の代謝を亢進させるため、循環器系への影響が大きく、体力も消耗しやすい。心疾患のある患者の場合など、入浴が患者の身体面に与える影響について十分にアセスメントしたうえで実行する。 注意 食事の前後1時間は入浴を避ける（食前は空腹のためにふらつきや気分不快、食後は消化に必要な血液量が減少したり、身体的負荷がかかりやすい）。 注意 「食後すぐに入浴する」など、負荷のかかる活動が入浴と重ならないように配慮する。
3）脱衣室・浴室の環境を整える **図3** （p.210）。 ❶脱衣室や浴室の照明を点灯しておく。 ❷浴槽の湯の温度は38〜40℃になるように調節する。 ❸シャワーの給湯状態と温度（40〜42℃）を確認する。 ❹すきま風や部屋の温度（24±2℃）に留意し、窓を閉めて空調を調節する。 ❺ナースコールの位置を確認し、すぐに使用できる位置に置く。 ❻石鹸などが残って床が滑りやすくなっていないか、そのほか転倒の危険性につながる物品などを整理する。	注意 高温浴では心負荷が増大するため、42℃以上の高温は避け、ぬるめの湯での入浴が望ましい。 注意 肝機能障害や腎機能障害によって「かゆみ（瘙痒感）」のある患者の場合は、湯の温度が高すぎるとかゆみを招きやすい。夏は38℃、冬は40℃程度が望ましい。 注意 寒さによって血管が収縮することでの急激な血圧変動を防ぐ。
2 実施	
1）脱衣をする。 ❶患者を脱衣所に誘導する。 ❷脱衣の介助を行う。 ❸援助者も防水エプロンや長靴、ゴム手袋などを着けて入浴介助の準備をする。	注意 脱衣所に椅子を準備しておき、座った状態で脱衣ができるようにする。 注意 脱衣時は手すりや洗面台などにつかまってもらうなど、姿勢の安定に留意する。
2）浴室に入る。 ❶患者のそばに付き添って、浴室に入る。 ❷患者の体位を安定させるために、浴用の椅子に座ってもらう。	注意 援助者は患者の手を片手で持ち、もう一方の手で患者の腰を支えて、移動時の歩行介助を行う（患者の自立度に応じて実施する）。
3）かけ湯をする。 ❶シャワーの湯温を援助者の手で確認する。 ❷シャワーの湯を患者の足先にかけ、患者自身にも温度を確認してもらう。 ❸足→下肢→体幹の順（末梢→中枢）で全身にシャワーの湯をかける。	コツ 広げたタオルを肩に当てて、その上から湯をかけると保温効果がある。 注意 入浴介助では、できることは患者自身に行ってもらい、できないところを看護師が援助する。

(表5つづき)

手順	確認事項とポイント
4）洗顔と洗髪をする。 ❶洗髪をする。 ❷洗顔をする。	注意 患者の好みや皮膚の状態等から適切な石鹸やシャンプー、リンスを選択する。 注意 洗髪後に洗顔を行い、フェイスタオルで顔と頭髪を拭く
5）体を洗う。 ❶フェイスタオルやスポンジに石鹸を付けて泡立てる。 ❷全身の体を洗う（上肢と下肢は末梢から中枢に向けて、強くこすらず、やさしく洗う）。 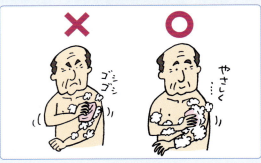 ❸背中や足の先など、全身が適切に洗えているかを観察する。自分では洗いにくい部分は、必要時介助する。 ❹殿部、陰部は最後に洗う。 ❺全身の皮膚の状態をさりげなく観察する。 ❻「ご気分は悪くありませんか？」と患者に声をかけながら、顔色や表情など全身状態を観察する。 ❼シャワーで泡を洗い流す（石鹸やシャンプーが皮膚に残らないようにする）。	注意 末梢から中枢に向けて洗うことで血流を促進させる。 注意 病気や治療の影響によって、皮膚が乾燥していたり、弱くなっているような場合は、石鹸をよく泡立て、厚い泡でなでるようにやさしく洗うようにする（表3の「上肢を拭く」を参照）。フェイスタオルやスポンジの使用は避けることが望ましい。 注意 洗いすぎや擦りすぎは、皮膚を守っている角質層を傷つけ、かゆみの刺激の原因になったり、角質層が本来もっている防御機能や水分保護機能を低下させてしまう。 注意 皮膚の弱い人の場合は、汗やほこりはぬるま湯で流すだけで十分落とせるため、石鹸の使用は2〜3日に1回でもよい。 コツ 石鹸の「泡立て」では、表3のようにビニールネットなどを用いるとつくりやすい。また、洗面器に液体石鹸を1プッシュした後、50mLの温湯を加え、手のひら全体で洗面器の底をなでるようにして、よくかき混ぜるとできる。 注意 殿部や陰部など、シャワーの湯がかかりにくい部分に泡が残らないように注意する。
6）浴槽に入る。 ❶患者が浴室の椅子から立ち上がり、浴槽まで移動するのを、援助者はそばに付き添い見守り、または介助する。 ❷浴槽に入る介助をする（患者には浴槽のふちに座り、浴槽へ片足ずつ入れてもらう。その際、援助者は患者が倒れないように後ろから背中を支える）。 ❸患者に、浴槽の手すりにつかまりながら浴槽の前方へ移動した後、ゆっくりと浴槽に座ってもらう。その際、援助者は倒れないように、そばで脇を支える ❹患者が浴槽の湯につかるのを確認し、さりげなく様子を観察する。 ❺患者の体が温まったら、浴槽のふちや手すりを持ち、ゆっくり立ち上がってもらい、浴槽を出る。 ❻患者の体位を安定させるために、浴用の椅子に座ってもらう。 ❼バスタオルで、患者の体や頭髪の水分を拭き取る。 ❽バスタオルで患者の体を覆い、そばに付き添って脱衣所に向かう。	注意 援助者は患者の手を片手で持ち、もう一方の手で患者の腰を支えて、移動時の歩行介助を行う（患者の自立度に応じて実施する）。 注意 首までつかる全身浴の場合は水圧の影響により、静脈還流量が増えることからくる心臓への負担や、呼吸運動の抑制による呼吸機能への負担が生じる。そのため、心疾患や慢性呼吸器疾患をもつ患者の場合、心臓や呼吸への影響の少ない半身浴が望ましい[1]。 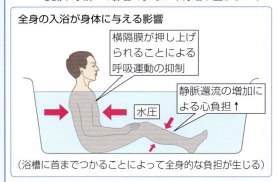 全身の入浴が身体に与える影響 （浴槽に首までつかることによって全身的な負担が生じる）

(表5つづき)

手順	確認事項とポイント
	冬場など、半身浴で肩が寒く感じる場合は、タオルを肩にかけるなど、保温のための工夫をする。 移動動作による循環器系への負担に注意する必要がある。特に浴槽内で身体が温まると血圧が低下する。高齢者や高血圧の患者は、浴槽から出る際の立位動作に伴って、さらに血圧が低下する危険性がある。 急に立ち上がることによっても血圧低下を招く場合がある。「めまい」「ふらつき」に注意するとともに、ゆっくりと動くように患者に説明する。いつでも患者を支えられるように、そばでの見守りや移動介助を行う。
7）衣服を着る。 ❶体や頭髪に水分が残っている場合は、バスタオルで拭き取る。 ❷着衣の介助を行う。 ❸ドライヤーで髪を乾かし、ヘアブラシで整える（別室で行う場合もある）。 ❹そばに付き添って、病室にもどる。	脱衣所の椅子に座った状態で着衣ができるようにする。 ドライヤーの温風が看護師自身の手に当たるようにして髪を乾かす。ドライヤーを頭皮に近づけすぎないように注意する。

3 実施後

❶患者に気分の不良など、健康状態に変化がないか確認する。 ❷必要時、髪を乾かしたり、手足の爪を切るなどの援助を行う。 ❸患者の皮膚の状態に応じて保湿を行う。 保湿剤の塗布 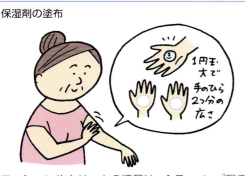 ローションやクリームの適量は、1.7mg/cm²程度である。手のひらに出したときに「一円硬貨大」の量で、およそ手のひら2つ分の広さに塗る。塗った後にかろうじて皮膚が光る程度、ティッシュペーパーに付着する程度の量が適量ともいわれる。	糖尿病や閉塞性動脈硬化症では、末梢血流障害や神経障害、易感染性を伴うことから、わずかな傷でも潰瘍に進展し、増悪すると壊疽につながる危険性がある。そのため、身体の末梢部分を十分観察するとともに、入浴後に皮膚や爪のケアを行うことが重要である。 入浴後の皮膚は、皮脂量が減少するために乾燥がちになる。皮膚の乾燥はかゆみの原因にもなる。そのため、病気や治療に伴って皮膚が乾燥している患者の場合、ローションやクリームなどの保湿剤の塗布を考慮する。 保湿剤は、入浴後5〜15分以内に塗布すると皮膚に浸透しやすく、保湿効果がより高まる。 皮膚が乾燥しがちな患者の場合、保湿剤の塗布は1日に2〜3回行う。皮膚（角層）が保湿されることで柔軟になり、伸展性が高くなる。また、外的刺激からのバリア機能が回復する。

表6 患者の動作に関するアセスメント

①四肢の筋力や可動状態はどの程度か
②歩行は安定しているか
③不安定な場合は、どこを支えれば安全に歩行できるか
④浴室・浴槽の出入りは、どのようにすれば安全・安楽にできるか
⑤浴槽でのしゃがみ込みや立ち上がりはできるか
⑥手すりにしっかりとつかまれるか
⑦座った姿勢は安定しているか
⑧どの程度まで自分で体を洗えるか、どうすれば自分で体を洗えるか
⑨洗う動作の身体面に与える負荷はどの程度か

図3 浴室のチェックポイント

①明るさの確認
→電気が点灯するかを確認しておく。

②浴槽の湯温と湯量の確認
→湯温は38〜40℃。
→湯量は浴槽に浸かったときに、体がみぞおちあたりまで浸る程度がよい。

③シャワーの作動状態などの確認
→湯温は、40℃程度。
→シャワーの作動状況を確認する。

④室温の確認
→室温は24±2℃とする。
→窓がある場合、冬場はすきま風で体が冷えないように注意する。

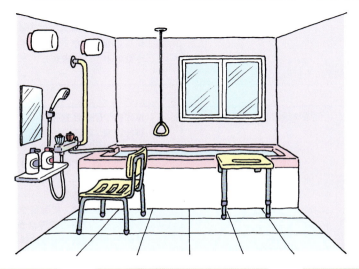

⑤ナースコールの位置の確認
→すぐに使用できる位置に置き、患者に説明する。

⑥床の状態の確認
→石鹸の泡などが床に残っていると滑りやすいので注意する。
→移動経路に不要な物があると転倒の要因になるので整頓しておく。

⑦必要物品の確認
→椅子や洗面器、手おけ、石鹸、シャンプーなど。

口腔ケア

口腔ケアの目的

1. 看護技術における口腔ケア

■ 看護技術における口腔ケアとは、単に歯磨き、含嗽などによる口腔内の保清をするケアではなく、口腔衛生を維持し、食べる、話す、呼吸を整えるなど、全身の状態を調整できるように働きかける看護ケアである。

1)誤嚥性肺炎を予防する口腔ケア
■ 脳卒中などでADL(日常生活動作)が低下し、臥床していることが多くなった患者の場合、

口腔ケアは誤嚥性肺炎、感染性心内膜炎など致死的な感染症の予防にもつながる。
- 口腔ケアにより誤嚥性肺炎の起炎菌を含む口腔内汚染物が取り除かれるだけではなく、その刺激によって唾液の分泌が促進され、口腔自浄作用が強化される。
- 口腔自浄作用が強化されると口腔内微生物は減少し、微生物叢（そう）は改善されるため、誤嚥したとしても、重篤な感染症を引き起こす可能性が減少する。

2) 歯周病による循環器障害への影響
- 循環器障害では、動脈硬化は微生物感染が引き金となる炎症性疾患としても捉えられるようになってきた[1]。
- 歯周病の細菌は血液中に入り込み、動脈内壁に付着し動脈硬化を助長する。心臓弁膜では細菌性心内膜炎を起こす可能性がある。

3) 歯周病による糖尿病への影響
- 糖尿病では、口腔乾燥や唾液の糖分濃度の上昇に加え、免疫力低下や損傷治療遅延により炎症が増強し、歯周病が進行する。
- 歯周病による炎症が、TNF-αを含むサイトカインを分泌させ、血中濃度が高まることで、筋肉や脂肪での糖の取り込みが阻害され、血糖コントロールが悪化する。

4) そのほかの歯周病による影響
- 発熱、骨粗鬆症、妊娠トラブルなどにも歯周病原性菌内毒素が原因として影響しているといわれている。

2. 患者にとっての口腔ケア

- 口腔ケアは、う蝕や歯周疾患の予防や治療だけでなく、誤嚥性肺炎などの全身性感染症の予防、運動・知覚神経系のリハビリテーションの効果なども期待ができる。
- 感染症などに影響する歯垢（しこう）（プラーク）は、バイオフィルムで、薬剤も内部に到達しにくく、強固に付着しているため、ブラッシングなどによらなければ自然にはとれない 図4 。

口腔ケアの基礎知識

1. 口腔ケアのための情報収集とアセスメント

- 口腔ケアの方法の選択・決定のために、口腔内を観察しアセスメントする。
- 日本では現在、患者の口腔内の状態を評価する際に推奨される標準的な口腔アセスメントツールは開発されていない。しかし適切なケア方法を決定し、評価するためにはアセスメントは重要である。以下にアセスメント項目をあげ、その意味を解説する。

2. アセスメント項目・方法・意味づけ

1) 患者の全身状態（疾患、病期、治療内容、ADL）
- 疾患や治療の影響などで全身状態が不良であったり、ADL（日常生活動作）が低下している場合は、自力での口腔ケアが困難である。
- 認知機能に課題がある場合にも、口腔ケアが適切に実施できない状況となる。
- 疾患や治療に伴う症状（口腔内乾燥、出血傾向、易感染状態など）により口腔内のトラブルが生じる可能性がある。

図4 バイオフィルムの模式図

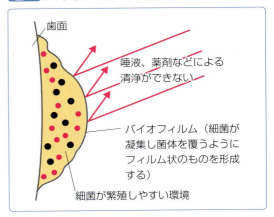

- 看護師は、疾患や治療が患者の口腔内の清潔にどのように影響するかを捉える必要がある。
- 患者のADLを把握し、今、自力で口腔ケアが可能か、看護師が実施する方法が妥当かを判断する。

2）患者の口腔の清潔に関する習慣
- 口腔ケアの実施状況（これまで自分で行ってきたのか、あるいは他者に行ってもらってきたのか）を確認する。
- 患者が、これまでどのように歯磨きなどの口腔ケアを行ってきたのか、回数、方法などの習慣を把握する。

3）口腔内の状態
- 開口が維持できたら、口腔内をペンライトで照らして観察する。
- **口腔全体**：健康な人の口腔内は常にうるおっている。乾燥している場合は唾液の分泌状況に問題が現れている可能性がある。唾液が少ないと自浄作用が発揮できず、口腔内の環境が整わず、さらなるトラブルを生じさせる可能性がある。
- **歯の状況**：歯の動揺の有無を確認する。動揺がある場合には、痛みがあったり、抜けて誤飲するリスクがある。動揺の要因には、歯周病の悪化、外傷による歯の強打がある。
- **義歯**：義歯がある場合には、汚れの状況を確認する。土台や留め金の部分にプラーク（歯垢）が付着しやすく、口内炎や口腔カンジダ症を引き起こしたり、誤嚥性肺炎の要因にもつながる。
- **歯肉**：健康な人の歯肉は淡いピンク色をしている。歯と歯の間はきれいな三角形で弾力がある。歯肉が赤くはれたり、出血があれば、歯周病の可能性がある。血小板や血液凝固因子の異常のほか、治療に関連して出血しやすい状態となっている場合もある。
- **舌**：健康な人の舌は薄いピンク色で、うっすらと白い舌苔がある。舌は舌運動により歯や

口蓋との摩擦から新陳代謝を繰り返す。舌は舌運動、唾液の分泌量、体調の変化、薬剤により影響を受ける。
- **舌苔**：舌苔は、舌の糸状乳頭が過形成され、そこに剥離上皮、食物残渣、細菌などが付着して生じる。重度の舌苔はバクテリアが繁殖する温床となり、誤嚥性肺炎の原因にもなるため除去する必要がある。
- **舌苔除去の目安**：湿った口腔ケア用スポンジブラシで軽く舌を清拭し、口腔ケア用スポンジブラシに色が付着するようであれば舌苔の除去を行う。
- **口蓋・咽頭**：健康な人の口蓋・咽頭は唾液によってうるおいがある。口蓋・咽頭の汚れは、呼吸、会話、食事に影響する。口腔内が汚染されている場合には、口蓋や咽頭も同様に汚染されていると捉え、ケアの対象となる。

4）舌や口唇の動き
- 看護師が口腔ケアを実施する場合、①ケア時に開口維持が可能か、②うがいが可能かを確認する。
- 開口維持では、口をどのくらい開けていられるかを確認する。
- うがいでは、舌の前後・上下の動き、唇をしっかり閉じられるか、頬を膨らませたりへこませられるかなどを確認する。
- 声が小さい、長く話せない、言語が不明瞭な場合は、舌、口唇、頬のどこかの動きが低下している可能性がある。これらの運動が困難であれば誤嚥の危険性がある。

3. 口腔ケアの時期
- 食後3～20分間で口の中のpHが低下し、エナメル質の脱灰が進行するため、毎食後3分以内、3分間を目安とするブラッシングが推奨されている[2]。
- 口腔ケアは就寝前に行うことが勧められる（睡眠中は唾液分泌が減少するため、口腔内の自浄作用が低下し、口腔内微生物が繁殖し

やすい状態となる）。

4. 口腔ケアの実施方法

■口腔ケアは、看護師が実施する口腔ケアと、患者ができるように看護師が教育的に働きかける口腔ケアとに分けられる。以下に、それぞれを解説する。

看護師が実施する口腔ケア

1. 準備

1）患者への説明
■口腔ケアが必要な理由を説明し、協働して行うための理解を得る。
■口腔ケアの方法を提案し、了解を得る（変更の必要性があれば話し合い、検討していく）。
■必要物品を準備する協力を得る（値段などの提示、使用数を伝える）。
■緊張を解くため、声かけやマッサージを行ってから実施する。

2）必要物品
■手鏡、口腔ケア用スポンジブラシ（方向性を気にすることなく使用でき、粘膜を傷つける可能性が低い）、舌べら、電動歯ブラシ（ヘッドが小さいもの。時間と効果を考えると普通の歯ブラシより電動歯ブラシのほうが有効）、コップ（または水のみ）、タオル、ガーグルベースン、ディスポーザブル手袋、マスク、舌ブラシまたは舌クリーナー。

3）体位
■患者の体位は、できる限り座位で行う。座位保持が困難な場合はファーラー位や側臥位とし、頸部が前屈するような姿勢とする。
■看護師は、口腔内が見やすい位置に立つ。

2. 手順

■看護師が実施する口腔ケアの手順を 表7 に示す。

教育的に働きかける口腔ケア

1. 準備

1）患者への説明
■口腔ケアが必要な理由を説明する。
■これまでの口腔ケア（歯磨き）の習慣を知り、生活のなかで、実施可能なものを話し合って一緒に決めていく。
■必要物品を準備する協力を得る（値段などの提示、使用数を伝える）。

2）必要物品
■手鏡、歯ブラシ（ヘッドが小さいもの、軟らかめ）、コップ、タオル、舌ブラシ。

3. 手順

■患者の体位は座位とする。
■看護師が教育的に働きかける口腔ケアの手順を 表8 に示す。

観察と評価

■口腔ケアの実施中および実施を継続することによる口腔内の変化を患者が見た、その反応（言葉や表情、行為）を捉える。
■口腔ケアによって、口腔内がどのように変化したのか、患者の反応を含めて記録する。
■今後、患者の生活へ新たに口腔ケアを取り入れていくことができるか、清潔が保てるか、全身状態（発熱、感染、血糖値など）の改善が得られるか評価する。
■患者と家族が口腔ケアに満足しているかという視点での評価も行っていく。
■長期的には、食事の摂取状況、会話状況、炎症の有無など、全身状態、ADLについても評価していく。

（米田昭子）

表7 看護師が実施する口腔ケアの手順

手順	確認事項とポイント
1 姿勢を整える	
❶患者が臥床している場合は、できる限りベッドを挙上し、座位に近づけ、頸部が前屈するような姿勢にする。 ❷患者の座位保持が困難な場合には、ファーラー位や側臥位にて行う。	
2 実施	
❶説明と声かけを行い、リラックスを促してから口腔内に触れる。 ❷口唇は水で濡らすかワセリンで保湿する。 ❸患者が自分で観察することが可能であれば、手鏡を渡し、口腔内を見ることを促す（口腔ケアは患者・家族と協働して実施する）。 ❹含嗽薬（重曹水など）を浸した口腔ケア用スポンジブラシで口腔内を湿潤させる。 ❺舌ブラシを、舌の奥から手前へすべらせるように舌苔を拭き取る（50g程度の力で、10回程度）。 ❻電動歯ブラシで、歯面を清掃しプラークを除去する（高速で動く回転式の電動歯ブラシのほうが、普通の歯ブラシよりも時間と効果を考えると有効である）。歯は表側・裏側をそれぞれ上（左→中央→右）、下（右→中央→左）の順に磨くと、磨き残しがない。 ❼口腔粘膜は、口蓋、左右の頬、舌を奥から手前、上から下に一方向で口腔ケア用スポンジブラシを回転させながら清拭する。 ❽含嗽薬によるうがいを行う（口腔内に遊離した口腔微生物を排出する）。自分で含嗽が困難な場合には、口をすすぐための給水装置や吸引器が必要となる。 ❾口腔内を保湿する。保湿剤は少量をいったん手の甲に出し、量を調整して塗布する。	**注意** 口腔ケア用スポンジブラシは、乾燥したまま使用すると粘膜を傷つける可能性があるので、十分に水分を吸収させる。 **注意** 口腔ケア用スポンジブラシは、効果的に拭き取るために回転させながら使う。 **注意** 舌苔の除去にあたっては、舌を強くこすらない。一度に除去しようとしない。 ● 舌のケアは、起床直後、朝食前に行うことで、口腔内の細菌を飲み込むのを避けられる。 **口腔ケア用スポンジブラシによる口腔ケア** 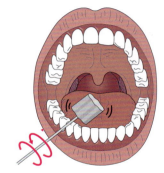 奥から手前に向かって一方向で、回転させながら用いる。 **舌ブラシによる口腔ケア** 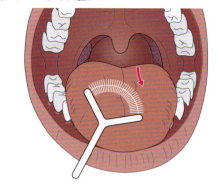 奥から手前へすべらせるように行う。

（表7つづき）

手順	確認事項とポイント
3 実施後	
❶手鏡で、ケアの終了した口腔内を患者に観察してもらう。 ❷口唇には、ワセリンやリップクリームを塗布する。 ❸実施した看護師は手洗いを十分に行う。 ❹使用した物品は水洗いし乾燥させる。歯ブラシは縦に置く。	

表8 教育的に働きかける口腔ケアの手順

手順	確認事項とポイント
1 実施	
❶患者に手鏡を渡し、口腔内の観察を促す。 ❷歯ブラシで歯面を清掃し、プラークを除去するように指導する。 ❸舌ブラシは、強くこすらないように、舌の奥から手前へすべらせることを説明する。 ❹水道水（もしくは抗菌性のある洗口剤）での咳嗽を促す（口腔内に遊離した口腔微生物を排出するために行う）。	コツ 鉛筆を持つように歯ブラシを持ち、歯と歯肉の境目に毛先を当てて、歯ブラシを小さく振動させるようにしながら移動する。 注意 1～2本ずつ磨くように指導する。 コツ 水だけの歯磨きで十分だが、歯磨剤を使用する場合は小豆粒大程度の少量で、歯磨きの仕上げに使用することなどを提案する。
2 実施後	
❶手鏡で、ケアの終了した口腔内を観察するのを促す。 ❷定期的な歯科受診をするようにアドバイスする。 ❸歯ブラシの毛先が広がっていたり、不潔にならないように、歯ブラシの状態をみて、交換することを習慣化するように指導する。	

フットケア

- フットケアは、患者の一部分である足だけを観察し、足浴、胼胝の処置、爪切りなどを行う技術だけにとどまらない。
- 患者へのフットケアを通して、足病変の治療や予防だけでなく、足病変の要因となる生活背景やセルフケア状況に至るまで、その人そのものの理解につながるものである。

糖尿病とフットケア

- 糖尿病患者の足病変は、高齢糖尿病患者の増加、動脈硬化や糖尿病神経障害、糖尿病腎障害による血液透析や、糖尿病網膜症による視力障害など糖尿病合併症の増加とともに年々増加している。
- 糖尿病足病変の主な原因は、糖尿病による神経障害、血管障害、易感染性であり、軽症の足病変から感染を起こして壊疽へと進展し、下肢切断に至る場合も多い。
- いったん発症した糖尿病足病変は、糖尿病患者の身体的な生活の質を阻害するだけでなく、長期的な治療費の負担や失職など、社会的・経済的な負担も招くことになる。
- 看護師は「足の状況」「全身状態」「生活状況」「セルフケア状況」をアセスメントし、糖尿

病患者へ早期より糖尿病足病変の予防・改善・再発防止のために、フットケアを行う必要がある[3]。

1. フットケアの効果

- フットケアは、看護師が患者の身体に直接触れるケアである。足は他人に見せにくいものであり、このケアを通じて患者と人間関係を形成することが容易となる 図5 [4]。
- 看護師による患者の足のアセスメントによって、患者は自分の足病変の状態を実感し、自分の身体への関心が高まり、フットケアの重要性を認識することにつながる。
- 患者が看護師からフットケアを受け、足白癬などがよくなっていくのを体験することで、これまでの自分なりのフットケアを振り返る機会となり、自分の足病変の状態に応じたフットケアを新たに習得することにつながる。
- 患者が自分で新たに習得したフットケアを行うことで、足病変の予防・改善・再発防止につながり、よくなっていく身体を体験することが療養への動機づけとなる。

2. フットケアの目的

- フットケアの目的を 表9 に示した。

フットケアの方法

1. 足のアセスメント

1)目的

- 足のアセスメントは、表10 に示すような項目で行う。

表9 フットケアの目的

1. 清潔を保持する
2. 末梢循環の促進
3. 足病変の早期発見と予防
4. 足病変の改善や再発防止
5. 副交感神経の優位とリラクゼーション
6. 療養への動機づけ

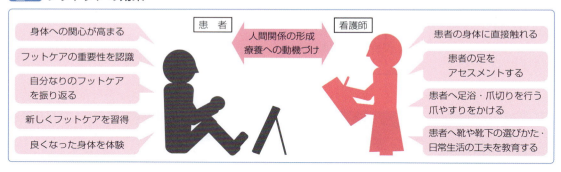

図5 フットケアの効果

表10 足のアセスメント項目

項目	内容
皮膚障害の有無／部位	発赤、乾燥、白癬、水泡、湿疹、皮膚剝離、外傷、潰瘍、その他
知覚障害の有無／部位	触圧覚、触覚、痛覚、足趾のしびれ、その他
変形障害の有無／部位	胼胝（べんち）、鶏眼（けいがん）、爪肥厚、陥入爪（かんぽうそう）、外反母趾（がいはんぼし）、内反小趾（ないはんしょうし）、その他
血流障害の有無／部位	両足背動脈触知（良好・微弱・無・左右差）、両後脛骨動脈触知（良好・微弱・無・左右差）、冷感、間欠性跛行、浮腫、皮膚色の異常（無・チアノーゼ・赤色化）、足の脱毛、喫煙（有：　本/日・無）、その他
足病変の既往の有無／部位	足病変の時期、原因、治療

2）必要物品
- フットケアの必要物品を 図6 〜 図9 に示した。
- 両足の表・裏、足趾（そくし）の間、爪、側面の5か所をみるためのスタンド式の指拡大鏡 図6 と凹面鏡 図7 、触覚をみるための筆、痛覚をみるための竹ぐし、足裏の触圧覚をみるためのSemmes-Weinstein monofilament（SWM）の5.07（圧力換算値10g）図8 、振動覚をみるためのC-128の音叉計、膝立位でアキレス腱反射をみるための打腱器 図9 。

3）方法
- 足のアセスメントの方法を 表11 に示す 図10 図11 図12 [5]。

2. 足浴の方法

1）必要物品
- 足浴の必要物品を 図13 図14 に示す。
- 膝下2／3が浸かるくらいの深めのバケツ、湯温計、弱酸性の石鹸、軟らかいスポンジ、保湿・保温効果のある入浴剤、足を拭くためのバスタオル、足台、バケツの中に敷くためのビニール袋（感染防止のため）、処置用シーツ。

2）手順
- 足浴の手順を 表12 に示す[6]。

3. 爪の切りかたとヤスリのかけかた

1）必要物品
- 必要物品を 図15 に示す。

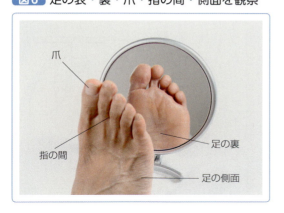

図6 足の表・裏・爪・指の間・側面を観察

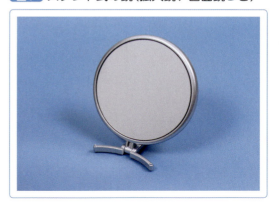

図7 スタンド式の鏡（拡大鏡、凹面鏡つき）

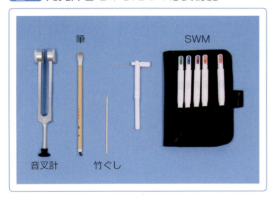

図8 知覚障害をみるための必要物品

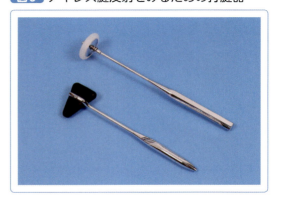

図9 アキレス腱反射をみるための打腱器

表11 足のアセスメントの方法

項目	内容
知覚障害の有無の一つで、触圧覚の有無のみかた	❶Semmes-Weinstein monofilament（SWM）の5.07（圧力換算値10g）以上の感覚障害は、神経障害が高度で足病変にリスクが高いとされている 図10 図11。 ❷患者に目をあけた状態でSWMを手の甲に当て、痛みがないことと、当てた感覚を体験して安心してもらう。 ❸患者に目を閉じてもらい、両足の皮膚3か所にSWMを直角にあてて離す（約2秒間あてる）。潰瘍部や胼胝や角化などにはあてない。 ❹患者にSWMを当て「何か当たっていますか」とたずね、「はい・いいえ」で答えてもらう。 ❺同じ場所で2回繰り返し、1回はSWMを当てずに（偽テスト）「何か当たっていますか」とたずね、「はい・いいえ」で答えてもらう（1つの部位について合計3回の質問となる）。 ❻患者が正しく3回の実施のうち2回を答えられれば、防護のための知覚は存在し、答えられなければ防護のための知覚が欠如していることになり、足潰瘍を起こすリスクがあると考える。
血流障害の有無の一つで、両足背動脈と両後頸骨動脈触知のみかた	両足背動脈と両後脛骨動脈に看護師の両手で第2・3・4指の指先を軽く当て、動脈の触知の有無を良好・微弱・無・左右差をみる 図12。

International Working Group of the Diabetic Foot編，内村功，渥美義仁監訳：インターナショナル・コンセンサス糖尿病足病変．医歯薬出版，東京，2000：13．を参考に作成

図10 触圧覚をみるためにSWMを当てる部位

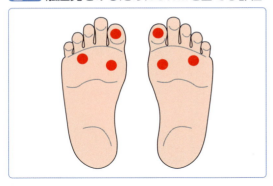

図12 足背動脈と後脛骨動脈の触知

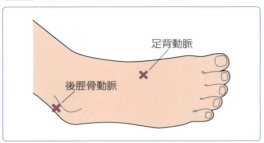

図11 触圧覚をみるためのSWMの当てかた

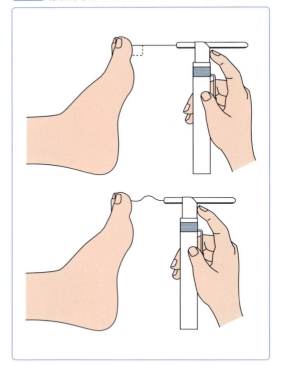

図13 足浴用の両足が入る四角いバケツ

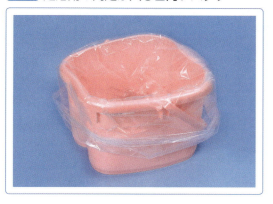

図14 足浴の道具

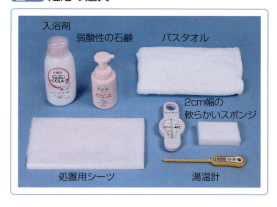

表12 足浴の手順

手順	確認事項とポイント
①膝下2/3がつかるくらいの深めのバケツに、40℃（人肌程度）で10分間つける。片足ずつでもよい。 ②足先から膝下までゆっくり円を描くようにマッサージしながら、足趾の間もよく洗う。弱酸性の石鹸をよく泡立て、泡に汚れを吸着させる。軟らかいスポンジを使って、ゆっくりとていねいに洗う。 ③足浴後には、柔らかいタオルで水気をよく拭き取り、よく乾燥させる。 ④白癬の抗真菌薬の軟膏は、足浴後など皮膚が浸軟化状態のときに片方の足に軟膏のチューブで1cmくらいの量で、白癬部位に薄くのばし擦り込む。 ⑤角化部位には、角質軟化薬をマッサージしながら塗る。	●保湿・保温効果のある入浴剤を入れてもよい。 コツ 皮膚の乾燥やひび割れのあるときは足浴を短時間にし、40℃で5分間前後つける。皮膚がふやけ過ぎないようにすることが大切である。 注意 軽石や化繊性のタオルなど刺激の強いものは使わない。 注意 足趾の間は特にていねいに拭き、よく乾燥させることが大切である。 注意 角質軟化薬は白癬部位には塗らない。

図15 爪切りと爪ヤスリ

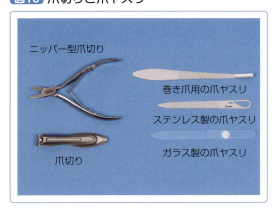

- ニッパー型爪切り、爪ヤスリ（ガラス製の爪ヤスリ、ステンレス製の爪ヤスリ、巻き爪用の爪ヤスリ）。

2）手順
- 手順を 表13 図16 に示す。

4．靴下と靴の選びかた

- 靴下と靴の選びかたの基準を 図17 図18 に示す。
- 望ましい靴下と望ましい靴（ひも靴）の説明手順を 表14 に示す。

5．日常生活の工夫

- 日常生活上の工夫を 表15 に示す。

（曽根晶子）

〈文献〉
1. 奥田克爾：健康破綻に関わる口腔内バイオフィルム．日本医師会雑誌　2005；58(3)：225-234．
2. 道重文子：エビデンスが変えたケア3　口腔ケア．月刊ナーシング　2003；23(1)：42-48．

表13 爪の切りかたと爪ヤスリのかけかたの手順

手順	確認事項とポイント
❶ニッパー型爪切りを用いて、爪と皮膚と同じ高さになるように、横にストレートカットする。 ❷爪の両端は、陥入爪になりやすいので両端を切り落とさず、爪ヤスリで丸くヤスリをかける。 ❸爪ヤスリは、爪に対して直角に当て一方向にかける。	爪切りでは深爪しないように注意する。

図16 爪ヤスリの当てかた

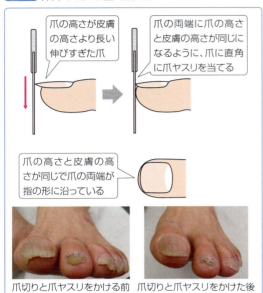

図17 望ましい靴下

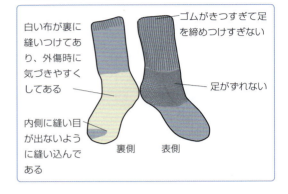

図18 望ましい靴

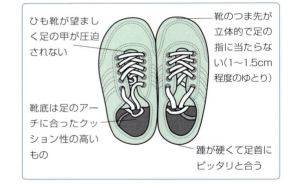

---

3. 大原裕子：看護としてのフットケアの意義．糖尿病看護フットケア技術　第3版，日本糖尿病教育・看護学会編，日本看護協会出版会，東京，2013：2-3.
4. 伊波早苗：フットケア！②糖尿病ケアにみる看護の専門性．看護技術　2001；47(6)：22-27.
5. International Working Group of the Diabetic Foot編，内村功，渥美義仁訳：インターナショナル・コンセンサス糖尿病足病変．医歯薬出版，東京，2000：13.
6. 西田壽代：洗浄・足浴・スキンケアの具体的方法．すべてがわかる最新・糖尿病，門脇孝，真田弘美編，照林社，東京，2011：297-302.
7. 寺町優子：安全な入浴ケアのための生理学的判断指標と入浴援助基準　心筋梗塞患者の場合を中心に．看護学雑誌　1998；62(8)：715-721.
8. 杉山聡子，伊藤幸子：清潔保持の生理的変化と安全な方法．臨床看護　1992；18(12)：1733-1739.
9. 段野貴一郎：よくわかる透析患者のかゆみケア　改訂2版．金芳堂，京都，2005：108-115.
10. 種田美和：入浴方法・体の洗いかた．透析ケア　2015；21(9)：823-825.
11. 今山修平，他編：スキンケアを科学する　皮膚本来の機能を発揮させるセルフメディケーション．南江堂，東京，2008.
12. 豊田雅彦：皮膚の異常　掻痒．綜合臨床　2011；60：926-930.
13. 深井喜代子編：基礎看護技術ビジュアルブック　手順と根拠がよくわかる．照林社，東京，2010.
14. 角保徳：エビデンスでする摂食・嚥下トレーニングートレーニングから栄養管理まで　口腔ケアの具体的方法と誤嚥性肺炎の予防．Brain nursing　2005；21(8)：839-844.
15. 藤本篤士，武井典子，片倉朗，他編著：5疾病の口腔ケア　チーム医療による全身疾患対応型口腔ケアのすすめ．医歯薬出版，東京，2013：150-159.
16. 角保徳編：新編5分でできる口腔ケア　介護のための普及型口腔ケアシステム．医歯薬出版，東京，2012：22-25.
17. 道脇幸博編著：はじめての口腔ケア．メディカ出版，大阪，2015：14-40.

表14 望ましい靴下と望ましい靴の説明手順

項目	説明手順
望ましい靴下	❶素足は避けて屋内外にかかわらず靴下を履く。 ❷自分の足のサイズに合った靴下を選ぶ。 ❸清潔な靴下に毎日はき替える。 ❹通気性・保湿性・保温性のある靴下を選ぶ。 ❺ゴムのきつい靴下や重ね履きはしない。
望ましい靴	❶できるだけ、ひも靴を選ぶ。 ❷自分の正しい足のサイズに合った、クッション性の高い靴底のものを選ぶ。場合によってはクッション性のある中敷を敷いてもよい。 ❸つま先にゆとり（1〜1.5cm程度）があって、足の指が靴の中で動くものがよい。 ❹靴の素材は軟らかくて軽いものがよい。 ❺踵は硬くて足首にピッタリと合ったものがよい。 ❻ヒールは2cmまでの高さのものがよい。 ❼靴を履くときは、必ず小石やゴミなどの異物が入っていないか確認する。 ❽新しい靴は旅行時などに下ろさず、まず履き慣らし（1回に10分程度で近所を歩くなど）に十分時間をかける。 ❾健康サンダル（いぼいぼの付いたもの）やスリッパのようなものは、脱げやすいので、かえって胼胝ができやすくなる。できるだけ履かないようにする。

表15 日常生活上の工夫

項目	内容
❶足をていねいに観察する	・皮膚の状態（皮膚の色・乾燥・切り傷・水泡・胼胝・鶏眼・まめ・靴ずれ）を観察する。 ・手鏡やスタンド式鏡を使って、足底・足趾の間も観察する。 ・視力障害のある場合は、家族に依頼する。
❷火傷の予防	・入浴時に湯の温度を必ず湯温計で確認する（40〜42℃以下）。 ・携帯用カイロ、湯たんぽ、電気あんかなどの暖房器具は、足が冷えても直接皮膚に当てない。布にくるみ、できるだけ足から遠ざける。湯たんぽ、電気あんかなどは寝具のみを温めるようにする。
❸足のトラブル時の手当て	・傷に気づいたら、流水で傷をよく洗い、清潔なガーゼで覆うなどの応急処置を行う。 ・傷の治りが悪い場合や、手当てに困ったら、できるだけ早く医療機関を受診する。 ・鶏眼や胼胝は、自分で爪切りやハサミで切ったり、市販の角質治療のための軟膏などを使用しない。
❹禁煙	・動脈硬化を促進するなど血流が悪くなるので喫煙を禁止する。

慢性期・回復期の生活支援技術

心理・社会的アセスメントに基づいたケアとサポート

野並葉子／佐々木栄子／小林　愛

慢性疾患患者の心理・社会的特徴

1. 慢性疾患はいろいろな意味で不確かである

■ 慢性疾患では、症状の変動が予測できない、つらい症状の持続時間がわからないなどの「症状の不確かさ」や、大丈夫な症状なのか危険な症状なのか判断がつかないなどの「医学的な不確かさ」があり、どれくらい生活を制限すればよいかなどの不確かな日常生活を強いられる。
■ 不確かな療養生活のなかでは、心理的・身体的な対処（コーピング）と社会的サポートが必要となる。

2. 病気の療養が長期となる

■ 慢性疾患では入院していない期間が長く、その間、自身で病状・症状・体調や療養の調整をしながら生活している。
■ 医療者の言動によって患者が「見放されるのではないかという不安」をもつことがある。
■ 治療が難しい慢性疾患では、医療者に自身の生命を依存せざるを得ない状況があり、自尊感情を下げることがある。

3. 家族や社会からサポートを受けにくい

■ 長い闘病生活のなかでは、仕事を失う、仕事に就けない、家族をもてない、高齢となる、独居暮らしのなかで無力感がある、希望がもてない、人の助けがないと生きていけないと

いう情けない気持ちになり、自身の自尊感情を下げることがある。
■ 情緒的サポート、情報獲得へのサポート、経済的サポート、実務的サポートなど、公的サポートおよびボランティアによる支援が必要である。

（野並葉子）

不確かさのケア

■ 私たちの生活のなかには常に「不確かさ」がある。慢性期・回復期の患者にとっては病気の不確かさが療養生活に支障をきたすことがある。
■ ここではミシェル（Merle H. Mishel）の「不確かさ理論」を基に、不確かさのケアについて解説する。

病気の不確かさ

■ 病気の不確かさは「病気に関連する出来事に対してはっきりと意味づけられない状態で、出来事について、十分な手掛かりが得られないために、うまく構造化したりできないときに生じる認知的状態」と定義される[1]。
■ 不確かさが起こるのは、意思決定者が事象や出来事に明確な価値を見いだせないとき、事の成り行きを正確に予測できないときである。
■ 不確かさは、どのような患者にとっても重大であり、病気や治療に関する不確かさの管理が心理的適応上の課題となる。
■ 病気体験の不確かさの種類には、①病状の曖昧さ、②治療やケアシステムの複雑さ、③病

名や病気の重症度に関する情報の不足や不一致、④疾患コースや予後の予測不可能性の4つがある[1]。

不確かさの2つの理論を活用したケア

- 不確かさには「オリジナル理論」と「再概念化理論」の2つの理論があり、それぞれケアに活用できる。
- オリジナル理論：不確かさを排除し、適応の状態に向かうことをめざす理論である。
- 再概念化理論：不確かさを排除するのではなく、統合していくことをめざす理論である。

1．オリジナル理論を活用したケア

1）オリジナル理論の概要
- アメリカの心理学者ラザルス（Richard S. Lazarus）のストレスコーピング理論を土台にした理論であり、不確かさの認知から、評価、コーピングを経て、適応へとつながる線形モデルである 図1 。
- 診断前、または急性期・慢性期の病気をもつ患者の不確かさのケアに活用できる。
- この理論の主要なテーマと4段階のプロセスを 表1 に示した。

2）オリジナル理論を活用したケアのポイント
- 不確かさは排除すべきものであり、効果的なコーピングがとれると不確かさは排除され、平衡や安定を得て、その人は通常の生活を取りもどすことができる（適応の状態にたどり着く）[2]。
- 不確かさの認知に影響する3つの先行要因（刺激因子、認知能力、構造提供因子）はどのようなものか、どのように不確かさを評価しているか（危険か、好機か）、どのようなコーピング方略を選んでいるのかを情報収集し、問題を整理する。そして適応を促進できる援助（不確かさを取り除いたり減らしたりできるような援助）を計画し実施する。

2．再概念化理論を活用したケア

1）再概念化理論の概要
- 慢性状況の不確かさのケアに活用できる。
- 慢性病者や慢性期にある患者は、排除できない不確かさを体験しながら生活しており、不確かさに関連する要因も時間経過で変化している。

図1 不確かさ認知モデル（オリジナルモデル）

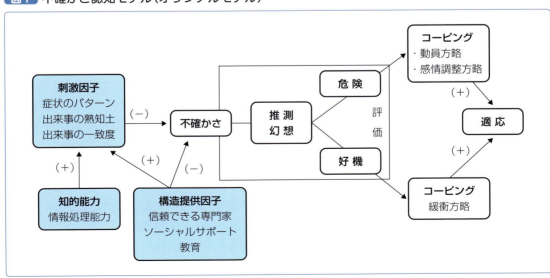

Mishel,M.H.：Uncertainty in illness. *Journal of nursing scholarship* 1988；20（4）：226. より引用

表1 オリジナル理論のテーマと4段階のプロセス

主要テーマとプロセス		内容
第1段階 **不確かさの認知に影響する先行要因**	刺激因子	症状のパターン：症状の種類、強さ、持続時間、頻度など。
		出来事の熟知度：医療環境に慣れている程度。
		出来事の一致度：病気や治療の予測と実際が一致し得る程度。
	認知能力	その人がもつ情報処理能力。
	構造提供因子	信頼できる専門家：医師、看護師などの医療提供者に対する信頼の程度。
		ソーシャルサポート：家族・友人・知人、ネットワーク。
		教育：教育を受ける機会。
第2段階 **不確かさの評価**	「推測」「幻想」のプロセスを経て、「危険」または「好機」と評価する。	
	推測	自分や自分を取りまく環境との関係に対する一般的な考えかた。
	幻想	自分にとって好ましい見かたを強調する見かた。
	危険	有害な結果が予測される。
	好機	よい結果をもたらすと予測される。
第3段階 **コーピングの選択**	「危険」と評価した場合、不確かさを減らすためのコーピングとして「動員方略」「感情調整方略」を選択。 「好機」と評価した場合、不確かさを保持するために新しい刺激をブロックするためのコーピング「緩衝方略」を選択。	
	動員方略	直接行動を起こす。用心する。情報を収集する。
	感情調整方略	自分を励ます。出来事に対する見かたを変える。希望的観測をする。
	緩衝方略	回避、選択的無関心、優先順位の見なおし、中和。
第4段階 **適応**	適応	平衡を取りもどし、通常の行動がとれる。

- 不確かさが生活のなかに存在することは、自然なことであるから、排除することに関心を向けるのではなく、その人の人生や人生の見かたに不確かさを統合していくことに関心を向けケアする[2]。
- 先行要因、不確かさの認知と評価は、オリジナル理論と共通概念をもつが、不確かさにコーピングすることで適応するのではなく、不確かさを1つの揺らぎと捉え、その揺らぎが増幅し、臨界期に達すると新しい方向へと自己変容し、自己成長を遂げると考える[3] **図2**。これは、カオス理論を土台とし、オリジナル理論を発展させた考えかたである[4]。
- 慢性病の不確かさには、「症状の不確かさ」「医学的な不確かさ」「日常生活の不確かさ」があり **表2**、療養生活に大きな影響を及ぼす。

- その人の人生に不確かさを統合していくためには、人生に対する新しい見かたを形成すること、確かさを求めるのではなく不確かさを自然なリズムとして受け入れ付き合うことが重要である[2]。

2）再概念化理論を活用したケアのポイント

- 人生に対する新しい見かたの形成に影響を及ぼす要因には「これまでの人生経験」「身体的状況」「社会資源」「医療提供者」の4つがある **表3**。
- これまでの人生経験については、患者の人生物語をしっかり聴くことが重要となる。そして、これらの影響要因が、どのような状況にあるかをアセスメントし、不確かさを人生に統合できるような方向でケアする。
- また、不確かさに付き合うためには、症状や

図2 慢性状況の不確かさモデル（再概念化モデル）

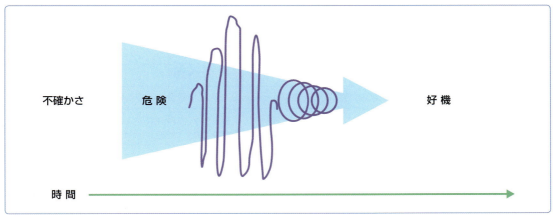

Bailey,D.E.Jr., Stewart,J.L.: Merle Mishel uncertainty in illness. Nursing theorists and their work 5th ed., Tomey,A.M., Alligood, M.R.eds, Mosby, St.Louis, 2001：562. より引用

表2 不確かさの種類と特徴、付き合いかた

種類	特徴	付き合いかた
症状の不確かさ	症状のパターンがつかめない。 症状が何を意味するのかわからない	・これまでの経験から経過を類推する。 ・回復の目安をもつ。 ・予測できないことに振りまわされないように、現在に目を向ける ・自分にとってサポーティブな情報を選択的に入手する。 ・希望をもつ。
医学的な不確かさ	診断が確定しない。 病気の経過の見通しが立たない。 治療の効果がはっきりしない。	
日常生活の不確かさ	日常生活に及ぼす影響の見通しが立たない。	・日常生活や健康管理について、自分で決定し計画する。 ・病気のつらい経験がもたらした利点に目を向ける（家族の絆が強くなったなど）。 ・体調の悪い日は休養し、よい日に活動する。 ・これを行えば病気をコントロールできると思う行動をとる。 ・不確かさを自然なリズムと捉え、仲よくする。

医学的不確かさ、日常生活の不確かさに対処することが課題となるため、患者とともに有効な対処法を考え、実践を支えることがケアとなる 表2 。

（佐々木栄子）

不安のケア

- **不安とは**：対象が不特定で不確かなものに対する漠然とした恐れや不快・憂うつなどの認知に対する情動反応である。
- 不安は、内的および外的な脅威に対して、注意を喚起し、生命を守るために人間に備わった重要な反応である。

不安のアセスメント

1. 不安の反応

- 不安の反応は、情緒的反応、行動上の反応、生理的反応に分けられ、それぞれ次のような

表3 人生に対する新しい見かたの形成に影響する要因

要因	影響
これまでの人生経験	就職や結婚、病気や大切な人の死などに、どのように対処してきたかが影響する。肯定的に対処してきた人は、不確かさを人生にうまく統合できる。
身体的状態	痛みや苦痛症状は、不確かさを人生に統合するのを妨げる。
社会資源	家族や友人などの存在と支援は、不確かさを人生に統合するのを助ける。
医療提供者	医師や看護師などが、がんの再発は起こらないこともあるという確率論的見かたで支援することで、不確かさの再評価において「危険」から「好機」への変化を可能にする。

表4 ペプロウによる不安のレベル

不安のレベル	状態像
軽度	日々の生活の緊張と関係がある。この段階では人は用心し、知覚領域では見ること・聞くこと・理解することが以前よりも鋭くなる。この種の不安は学習の動機を与え、個人の成長と創造力を生み出す。
中等度	人は当面の心配に焦点を合わせ、他のことに無関心になる。彼の知覚領域では見ること・聞くこと・理解することが低下する。このように敢えて不注意になるが、しようと思えばもっと注意することができる。
強度	知覚領域は非常に低下している。人は特別に細部に集中しがちである。そして他のことは何も考えられない。すべての行動は安心を得ようとしてなされる。他の領域に目を向けるためには強い指示が必要となる。
パニック	畏怖・心配・恐怖を伴って連想される。このとき細部は均衡を破られる。このとき人は抑制力をなくし、命令されても行動することができない。筋肉運動は高まり、知覚は歪められ、効果的に機能できなくなる。

野嶋佐由美，南裕子監修：ナースによる心のケアハンドブック　現象の理解と介入方法．照林社，東京，2000．より引用

点から判断する。

- **情緒的反応**：憂うつ、自信がない、無力感、希望がもてない、社会からの疎外感などの主観的訴えを聞く。
- **行動上の反応**：多弁、無口、落ち着きがない、いらつき、過活動などの感情のコントロールがつかないことによる行動上の変化を観察する。
- **生理的反応**：脈拍・呼吸数の増加、口渇、発汗、頻尿、便秘・下痢、不眠、過食などの自律神経系の影響によって起こる反応を観察・問診・測定する。

2. 不安のレベルのアセスメント

- アメリカの精神科医のサリヴァン（Harry Stack Sullivan）の不安の考えをもとに、ペプロウ（Hildegard E. Peplau）が不安のレベルを、①軽度、②中等度、③強度、④パニックと連続線上に表している。
- 不安のレベルは **表4** に示されたような状態像から知ることができる。

慢性疾患患者の不安の特徴

- 慢性疾患の患者が抱える不安には次のようなものがある。

1. 予期不安

- **予期不安とは**：現実に起きていないことを、起きるに違いないと思い込む、または起きるかもしれないと思って心配することである。
- 予期不安は、危険の予測・予期することによって生じる不安のため、①肯定的な認知の促進、②適切な情報提供、③起こったときの対

処法の指導などの支援をする。

2. 先の見通しがつかないことへの不安

- 慢性疾患は、これからどうなるのかわからない、いつまでこんな状態が続くのかといった不安がある。
- 先の見通しがつかないことへの不安に対しては、患者のそばにいて、話を聴く、症状や苦痛を少しでも和らげるなど、患者の生きるための欲求を支えていくことが重要である。

不安を乗り越えるサポート

- 患者が、①一時的な不安状態に含まれるさまざまな側面を識別し、②今何が起こっているのかを理解し、③今ある緊張や不安を意味のある行動に転換させていく方法を体験していけるように、患者と看護師が一緒になって展開する必要がある。

（野並葉子）

自尊感情を支持するケア

- **自尊感情とは**：自分を大切だと思う気持ちである。
- 慢性疾患患者は、長い闘病生活において、さまざまな困難や苦痛・苦悩を体験し、そのなかで自分を大切に思えなくなることがある。

自尊感情のアセスメント

- 自尊感情の低下を示すものには、次のようなものがある。

1. 無力感

- 病気が自分自身でコントロールできない、痛みや呼吸困難などの症状がいつ出るかわからないなど、コントロール不能な状況を経験すると、コントロールできないことを学習し、無力感を経験する。

- 具体的には、①自発的な行動が減って無気力になる、②こういう行動をとると結果がこうなるといった認知・学習ができなくなる、③抑うつ的な気分などの感情障害が現れる、といったことがみられる。
- コントロール不能な状況を改善することは難しいが、何とかもちこたえている気持ちを聴く、今の状況を理解していることを伝えることは重要である。

2. 希望がもてない

- 慢性疾患患者の場合、自分自身でコントロール不能な状況が徐々に増えていくにつれて、医療者への遠慮や家族の負担への気兼ねも重なり、主体性の維持や自己決定ができにくくなる。そのため無力感の増大とともに希望がもてないという気持ちになる。
- たとえば慢性閉塞性肺疾患（COPD）の患者の希望を脅かすものとして、①息苦しさが持続している、②衰えや悪化を感じる、③活動が低下している、④周囲の対応で傷つく、などがある。
- 患者の苦痛や苦悩を緩和し、少しでも自分でできることがあるようにすることが重要である。
- セルフケア欲求への充実感がもてるような支援によって、患者と家族の双方に気持ちのゆとりと気力の高まりもみられるようになる。

3. 社会的疎外

- 慢性疾患患者は「周りの人から避けられる」という経験から、自己評価を下げてしまう一方で、その自己評価を維持するために「患者のほうから周りを避ける」という対処行動をとることもある。

心を整える対処法

- 慢性疾患患者は、自尊感情を保つために自分自身で編み出した対処法を用いて、心を整えている 表5 。

- 患者の心の調整を保証し、日常生活での努力を評価することが必要である。

(野並葉子)

社会的なケア

社会的アセスメント

1. 社会的アセスメントとは

- 人は何らかの形で社会とかかわり、互いに影響し合いながら存在している。
- 人は健康なとき、社会（自分の周囲に存在する人や共同体、物やシステムなどの環境）とのつながりを調整し、自分らしい生活を営んでいる。
- 人は病気になると、社会とのつながりを自分で調整することが難しくなり、自分が望む生活を営めなくなることがある。
- **社会的アセスメント**とは、患者が、①どのような人や共同体、物、システムなどの環境とつながり、②どのようにそれらのつながりを調整し生活しているのかを知り、患者の望む生活と照らし合わせ、患者の社会的なニーズを明らかにすることである。

2. 慢性疾患患者の社会的アセスメントとサポートの必要性

- 慢性疾患患者は、不確かさを抱え、病気の療養が長期となる。そのため療養の状況に応じて、社会とのつながりを再調整していくことが求められる。
- 成人の場合、周囲の環境とのつながりを自分で調整し、自分らしい生活を長年継続してきた結果、心身に悪影響をもたらしている場合もある。たとえば生活習慣病の発症・増悪には食事や運動習慣、喫煙行動などが大きく関与している。
- 看護は人を統合的にみる立場から、患者が健康を回復・維持するための力を最大限に発揮し、かつ、その人らしく生活できるように社会的アセスメントを行い、患者の周囲にある環境とのつながりの再調整を促し、サポートをしていく必要がある。

表5 心を整える対処法

主な対処の種類	対処の内容
①現実を認める	長い闘病生活にもかかわらず、家族のサポートやソーシャルサポートネットワークが維持されていて、自分に対して生きていてよかったと希望や信頼をもっている。
②直面を回避する	死・身体機能喪失・不確かさに対して、直面を回避することで自分を保とうとしている。
③運命とあきらめる	知的・合理的に現実のストレス状況を運命と認知し、あきらめるというように心を整える。
④助けを求める	自ら苦痛の訴えや表現をすることで、他者からの情緒的サポート（共感・支持）や「お墨付き」を求める。
⑤周りを避ける	急性的なストレスや本人の努力ではどうにもならない状況に対して、現実から逃避する、患者が引きこもるなど、退行や分離などの防衛機制を使って自身の心を守る。

野並葉子：基本的信頼を問われる慢性呼吸不全の病者　病みの軌跡におけるパワー・リソースとストレス・コーピングの関係. 聖路加看護大学大学院修士論文，1988. より転載

図3 Aさんの社会とのつながり

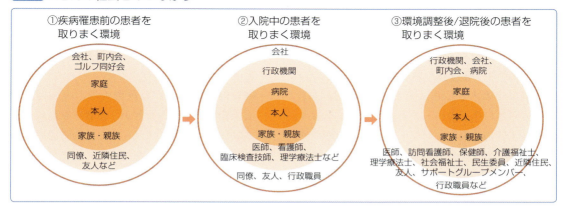

①疾病罹患前の患者を取りまく環境／②入院中の患者を取りまく環境／③環境調整後/退院後の患者を取りまく環境

〈例〉

2人の子どもをもつ50歳の既婚男性Aさんは、家、会社、町内会、ゴルフ同好会などの共同体に一市民として属し、家族、同僚、近隣住民、友人、行政職員などとのつながりを自ら調整し生活をしている 図3-①。

しかし、病気になり治療のため入院や通院が必要になると、会社、町内会、ゴルフ同好会に今までと同じように行くことが難しくなったり、同僚や友人、子どもと会う機会が減少したりする 図3-②。つまり、Aさんを取りまいていた周囲の環境をAさん自身が望むように調整することが困難となる。そのため心身にストレスを抱えたり、長期休職により社会的な役割を喪失したり、収入が減少したりし、それまでのAさんの生活が脅かされ、QOL（生活の質）が低下する。

この場合、Aさんは経済的支援の情報を得たり、会社と自宅勤務の交渉をしたり、サポートグループなど新たな共同体に所属したりするなどし、病気を抱えながらも自分らしい生活ができるように社会とのつながりを再調整していくことにより、QOLの向上を目指すことが望まれる 図3-③。

3. 社会的アセスメントと社会資源

- **社会資源**とは「生活上の諸欲求の充足や問題解決を目的として利用できる各種の制度・施設・機関・団体および人々の知識・技術などの物的人的諸要素の総称」[5]である。
- **社会資源の種類**：行政機関などによる公的サービスや専門職などによる**フォーマルな社会資源**、家族、友人、地域の団体などによる**インフォーマルな社会資源**がある 図4。

図4 社会資源の種類

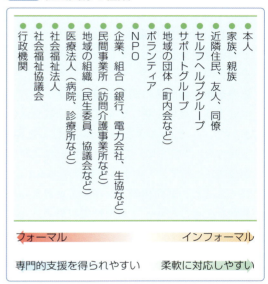

小坂田稔：社会資源と地域福祉システム．明文書房，東京，2004：56．より改変して転載

- 社会資源には、①介護保険やセルフヘルプグループのように療養が必要となった場合に特定の条件下で利用できるものと、②家族や行政機関のように健康なときからつながっているものがある。
- 患者と周囲の環境とのつながりを見なおし、必要な社会資源を活用することにより、身体的・心理的・社会的なニーズを充足し、その人らしい生活を営むことが可能となり、QOLを高めることができる。

社会的サポート

1. 情報収集

- 患者の情報を **表6** の項目を参考に収集する。
- **患者のその人らしさに関する情報収集**：「その人らしい生活のベースとなる項目」を参考に、①性格や病気に対する認識、②治療や療養に対する意向、③健康時や入院前の生活スタイルと今後希望する生活スタイル、などを知り、患者が抱えている生活上の支障や気がかりを把握する。
- **患者の日常生活の遂行力に関する情報収集**：病状や障害を考慮し、ADL（日常生活動作）とIADL（手段的日常生活動作）の視点から、どの程度自立して生活を営むことができるかを把握する。
- **患者が属す共同体に関する情報収集**：患者が家庭生活、地域生活、職業生活、余暇生活において、①どのような共同体（家族、近隣、会社など）に属しているのか、②その共同体が患者にとって、どのような意味があるのか、③それぞれの共同体のメンバーと患者との関係性はどうなのか、などを情報収集する。

2. アセスメント

- 得られた情報から、患者が望む生活・生きかたと現状にずれがないか、患者が不安に感じている点がないか、あるとすれば何が障害となっているのか、また、どうすればそのニーズを充足できるのかを検討する。
- 患者の健康の維持・回復やQOLの維持・向上を図るうえで、強みになることと弱みになることを明らかにする。
- 収集された情報のなかから、患者のニーズを充足できる社会資源がないかを検討し、既存の社会資源に働きかけたり、新たな社会資源を調整することが必要か評価する。

3. サポートの実施

- 看護師は、患者が疾病をどのようにコントロ

ールしていきたいか、どのような生活を望むのかを聴き、患者にイメージ化を促す。
- 患者が自らの課題を認識し、強みを活かしながら、生活スタイルを再調整できるように働きかける。
- 継続的に必要となる医療管理、医療処置方法、日常生活動作などが、患者・家族にとって継続しやすい方法か、また社会資源の活用状況に合った方法かを見なおし、患者・家族とともに考え工夫する。

〈例〉

患者の勤務状況に合わせて透析療法や外来化学療法の時間を調整したり、患者の強みである残存機能を活かした更衣方法をアドバイスしたり、患者の生活リズムに合わせて服薬の回数とタイミングを調整し内服忘れを予防するなど、さまざまな方法を工夫し療養生活における患者の自立をサポートする。

（小林　愛）

家族のアセスメントとサポート

家族のアセスメント

1. 家族のアセスメントとは

- 日本では三世代世帯が減り、核家族や1人暮らしの世帯が増加している。また、血縁や婚姻関係がなくとも互いに家族と認識しているなど、家族形態が小規模化・多様化してきている。
- **家族のアセスメント**とは、患者と患者家族の情報を収集して家族像を形成し、家族が抱える看護上の問題を明らかにすることである。

2. 家族のアセスメントとサポートの必要性

- 家族は患者を取りまく環境として最も身近にあることが多く、患者の健康問題の予防・回復に重要な役割を果たしていることが多い。
- 家族には本来集団としての健康を維持してい

表6 社会的アセスメントのための情報収集

情報収集の項目			情報収集のポイント（例）
家庭生活	その人らしい生活のベースとなる項目	年齢・性別・民族	年齢、性別、生きてきた時代背景、性別観、民族性や国民性
		性格	社交性や内向性・柔軟性などの性格の特徴、ストレスへの反応
		価値観	生きがい、生活信条、健康観、死生観、宗教
		生活習慣	生活リズム、飲食・保清・排泄・睡眠・運動に関する習慣
		生活歴	成育歴、学歴、職歴、結婚歴、既往歴、死別体験
		病気の理解	疾患の経過・予後、自分の疾患や障害に関する理解
		治療や療養の意向	治療方針・療養生活・社会資源の活用などに対する意向や希望
	日常生活の遂行力に関連した項目	ADL	歩行・移乗・食事・排泄・入浴などを行う力
		外出	車の運転、公共交通機関の利用、付き添いや補助具の必要性
		買い物	日常生活を送るために必要とする物品や環境の入手状況
		炊事	献立を立てる、調理（内容）、自助具の使用、片付け
		家事	掃除、洗濯、ごみ出しなど、遂行できる労作の程度や煩雑さ
		コミュニケーション	理解力、意思伝達力、電話やメールの使用、補聴器や文字盤などの使用
		情報管理	療養や健康に関する情報の収集能力、取捨選択する能力
		服薬管理	正確な薬剤の使用と服用（有害反応の理解、服用薬剤・時間・量）
		金銭管理	買い物や請求書の支払い、通帳などの取り扱い、計画的な使用
	家族に関連した項目	家族構成	家族員の性別、年齢、同居・別居、別居では居住地や交流頻度
		家族機能	家族関係、家族内の意思決定方法、役割分担、家族の健康状態
		家族の協力体制	患者の療養生活に対する支援状況、介護者、内容と程度、負担感
		家族の理解	患者の疾病・障害に対する理解、患者の問題に対処する能力
	療養環境に関連した項目	経済状況	世帯の収入（主な収入源・家計を支える人）、生活困窮の程度
		社会資源	保険・制度の利用、保健医療福祉サービスの利用状況、利用の志向
		住環境	家の間取り、段差・手すりの有無、移動距離、衛生状態
地域生活		地域環境	受診・通勤・買い物などへの交通の便や坂などの歩行環境
		地域性	気候や人口構成、住民どうしの交流や地域組織の活動有無
		交流	患者の外出頻度、地域活動への参加状況、地域とのつながり
		近隣者・友人の理解	親族や友人、近隣住民の理解・支援の状況
職業生活		勤務の状態	常勤・パートタイマー・退職・無職
		職種	職種・業務内容、仕事に必要な機能・能力
		職場の環境	職場へのアクセス、職場のバリアフリーの状況、福利厚生の制度
		職場の人の理解	患者の病気に対する理解・支援の状況
余暇生活		余暇の過ごしかた	趣味の内容、実施頻度、趣味を実施するために必要な機能・能力
		所属する共同体	サークルなどへの所属や集まりへの参加状況、共同体での役割
		利用施設の環境	余暇で使用する施設へのアクセス、バリアフリーの状況
		仲間の理解	患者の病気に対する理解・支援の状況

吉田澄恵, 鈴木純恵, 安酸史子編：健康危機状況／セルフケアの再獲得　ナーシング・グラフィカ成人看護学(2), メディカ出版, 大阪, 2015：213. より改変して転載

こうとする潜在的な能力がある。家族を健康問題における重要な集団という1つの単位として捉える。

- 家族は情緒的な親密さで結びつき、家族員それぞれが母親、父親、子などの役割を担い、互いに影響し合いながら生活している。
- 患者の病気やけが、死などに直面した場合、家族員も、身体的・精神的・社会的に危機的状況に陥ることがある。一方、家族員が協力し合うことで充実感につながったり、家族の絆を深めたりすることもある。
- 看護師は、家族の文化的・歴史的背景を理解し、家族の機能が回復・向上できるように、患者とともに家族も看護の対象として援助していくことが必要となる。

家族へのサポート

1. 情報収集とアセスメント

- 家族の情報は **表7** の項目を参考に収集し、家族像を形成する。
- **健康問題の全体像に関する情報収集**：患者の病気や障害といった健康問題が家族にどのような影響を及ぼしているかを把握する。
- **家族の対応能力に関する情報収集**：家族のも

つ強みに注目しながら、家族の健康問題に対応する能力を把握する。家族の過去の危機対処経験を知ることは、対応能力を判断する手がかりとなる。対応能力に影響する、家族の発達課題についても理解する。

- **家族の対応状況に関する情報収集**：対応能力を実際に活かせているか、家族の対応状況を明らかにする。
- **家族の適応状況に関する情報収集**：患者の病気によって家族員に（または家族の健康問題によって患者に）心身の健康障害が生じていないか、生活の質が低下していないか、家族内の人間関係に葛藤が生じていないかを判断する。
- 健康問題が生じていたり、その可能性がある場合は、家族の対応状況に着目して、なぜそのような問題が生じているのかを把握し、個々の家族員にどのように働きかけるか検討する。

2. 家族へのサポートの実施

- 健康管理のための助言および療養生活に必要な介護技術や知識の伝授、必要に応じた身体的ケアの提供を行い、家族の機能の維持・向上をサポートする。
- 家族員の心身の安定を図るために、家族員の

表7 家族のアセスメントのための情報収集

情報収集の項目		情報収集のポイント（例）
健康問題の全体像		病状、治療方針、予後、患者の日常生活の遂行力、家族役割の遂行能力
家族の対応能力	構造的側面	家族構成、職業、家族の健康状態、経済的状態、生活習慣 患者のケアに必要な技術を習得する力、住環境、地域環境
	機能的側面	家族内の情緒的関係（愛着・反発、関心・無関心）・コミュニケーション 役割分担、家族内の意思決定方法、価値観、社会とのつながり
家族の発達課題		育児、子どもの自立、老後の生活設計などの発達課題と達成状況
過去の対処経験		育児・家族員の病気や死別といった危機への対処経験
家族の対応状況		患者・家族のセルフケア状況、健康問題に対する認識、健康問題に対処しようとする意欲、情緒的反応（不安、否認など） 家族内の意見調整、役割分担の調整、社会資源の活用
家族の適応状況		健康状態の変化、生活リズムや生活の質の変化、家族内の関係性の変化

鈴木和子，渡辺裕子：家族看護学　理論と実践　第4版．日本看護協会出版会，東京，2012：78．より改変して転載

話を傾聴し、情緒的にサポートする。
- 家族間のコミュニケーションを促し、家族員どうしの相互理解や役割分担の調整を助ける。
- 家族の意思決定を支援し、医師など他職種と家族の橋渡しをする。
- 社会資源（関連職種や専門機関）などの活用を提案し、情報提供する。

(小林　愛)

社会資源の活用

1. 社会資源導入のポイント

- 社会資源は社会的アセスメントに基き入院中から導入もしくは調整する。
- 患者・家族が適切な社会資源の活用を自己決定できるように支援する。
- 看護師からみて必要と判断される社会資源・サービスでも、患者・家族は希望しないことがある。逆に患者・家族の自立を阻害する恐れがあるサービスを、患者・家族が希望する場合もある。患者・家族の考えかたを尊重しつつ、それらを調整する。
- 自治体によって、利用者の身体・経済・家族の状況から利用できる社会資源に違いがある。

社会資源として活用できるサービスの多くは、利用者側からの申請が必要である。
- 患者・家族の意向を、医師、医療ソーシャルワーカー（MSW）、理学療法士、作業療法士、薬剤師など多職種チームで共有し、スムーズに社会資源が導入できるように調整する。
- 情報共有やサービス調整、患者・家族の不安軽減を目的に、患者・家族と病院関係者、地域在宅ケアの担当者とカンファレンスの場をもつ。
- 医療ニーズが高い患者が在宅に移行する場合は、退院後1か月以内に看護師が患者の自宅などへ訪問することがある。

2. 利用できる社会資源

- 慢性疾患をもつ療養者、高齢者、障害者、難病患者が利用可能な社会資源には 表8 のようなものがある。医療保険制度、介護保険制度、障害者総合支援制度が主となっている。
- 障害者、難病患者を支える資源の利用申請や各種相談は、主に市町村窓口または保健所、福祉事務所で行う。
- 介護保険のサービス利用の対象者は、65歳以上で介護や支援が必要と認定を受けた者と40歳〜64歳で対象となる特定疾患 表9 が原因で要介護認定を受けた者である。

表8 対象者と支援内容別にみた社会資源

	経済に関する支援	医療に関する支援	生活に関する支援	心理社会に関する支援
療養者を支える資源 （慢性疾患患者に限らず、高齢者や障害者、難病患者も含め一般的に、年齢や年収・疾病などの条件が合致すれば適応となる）	医療保険制度 ・傷病手当金 ・高額療養費 ・高額医療/高額介護合算療養費 医療費控除 生活保護制度 生活福祉資金貸付制度 公営住宅への入居や家賃免除 公共料金の減免 など	医療保険制度 ・外来通院 ・入院治療 ・訪問診療 ・訪問看護 など 検診／保健指導 ・がん検診 ・特定健康診査 ・特定保健指導 ・歯周病疾患検診 ・骨粗鬆症検診 など	配食サービス ごみの玄関先収集サービス など	民生委員 ボランティア サポートグループ ハローワーク など

（表8つづき）

	経済に関する支援	医療に関する支援	生活に関する支援	心理社会に関する支援
高齢者を支える資源	公的年金制度 ・老齢基礎年金 ・老齢厚生年金 高額介護サービス費 医療費控除 成年後見制度 市町村による各種優待や割引制度 など	介護保険制度 ・居宅療養管理指導 ・訪問看護 ・訪問リハビリテーション ・通所リハビリテーション 後期高齢者医療制度 ・健康診査 ・歯科健診 ・専門職による相談・保健指導 など	介護保険制度 ・訪問介護 ・訪問入浴介護 ・通所介護 ・福祉用具貸与 ・住宅改修費支給 ・短期入所生活介護 ・小規模多機能型居宅介護 など 介護予防・日常生活支援総合事業 ・訪問型サービス ・通所型サービス ・配食サービス など 有料老人ホーム サービス付き高齢者向け住宅	地域包括支援センター 民生委員 生活支援コーディネーター 老人クラブ 認知症サポーター 住民ボランティアによる見守り など
障害者を支える資源	障害者手帳 ・身体障害者手帳 ・療育手帳 ・精神障害者保健福祉手帳 公的年金制度 ・障害基礎年金 ・障害厚生年金 成年後見制度 障害者総合支援制度 ・医療費や食費の減免	障害者総合支援制度 自立支援医療 ・更生医療 ・育成医療 ・精神通院医療	障害者総合支援制度 介護給付 ・居宅介護 ・重度訪問介護 ・同行援護 ・行動援護 ・短期入所 など 訓練等給付 ・自立訓練 ・就労移行支援 ・就労継続支援 ・共同生活援助 など 補装具 地域生活支援事業 ・日常生活用具の給付 ・移動支援 など	相談支援給付 地域生活支援事業 ・屋外での移動支援 ・手話通訳者派遣 ・自立支援協議会 など 障害者就業・生活支援センター 地域障害者職業センター 日本身体障害者団体連合会 など
難病患者を支える資源	難病医療費助成制度（指定難病330疾患、2017年）	難病医療連絡協議会 難病医療拠点病院 難病医療協力病院	介護保険制度 ・表9の特定疾患	難病相談支援センター ・難病患者・家族の相談 ・就労支援 ・地域交流などの活動支援 ・ボランティア育成 など 難病情報センター セルフヘルプグループ 家族会

表9 介護保険法で定める特定疾病

①がん末期
②関節リウマチ
③筋萎縮性側索硬化症
④後縦靱帯骨化症
⑤骨折を伴う骨粗鬆症
⑥初老期における認知症
⑦進行性核上性麻痺、大脳皮質基底核変性及びパーキンソン病
⑧脊髄小脳変性症
⑨脊柱管狭窄症
⑩早老症
⑪多系統萎縮症
⑫糖尿病性神経障害、糖尿病性腎症及び糖尿病性網膜症
⑬脳血管疾患
⑭閉塞性動脈硬化症
⑮慢性閉塞性肺疾患
⑯両側の膝関節または股関節に著しい変形を伴う変形性関節症

- 介護保険のサービスを利用するためには地域包括支援センターに申請し、要介護認定を受け、介護が必要な度合い（要介護度）を決定する必要がある。
- 障害者総合支援法に基づく障害者総合支援制度は支援給付と地域生活支援事業からなる 図5 。

(小林　愛)

〈文献〉
1. Mishel,M.H.：Uncertainty in illness. *Journal of nursing scholarship* 1988；20（4）：226.
2. 野川道子編著：看護実践に生かす中範囲理論 第2版. メヂカルフレンド社，東京，2016：276-303.
3. Mishel,M.H.：Reconceptualization of the uncertainty in illness theory. *Image-journal of nursing scholarship* 1990；22（4）：256-262.
4. Bailey,D.E.Jr., Stewart,J.L.：Merle Mishel uncertainty in illness. Nursing theorists and their work 5th ed., Tomey,A. M., Alligood, M.R.eds, Mosby, St.Louis, 2001：562.
5. 永井良三，田村やよい監修：看護学大辞典 第6版. メヂカルフレンド社，東京，2013：972.
6. 野並葉子：在宅酸素療法のケア 病院看護師の立場から. 在宅酸素療法 包括呼吸ケアをめざして，木村謙太郎，石原亨介編，医学書院，東京，1997：87-96.
7. Anselm L. Strauss, 他著，南裕子監訳：慢性疾患を生きる ケアとクオリティ・ライフの接点. 医学書院，東京，1987.
8. Hildegard E. Peplau著，稲田八重子，他訳：人間関係の看護論 精神力学的看護の概念枠. 医学書院，東京，1973.
9. 下田和孝編：うつと不安 脳とこころのプライマリケア1. シナジー，東京，2010.
10. 浅井昌弘，他編：神経症性障害・ストレス関連障害 臨床精神医学講座5. 中山書店，東京，1997.
11. 吉田澄恵，鈴木純恵，安酸史子編：健康危機状況／セルフケアの再獲得 ナーシング・グラフィカ成人看護学(2)，メディカ出版，大阪，2015：213，2015.
12. 鈴木和子，渡辺裕子：家族看護学 理論と実践 第4版. 日本看護協会出版会，東京，2012：76-102.
13. 厚生統計協会：国民衛生の動向. 厚生の指標 2015；62（9）.
14. 全国社会福祉協議会：障害福祉サービスの利用について 平成27年4月版. 2015.
15. 厚生労働省：介護予防・日常生活支援総合事業ガイドライン（概要）. http://www.mhlw.go.jp/file/06-Seisakujouhou-12300000-Roukenkyoku/0000088276.pdf（アクセス日：2017年10月16日）
16. 内閣府：障害者白書 平成26年版. 2014：82.
17. 小坂田稔：社会資源と地域福祉システム. 明文書房，東京，2004：56.

図5 障害者総合支援制度

自立支援給付

介護給付
- 居宅介護（ホームヘルプ）
- 重度訪問介護
- 同行援護
- 行動援護
- 重度障害者等包括支援
- 短期入所（ショートステイ）
- 療養介護
- 生活介護
- 施設入所支援

訓練等給付
- 自立訓練
- 就労移行支援
- 就労継続支援
- 共同生活援助（グループホーム）

自立支援医療
- 更生医療　● 育成医療
- 精神通院医療

補装具

地域生活支援事業
- 理解促進研修・啓発
- 自発的活動支援
- 相談支援
- 成年後見制度利用支援
- 成年後見制度法人後見支援
- 意思疎通支援
- 日常生活用具の給付または貸与
- 手話奉仕員養成研修
- 移動支援
- 地域活動支援センター
- 福祉ホーム

全国社会福祉協議会：障害福祉サービスの利用について　平成27年4月版．2015：3．より一部改変・抜粋して転載

Ⅲ

慢性期・回復期の
予防活動支援技術

- 活動低下の予防
- 安全な移動
- 関節運動のための装具・自助具
- 褥瘡予防
- 意識障害による転倒・転落防止
- 感染予防

慢性期・回復期の予防活動支援技術

活動低下の予防

元木絵美

- 慢性期・回復期の患者は、障害に伴う身体の機能に合わせ、新しい日常生活動作の工夫を獲得していかなければならない。
- 患者が新しい日常生活動作の工夫を獲得するにあたって、看護師は疾患が患者の身体の機能にどのような影響を及ぼし、身体機能への影響に伴う能力の喪失が患者の生活にどのような問題を引き起こしているのかを理解できなければならない。
- ここでは患者の運動機能に影響を及ぼす身体を計測する技術を解説する。

身体計測（上下肢長、四肢周径）

1. 目的

- 左右の下肢長に差がある場合、跛行（はこう）など運動機能の障害が生じる。
- 脳や脊髄の障害、運動神経の障害、長期間筋肉を使わない状態の継続などにより筋力低下や筋萎縮が起こる。
- 身体の状態を観察することに加え、手術やリハビリテーションによる治療効果を判定・評価するために上下肢長や四肢の周径を計測する。

2. 準備

- **必要物品**：メジャー。

3. 測定・評価方法

- 測定方法および評価方法を 表1 に示す。

関節可動域の測定と関節可動域訓練

関節可動域の測定

1. 目的

- 関節が動きうる範囲を関節可動域（range of motion；ROM）という。
- 正常なROMは人により異なり、年齢、性別、運動の方法（他動運動、自動運動）、筋肉や靱帯などの軟部組織の緊張に影響を受ける。
- ROMを測ることで、関節疾患の有無や関節運動を阻害している要因を確認する。
- ROMの測定は関節機能（安定性、柔軟性、筋緊張）を評価することでもあり、日常生活動作（ADL）を評価することにもなる。

2. 準備

- **必要物品**：角度計（ゴニオメータ）、必要に応じバスタオルやタオル。

3. 測定・評価方法

- 関節可動域の測定方法を 表2 に示す。

関節可動域訓練

- 関節可動域訓練は、関節を十分に動かすことで、ROMの維持ばかりでなく、関節局所の循環を改善させたり、関節の運動感覚を回復させるなどの効果も期待できる。
- 関節可動域訓練の手順を 表3 に、関節可動域表示表を 表4 に示す。

表1 身体測定の手順

手順	確認事項とポイント

1 測定前

❶患者に身体測定の目的を説明し、同意を得る。
❷患者が臥床でき、計測部位が露出できる環境を整備する。

 注意 衣服の厚さで測定値に誤差が生じるので、患者にはできる限り計測部位を露出してもらう。

2 測定

❶体表の測定点間の距離をメジャーで計測する。
a）上肢長
b）下肢長：棘果長（spina malleolar distance；SMD）と転子果長（trochanter malleolar distance：TMD）の2つの計測方法があり、一般的には棘果長を測定する。
c）四肢周径

上腕周径の測定部位
・上腕：上腕二等筋筋腹の中央
・前腕：周径が最大となる部分

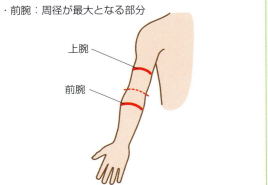

上肢長の測定

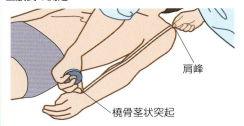

肩峰（肩甲骨上外側端）と橈骨茎状突起（橈骨の遠位端）の距離を測定する。

棘果長（SMD）の測定

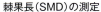
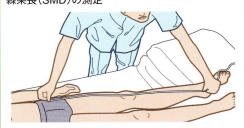

上腸骨骨棘と足関節内踝の距離を計測する。

下肢周径の測定部位
・大腿：膝蓋骨上縁の上10cmの部分
・下腿：周径が最大となる部分

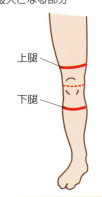

転子果長（TMD）の測定

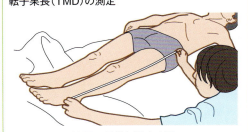

大転子と脛骨外踝の距離を測定する。

コツ 下肢長の測定時は、患者に臥床位をとってもらい、骨盤が垂平位であることと両下肢が平行伸展位であることを確認してから計測する。

3 測定後

❶測定値は0.5cm単位で記録し、評価を行う。
・四肢長は左右差を比較し、評価する。
❷患者に測定値や評価を伝える。

 注意 四肢周径で筋萎縮の評価を行う場合は、左右差が1cm以上あれば有意な筋萎縮と考える。

表2 他動運動による肘関節可動域の測定の手順

手順	確認事項とポイント
1 測定前 ❶角度計（ゴニオメータ）を準備し、患者が仰臥位になれる環境を整える。 ❷測定しようとする関節を十分露出する。患者の上肢を体幹にぴったりつけ、上腕骨の遠位部と肘関節の下にタオルを敷きこむ。	**注意** 患者に無理な力を入れたり、指示以外の運動を行わないように説明し、協力を得る。 ●タオルを下に敷くのは、肘関節を完全に伸展させるためである。 **注意** 測定する関節の大きさに合わせたゴニオメータを使用する。
2 測定 ❶前腕は回外させて手掌が天井を向くようにし、肘関節を0°の肢位にする。 ❷ゴニオメータの固定アームは上腕骨（基本軸）に平行に、可動アームは橈骨茎状突起を通るように前腕の外側中央線に沿って当てる。 ❸上腕骨は体幹横に固定したまま、前腕を上腕骨に向かって動かす（肘関節を屈曲させる）。このとき、肩関節が屈曲しないように注意する。 ❹屈曲を制限するような抵抗を感じたら、その抵抗の質に注意しながら、完全に屈曲しなくなるまで前腕を押して最終屈曲位を決定し、測定する。	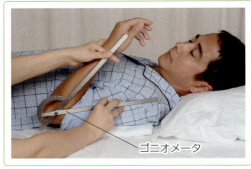 ゴニオメータ **コツ** 測定前に測定したい関節の自動運動をみておき、おおよその可動域を確認してから測定する。 ●関節可動域（ROM）には、自分の力で動かしうる自動運動関節可動域と、外的な力で動かされる他動運動関節可動域の2種類がある。一般的にROMは、筋力の影響を受けない他動運動関節可動域を指す。
3 測定後 ❶測定値を記録し、評価を行う。 ・関節可動域の参考可動域角度 表4 との比較のほか、以前の状態や左右差の比較を行う。 ❷患者に測定値や状態を伝える。	**注意** 測定値の記録は誤差を考慮し、5°単位で記載する。 **注意** 測定時に関節を動かした際の痛みや違和感も、患者の言葉どおりに記録しておく。

表3 肘関節の可動域訓練の手順

手順	確認事項とポイント
1 実施前 ❶関節運動の目的や方法について患者に説明し、同意を得る。 ❷患者の全身状態や筋緊張状態をみて、実施可能と判断できれば、患者の衣類や寝具を整え、外れる危険のある点滴ラインやドレーン、心電図モニターなどの医療機器の位置を確認する。	**注意** 患者には訓練前に排泄をすませておくように説明する。 ●運動を妨げないように衣類、環境を整える。
2 実施 ❶肘関節の屈曲・伸展：患者の肘関節と手関節を下から支え、保持する。患者の前腕を上腕骨に向かって動かし（肘関節を屈曲し）、ゆっくり元にもどす。元にもどす際も、片方の手で患者の肘を支えながら、ゆっくり動かす。	**注意** できるだけ患者本人の力で関節を動かすように声をかけながら、可動範囲全域にわたって、ゆっくりと動かす。

(表3つづき)

手順	確認事項とポイント
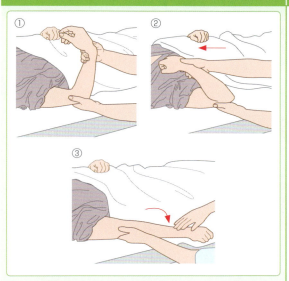 ❷ 前腕の回内・回外：患者の肘関節と手関節を下から支え、肘関節を90°に曲げる。ベッドに患者の上腕を固定して、患者の手掌を体幹側に回し（回内）、元にもどす。体幹とは逆側に回し（回外）、元にもどす。 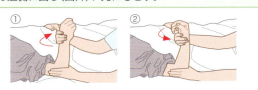 ❸ 各関節3～5回を1日1～2セット実施する。 ❹ 最終可動域まで動かしたときの関節の抵抗感や異常音、痛みの有無を確認する。	**注意** 患者の反応をみながら、疾患や既往歴に合わせて過負荷とならないように注意する。 ● 運動は健側から患側の順に行い、両側行う。 ● 看護師は、一方の手で動かしたい関節の体幹側を、もう一方の手で、その末梢側の関節を支え、動かす。 **コツ** 速く動かすと反射的に収縮しようとする筋肉があるため、ゆっくりと動かす。 **注意** 緊張は筋緊張を亢進させるため、患者が安心感を抱き、リラックスできるようにする。 **コツ** 関節の抵抗がない範囲から始め、少しずつ運動域を拡げていく。 **注意** 患者が痛みを訴えたら、それ以上に運動域を拡げない。 **注意** 弛緩性麻痺患者の肩関節運動は、関節脱臼を起こしやすい（球関節であるため）。訓練で動かす範囲は、医師や理学療法士、作業療法士の指示にしたがう。 ● 筋力低下や痛みのため患者が関節を動かせない場合は、必要最小限の介助を行う。

3 実施後

❶ 全身状態を観察する。

表4 関節可動域表示表（日本整形外科学会・日本リハビリテーション医学会，1994）

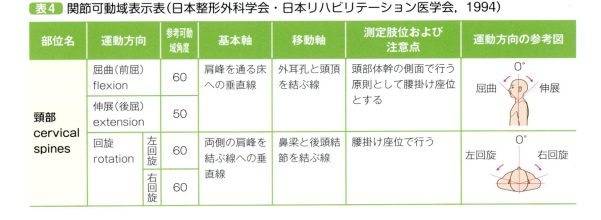

（表4つづき）

部位名	運動方向		参考可動域角度	基本軸	移動軸	測定肢位および注意点	運動方向の参考図
頸部 cervical spines	側屈 lateral bending	左側屈	50	第7頸椎棘突起と第1仙椎の棘突起を結ぶ線	頭頂と第7頸椎棘突起を結ぶ線	体幹の背面で行う 腰掛け座位とする	
		右側屈	50				
胸腰部 thoracic and lumbar spines	屈曲（前屈） flexion		45	仙骨後面	第1胸椎棘突起と第5腰椎棘突起を結ぶ線	体幹側面より行う 立位、腰掛け座位または側臥位で行う 股関節の運動が入らないように行う	
	伸展（後屈） extension		30				
	回旋 rotation	左回旋	40	両側の後上腸骨棘を結ぶ線	両側の肩峰を結ぶ線	座位で骨盤を固定して行う	
		右回旋	40				
	側屈 lateral bending	左側屈	50	ヤコビー（Jacoby）線の中点に立てた垂直線	第1胸椎棘突起と第5腰椎棘突起を結ぶ線	体幹の背面で行う 腰掛け座位または立位で行う	
		右側屈	50				
肩甲骨 shoulder girdle	屈曲（前屈） flexion		20	両側の肩峰を結ぶ線	頭頂と肩峰を結ぶ線		
	伸展（後屈） extension		20				
	挙上 elevation		20	両側の肩峰を結ぶ線	肩峰と胸骨上縁を結ぶ線	背面から測定する	
	引き下げ（下制） depression		10				
肩 shoulder （肩甲帯の動きを含む）	屈曲（前方挙上） forward flexion		180	肩峰を通る床への垂直線（立位または座位）	上腕骨	前腕は中間位とする 体幹が動かないように固定する 脊柱が前後屈しないように注意する	
	伸展（後方挙上） backward extension		50				
肩 shoulder （肩甲帯の動きを含む）	外転（側方挙上） abduction		180	肩峰を通る床への垂直線（立位または座位）	上腕骨	体幹の側屈が起こらないように90°以上になったら前腕を回外することを原則とする	
	内転 adduction		0				
	外旋 external rotation		60	肘を通る前額面への垂直線	尺骨	上腕を体幹に接して、肘関節を前方90°に屈曲した肢位で行う 前腕は中間位とする	
	内旋 internal rotation		80				

（表4つづき）

部位名	運動方向	参考可動域角度	基本軸	移動軸	測定肢位および注意点	運動方向の参考図
肩 shoulder（肩甲帯の動きを含む）	水平屈曲 horizontal flexion (horizontal adduction)	135	肩峰を通る矢状面への垂直線	上腕骨	肩関節を90°外転位とする	
	水平伸展 horizontal extension (horizontal abduction)	30				
肘 elbow	屈曲 flexion	145	上腕骨	橈骨	前腕は回外位とする	
	伸展 extension	5				
前腕 fore arm	回内 pronation	90	上腕骨	手指を伸展した手掌面	肩の回旋が入らないように肘を90°に屈曲する	
	回外 supination	90				
手 wrist	屈曲（掌屈）flexion (palmar flexion)	90	橈骨	第2中手骨	前腕は中間位とする	
	伸展（背屈）extension (dorsi flexion)	70				
	橈屈 radial devition	25	前腕の中央線	第3中手骨	前腕を回内位で行う	
	尺屈 ulnar devition	55				
母指 thumb	橈側外転 radial abduction	60	示指（橈骨の延長上）	母指	運動は手掌面とする 以下の手指の運動は、原則として手指の背側に角度計を当てる	
	尺側内転 ulnar adduction	0				
	掌側外転 palmar abduction	90			運動は手掌面に直角な面とする	
	掌側内転 palmar adduction	0				

（表4つづき）

部位名	運動方向	参考可動域角度	基本軸	移動軸	測定肢位および注意点	運動方向の参考図
母指 thumb	屈曲（MCP） flexion	60	第1中手骨	第1基節骨		
	伸展（MCP） extension	10				
	屈曲（IP） flexion	80	第1基節骨	第1末節骨		
	伸展（IP） extension	10				
指 fingers	屈曲（MCP） flexion	90	第2〜5中手骨	第2〜5基節骨		
	伸展（MCP） extension	45				
	屈曲（PIP） flexion	100	第2〜5基節骨	第2〜5中節骨		
	伸展（PIP） extension	0				
	屈曲（DIP） flexion	80	第2〜5中節骨	第2〜5末節骨	DIPは10°の過伸展をとりうる	
	伸展（DIP） extension	0				
	外転 abduction		第3中手骨延長線	第2、4、5指軸	中指の運動は橈側外転、尺側外転とする	
	内転 abduction					
股 hip	屈曲 flexion	125	体幹と平行な線	大腿骨（大転子と大腿骨外顆の中心を結ぶ線）	骨盤と脊柱を十分に固定する 屈曲は背臥位、膝屈曲位で行う 伸展は腹臥位、膝伸展位で行う	
	伸展 extension	15				
股 hip	外転 abduction	45	両側の上前腸骨棘を結ぶ線への垂直線	大腿骨中央線（上前腸骨棘より膝蓋骨中心を結ぶ線）	背臥位で骨盤を固定する 下肢は外旋しないようにする 内転の場合は、反対側の下肢を屈曲挙上してその下を通して内転させる	
	内転 adduction	20				
股 hip	外旋 external rotation	45	膝蓋骨より下ろした垂直線	下腿中央線（膝蓋骨中心より足関節内外果中央を結ぶ線）	背臥位で、股関節と膝関節を90°屈曲位にして行う 骨盤の代償を少なくする	
	内旋 internal rotation	45				

（表4つづき）

部位名	運動方向	参考可動域角度	基本軸	移動軸	測定肢位および注意点	運動方向の参考図
膝 knee	屈曲 flexion	130	大腿骨	腓骨（腓骨頭と外果を結ぶ線）	屈曲は股関節を屈曲位で行う	
	伸展 extension	0				
足 ankle	屈曲（底屈）flexion (plantar flexion)	45	腓骨への垂直線	第5中足骨	膝関節を屈曲位で行う	
	伸展（背屈）extension (dorsiflexion)	20				
足部 foot	外がえし eversion	20	下腿軸への垂直線	足底面	膝関節を屈曲位で行う	
	内がえし inversion	30				
	外転 abduction	10	第1、第2中足骨の間の中央線	同左	足底で足の外縁または内縁で行うこともある	
	内転 adduction	20				
母指（趾）great toe	屈曲（MTP）flexion	35	第1中足骨	第1基節骨		
	伸展（MTP）extension	60				
	屈曲（IP）flexion	60	第1基節骨	第1末節骨		
	伸展（IP）extension	0				
足指 toes	屈曲（MTP）flexion	35	第2〜5中足骨	第2〜5基節骨		
	伸展（MTP）extension	40				
	屈曲（PIP）flexion	35	第2〜5基節骨	第2〜5中節骨		
	伸展（PIP）extension	0				
	屈曲（DIP）flexion	50	第2〜5中節骨	第2〜5末節骨		
	伸展（DIP）extension	0				

筋力の測定（徒手筋力テスト）と筋力強化運動

徒手筋力テスト（MMT）

1. 目的

- 徒手筋力テスト（manual muscle testing；MMT）は筋肉の収縮力を測定する検査である。

- MMTは筋力を発現するために必要な骨や関節・神経の状態を知ることも目的としている。

2. 測定・評価方法

- MMTの方法を 表5 に示す。

筋力強化運動

- 筋力強化運動は、関節可動域訓練と同じく、残存機能の維持や機能回復に効果がある。

表5 徒手筋力テスト（MMT）の手順

手順	確認事項とポイント
1 測定前	
❶患者が臥床できる環境を整備する。 ❷患者に無理な力を入れたり、指示以外の運動を行わないように説明し、協力を得る。	
2 測定	
❶測定したい筋力の評価方法 図1 に適した関節運動を患者に行ってもらう。 ・重力に抗して自動運動が可能であれば、テストを行う者（検者）は、徒手的に抵抗を加えていく 図1 。	コツ 関節を動かすこと（関節運動）により筋力を評価するので、関節に著しい拘縮がある場合は評価できない。測定前に、測定したい筋力の評価方法に適した関節運動が可能であるかを確認しておく。
3 測定後	
❶テストの結果は0～5の6段階 表7 で評価する。 ❷患者に評価内容を伝える。	注意 評価にあたっては、6段階の数字そのものに意味はない（4は5の80％の力ではない）ので、必ず左右両側のテストを行い、左右差・以前との比較により評価する。

表6 筋力強化運動の手順

手順	確認事項とポイント
1 実施前	
❶筋力強化運動の目的や方法について患者に説明を行い、同意を得る。 ❷患者の全身状態を観察し、運動が可能であれば、運動ができるように患者の衣類や寝具、点滴ラインやドレーンを整える。	
2 実施	
❶患者の筋力やROM、疾患、既往歴、手術歴などを考慮して運動の種類と運動の回数を決定する。	●筋力強化運動の種類を決定するためには、運動の様式（介助運動と自動運動）と、筋収縮の様式（等尺性筋収縮運動と等張性筋収縮運動）を理解する必要がある。

(表6つづき)

手順	確認事項とポイント
〈運動の様式〉 ● 徒手筋力テスト（MMT）1レベルの筋力低下が著しく、重力に抗して運動ができない患者には、**介助運動**を選択する。 介助運動（中殿筋強化運動の例） 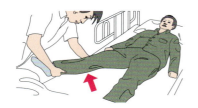 両手で足関節下方と大腿部下方を支え股関節の外転運動を行う。 ● MMT 2レベルの患者には、介助しながら運動を行う**自動介助運動**を選択する。 ● MMT 3レベルの患者自身が重力に抗して運動ができる場合には**自動運動**を選択する。 自動運動（中殿筋強化運動の例） 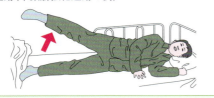 ● MMT 4以上の患者には、最も負荷が強い、重錘（じゅうすい）やセラバンド（ゴムの伸縮性を利用したトレーニングバンド）、援助者の徒手抵抗を運動時に加える抵抗運動を選択する。	〈筋収縮の様式〉 ● **大腿四頭筋セッティング運動**は、筋肉の長さを一定に保ったまま運動する**等尺性筋収縮運動**である。関節運動を伴わないので炎症などにより痛みがあり関節運動を制限されている場合や、関節拘縮を起こしている患者に有効である。 大腿四頭筋セッティング運動（大腿四頭筋強化運動の例） 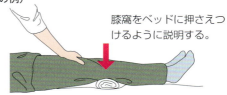 膝窩をベッドに押さえつけるように説明する。 患者には、仰臥位となり、踵部を床につけたまま、膝窩部を床に5〜10秒間押さえつけるよう説明する（膝窩部にタオルを丸めて置くと意識しやすい）。看護師は大腿四頭筋が収縮することを手で触れて確認する。 ● **膝伸展挙上運動**は、筋肉の長さを一定に保ったまま筋収縮運動をする**等張性筋収縮運動**である。 膝伸展挙上運動（大腿四頭筋強化運動の例） 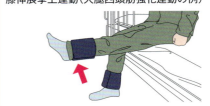

3 実施後

① 全身状態の観察と、痛みの有無を確認する。

表7 徒手筋力テスト（MMT）による筋力判定の表示法

	表示法	意味
5	Normal（N）	強い抵抗を加えても正常範囲まで動く。
4	Good（G）	いくらか抵抗を加えてもなお正常範囲まで動く。
3	Fair（F）	抵抗を加えなければ、重力に打ちかって正常範囲まで動く。
2	Poor（P）	重力による抵抗が加わらない肢位では、正常範囲までの運動ができる。
1	Trace（T）	関節は動かないが、筋の収縮が認められる。
0	Zero（活動なし）	筋の収縮がまったくみとめられない（MMT 1とMMT 0との判断は困難で、正確には筋電図を用いる必要がある）。

それぞれの段階の中間を表現するために、4＋や4−と細かく分類する方法もある。

図1 主な筋の筋力評価方法

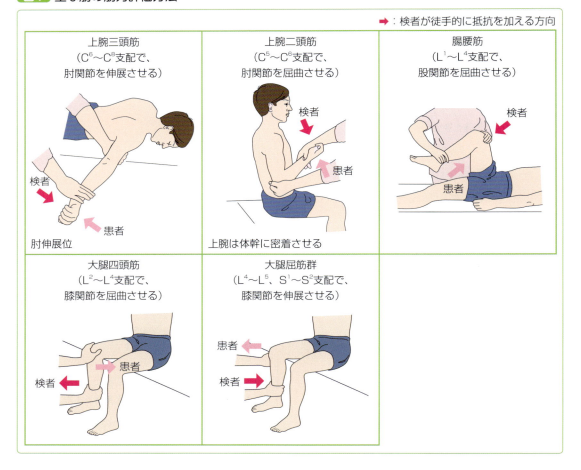

- 筋力強化運動の手順を **表6** に、主な筋の筋力評価方法を **図1** に、徒手筋力テスト（MMT）による筋力判定の基準を **表7** に示す。

そのほかの理学的検査

- 運動機能を明らかにする際に、よく行われる理学的検査を **表8** に示す。

生活動作の評価

1. 目的

- 日常生活動作（activities of daily living；ADL）が患者の日々の生活をどの程度満たしているのか、満たしていないならその困難をきたしている具体的な内容を調べる。
- 生活動作に加え、そのほかの身体的な所見や環境条件を統合して困難の原因を推測し、患者の援助に活用する。

2. 評価方法

- 評価に含まれる項目は、起居移動状態（ベッドからの起き上がりや立ち上がり動作、車椅子への移乗動作、立位保持機能、階段昇降、跛行、杖などの使用状況を含む歩行状態・歩行距離）、更衣、整容、入浴、食事、排泄動作、コミュニケーションなどがある。
- 評価基準はさまざまであるが、一般的に「自力でできる」「他人や補助具の助けを要する」

表8 そのほかの理学的検査および徴候

テスト名	検査方法	評価方法とポイント
SLR（下肢伸展挙上）テスト（straight leg raising test）	患者を仰臥位とし、患者の検査側の踵部を支持する。膝関節を伸展位のまま股関節を屈曲させる。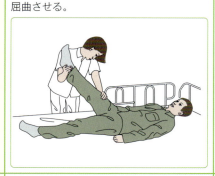	● 70°以下の挙上範囲で、坐骨神経に沿って、腰殿部〜大腿後面・下腿に痛みが出れば陽性と判断する。椎間板ヘルニアなどにより第4〜5腰神経（L4〜L5）、第5腰神経〜第1仙骨神経（L5〜S1）が圧迫を受けていると考えられる。
大腿神経伸展テスト（femoral nurse stretch test）	患者を腹臥位、検査側の膝関節を90°屈曲位とし、下腿を上に引き上げるようにして股関節を伸展させる。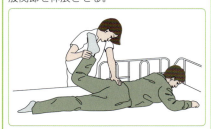	● 大腿神経に沿って大腿前面に痛みが出る場合は、陽性と判断する。第3〜4腰神経（L3〜L4）など上位腰神経が圧迫されていると考えられる。
トーマステスト（Thomas test）	患者を仰臥位とし、健側の股関節を屈曲させて、大腿を体幹に近づける。そのとき、検者は患者の腰椎の下に手をおいて、腰椎前彎が消失することを確認する。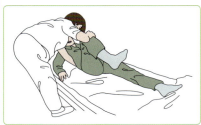	● 股関節の屈曲・伸展運動は腰椎の前彎により代償されている。 ● 健側の股関節を屈曲させたときに患側の股関節屈曲が起これば（大腿部が浮いてくる）、股関節が屈曲拘縮を起こしていると判断できる。
トレンデレンブルグ徴候（Trendelenburg sign）	両脚立位後、片脚立位を行ってもらう。検査は、後方から姿勢を観察する。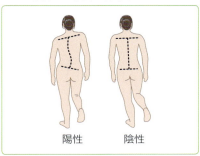　陽性　陰性	● 先天性股関節脱臼、変形性股関節症などにより、中殿筋や股関節外転筋の筋力低下がある場合、陽性となる。 ● トレンデンブルグ徴候陽性とは、バランスをとるために片脚立脚側に体幹を傾ける姿勢をいう。

「できない」で評価を行い、さらにそれを点数化し継続評価に生かす場合もある。

- 評価の際には、「実際にしているADL」と「できるADL」を区別して評価し、環境条件や精神状態を統合して、看護援助を考えなければならない。

- 現在使用されているADL評価法には、PULSES、Katz index of ADL（カッツ・インデックス）、Kenny-self care evaluation（ケニー身辺処理評価）などがある。国際的によく用いられているものには、Barthel index（バーゼル・インデックス）や記憶・理解能力や問題解決能力の測定項目を含み、介護量の測定を目的としている機能的自立度評価法（functional independence measure；FIM）などがある。評価法の種類によって目的・方法はさまざまであるので、使用目的に合わせて選択する必要がある。

〈文献〉
1. 日野原重明編：フィジカルアセスメント　ナースに必要な診断の知識と技術　第4版. 医学書院, 東京, 2006.
2. Norkin,C.C., White,D.J. 著, 木村哲彦監訳：関節可動域測定法 可動域測定の手引き　改訂第2版. 共同医書出版社, 東京, 2002.
3. 松野丈夫, 他編：標準整形外科学　第12版. 医学書院, 東京, 20014.
4. 医療情報科学研究所編：病気がみえるvol.11　運動器・整形外科. メディックメディア, 東京, 2017.

慢性期・回復期の予防活動支援技術

安全な移動

元木絵美

車椅子

- 車椅子は、駆動方法によって分類すると、後輪駆動式、前輪駆動式、片手駆動式、電動式など、さまざまなタイプがある。そのほかにも疾患や用途に合わせて、重心が後方にずらしてある下肢切断患者用の車椅子や、各競技に合ったスポーツ用車椅子などもある。
- 車椅子は、患者の歩行機能を代替するものであるため、患者の身体機能や家屋の条件に合わせて医師が処方し、製作されることが多い。
- ここでは医療施設で一般的に使用されている標準型車椅子について、基本的な知識を紹介する。

1. 車椅子に求められる機能

- 患者の移動能力を代替する。
- 長時間にわたる座位姿勢を適切に保持する。

2. 標準型車椅子の構造と調整方法

1) 標準型車椅子の構造

- 標準型車椅子の構造を 図1 に示す。
- シート(座面)の幅や奥行きなど、可能な限り、患者の体格や障害に合わせた車椅子を選択する。
- バックレスト(背もたれ)の一部、アームレスト、フットレスト(フットプレート)などは取り外しや折りたたみができたり、角度などの調整が可能なものがある。患者の動きや生活動作に合わせて調整しながら利用する。

2) 標準型車椅子の調整

- 患者のQOL(生活の質)を高め、安全を守るために車椅子を調整する。
- 標準型車椅子のメンテナンスと患者に合わせた調整方法を 表1 に示す。
- 標準型車椅子は重心が中央にくるようにでき

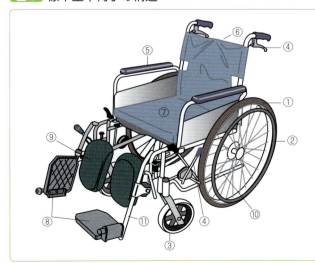

図1 標準型車椅子の構造

①駆動輪
②ハンドリム
③キャスター
④ブレーキ
⑤アームレスト
⑥バックレスト(背もたれ)
⑦シート(座面)
⑧フットレスト(フットプレート)
⑨レッグレスト
⑩ティッピングレバー
⑪レッグパイプ

表1 標準型車椅子のメンテナンスと患者に合わせた調整

部位	メンテナンスや調整のポイント
シート（座面）の幅	● 患者の殿部や大転子部が圧迫されないよう、側面に手のひらが入るくらいの幅のものを選択する。
シートの奥行き	● 大腿部後面全体で体重を支持できるように、適切な奥行きのものを選択する。 ● 奥行きが浅いと、体重の支持が座骨に集中してしまうため、褥瘡の原因となる。 ● 奥行きが深いと、膝裏にシートの前端が当たり、姿勢が崩れる。 ● シートの奥行きが深い場合は、背あてパッドを入れて調整する。
シートの高さ	● シートの高さによって、体と駆動輪の関係（手とハンドリムの位置関係）が変化し、駆動動作に影響が出る。 ● シート用のクッションを利用して、シートの高さを調整する。 ● 車椅子のシート用クッションは、ゲル、ウレタン、エア充填など、さまざまな素材がある。シート用クッションを選ぶ際には、左右の安定性が高く、座位保持がしっかりできるが、上半身の動きを妨げないもの、坐骨に集中しがちな圧を分散する能力の高いものを選ぶ。 ● 車椅子にシート用クッションを使用するときは、前後・左右・裏表を間違えないように注意する。
フットレスト（フットプレート）の高さ	● 足底部と下腿がフットレスト（フットプレート）とレッグレストで全体的に支えられるように、フットレスト（フットプレート）の位置を調整する。フットレスト（フットプレート）の位置は、車椅子に付属しているレンチを用いて、レッグパイプの下端にあるボルトをゆるめて調整することができる。 ● フットレストと地面の隙間は、約5cm確保する。 調整用ボルト
アームレストの高さ	● 高すぎると肩が持ち上がり、駆動が困難になる。 ● アームレストに、肘関節が90°屈曲した状態でおける高さにする。

＊駆動輪の空気圧が低いと、駆動性が悪くなるほかブレーキの効きが不十分となり危険である。駆動輪の空気圧は定期的に確認する。

＊車椅子のメンテナンスは、半年に1回は必ず行う。メンテナンスでは、ブレーキの効きのほか、ハンドリム、シート、フットレスト、アームレストなどに破損やゆるみがないかなどを確認する。

ている。対麻痺の患者や下肢切断患者が前かがみになり、前方に体重をかけすぎると、車椅子は前方に転倒するため注意が必要である。

3. ポイント

■ 患者が安全に日常生活動作を行ううえでは、①車椅子での座位姿勢を適切に保持すること、②移乗動作（トランスファー）が安全に行えるように介助することが重要である。

■ 車椅子での座位修正・保持の手順を **表2** に、ベッドから車椅子への移乗動作（トランスファー）の手順を **表3** **表4** に示す。

表2 車椅子での座位修正・保持の手順

手順	確認事項とポイント

1 座位を修正する

❶車椅子のブレーキをかける。 ・レッグレストは外し、フットレスト（フットプレート）は上げておく。 ❷看護師は、両前腕を組んでもらった患者の両腋窩後方から両手を差し込み、患者の両手首と肘が重なった部分を軽く握る。	注意 車椅子でのよい座位姿勢：上肢をアームレストに置き、下肢をフットレスト（フットプレート）に置いた状態で、体幹の傾きがなく、殿部から左右の大腿後面全体で、患者の体重を支えられている姿勢をいう。

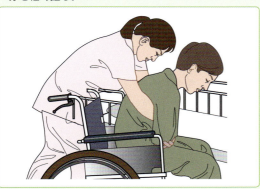

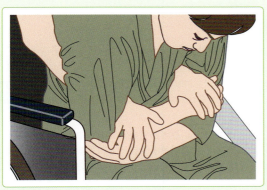

❸患者の両足を床に着け、患者に前傾姿勢をとってもらいながら、看護師は患者をすくいあげるように手前に引く。 ❹レッグレストを装着し、フットレスト（フットプレート）を下げて、患者の下肢を乗せる。	コツ 患者に前傾姿勢をとってもらうことにより、患者の重心は前方に移動する。殿部に強いズレカが働かないよう、車椅子のシートの上をすべらせるように移動を介助する。 注意 患者の履き物は、踵部を保護できるものにする。フットレストから足が落ちる可能性があるため、底がすべりやすい履き物、脱げやすい履き物は避ける。

2 座位を保持する

❶車椅子に座った際に、体幹が傾いてしまう場合には、体幹が傾くほうにポジショニングクッションを挟み、姿勢の保持を介助する。 ❷過度な肥満やるい瘦、亀背（きはい）などがある場合は、長時間車椅子に接触している骨突出部（大転子部・座骨部など）に褥瘡を生じる危険性が高い。患者の皮膚に発赤が生じる前に、除圧介助やプッシュアップを患者に指導する。	注意 重心が中央にある普通型車椅子で訓練を行う際には、体重が前方にかかると、車椅子が前方へ転倒するので注意する（特に対麻痺のある患者や下肢切断術を受けた患者が前かがみになるときなど）。

(表2つづき)

手順	確認事項とポイント
プッシュアップ 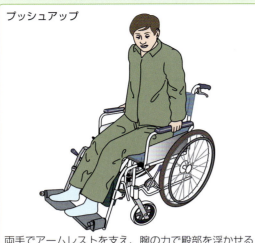 両手でアームレストを支え、腕の力で殿部を浮かせる運動。 ❸座位保持が難しい患者には、車椅子での座位保持を助ける筋力強化や、動作の獲得を目的としたベッドサイドでできる訓練を促す。	● 座位バランス保持に必要な腹直筋や背筋、上下肢の筋の協調性を養う訓練：殿部の重心移動（前後・左右に動かす）、上肢挙上運動、体幹自動運動（足先をつかむ、後ろを振り返るなどの前後・左右への屈曲・捻転運動）、プッシュアップなど。 ● 車椅子使用時に必要な動作に慣れる訓練：フットレストを上げる動作（対麻痺の場合、両手で右大腿部を持ち上げて左大腿部に乗せる。深くシートに座り、体幹を前屈して右手で右フットレストを上げる。反対側も同様に行う）や、ブレーキ操作など。

表3 ベッドから車椅子への移乗動作（トランスファー）の手順：①ベッドに対して車椅子を30°につける移乗方法

手順	確認事項とポイント
1 実施前 ❶患者に車椅子へ移乗する目的を説明し、同意を得ておく。 ❷ベッドの高さは、患者が端座位になったときに足底が床に着く高さに調節する。 ・床頭台やサイドテーブルなどをベッドから離し、ベッド周囲の環境を整える。 ❸車椅子を、ベッドに対し20～30°の位置に設置する。 ・車椅子はブレーキをかけ、両側のレッグレストを外し、フットレスト（フットプレート）も上げておく。 ❹患者を端座位にし、靴を履けるように介助する。 ❺患者の足は、移動が安定するように広げる。車椅子側の足を車椅子のほうへ一歩分近づけ、軽度内転位にする。	注意 車椅子は、患者が安全に移動しやすい位置に設置する。片麻痺患者や整形外科手術後など関節可動域の制限や筋力低下がある患者の場合は、健側あるいは患者の筋力が強い側のベッドサイドに車椅子を設置する。 ● すべりやすい履き物、脱げやすい履き物は不適切である。踵と足背で足部にしっかり固定できる靴がよい。 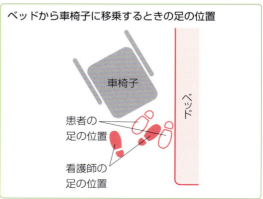ベッドから車椅子に移乗するときの足の位置

254

（表3つづき）

手順	確認事項とポイント
2 実施 〈アームレストを利用しての移動〉 ❶看護師が介助する場合は患者の前に立ち、車椅子と反対側の足を患者の足にそろえ、車椅子側の足は一歩分後ろに引く。 ❷患者の車椅子側の手は、体から遠いほうのアームレストをつかめるよう誘導し、患者には立ち上がったときにアームレストを引き寄せるよう説明する（重心移動が自然に可能となり、安全に移動できる）。 ❸患者をベッドから車椅子へ移乗させる。	●片麻痺患者が自力移乗する場合や、筋力が低下している患者が介助下で移乗する場合、対麻痺患者でも両上肢に体を支えられる筋力がある場合は、この方法で移乗を行う。 ●看護師は、患者の障害に合わせて、部分介助や全介助を行う。

アームレストを利用しての移動

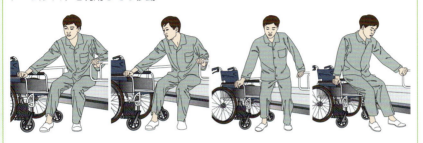

〈軽介助で立ち上がり、立位がとれる場合〉
❶看護師は患者の前に立ち、患者の腋窩から手を差し入れ、肩甲骨部を支える。
・患者の重心を前方へ移動させるように殿部を浮かせて、立ち上がりを介助する。
❷殿部が浮いたら、看護師は、ベッド側の手を患者の腸腰部に当て、患者の車椅子側の下肢を軸に方向転換を介助する。

〈筋力が低下し、立位が不安定な場合〉
❶看護師は患者の前に立ち、両膝で患者の片膝を挟む（筋力低下で膝が崩れるのを防ぐためである）。
❷患者の腋窩から手を差し入れ、患者の背部を抱え込む。
❸患者の上半身を抱えたまま前傾させ重心移動を介助すれば、自然に患者の殿部がベッドから浮く。
❹殿部が浮いたら、患者の車椅子側の下肢を軸に方向転換を介助する。

軽介助で立ち上がり、立位がとれる場合

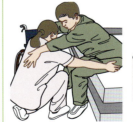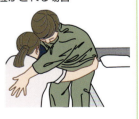

筋力が低下し、立位が不安定な場合

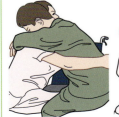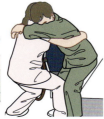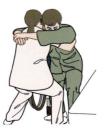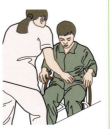

(表3つづき)

手順	確認事項とポイント
〈両下肢に麻痺があるなど、下肢でまったく体重を支えられない場合〉 ❶車椅子はベッドに平行に設置し、両側のレッグレストは外す（ベッド側のフットレスト、アームレストは上げておく）。 ❷看護師は2人で介助を行う。看護師1人は、患者の後方腋窩部から手を差し込み、患者の前腕を持って上半身を抱える。 ❸もう1人の看護師は、患者の前に立って下肢を抱え、かけ声に合わせて車椅子に移動する。	両下肢に麻痺があるなど、下肢でまったく体重を支えられない場合 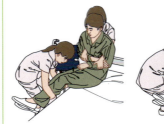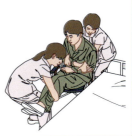
❸ 実施後	
❶レッグレスト、フットレストを下ろし、患者の足を乗せる。	

表4 ベッドから車椅子への移乗動作（トランスファー）の手順：②ベッドに対して車椅子を90°につける移乗方法

手順	確認事項とポイント
❶ 実施前	
❶フットレストとレッグレストが可動式の車椅子を準備し、ベッドに対し90°の位置に設置する。車椅子は、ベッドと同じ高さにして、ブレーキをかける。 ❷患者にベッド上で長座位になってもらう。	●対麻痺患者に適した移乗方法である。 ベッドと車椅子の位置 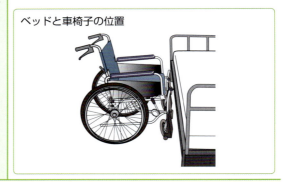
❷ 実施	
❶プッシュアップをしながら、患者の力で方向転換し、後ろ向きに車椅子に移乗する。 ❷患者の殿部が完全に車椅子のシートへ移ってから、看護師はブレーキを解除する。 ❸車椅子を後方へ少しずつ移動させ、患者の下肢を片足ずつベッドから下ろす。	プッシュアップでの移動 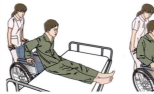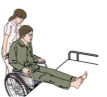
❸ 実施後	
❶患者の両下肢をフットレスト（フットプレート）にのせる。患者が靴を履けるように介助する。	

歩行補助具（歩行器と杖）

1. 目的

- 筋力低下や協調性運動の障害による歩行時の不安定性をカバーするために使用する。
- 骨関節疾患により痛みや脆弱性がある場合など、患部への負担を軽減するために使用する。

2. 方法

- 歩行器と杖の使用方法を 表5 に示す。

1）歩行器

- 歩行器には、四輪歩行車、四脚歩行器、手押し車がある。
- **四輪歩行車**：歩行器の脚にキャスターが付いており、押して歩くことができる。
- **四脚歩行器**：持ち上げて前に進む方式のものと、中央に可動継手があり左右フレームを交互に前に出す方式のものがある。いずれも、使用にあたっては、両上肢で上半身の体重を支え、歩行器を動かすことができる筋力が必要である。キャスター付きの四輪歩行車に比べ安定性が高いが、歩行スピードは落ちる。
- **手押し車**：コンパクトであり、シルバーカーなどと呼ばれ収納バッグや座席が付属するものもある。

2）杖・クラッチ

- ここでは松葉杖、ロフストランドクラッチ、多脚杖、T字杖について説明する。
- **松葉杖**：グリップをつかみ、脇あてを胸郭外側に押しあてて使用する。松葉杖が体の前面にあると安定性が得られる。
- 松葉杖の脇あてが高すぎると腋窩神経を圧迫

表5 歩行補助具（歩行器と杖）の使用方法

使用方法	確認事項とポイント
1 歩行器 ❶患者の体格に合わせて歩行器の高さを調整する。 ・**四輪歩行車**：患者の肩関節屈伸0°、肩関節回旋0°、肘関節屈曲90°で前腕を歩行車に置くことができる高さに調整する。低いと、患者の体が前傾姿勢となるので注意する。 ・**四脚歩行器**：患者が立位になったときに、グリップが大転子部の高さになるように調整する。 ❷患者が椅子やベッドから立ち上がるときには、歩行器をつかんで立つのではなく、ベッド柵など固定されて安定しているものを利用して立つように説明する。 ❸左右対称に歩行器を持ち、四輪歩行車の場合は両側の前腕部全体をアームレストにつけて歩行する。 ・四輪歩行車を使用するとき、体とアームレストが近すぎると腕が上がり、バランスを崩して後方へ転倒するので、体と20cm程度の隙間を保つように説明する。 ❹歩行器を使っている患者の歩行介助を行う場合、看護師は患者の後ろに立ち、後方への転倒を予防する。	●歩行器は、両下肢の筋力が低下し、立位が保持できない患者に使用する。 歩行を介助する前に、患者の疾患や障害、歩行能力を把握することが重要である。また、適切な歩行補助具を選択するために、各歩行補助具の特徴を理解しておく。 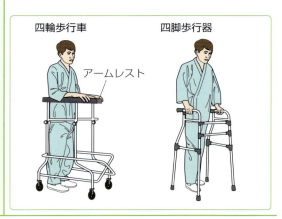

（表5つづき）

使用方法	確認事項とポイント

❷ 杖・クラッチ

① 患者の体格や身体機能、歩行能力に合わせて杖を選択する。
② 杖の高さは、常用している靴を履いて調整する。
- **松葉杖**：腋窩部に松葉杖を挟んだとき、腋窩から3横指程度の隙間ができる高さに調整する。
- 松葉杖のグリップは、肘関節を軽度屈曲（約30°）した状態で持ち手が握れる高さ（大転子部の高さ）に調整する。
- **ロフストランドクラッチ**：クラッチを持ったとき、肘関節を軽度屈曲（約30°）した状態で、グリップは大転子部の高さに調整する。前腕カフは肘関節の屈曲を妨げない位置（肘関節から3～5cm下）にくるように調整する。
- **多脚杖、T字杖**：グリップの高さは、立位で大転子部の高さに調整する。

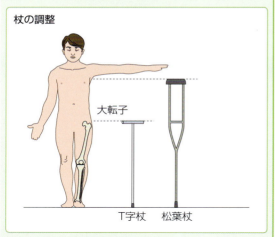
杖の調整

③ 杖を使った歩きかたを指導する。
- 杖は、筋力低下や痛みがない側の手で持つのが基本である。
- 杖歩行の型には、3動作歩行と2動作歩行がある。
- **3動作歩行**：一般的には「杖→患側下肢→健側下肢」の順に前へ出す。常に2点で体重を支えるため2動作歩行に比べ安定性が高い。
- **2動作歩行**：「杖・患側下肢→健側下肢」の順に前に出す。3動作歩行よりもバランスをとるのが難しいが、スピードが速い。
④ 平地歩行が安定すれば、患者の生活環境に合わせて階段昇降や段差の訓練を開始する。

● 松葉杖は、片側下肢に骨折や麻痺などの障害があり、荷重が制限されている患者、立位が困難な患者に使う。
● 松葉杖の使用にあたっては上肢筋力が必要である。

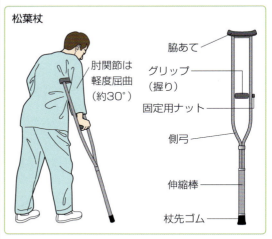
松葉杖

● ロフストランドクラッチは、片側下肢に筋力低下などがあり立位が困難であるが、上肢筋力で体幹のバランスがとれる患者に使用する。
● 多脚杖は、立位が可能で、ある程度歩行能力が維持されている患者に使用する。
● T字杖は、歩行が不安定な患者に使用する。

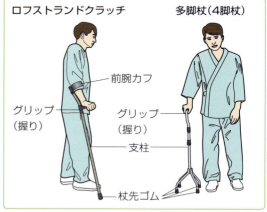
ロフストランドクラッチ　多脚杖（4脚杖）

注意 歩行を介助する前に、患者の疾患や障害、歩行能力を把握することが重要である。また、適切な歩行補助具を選択するために、各歩行補助具の特徴を理解しておく。

(表5つづき)

使用方法	確認事項とポイント
〈杖歩行での昇段〉 ・健側でバランスを保ちながら、昇段できるように健側下肢を先に段に上げる。 ・3動作歩行:「健側下肢→杖→患側下肢」の順に段を上がる。 ・2動作歩行:健側下肢に続いて、杖と患側下肢が同時に段を上がる。 〈杖歩行での降段〉 ・バランスのよい健側を残し、先に杖と患側下肢を下ろす。 ・3動作歩行:「杖→患側下肢→健側下肢」の順にバランスをとりながら階段を下りる。 ・2動作歩行:杖と患側下肢を同時に下ろし、最後に健側下肢を下ろす。	**コツ** 片麻痺でバランスが悪い患者が昇段する場合、杖と健側下肢を先に上げ、バランスを取りながら患側下肢を上げる方法もある。

片麻痺患者の階段昇段(3動作歩行)

健側下肢のみ1段上げる

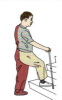
杖を上げる

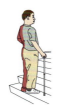
患側下肢を上げる

片麻痺患者の階段降段(3動作歩行)

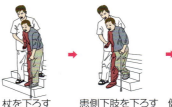
杖を下ろす　患側下肢を下ろす　健側下肢を下ろす

し、しびれや痛み、感覚異常などのトラブルが起こる(腋窩神経麻痺)。

- **クラッチ**:手と床面、腋窩または肘の3点で支持するものをいう。
- ロフストランドクラッチは、T字杖にカフが付いた構造になっている。グリップ(握り)に荷重を加えると、カフに前腕部(肘よりも下)が押し当てられて支持性が高まる。手関節が背屈できれば握力が弱くても使用できる。
- **杖**:手と床面の2点で支持するものをいう。多脚杖、T字杖がある。
- **多脚杖**:3点杖、4点杖などがある。杖先の支持基底面が大きいため安定性は高いが、T字杖に比べてやや重い。
- 多脚杖のグリップ(握り)は、ほとんどがオフセット型である **図2**。
- オフセット型とは、支柱上部が彎曲しており、グリップの中央部が支柱の延長上にあるもの

図2 杖のグリップ(握り)

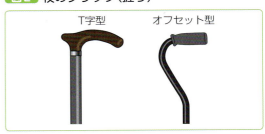
T字型　オフセット型

で、グリップに加えた力が垂直に伝わり安定性が高い。

- **T字杖**:単脚杖で、グリップ(握り)がT字型をしている **図2**。
- T字杖は、杖の長さ・重さ、グリップの太さなど、種類がさまざまあり選択肢が広い。

〈文献〉
1. Petera,A., Jean,M., Chesney,D.著, 日本リハビリテーション工学協会SIG訳:車いすの選び方. 医学書院, 東京, 2001.
2. 松澤正監修:移動補助具—杖・歩行器・車椅子 第2版. 金原出版, 東京, 2009.

慢性期・回復期の予防活動支援技術

関節運動のための装具・自助具

元木絵美

装具

1. 目的

■ 装具は、麻痺性疾患、神経筋疾患、骨関節疾患の患者に使用され、装具を装着することで、①関節変形の予防・矯正、②関節運動の補助、③関節にかかる荷重の免除、④関節異常運動の制限を行うことができる。
■ 治療やリハビリテーションのために装具を用いることを**装具療法**という。

2. 装具の処方の手順

■ 装具処方の手順を 表1 に示す。

3. 装具の種類

■ 装具の分類方法には、いくつかあるが 表2 、装着部位で分類すると、上肢装具、下肢装具、体幹装具に分けられる。
■ ここでは、よく使用される下肢装具、体幹装具について使用時のポイントを説明する。

1）短下肢装具

■ 短下肢装具は下腿から足底部に装着し、足関節の動きを制限したり、支持性を高める装具である。
■ 足部や足関節の変形（尖足、内反足、外反扁平足）、末梢神経麻痺（腓骨神経麻痺、脛骨神経麻痺、坐骨神経麻痺）、第3〜5腰神経（L3〜L5）レベルの対麻痺や、下腿骨折の患者に処方される。
■ 装具の素材では、金属支柱付きのものと、プラスチック製のものがある。
■ プラスチック製の短下肢装具は、金属支柱付きのものに比べて、軽い、錆びない、装具の上に靴を履きやすいなどの利点があるが、一方で採型後の角度調整や破損時の修理が困難

表1 装具処方の手順

手順	確認事項とポイント
❶医師は、患者の疾患と障害の進行や回復状況を踏まえたうえで、装具の装着目的と装着期間を明確にし、装具処方を行う。 ❷医師の処方を受け、義肢装具士が患者の採寸・採型を行い、仮装具を作成する。 ❸仮合わせと装着時の適合判定を行う。 〈装具の適合判定〉 ・関節運動時に装具がずれることはないか、幅・長さは適切か、バンドの位置は適切かなど装具の機能性を確認する。 ・装着時の過度な圧迫による疼痛や骨突出部の発赤、循環障害や神経障害の有無などがないか、患者の状態を確認する。 ❹本装具の完成。 ❺その後も定期的に装具の適合具合をチェックする。	●患者自身がどのような装具を作成することになるのか理解できるように、図や写真を用いて具体的に説明を行う。 ●患者に、正しい装着方法、使用期間、皮膚の発赤や褥瘡などの危険性について説明を行う。 ●装具が患者の機能障害を補う目的を果たしているかを評価するためには、医師・義肢装具士のみではなく、理学療法士・作業療法士・看護師など多職種が装具の使用目的・使用方法を理解し、各専門的立場から検討していく必要がある。

である。
- プラスチック製短下肢装具の装着の手順を表3に示す。
- 両側支柱付き短下肢装具が標準的であるが、そのほかにも片側支柱、後方支柱、螺旋状支柱がある。
- 膝蓋靱帯部で体重を支えるPTB（patella tendon-bearing ankle foot orthosis）免荷の短下肢装具 図1 は足関節部の免荷ができる。

2）頸椎装具
- 頸椎装具（cervical orthosis；CO）は、頸椎の動きを制限する装具である。
- 頸椎装具（CO）には、頸椎カラー、フィラデルフィアカラー、ソミーブレースなどがある。
- **頸椎カラー**：スポンジやポリエチレン製で、

表2 装具の分類方法

法制度的分類	目的的分類	機能的分類	部位分類
治療用 更生用	固定 矯正 予防 免荷 治療用 生活用 訓練用	動的 静的	上肢 体幹 下肢

日本義肢装具学会監修，飛松好子，髙嶋孝倫編：装具学 第4版．医歯薬出版，東京，2013：3．より転載

図1 PTB短下肢装具

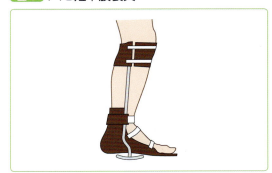

表3 プラスチック製短下肢装具の装着の手順

手順	確認事項とポイント
❶装着前に、装具が当たる部分に発赤や皮膚損傷がないかを確認する。 ❷踵部がきちんと装具の奥まで入っていることを確認し、足関節部のベルトを締める。 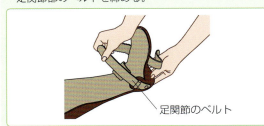　足関節のベルト ❸その後、上下のベルトを締める。 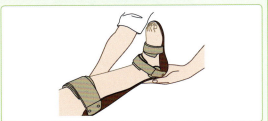 ❹足指が屈曲して足と装具の間に指を巻き込んでいないか、装具がずれないかを確認する。 ❺装具除去時は、ベルトや装具が当たっていた部分に、発赤や皮膚損傷がないかを確認する。	後面支柱式のプラスチック製短下肢装具 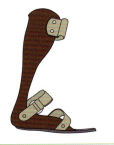 **注意** 患者は運動障害と同時に知覚障害もきたしている場合が多いので、装具装着前後に必ず皮膚の状態を確認する。 **注意** プラスチック製短下肢装具は吸汗性が乏しく、褥瘡を生じる可能性が高い。

頸椎捻挫時などに安静目的に使用される場合が多く、頸椎の運動制限効果は低い 図2 。
- フィラデルフィアカラー：下顎の固定を強化したものである 図3 。
- フィラデルフィアカラーの装着の手順を 表4 に示す。
- ソミーブレース：フィラデルフィアカラーに支柱をつけて胸骨、後頭骨、下顎骨を固定するのがソミーブレース（sterno-occipital mandibular immobilizer brace：SOMI brace）である。固定制も高く、仰臥位で装着が可能である 図4 。

3）腰仙椎装具
- 腰仙椎装具（lumbo-sacral orthosis；LSO）は、腰椎と腸仙骨関節の動きを制限する装具である。

図2 頸椎カラー

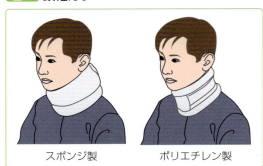

スポンジ製　　　ポリエチレン製

図3 フィラデルフィアカラー

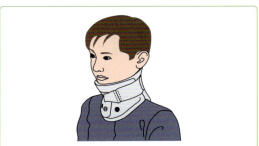

前後屈はある程度制限できるが、側屈、回旋運動はあまり制限できない。

図4 ソミーブレース

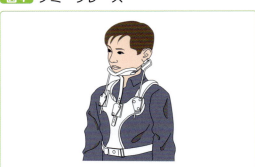

頸椎の前後屈、側屈、回旋運動を制限できる。

表4 フィラデルフィアカラーの装着の手順

手順	確認事項とポイント
1 看護師の介助で装着する方法 ❶側臥位になるほうに枕を置く（枕は患者の肩幅に合わせ、側臥位となったときに頸椎が側屈しない高さに調整しておく）。 ❷仰臥位の患者の前頸部に前側のフィラデルフィアカラーを当てる（両手で患者の頭部とカラーを固定し、頸椎を捻転しないように側臥位にする）。 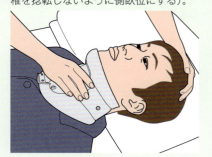	**コツ** 大小の洗濯用ネットを3つ縫い合わせて枕を作成する方法。 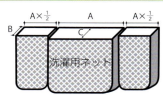 A：横幅は、患者の肩幅に合わせる。仰臥位にはこの部分を使用する。 B：ネットの中に入れるパイプ（枕用）の量を調整し、患者が側臥位になったときに、頸椎が側屈しない高さにする。側臥位にはこの部分を使用する。 C：患者が仰臥位となったときに、頭部が前屈しない高さにする。

（表4つづき）

手順	確認事項とポイント
❸患者の後方から後側のカラーを当て、マジックテープで固定する。❷と同じ要領で患者を仰臥位にもどす。 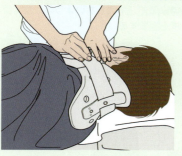 ❹仰臥位にもどってから、カラーの位置を確認し、両サイドのマジックテープで前後のカラーをしっかり固定しなおす。 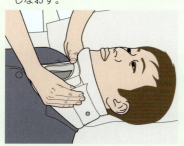 ❺患者を座位とし、前後のカラーが顎部（前）と後頭隆起部（後）に正しく当たり、支えていることを確認する。	カラーが常に当たる後頭隆起部に皮膚損傷がないか、顎部に痛みがないかを確認する。

2 患者が自分で装着する方法

❶仰臥位の状態で前顎部に前側のカラーを当て、側臥位になる。
❷前部カラーを保持しながら、電動ベッドの挙上やベッド柵、ベッドの縁などを利用し、端座位となる。

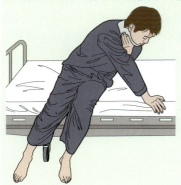

(表4つづき)

手順	確認事項とポイント
❸後側カラーを反対の手で装着し、マジックテープで前後のカラーを固定する。	● 立て鏡があれば、患者は自分で確認しながらマジックテープを留めることができる。 **コツ** カラー装着時に頭部が前屈しないように、立て鏡の位置や角度を調整する。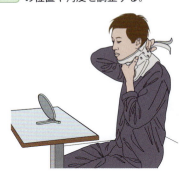

図5 ダーメンコルセット

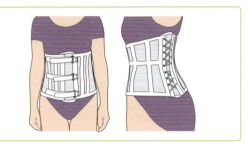

- 腰椎疾患の保存的治療や、手術後の椎体の安静を目的として使用される。
- 最もよく使用されているのは、ナイロンメッシュ生地に金属バネで縦方向の支柱をつけた軟性コルセット（ダーメンコルセット、図5）である。
- そのほか、腰椎の不安定性の高い疾患や化膿性脊椎炎、脊椎カリエスなどしっかりとした骨癒合が必要な疾患には、縦横両方向に金属支柱がついた硬性コルセット 図6 が使用される。

- 軟性コルセット（ダーメンコルセット）の装着の手順を 表5 に示す。

自助具

- 患者のセルフケアの自立は、日常生活を送るために重要なばかりでなく、闘病意欲や回復意欲につながる。
- セルフケアの自立のためには、患者の障害された機能回復を図るだけではなく、身体機能を活かした日常生活動作の工夫が必要である。
- 起居移動、更衣、食事のそれぞれにおいて身体機能を補助する自助具の利用方法と種類を 表6 に示す。

〈文献〉
1. 日本義肢装具学会監修，飛松好子，髙嶋孝倫編：装具学 第4版．医歯薬出版，東京，2013．
2. 村澤章，元木絵美編：リウマチ看護パーフェクトマニュアル 正しい知識を理解して効果的なトータルケアができる！．羊土社，東京，2013．

図6 硬性コルセット

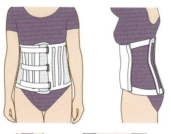

ナイト型
2本の後方支柱と2本の側方支柱がついており、腰椎部の前屈・後屈・側屈を制限する。

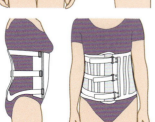

チェアバック型
2本の後方支柱がついており、腰椎部の前屈・後屈を制限する。

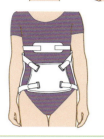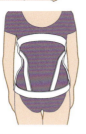

ウイリアムス型
2本の側方支柱と2本の斜側方支柱がついており、腰椎部の後屈・側屈を制限する。

表5 軟性コルセット（ダーメンコルセット）の装着の手順

手順	確認事項とポイント
❶患者の背部と殿部を支え、腰椎が捻転しないように患者を側臥位にする。 ❷コルセットの中心線を椎体に合わせて当て、下半分のコルセットを、できるだけ患者の腋に差し込む。 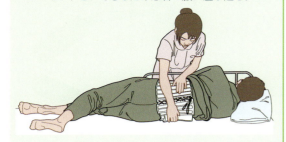 ❸患者を❶と同じ要領で仰臥位にもどし、コルセットが正しい位置（コルセット下端が上前腸骨棘にかかる位置）に装着できていることを確認し、ベルトを締める。 ❹座位後、再びコルセットが正しい位置に装着できているか確認し、適宜ベルトを締めなおす。	**注意** ダーメンコルセットは、装着により腹腔内圧を上昇させ、腰椎にかかる縦方向の力を補強することで支持性を高める装具である。ダーメンコルセットは装着時、身体にぴったり合っていることが重要である。 ● 体重や体型が変化したときは、義肢装具士に依頼してメンテナンスを行う。 ● ダーメンコルセットの運動制限効果は低いが、保温や安心感（心理的効果）がある。 ● 両膝を立てた状態で殿部の挙上が可能な場合、実施してもらいコルセットを敷き込む方法でもよい。 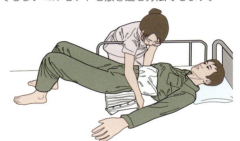 **コツ** ベルト式のコルセットは、「下ベルト→上ベルト→中ベルト」の順に締めていく。

表6 自助具の利用方法と種類

	自助具の利用方法	自助具の種類
1．起居移動	起き上がりが困難な場合には、タオルなどをベッドにくくりつけ、引っ張るようにして起き上がる。	
2．更衣	更衣時に手が届かない場合など、リーチャーを利用する。針金のハンガーなどを利用して作る場合もあり、長さや形はさまざまである。	リーチャー
	靴下が履けない場合は、ソックスエイドを利用する。人工股関節術後の患者が脱臼予防を目的に使用する場合が多い。	ソックスエイド
	手指の巧緻性の低下によりボタンがかけられない場合、ボタンエイドが便利である。	ボタンエイド
3．食事	手指関節に可動域制限があるなど箸やスプーンが握りにくい場合は、バネ付き箸を利用するほか、柄にタオルやスポンジなどを巻いて太くして握りやすくする。柄を太くすることで握りやすくなるだけでなく、スプーンの重心が手掌側へ移ることにより、手指関節への負担を軽減する効果もある。	バネ付き箸
	手首関節や肘関節に可動域制限がある患者でスプーンなどが口に届かない場合は、長柄のスプーンや、スプーンの先に角度をつけたものを利用してみる。	角度付き長柄スプーン 角度付きスプーン
	食べ物をすくいやすいように側面にくぼみや角度が付いた皿、ふちが幅広になっている皿がある。	

慢性期・回復期の予防活動支援技術

褥瘡予防

石橋千夏

- 褥瘡とは圧迫やずれといった外力によって起こる組織損傷のことで、「身体に加わった外力は骨と皮膚表層の間の軟部組織の血流を低下、あるいは停止させる。この状況が一定時間持続されると組織は不可逆的な阻血性障害に陥り褥瘡となる」と定義されている（日本褥瘡学会、2005年）。
- 2002年度の診療報酬改定で「褥瘡対策未実施減算」（2004年度に「褥瘡患者管理加算」に変更）が導入され、医療の質保持に褥瘡対策は必須と考えられるようになった。その後、2006年度に「褥瘡ハイリスク患者ケア加算」、2014年度に「在宅患者訪問褥瘡管理指導料」が新設されている。
- 褥瘡の発生要因は、体圧やずれだけでなく、栄養状態や循環動態など多岐にわたるため、多職種協働による褥瘡対策チームが病棟でのケアに参加している。
- 褥瘡対策チームを構成する職種は、医師、看護師、薬剤師、管理栄養士、理学療法士、ソーシャルワーカー、ケアマネジャー（介護支援専門員）などである。

褥瘡予防のアセスメント

リスクアセスメント

- 褥瘡の原因には、①個体要因、②環境・ケア要因、がある 図1 [1]。
- **個体要因**：基本的日常生活自立度の低下によって、自力での体位変換あるいは姿勢の保持が困難な場合や、病的骨突出、関節拘縮、栄養状態の低下、浮腫や多汗・失禁による皮膚湿潤などがある。
- **環境・ケア要因**：体位変換・座位保持の回数

図1 褥瘡の要因

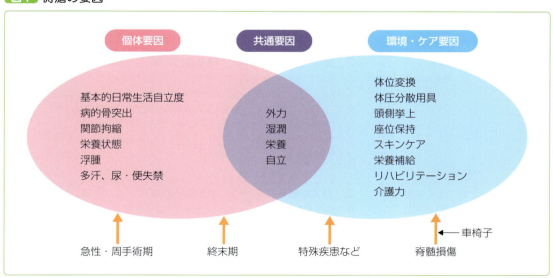

日本褥瘡学会編：褥瘡ガイドブック　第2版．照林社，東京，2015：p114．より引用

や介助方法、体圧分散用具の選択やスキンケア、栄養補給の方法などがあり、医療スタッフの知識や認識も関係すると考えられる。
■ 褥瘡発生を予測し、定期的なアセスメントや効果的な褥瘡の予防的介入につなげるため、リスクアセスメント・スケールを使用する。
■ リスクアセスメント・スケールには種々あるが、国内では真田らが1991年に日本語に翻訳導入した日本語版ブレーデンスケールが広く使用されている 表1 [1]。
■ ブレーデンスケール以外にも褥瘡発生危険因子評価票、OHスケール、K式スケール、SCIPUSスケール（脊髄損傷褥瘡スケール）などがあり、それぞれの特徴や対象を考慮して使用されている。

1．ブレーデンスケール

■ ブレーデンスケールは、褥瘡発生の要因を圧

表1 ブレーデンスケール

患者氏名：
評価者氏名：
評価年月日：

知覚の認知 圧迫による不快感に対して適切に反応できる能力	1．全く知覚なし 痛みに対する反応（うめく、避ける、つかむ等）なし。この反応は、意識レベルの低下や鎮静による。あるいは、体のおおよそ全体にわたり痛覚の障害がある。	2．重度の障害あり 痛みにのみ反応する。不快感を伝えるときには、うめくことや身の置き場なく動くことしかできない。あるいは、知覚障害があり、体の1/2以上にわたり痛みや不快感の感じ方が完全ではない。	3．軽度の障害あり 呼びかけに反応する。しかし、不快感や体位変換のニードを伝えることが、いつもできるとは限らない。あるいは、いくぶん知覚障害があり、四肢の1、2本において痛みや不快感の感じ方が完全ではない部位がある。	4．障害なし 呼びかけに反応する。知覚欠損はなく、痛みや不快感を訴えることができる。	
湿　潤 皮膚が湿潤にさらされる程度	**1．常に湿っている** 皮膚は汗や尿などのために、ほとんどいつも湿っている。患者を移動したり、体位変換するごとに湿気が認められる。	**2．たいてい湿っている** 皮膚はいつもではないが、しばしば湿っている。各勤務時間中に少なくとも1回は寝衣寝具を交換しなければならない。	**3．時々湿っている** 皮膚は時々湿っている。定期的な交換以外に、1日1回程度、寝衣寝具を追加して交換する必要がある。	**4．めったに湿っていない** 皮膚は通常乾燥している。定期的に寝衣寝具を交換すればよい。	
活動性 行動の範囲	**1．臥床** 寝たきりの状態である。	**2．座位可能** ほとんど、または全く歩けない。自力で体重を支えられなかったり、椅子や車椅子に座るときは、介助が必要であったりする。	**3．時々歩行可能** 介助の有無にかかわらず、日中時々歩くが、非常に短い距離に限られる。各勤務時間中にほとんどの時間を床上で過ごす。	**4．歩行可能** 起きている間は少なくとも1日2回は部屋の外を歩く。そして少なくとも2時間に1回は室内を歩く。	
可動性 体位を変えたり整えたりできる能力	**1．全く体動なし** 介助なしでは、体幹または四肢を少しも動かさない。	**2．非常に限られる** 時々体幹または四肢を少し動かす。しかし、しばしば自力で動かしたり、または有効な（圧迫を除去するような）体動はしない。	**3．やや限られる** 少しの動きではあるが、しばしば自力で体幹または四肢を動かす。	**4．自由に体動する** 介助なしで頻回にかつ適切な（体位を変えるような）体動をする。	

(表1つづき)

栄養状態 普段の食事摂取状況	1．不良 決して全量摂取しない。めったに出された食事の1/3以上を食べない。蛋白質・乳製品は1日2皿（カップ）分以下の摂取である。水分摂取が不足している。消化態栄養剤（半消化態、経腸栄養剤）の補充はない。あるいは、絶食であったり、透明な流動食（お茶、ジュース等）なら摂取したりする。または、末梢点滴を5日間以上続けている。	2．やや不良 めったに全量摂取しない。普段は出された食事の約1/2しか食べない。蛋白質・乳製品は1日3皿（カップ）分の摂取である。時々消化態栄養剤（半消化態、経腸栄養剤）を摂取することもある。あるいは、流動食や経管栄養を受けているが、その量は1日必要摂取量以下である。	3．良好 たいていは1日3回以上食事をし、1食につき半分以上は食べる。蛋白質・乳製品を1日4皿（カップ）分摂取する。時々食事を拒否することもあるが、勧めれば通常補食する。あるいは、栄養的におおよそ整った経管栄養や高カロリー輸液を受けている。	4．非常に良好 毎食おおよそ食べる。通常は蛋白質・乳製品を1日4皿（カップ）分以上摂取する。時々間食（おやつ）を食べる。補食する必要はない。	
摩擦とずれ	1．問題あり 移動のためには、中等度から最大限の介助を要する。シーツでこすれず体を動かすことは不可能である。しばしば床上や椅子の上でずり落ち、全面介助で何度も元の位置に戻すことが必要となる。痙攣、拘縮、振戦は持続的に摩擦を引き起こす。	2．潜在的に問題あり 弱々しく動く。または最小限の介助が必要である。移動時皮膚は、ある程度シーツや椅子、抑制帯、補助具等にこすれている可能性がある。たいがいの時間は、椅子や床上で比較的よい体位を保つことができる。	3．問題なし 自力で椅子や床上を動き、移動中十分に体を支える筋力を備えている。いつでも、椅子や床上でよい体位を保つことができる。		
©Braden and Bergstrom.1988					Total

訳：真田弘美（東京大学大学院医学系研究科）／大岡みち子（North West Community Hospital.IL.U.S.A.）

日本褥瘡学会編：褥瘡ガイドブック　第2版. 照林社，東京，2015：p117. より転載

迫と組織耐久性の低下と捉え、それらを「知覚の認知」「湿潤」「活動性」「可動性」「栄養状態」「摩擦とずれ」の6項目で評価する。

- 各項目を、1（最も悪い）から4（最もよい）で採点する（「摩擦とずれ」のみ1から3で採点する）。
- 合計点数は6〜23点の範囲となり、点数が低いほど褥瘡発生リスクが高いとされる。
- 褥瘡発生のリスクを示唆する合計点数は、「比較的看護力の大きい病院では14点、看護力の小さい施設では17点を目安にすることが妥当」[2]とされる。

2．K式スケール

- ブレーデンスケールが質的で煩雑なことや特異度の低さといった問題点を踏まえ、真田らが開発したのがK式スケールである 図2 [3]。
- K式スケールでは、前段階要因と引き金要因を2段階に分け、それぞれ3つの項目を評価する。当てはまる項目を各1点として合計点で評価し、点数が高いほど褥瘡発生リスクが高いとされる。

図2 K式スケール（金沢大学式褥瘡発生予測スケール）

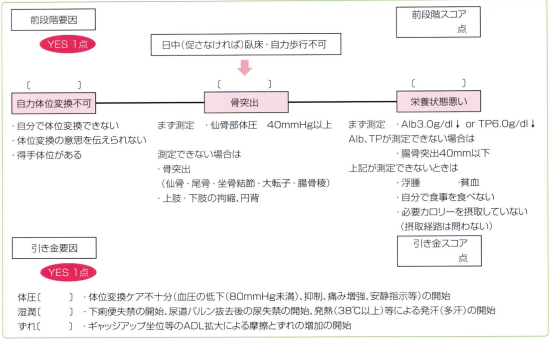

真田弘美：褥瘡対策のすべてがわかる本．照林社，東京，2002：29．より転載

皮膚の観察

- 褥瘡は圧迫やずれといった外力により起こる。そのため、①体位によって身体の下になり、②骨突出があり、③重量比の高い部分が、褥瘡になりやすい 図3 [4]。
- 臥床時では仙骨部のほか、肩甲骨部、大転子部、外果部などに発生しやすい。
- 褥瘡リスクが高い対象者の褥瘡好発部位の観察は、1日1回以上行う。
- 観察により、発赤など皮膚の変化がみられた場合、褥瘡の深さを予測し、ケアにつなげる。
- 褥瘡好発部位に発赤がみられた場合、示指で発赤部を3秒圧迫する「**指押し法**」などで判断する。
- 指押し法で白っぽくなる場合は褥瘡ではないが、発赤が消退しなければ褥瘡の初期である「d1褥瘡」（持続する発赤）となる。
- 褥瘡は表面から深部へと損傷が進む場合だけでなく、深部損傷が先行し、表面からの視診や触診では適切に判断できない場合がある。

図3 褥瘡の好発部位

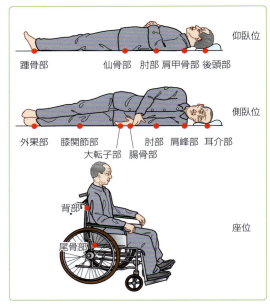

田中マキ子：ガイドラインに基づく まるわかり褥瘡ケア．照林社，東京，2016：7．より引用

- 深部組織の損傷や不顕性の炎症の有無を判断するため、超音波画像診断法（エコー）やサーモグラフィ、簡易ドップラー血流計を用いることもある。

褥瘡の予防ケア

- 褥瘡の要因は個体要因、環境・ケア要因とさまざまである。そのため対象者の褥瘡リスクをアセスメントし、それぞれのリスクに応じて予防ケアを講じる 図4 。具体的には除圧、スキンケア、栄養状態の整えである。

除圧

- 褥瘡の定義より、その予防は、①外力の大きさを減少させること、②外力の持続時間を短縮させることが原則となる。具体的には、体圧分散用具の使用と、体位変換を行う。

1. 体圧分散用具

- 褥瘡予防または管理が必要な人に使用するマットレスは「組織への外力を管理するための圧再分配、寝床内環境調整、その他の機能が特別に設計された用具」と定義されている〔米国褥瘡諮問委員会（NPUAP）、2006年〕。
- **圧再分配**とは、身体と床との接触領域に加わる圧を「沈める」「包む」「経時的に接触部分を変える」ことで分配し 図5 、1点に加わる圧を低くすることである。
- 体圧分散用具の素材には、①エア、②ウォーター、③ウレタンフォーム、④ゲル・ゴム、⑤ハイブリッドがあり、それぞれ除圧効果や管理のしやすさに長短がある。
- 体圧分散用具は、対象者に自力体位変換能力があるなら安定感を重視した素材（ウレタンフォームなど）を、そうでなければ体圧分散を優先した素材（エアなど）を選択する 図6 [5]。
- 体圧分散用具を用いる場合、底付きがないかチェックするなど、効果的に除圧が図れているかの確認が重要である 図7 。簡易体圧測定器がある場合は、仙骨部において50mmHg以下であることを確認する。
- 定期的な体位変換とスキンチェックは並行して行う。

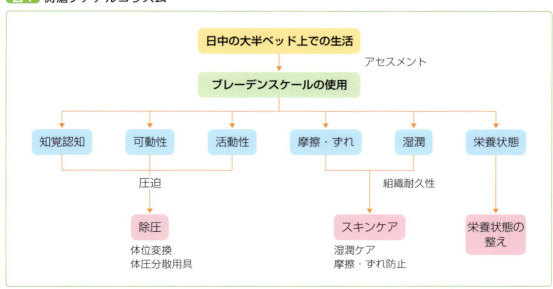

図4 褥瘡ケアアルゴリズム

日本褥瘡学会編：褥瘡ガイドブック 第2版. 照林社, 東京, 2015：227. より引用

図5 沈める、包むに関するイメージ図

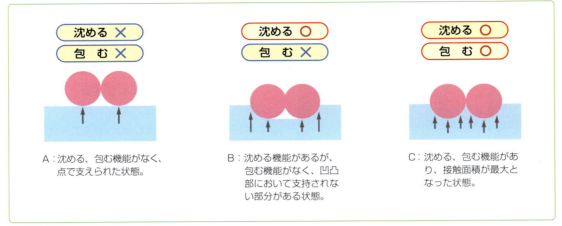

日本褥瘡学会編：褥瘡ガイドブック　第2版．照林社，東京，2015：159．より引用

図6 体圧分散マットレスの選択基準

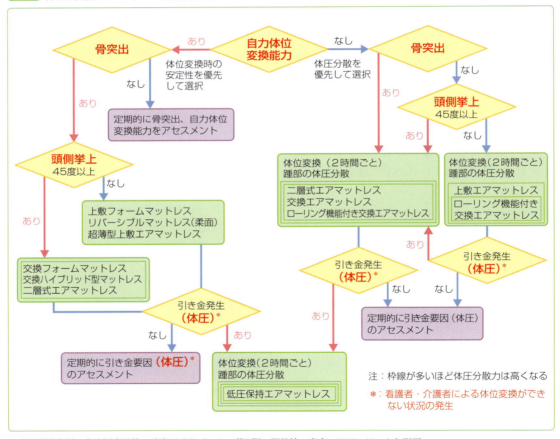

日本褥瘡学会編：在宅褥瘡予防・治療ガイドブック　第3版．照林社，東京，2015：60．より引用

図7 底付きの確認方法と対処方法

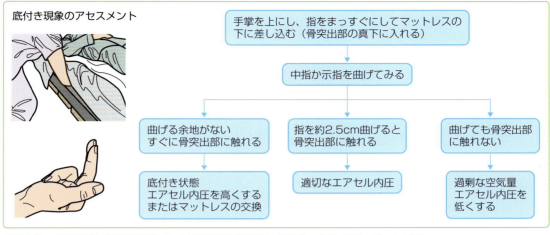

真田弘美，須釜淳子編：改訂版実践に基づく最新褥瘡看護技術，照林社，東京，2009：62．より転載

図8 背抜き

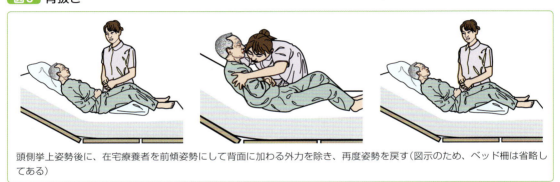

頭側挙上姿勢後に、在宅療養者を前傾姿勢にして背面に加わる外力を除き、再度姿勢を戻す（図示のため、ベッド柵は省略してある）

日本褥瘡学会編：在宅褥瘡予防・治療ガイドブック　第3版．照林社，東京，2015：55．より転載

2. 体位変換

- 人は通常の可動性をもつ場合、就寝中でも15分ごとに体位の変換を自分で無意識に行っているといわれる。
- 自力体位変換能力に課題がある場合は、その無意識の運動を看護師による体位変換で補う必要がある。
- 体圧の集中が起こりやすい骨突出部には褥瘡が発生しやすいので、体位変換時の角度に注意する。
- 側臥位時には30度側臥位、90度側臥位がよいとされているが、殿筋が乏しい場合、体型や皮膚の状態を見ながら体位変換を行う。
- 体位変換の間隔は2時間おきが原則とされている。
- 適切な体圧分散用具使用下では、4時間ごとの体位変換を検討してもよいが、対象者の定期的な皮膚の観察を必ず行う。
- 対象者の安楽のために同一体位が継続する場合、可動性の低い場合、知覚に問題がある場合などは、さらに体圧分散用具との併用を検討する。
- 体位変換や頭側挙上を行った際には、生じたずれを排除するため、背抜きを行う 図8 。
- ポジショニングにおいてクッションなどのサポートを使用する場合は、円座など局所的に支える物品は使用せず、肢位全体で圧分散できるように、身体の形状に沿い支持面が広くなるクッションを選択する。

図9 すべり機能付きドレッシング材の貼付

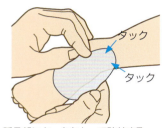
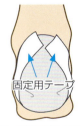

使用例
リモイス®パッド（アルケア株式会社）

基材にナイロンニットを使用し、表面に高滑り性をもたせている。矢印がより滑りやすい方向である。

踵骨部にタックをとって貼付する。

周囲をテープで固定してもよい。

日本褥瘡学会編：褥瘡ガイドブック　第2版．照林社，東京，2015：201．より転載

スキンケア（摩擦防止）

1. 摩擦・ずれ防止

- 褥瘡発生要因の一つである摩擦・ずれの影響を抑えるために、ポリウレタンフィルムドレッシング材やすべり機能つきドレッシング材などの貼付をすすめる 図9 。

2. 湿潤ケア

- 皮膚の角層が過度の水分を含む浸軟の状態では、摩擦力が5倍になるといわれ、褥瘡リスクが高まる。そのため、発汗や失禁に注意する必要がある。
- 対象者に便・尿失禁がある場合、消化酵素や細菌などによって皮膚のバリア機能が障害され、さらに褥瘡リスクが高まる。排泄後は洗浄し、その後、排泄物と皮膚の接触を回避するために撥水機能のある皮膚保護材の使用がすすめられる。

栄養管理

- 褥瘡の予防・管理において低栄養を回避・改善することは大切であり、褥瘡があるかないかにかかわらず、対象者の栄養アセスメントを行う。
- タンパク質・エネルギー低栄養状態（PEM）、年齢に伴う筋量の減少（サルコペニア）、筋肉や関節などの障害による運動機能の低下（ロコモティブシンドローム）などが、褥瘡発生に関連しているとされ、必要に応じて栄養介入を行う。

〈文献〉
1. 日本褥瘡学会編：褥瘡ガイドブック　第2版．照林社，東京，2015．
2. 大桑麻由美，真田弘美：褥瘡スクリーニングのために．月刊ナーシング　2003；23(5)：6-17．
3. 真田弘美：褥瘡対策のすべてがわかる本．照林社，東京，2002：29．
4. 高橋美香監修：脳神経疾患病棟 観察・アセスメントスキルが身につく超実践プログラム：新人ナースお助けワクワク誌上研修．メディカ出版，大阪，2016．
5. 日本褥瘡学会編：在宅褥瘡予防・治療ガイドブック　第3版．照林社，東京，2015．

慢性期・回復期の予防活動支援技術

意識障害による転倒・転落防止

得居みのり

■ 入院中の患者の転倒・転落事故は、骨折や外傷性くも膜下出血、急性硬膜下血腫などの二次的な障害につながる危険性が高い。

■ **転倒・転落事故の原因**：さまざまなものが考えられるが、中でも意識障害（昏睡、嗜眠、傾眠、せん妄など）を生じている患者、特に、せん妄を起こしている患者では転倒・転落事故を起こしやすい。

■ **せん妄**：「脳機能の失調によって起こる、注意の障害を伴った軽い意識のくもり（意識混濁）を基盤とする症候群」と定義され、認知機能障害、精神運動の障害、睡眠・覚醒リズム障害を同時に示す。

■ **せん妄の症状**：多様で、強い失見当識、不安、恐れ、活発な錯覚、幻覚、妄想を伴い、しばしば精神運動興奮をきたし、急性に経過する。幻覚は幻視が多いが、幻聴や幻触もまれではない。

■ **転倒・転落防止**：早期に適切な意識障害の種類や状態のアセスメントと、安全管理を行うことが重要となる。

転倒・転落防止のためのアセスメント

1. 目的

■ 意識障害の原因や状態を評価する。
■ 転倒・転落のリスクを評価する。

2. 評価ツール

■ 意識障害の程度をジャパンコーマスケール（Japan Coma Scale；JCS）、グラスゴーコーマスケール（Glasgow Coma Scale；GCS）などの評価ツールによって観察し評価する。

■ **ジャパンコーマスケール（JCS）**：日本で主に使用される意識障害の深度（意識レベル）分類。覚醒度によって3段階に分け、それぞれ3段階あることから、3-3-9度方式とも呼ばれる 表1 。

■ **グラスゴーコーマスケール（GCS）**：世界的に広く使用されている意識障害の評価分類ス

表1 ジャパンコーマスケール（JCS）

		反応状態	点 数
I	刺激しなくても覚醒している（1桁の点数で表現）	意識鮮明 大体清明だが、今ひとつはっきりしない 見当識障害がある 名前、生年月日が言えない	0 1（I-1） 2（I-2） 3（I-3）
II	刺激すると覚醒する、刺激をやめると眠り込む（2桁の点数で表現）	普通の呼びかけで容易に開眼する 大きな声、または、体を揺らすと開眼する 呼びかけを繰り返すとかろうじて開眼する	10（II-10） 20（II-20） 30（II-30）
III	刺激をしても覚醒しない（3桁の点数で表現）	痛み刺激に払いのける動作をする 痛み刺激に手足を動かしたり、顔をしかめたりする 痛み刺激にまったく反応しない	100（III-100） 200（III-200） 300（III-300）

※R：不穏、I：失禁、A：自発性喪失

ケール。日本では主に脳神経外科領域で用いられることが多い。開眼（E）・言語（V）・運動（M）の3分野に分けて記録する。記述は「E○点、V○点、M○点、合計○点」と表現される。正常は15点満点で、深昏睡は3点である。点数は小さいほど重症である 表2 。

■せん妄の評価ツールを用いて、せん妄の有無

の評価を行う 表3 。

■転倒・転落のアセスメント・スコアシート（各病院の転倒・転落事故に関するインシデントレポートや統計分析シートから、項目ごとに事故発生率を出して作成したもの）などを用いて転倒・転落のリスクを評価する 表4 ～ 表5 。

表2 グラスゴーコーマスケール（GCS）

機　能	反応状態	点　数
開眼（E：eye opening）	自発的に開眼 呼びかけで開眼 痛み刺激で開眼 痛み刺激でも開眼しない	4 3 2 1
言葉（V：verbal response）	正常に会話 つじつまが合わない・混乱した会話 でたらめで会話にならない うめき声などだけで言葉にならない 言葉を出さない	5 4 3 2 1
運動（M：motor response）	言われたとおり四肢を動かす 痛み刺激を手で払いのける 痛み刺激に四肢を引っ込める 痛み刺激に肘を曲げるだけ 痛み刺激に腕を伸ばすだけ 動かさない	6 5 4 3 2 1

表3 せん妄をアセスメントするためのツール

分　類		スケール	評価方法
質問形式	言語コミュニケーションが可能な場合	改訂長谷川式簡易知能評価スケール	口頭による質問で、年齢、日付、場所などの見当識、単語の記憶や物の呼び名、計算などの能力を調べる。
		MMSE（mini-mental state examination）	日付、場所、記憶、文章理解、図形把握などを調べる。
	言語コミュニケーションが不可能な場合	注意力スクリーニングテスト	聴覚（文字）や視覚（絵）により注意力、記憶力を調べる。
観察形式		ニーチャム混乱・錯乱スケール	認知・情報処理、行動、生理学的コントロールについて評価する。
		SOADスコア	睡眠・覚醒リズムの障害、見当識障害、体動・言動の異常、要求・訴えの過多・過小を評価する。
せん妄の診断		せん妄評価尺度	
		DSM-Ⅳ診断基準	

3. 手順

- 転倒・転落評価の手順を 表6 に示す。

ベッドの管理

1. 目的

- ベッド周囲の環境を整え、転落・転落事故を防止する。
- 必要時、転倒・転落を予防し早期発見・対処するための物品を使用する。

2. 必要物品

- 低床ベッド 図1 、畳、ベッド柵、スイングアーム介助バー 図2 など、患者の状態に応じたベッドを提供する。
- 必要に応じて赤外線センサー 図3 、ベッド用離床センサー 図4 、ベッドサイドマットセンサー 図5 、クリップセンサー 図6 などを用いる。また、トイレセンサー 図7 、車椅子センサー 図8 などの使用も検討する。

3. 手順

- ベッド周囲の管理の手順を 表7 に示す。

- 安全に起居動作が行えるようにベッド周囲の環境を整える。
- 患者の行動、症状に合わせて適切な安全管理物品の利用を使用する。

病室の環境整備

1. 目的

- 病室の環境を整え、転倒・転落事故を防止する

2. 環境整備のポイント

- 物品の配置などで、つまずきやすい状態、すべりやすい状態をつくらないように工夫する。
- 適切な照明を使用する。
- 高さの合ったポータブルトイレ、ポータブルトイレ用マットなどを準備する。

3. 手順

- 病室の環境整備の手順を 表8 に示す。

〈文献〉
1. 一瀬邦弘, 太田喜久子, 堀川直史監修：せん妄 すぐに見つけて！すぐに対応！. 照林社, 東京, 2002.
2. 日本看護協会編：組織で取り組む医療事故防止 看護管理者のためのリスクマネジメントガイドライン. 日本看護協会, 1999.

表4 転倒・転落アセスメント・スコアシート（例）

性別：M　F
評価スコアの合計
危険度1（0～5点）……転倒・転落を起こす可能性がある
危険度2（6～10点）…転倒・転落を起こしやすい
危険度3（11～17点）…転倒・転落をよく起こす
＊病棟管理日誌へ記載する

	評価月日 （下記★参照）	評価合計	危険度	看護師 サイン
	月　　日			
	月　　日			
	月　　日			

項　目	チェックポイント	患者評価					
		入院時		／		／	
A　年齢	□60歳以上　　　　□9歳以下	0	1	0	1	0	1
B　既往歴	□（　／　）転倒転落したことがある □（　／　）意識消失したことがある（失神・痙攣・起立性低血 　　　　　　圧等の既往がある）	0	3	0	3	0	3
C　感覚	□（　／　）視野・視力障害がある（日常生活に支障がある） □（　／　）聴力障害がある	0	3	0	3	0	3
D　活動領域	□（　／　）麻痺やしびれがある □（　／　）四肢に拘縮・変形・欠損部位がある □（　／　）平衡バランスが悪い・ふらつきがある □（　／　）足腰の弱りがある □（　／　）車椅子・杖・歩行器を使用している □（　／　）移動の介助が必要である ＊JCS300等で転倒転落の危険がないと判断される時はチェッ 　クしない	0	2	0	2	0	2
E　認識力	□（　／　）せん妄・不穏行動がある □（　／　）判断力の低下がある □（　／　）理解力の低下がある □（　／　）記憶力の低下があり、再学習が困難である □（　／　）自分の運動能力を理解していない □（　／　）適切に看護師への依頼ができない（遠慮も含む）	0	5	0	5	0	5
F　薬剤	□（　／　）睡眠安定剤　　　□（　／　）降圧利尿剤 □（　／　）鎮痛剤・解熱剤　□（　／　）浣腸・緩下剤 □（　／　）麻薬剤　　　　　□（　／　）抗パーキンソン剤 □（　／　）化学療法　　　　□（　／　）抗痙攣剤	0	2	0	2	0	2
G　排泄	□（　／　）尿・便失禁がある □（　／　）尿意・便意がいつもある □（　／　）トイレ介助が必要 □（　／　）夜間トイレに行く □（　／　）ポータブルトイレを使用している	0	1	0	1	0	1
備　考	□（　／　）						

★1：査定は入院当日、再評価は転棟時、1週間後
　　（70歳以上は3日以内）、病状変化時（手術当
　　日・安静度変更時）、転倒転落事故発生時、薬
　　剤開始時変更に行い看護計画につなげる
★2：あてはまる項目□をチェックする。チェックし
　　た日付を（　／　）に入れる
★3：各項目をチェックし、患者評価の点数を○で囲
　　む（チェックは1つでも複数でも点数は加算さ
　　れない）

★4：評価合計によって危険度を1～3に分類し、危
　　険度2以上は新標準看護計画の立案・評価を行
　　い事故防止に努める
★5：アセスメントをした看護師のサインを記入する
★6：備考欄にはA～G以外で、転倒・転落に関連し
　　た情報を記載し、新標準看護計画に反映させる
★7：転倒転落した際は、カンファレンス等を実施し、
　　情報の共有と事故防止の強化に努める

横浜市立市民病院，2004年改訂版を参考にして作成

表5 転倒・転落の危険防止対策

	危険度Ⅰ	危険度Ⅱ	危険度Ⅲ
患者の観察	1. ADLの評価、自立度を把握する。 2. 排泄の頻度、時間などのパターンのアセスメント及び男女のフィジカルアセスメントを加味した状態把握をする。 3. 鎮痛剤、睡眠剤などの服用後はその影響をアセスメントする。	危険度Ⅰに加えて 1. ADLに変化がないか観察する。 2. 全身状態の把握から起こりうる認識力の変化などを予測する。	危険度Ⅱに加えて 1. 医師を含めたチーム全体で連携して、観察できるよう協力を得る。
環境整備	1. シフトが替わる毎に担当者は以下のチェックをする。 ①ベッドの高さ、ストッパー固定の確認。 ②ベッド柵及びその効果の確認。 ③ベッド周囲の障害物の確認整理。 ④ナースコール、ポータブルトイレの適切な位置の確認。 2. 患者の身の周り、床頭台に必要なものの確認と整理。	危険度Ⅰに加えて 1. 患者の安全を確認できるよう照明の工夫。 2. 注意マークなどで、他のメンバーの関心を引く工夫をする。 3. オーバーテーブル、点滴スタンドは、可動性のないものと交換する。 4. 離床センサーマットなどの使用を検討する。	危険度Ⅱに加えて 1. ナースステーションに近い観察の目が行き届く部屋への転室。 2. ベッド周囲にマットや枕などで打撲のショックをやわらげる工夫を行う。 3. 必要時は床敷きマットにする。 4. ベッド柵を患者が外さないように頻回な観察を行う。
指導・援助	1. 排泄パターンに基づいた、誘導。 2. 適切な衣類、履き物の選択の指導。 3. ベッド、周辺の器具、装置、ナースコールなどの使用方法の説明。 4. 日中の離床を促し、昼夜のリズムを付ける。 5. 家族、チームメンバーと事故の危険を共有し、理解を得る。	危険度Ⅰに加えて 1. ナースコールには素早く対応する。 2. 患者に理解できるよう相手のペースにあわせた十分な説明を行う。 3. 患者歩行時の歩き方などの指導と見守り。 4. 正しいトランスファー技術で介助する。 5. 頻回な巡視行う。	危険度Ⅱに加えて 1. 車椅子乗車時は、ずり落ちないように見守る。また、滑りにくいメッシュのマットを活用する。

横浜市立市民病院，2004年改訂版を参考にして作成

表6 転倒・転落評価の手順

手順	確認事項とポイント
❶患者の疾患の種類や治療によって意識障害の現れ方は異なるため、疾患、症状、処置の内容等を確認する。 ❷意識障害の程度を確認する。 ❸せん妄の有無を確認する ❹転倒・転落のリスクをアセスメントする。 ❺患者の歩行状態、排泄状態、履き物、衣類、行動パターンなどを把握し、介入方法を検討する。	●意識障害の程度の確認はジャパンコーマスケール（JCS、**表1**）、グラスゴーコーマスケール（GCS、**表2**）を用いて行う。 ●せん妄のスクリーニング・ツール **表3** を使用する。高齢者、認知症疾患の患者では特に注意が必要。 ●転倒・転落アセスメント・スコアシート **表4** を用いる。

図1 低床ベッド

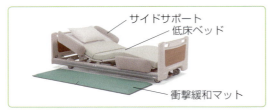

床高25cmの低床ベッドと衝撃緩和マット、柵のような拘束感がない転落を防止するサイドサポート。（パラマウントベッド）

図2 スイングアーム介助バー

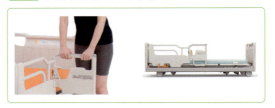

アームが開き、移乗や立ち上がり動作の時に安全性を保てる。（パラマウントベッド）

図3 赤外線センサー

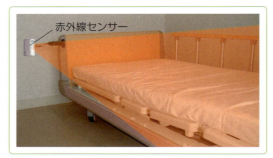

ベッドに赤外線センサーを取り付け、感知範囲に入るとナースコールなどで知らせる。（メディカルプロジェクト）

図4 ベッド用離床センサー

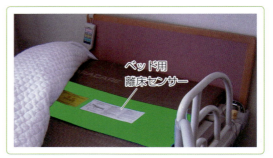

マットレスの下か上にセンサーを置き、離れるとナースコールなどで知らせる。（メディカルプロジェクト）

図5 ベッドサイドマットセンサー

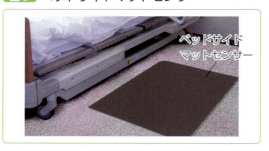

ベッド下にセンサーマットを置き、踏むとナースコールで知らせる。（メディカルプロジェクト）

図6 クリップセンサー

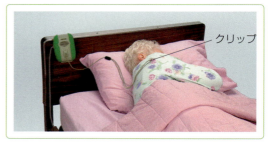

衣類にひもクリップを付け、ひもクリップが外れるとナースコールなどで知らせる。（メディカルプロジェクト）

図7 トイレセンサー

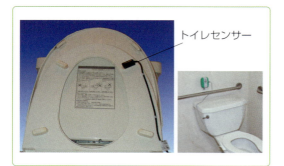

トイレ便座にセンサーを付け、重量がかからなくなるとアラームなどで知らせる。（メディカルプロジェクト）

図8 車椅子センサー

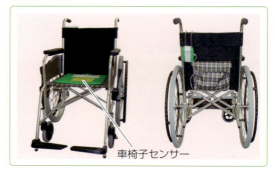

車椅子にセンサーを付け、重量がかからなくなるとアラームなどで知らせる。（メディカルプロジェクト）

表7 ベッド周囲の管理の手順

手　順	確認事項とポイント
❶転倒・転落のリスクをアセスメントする。 ❷ベッドの状態を確認し、患者の状態に合ったものを準備する。 ❸起居動作、歩行状態、行動パターンに合わせてベッドの種類や安全物品を使用する。	● **表5** を参照。 ●ベッドの位置の確認とストッパーの固定がされているか。 ●ベッド柵の利用の必要性の確認：使用するタイプ、数、ロックの有無。 ●寝具の調整：シーツのたるみ、掛け布団や包布のたるみ、引っかかりそうな装飾や穴、掛け布団の重さなどを調整する。 ●ベッドの高さの確認：低床ベッド **図1** 、畳などの利用の有無。 ●起居時、支えが必要な場合のスイングバー **図2** の使用。 ●離床センサー **図3** 〜 **図6** の利用の必要性の確認と、使用する種類の検討。その他のセンサー **図7** 〜 **図8** の利用の必要性の確認。

表8 病室の環境整備の手順

手　順	確認事項とポイント
❶ベッド周りの状況確認、整理・整頓・清掃を行う。 ❷ベッドから部屋の出入り口までの経路の確認と調整を行う。 ❸適切な照度が保たれているか、確認し調整する。 ❹室内排泄時の注意をする。	●よく使用する物の位置：よく使用する物は近くに寄せておく。 ●オーバーテーブル、床頭台の位置、ストッパーの位置：もたれた時に動くことがないようにする。 ●履き物の位置：履きやすいようにそろえておく。 ●床の状態：床頭台の下やポータブルトイレの周りなど、濡れているところがないようにする。 ●障害物の有無：荷物、花などは足元に置かないようにする。 ●広さ、距離：ベッド位置の調整や交換。 ●床の状態：凹凸の有無、濡れていない状態。 ●足元の照度：必要時フットライトの点灯。 ●天井や頭元の照度：明るすぎる照明や暗すぎる照明は避ける。 ●高さの合ったポータブルトイレを準備する。 ●ポータブルトイレとベッドの距離を調整し、必要時、手すりを準備する。 ●ポータブルトイレがすべりやすい場合は、適宜、すべり止めマットを使用する（すべり止めマットにつまずくことがないよう、敷きかたに注意する）。

慢性期・回復期の予防活動支援技術

感染予防

寺地つね子

- 医療の高度化や手術対象患者の高齢化、化学療法の進歩などによって、易感染性の患者や高齢者が増加している。
- 院内ではMRSA（メチシリン耐性黄色ブドウ球菌）などの多剤耐性菌も増加し、入院している患者は限られた空間に密集しているなどの感染しやすい環境におかれている。
- これらの状況から通常は感染しづらく病原性の低い菌であっても、感染を起こし患者の入院生活に影響を与えやすくなっている。
- ここでは感染予防の観点から、アセスメント、アイソレーション（隔離）、咳嗽・手指衛生・マスクなどの感染予防について解説する。

感染予防のためのアセスメント

1. 目的

- 感染リスク（感染する危険性）と感染拡大の有無に関する評価を行い、適切な感染予防策を実践する。

2. 手順

- 標準予防策（スタンダードプリコーション）をとったうえで、特異的な感染経路別予防策（接触感染、飛沫感染、空気感染）が必要か否かを判断する 表1 。
- 標準予防策と感染経路別予防策では予防できない状況として、易感染性患者 表2 と監視を必要とする患者を把握する。

表1 感染予防策

感染予防策		内容
標準予防策（スタンダードプリコーション）		すべての患者に対して標準的に行う基本的な感染対策である。汗を除くすべての体液・分泌物・排泄物、血液、粘膜、損傷した皮膚には感染の可能性があるとみなして対応する。 院内感染のリスクを減少させるための対策である。
感染経路別予防策	接触感染予防策	●接触感染には、直接接触感染と間接接触感染がある。 ●直接接触感染：全身清拭時、体位交換時、おむつ交換時など、患者と直接触れるケアで伝播される。 ●間接接触感染：微生物に汚染されたベッド柵、テーブルなど医療器具を介して伝播される。
	飛沫感染予防策	●病原微生物を含む直径5μm以上の飛沫粒子により起こる。 ●咳やくしゃみ、気管・口腔吸引などで飛んだ飛沫粒子を吸引することで感染する。 ●飛沫が空気中に浮遊することはないので特別な空調管理は不要である。
	空気感染予防策	●病原微生物を含む飛沫核が直径5μm以下のものが長時間空中を浮遊し、空気の流れで、伝播する。

表2 注意が必要な易感染性患者

- 放射線療法、化学療法、免疫抑制療法などを受け免疫機能が低下している患者
- 外科的処置（治療）を受けている患者
- 高齢者および糖尿病・腎不全などの原疾患をもつ生理機能の低下している患者
- 中心静脈カテーテルや尿道留置カテーテルなどの感染源となるデバイスを治療目的で使用している患者
- 広範囲の熱傷患者や褥瘡のある患者
- 長期間にわたり抗菌薬療法を受けている患者

アイソレーション（隔離）

■ アイソレーション（隔離）は、ケアを通して安全な環境を提供するための手段であり、通常の標準予防策では十分な対処ができない場合に、患者、医療従事者、面会者などの間で感染を拡大させないための対策である。

1. 目的

■ 接触伝播性の強い微生物（多剤耐性菌の感染や定着の場合）に対して、伝播の機会を減らすため個室に収容する。
■ 飛沫感染により伝播する微生物に感染またはその疑いのある患者に対して、感染の危険のある期間をアイソレーションする。
■ 空気感染により伝播する微生物に感染またはその疑いのある患者に対して、感染の危険のある期間をアイソレーションする。
■ 疾病による免疫機能低下に加えて治療を行うことによる易感染性患者に対して病院内の環境、医療従事者、ほかの患者からの感染を予防するためにアイソレーションする。
■ 感染予防の基本として標準予防策に加え、特異的な感染経路を示す疾患に対しては感染経路別予防策を追加して行う。

2. 必要物品

■ 個室病室、必要に応じて個人防護具（ガウン、エプロン、手袋、マスク、ゴーグル）など。

3. 手順

■ 3つの感染経路別予防策の方法を **表3** に示す。

手指衛生（手洗い、手指消毒）

■ 感染予防に対して一番効果的な対策は手指衛生（手洗い、手指消毒）である。
■ 手指衛生を適切に行うことで、病院などの医療ケア関連の感染を減少させることができる。
■ 現在は、従来の流水と石鹸による手洗いを基本とする考えかたから、擦式消毒用アルコール製剤を使用した手指消毒が推奨されている。
■ 擦式消毒用アルコール製剤を使用した手指消毒は特別な設備が不必要であり、より実践的な方法である。
■ 皮膚の細菌は「一過性微生物」と「常在菌」の2つから成り立っている。
■ **一過性微生物**：皮膚の表面や爪などに存在し、医療従事者が患者に直接接触したり、患者の近くにある周囲の環境から付着するが、一時的にごく短時間しか生存できない。それらは通常、手指消毒で除去される。医療関連感染とのかかわりで問題になるのは病原性がある一過性微生物である。
■ **常在菌**：皮膚の深層に住み着いており除去が困難であるが、通常病原性をもたない。

1. 目的

■ 手指に付着している血液や体液などの有機物による汚染や感染源となる一過性微生物を除去する。
■ 適切な手順とタイミングで行うことで、医療従事者から患者へ、患者から患者への医療従事者の手を介した病原体の伝播を防ぐ。
■ 病原体そのものや感染性を有するすべての血液、体液（汗を除く）、粘膜、損傷した皮膚など

表3 感染経路別および易感染患者のアイソレーションの方法

方法	確認事項とポイント
1 接触感染予防策	
❶個室での管理*が望ましい。特に伝播を促進する可能性がある状況（便失禁、尿失禁など）の患者は個室管理とする。 ❷個室が不足している場合、同じ微生物に感染している患者、または同じ微生物が定着している患者、または同じような状況の患者を同室にする（コホーティング）。 ❸手指衛生と手袋・ガウンの適切な使用をする。 ・患者の部屋に入るときは手指消毒後に手袋をつけ、退室時に外す。 ・ガウンは、感染もしくはそれを疑われる患者、環境表面、物品に接触する場合に着用し、退室時には室内で脱ぎ、ただちに手指消毒をする。 ❹患者が使用する血圧計や体温計などは専用とする。 ・血圧計や体温計を共用する場合は、他患者の使用前に消毒する。	●MRSA（メチシリン耐性黄色ブドウ球菌）、MDRP（多剤耐性緑膿菌）、CRE（カルバペネム耐性腸内細菌科細菌）、VRE（バンコマイシン耐性腸球菌）、そのほかの多剤耐性菌、ノロウイルス、流行性角結膜炎などが対象となる。 ●感染対策（接触感染予防策）が必要な患者であることを全スタッフ（看護助手や清掃スタッフなども）に周知する。 ●患者、その家族にも感染対策（接触感染予防策）が必要であることを十分に説明する。 ●個室が確保できなかった場合、患者間の直接接触の機会を最小限にするために、ベッド間でカーテンをひく。 ●ほかの患者のケアに移る場合は、手袋やガウンは交換し、手指消毒を行う。
2 飛沫感染予防策	
❶原則、個室で管理*とする（個室のドアは開けたままでよい）。 ❷個室が不足している場合は、同じ微生物による感染症患者と同室にする。 ❸医療従事者や面会者が患者の1m以内に接近する場合、サージカルマスクを着用する。 ❹患者移送は必要な場合のみに制限する。 ❺移送の場合は、患者にサージカルマスクを着用してもらう。	●風疹ウイルス、ムンプスウイルス、インフルエンザウイルス、百日咳菌、アデノウイルスなどが対象となる。 ●感染対策（飛沫感染予防策）が必要な患者であることを全スタッフ（看護助手や清掃スタッフなども）に周知する。 ●患者、その家族、面会者にも感染対策（飛沫感染予防策）が必要であることを十分に説明する。 ●同一微生物による感染症患者と同室にできず、多床室で管理する場合はパーテーションでしきるか、ベッド間を1～2m以上離す。 ●風疹、ムンプスのウイルス感染症の場合、患者のケアは、抗体を有する者が優先して行う。
3 空気感染予防策	
❶空調条件を備えている個室で管理*する。 ・周囲の区域に対して陰圧とする。 ・1時間に6～12回以上換気する。 ・適切な室外排気を行う。 ・個室のドアは常に閉じておく。 ❷医療従事者や家族が入室する場合は、空気感染対策ろ過マスク（N95微粒子用マスク）を着用する。 ❸患者移送は必要な場合のみに制限する。 ・移送する場合は患者にサージカルマスクを着用してもらう。 ❹入室前後の手指衛生（手洗い、手指消毒）を徹底する。 ❺個室が不足している場合は、同じ微生物による感染症患者と同室にする。	●結核菌、麻疹ウイルス、水痘・帯状疱疹ウイルスなどが対象となる。 ●N95微粒子用マスクは病室の外で着用し、フィットチェックを行ってから入室する。マスクは病室を出てから外す。 ●N95微粒子用マスクのシールチェックは、マスクと顔の皮膚面との密着を確認するために行う。 ●感染対策（空気感染予防策）が必要な患者であることを全スタッフ（看護助手や清掃スタッフなども）に周知する。 ●患者、その家族にも感染対策（空気感染予防策）が必要であることを十分に説明する。 ●患者のケアは水痘・麻疹ウイルスによる感染症の場合、抗体を有するものが優先して行う。 ●面会は対策が必要な期間は禁止する。

（表3つづき）

方法	確認事項とポイント

④ 易感染性患者に対するアイソレーション

❶好中球減少（好中球数500/μLを目安）により、さまざまな細菌や真菌による感染リスクは高くなるため、可能であれば個室で管理*する。 ❷易感染性患者の個室の清掃は、日常的な清掃で埃をていねいに除去する。床や壁などの消毒は不要である。 ❸入室前後の手指衛生（手洗い、手指消毒）を徹底する。	● 標準予防策で対応する。 ● 面会者はガウンテクニックや履物交換は不要である。呼吸器感染症に罹患している面会者は面会を禁止する。 ● 環境表面の微生物が患者に感染を起こす可能性はほとんどない。 ● 呼吸器感染症に罹患しているスタッフの入室を禁止する。

*個室で管理される患者は、行動が制限され、不安になったり動揺してしまうことが予測される。患者の不安を軽減するような倫理的配慮を十分行う。

からの、手指を介しての交差感染を防止する。

2. 必要物品

- **手洗い**：普通石鹸または消毒成分を含有する抗菌性石鹸、ペーパータオル、流水。
- **手指消毒**：擦式消毒用アルコール製剤。

3. 手順

- 手洗いの基本原則は 表4 に示した。
- 手洗いの種類には、医療行為の目的により、日常手洗い、衛生的手洗い、手術時手洗いの3種類に分けられる。ここでは、日常手洗い、衛生的手洗いを取り上げる 表5 表6 。

個人用防護具の使用

- マスク、エプロンまたはガウン、手袋、ゴーグルなどの感染予防の個人用防護具について説明する。

1. マスク

1）目的

- 血液、体液、分泌物、排泄物などが飛散し、飛沫が発生する可能性がある処置やケアから鼻・口腔粘膜を保護する。

表4 手洗いの基本原則

- 手指に目に見える汚れがある場合は、流水と普通石鹸による手洗いを行う。
- 手指に目に見える汚染がない場合は、基本的に擦式消毒用アルコール製剤を用いた手指消毒を行う。
- 患者と接触する前後およびケアや処置の前後、手袋装着の前後に手指消毒または手洗いを行う。

2）必要物品

- 対象となる微生物の飛沫粒子の大きさによりマスクを選択する 表7 。
- 飛沫感染予防では、サージカルマスクを使用する。
- 空気感染予防では、空気感染対策ろ過マスク（N95微粒子用マスク）を使用する。
- サージカルマスクは、血液、体液、分泌物、排泄物などの飛散から口や鼻の周囲の皮膚汚染を予防する場合も選択する（標準予防策）。
- N95微粒子用マスクは、0.1～0.3μmの微粒子を95%以上除去できる性能を有する。

3）方法

- マスクの着脱方法を 表8 に示す。

2. エプロンまたはガウン

1）目的

- 血液、体液、分泌物、排泄物などが飛散し、飛沫が発生する可能性がある処置やケアから

表5　日常的手洗いと衛生的手洗いを行う場面

日常手洗い （目的：汚染物および一過性微生物の除去）	衛生的手洗い （目的：一過性微生物の除去あるいは常在菌の除去）
● 通常の診察、ケア（血圧測定、検温、清拭など）の前後 ● 配膳の前（食べ物を取り扱うとき） ● 手袋をはずしたとき ● 清掃後 ● 排尿、排便の後	● 侵襲的処置前（中心静脈カテーテル挿入時、導尿カテーテルや末梢静脈カテーテルなど外科的処置を要しない侵襲的医療器具の挿入前） ● 患者に直接接触する前後 ● 体液、排泄物、粘膜、損傷した皮膚、創などの処置の前後 ● 同一患者の汚染部位から清潔部位に移る場合 ● 患者の周囲の物品に接触した後 ● 手袋をはずした後 ● 衛生的手洗いは、①患者に触れる前、②清潔・無菌操作の前、③体液に曝露された可能性がある場合、④患者に触れた後、⑤患者関連の環境や物品に触れた後、の5つのタイミングで手指衛生を実施する。

表6　手洗いと手指消毒の手順

手順	確認事項とポイント
1 手洗い（日常的手洗い）	
❶ 流水で手を濡らす。 ❷ 普通石鹸を手にとり、手の全体になじませる。 ❸ 10～15秒間、両手をよくこすり、手指の表面をこすり洗いする。 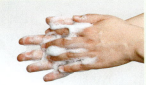 ❹ 両手の指の間をこすり合わせる。 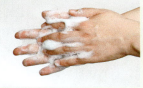 ❺ 手の甲を、もう片方の手のひらでこする（両手実施する）。 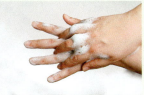	● 石鹸と流水で行う手洗いである（15～20秒以内で行う）。 ● 時計や指輪は外す。 ● センサー式の蛇口でない場合、水道の栓の開閉は肘、または使用したペーパータオルで行う。 洗い残しをしやすい場所（親指、指の背面、指間、爪先、手首）は特に注意する。

（表6つづき）

手順	確認事項とポイント
❻片方の手をカップ状にして、左右交互に指先で手のひらをこする。 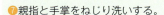 ❼親指と手掌をねじり洗いする。 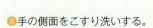 ❽手の側面をこすり洗いする。 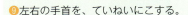 ❾左右の手首を、ていねいにこする。 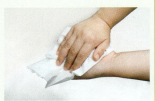 ❿流水でよくすすぐ。 ⓫ペーパータオルで押さえるようにして水分を拭きとる。 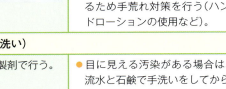 ⓬使用したペーパータオルで蛇口を閉める。	● 使い捨てのペーパータオルを使用する。 ● 手洗い後は手を完全に乾燥させる。 ● 手荒れは、荒れた部分に細菌が定着し交差感染の危険が増加するため手荒れ対策を行う（ハンドローションの使用など）。
❷擦式消毒用アルコール製剤を使用した手指消毒（衛生的手洗い）	
❶手指が目に見えて汚れていない場合に、擦式消毒用アルコール製剤で行う。 ❷擦式消毒用アルコール製剤を手にとる。 ❸手をカップ状にして、左右交互に指先と爪にしっかりすり込む。 ❹両方の手のひらに、ぬり広げ、すり込む。 ❺両方の手の甲に、ぬり広げ、すり込む。 ❻指の間も、しっかりすり込む。 ❼親指と手掌をねじるように、すり込む。 ❽手首にすり込む。	● 目に見える汚染がある場合は、流水と石鹸で手洗いをしてから擦式消毒用アルコール製剤を使用し手指消毒をする。 ● 擦式消毒用アルコール製剤は十分な量を用い（3mL以上）、20秒以上かけてすり込む。 ● 手指消毒を5～6回繰り返すと手がべたつくため、流水下で手洗いをし、べたつきや汚れを落とす。

表7 マスクの種類と選択の理由

マスクの種類	適応	選択の理由
サージカルマスク	●血液、体液、分泌物、排泄物などが飛散し、飛沫が発生する可能性があるとき。 ●飛沫感染の対策が必要な患者の1m以内に接近するとき（インフルエンザウイルス、ムンプスウイルス、風疹ウイルスなど）。	水分を含んだ飛沫の場合、サージカルマスクを選択する。
空気感染対策ろ過マスク（N95微粒子用マスク）	●空気感染対策の必要な患者の病室に入室するとき（結核菌、水痘ウイルス、麻疹ウイルスなど）。	感染病原体の対象となる微生物の飛沫粒子の水分が蒸発した飛沫核の場合、N95微粒子マスクを選択する（ただし、医療従事者が麻疹や水痘などの抗体をすでに保有していて、患者に接する場合はN95微粒子マスク装着の必要がない）。

表8 マスクの着脱方法

方法	確認事項とポイント
1 サージカルマスクの着用	
❶マスクの中央を押さえ紐（ゴム）を耳にかける。 ❷可変式ノーズピース（針金部分）を鼻の形に指で合わせフィットさせる。 ❸マスクの下のほうを持って顎まで覆うように広げる。	●鼻、口、顎を確実に保護できるように、マスクを上下に広げて使用する。 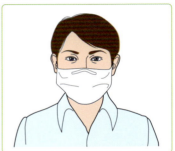
2 N95微粒子用マスクの着用	
❶N95微粒子用マスクは、いろいろな種類があるため、選択した製品の説明書にしたがって正しく装着する。 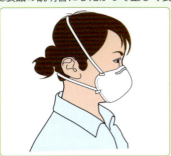 ❷N95微粒子用マスクを着用したら汚染区域に入る前にシールチェックを実施する。	●シールチェック：両手でマスク全体を覆い、空気の漏れがないかチェックする。 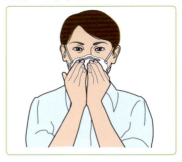 ●陽圧チェック ①マスク表面を両手で覆う。 ②息をゆっくり吐く。 ③周囲から呼気が漏れないことを確認する。

(表8つづき)

方法	確認事項とポイント
	● 陰圧チェック ①息をゆっくり吸ってマスク内を陰圧にする。 ②マスクが顔に吸いつけられることを確認する。
3 マスクの外しかた	
❶押さえ紐(ゴム)を持って外す。	● 汚染表面に触れないように注意して外す。 ● 外した後は、ただちに手洗いを行う。

表9 ガウンの着脱方法

方法	確認事項とポイント
❶体にフィットするように紐を調節し着用する。 ❷脱ぐ場合、周囲の環境を汚染させないように、汚染された表面を中に折り込むようにして脱ぐ。 ❸脱いだ後は、ただちに手指消毒または手洗いを行う。 ディスポーザブルガウン	注意 着用したまま、不用意に移動しない。 ● 使用後は部屋で脱ぎ、その場で廃棄する。

白衣や皮膚の汚染を予防する(汚染物や汚染した器材の片づけや洗浄時などの場合も使用する)。

2)必要物品
■ 感染予防に使用する場合、撥水性あるいは防水性のあるもので、ディスポーザブル製品を使用する。
■ 感染リスクによってエプロンタイプとガウンタイプを使い分ける。

3)方法
■ ガウンの着脱方法を 表9 に示す。

3. 手袋

1)目的
■ 患者の血液、汗以外の体液、分泌物、排泄物、損傷のある皮膚、粘膜に触れるとき、またはその可能性のある場合に着用する。

表10 手袋の着脱方法

方法	確認事項とポイント
❶手袋を着用する前に手指衛生を行う。 ❷手袋を外す場合、手袋の外側は汚染しているため触れないようにする。 ・手袋の先を対側の手袋をした手でつかみ外し、手袋をした手でそれを握り込む。 ・手袋が外れた手の指を、一方の手袋の下へ手首からすべり込ませて、手袋の表面に触れないように内側から外す。 ❸手袋を外した後にも、手指衛生を行う。	●患者ごとに手袋は交換し、同一患者であっても別部位の処置を行う場合は交換する。 ●汚染した手袋で周囲の環境や自分の体（顔や頭髪や眼鏡など）に触れない。 ●手袋は最も汚染している個人防護具であり、最初に外すことで手袋に付着している病原体が、ほかに付着することを予防できる。

2）方法

■ 手袋の着脱方法を 表10 に示す。

4. ゴーグル

■ 血液、汗以外の体液、分泌物、排泄物の飛沫を発生させるような手技やケア中に、眼の粘膜を保護するために使用する。

IV

慢性期・回復期の
セルフケア支援技術

- **セルフモニタリング**
  血糖／ピークフロー／肥満と体重／家庭血圧
- **セルフケアのための教育**
  食事指導（糖尿病、高血圧）／服薬指導／活動・安静・睡眠の指導／ストーマケア／間欠自己導尿／退院指導・退院調整

慢性期・回復期のセルフケア支援技術

セルフモニタリング

上野聡子／森　菊子／鈴木智津子

血糖

- 血糖自己測定（self monitoring of blood glucose；SMBG）は、測定した血糖値から、食事量、運動量、薬剤投与量などを総合的に判断し、療養に反映させることができる非常に有効な手段である。

1.　目的

- 低血糖（高血糖）を確認する。
- 血糖値が変動する傾向（日内変動、月内変動、年間変動）を把握する。
- 治療の評価を行う。

2.　必要物品

- 穿刺器具、穿刺針、血糖測定器、血糖測定試験紙、消毒綿、針捨て容器、血糖値記録ノート（自己管理ノート）。
- **血糖測定器**：現在使用されている主な血糖測

定器を 表1 に示す。

3.　血糖自己測定の適応と実施条件

- 注射薬を使用している糖尿病患者は血糖自己測定が保険適用されており、治療法に合わせて血糖測定を行っている。
- 血糖自己測定の実施条件を 表2 に示す。

4.　手順

- 血糖自己測定の手順を 表3 に示した。

1）血糖自己測定の注意点
- 血糖自己測定は、医師が指示した時間帯に行う。
- 低血糖（高血糖）と思われる症状など、体調の変化があった場合には、既定の測定時間に関係なく血糖測定を行い、血糖値に沿った対処を行う。
- 血糖の日内変動を確認するためには、日によって測定する時間帯をずらすことで、測定回

表1 主な血糖測定器の性能

製品名（販売元）	採血量（μL）	測定時間（秒）	測定メモリー（回）	測定範囲（mg/dL）	動作範囲ヘマトクリット値（%）
グルコカードGブラック（アークレイマーケティング）	0.6	5.5	450	10〜600	20〜70
グルテストNeoアルファ（三和化学研究所）	0.6	5.5	450	10〜600	20〜70
ニプロケアファストC（ニプロ）	0.5	5	500	20〜600	20〜60
フリースタイルフリーダムライト（アボットジャパン）	0.3	4	400	20〜500	15〜65
ワンタッチベリオビュー（ジョンソン・エンド・ジョンソン）	0.4	5	600	20〜600	20〜60

日本糖尿病学会編：糖尿病治療ガイド2016-2017．文光堂，東京，2016．より転載

表2 血糖自己測定の実施条件

- 糖尿病について理解していること
- 血糖自己測定に意欲的であること
- 医療者と患者の間で信頼関係があること
- 得られた血糖値に対して適正な判断と対処ができること
- 神経質ではなく精神的に安定していること

表3 血糖自己測定の手順

手順	確認事項とポイント
1 測定前 ①必要物品を準備する。 ②穿刺部位をよく洗う。	●必ず穿刺部分をよく洗って血糖測定を行う。 **注意** 果物の皮を剝いた後に手を洗わずに血糖測定を行うと血糖値は高く測定される。消毒だけでは効果がなく、必ず水洗いをする必要がある。
2 採血 ①穿刺部位をよくマッサージして、血行をよくする。 ②穿刺器具に針をセットする。 ③消毒綿で穿刺部を消毒する。 ④消毒部分が乾燥した後に穿刺する。 ⑤十分な血液が得られるまで、穿刺部周辺を圧迫する。	●測定に必要な血液量は、使用する血糖測定器によって異なる。 ●必ず消毒部分が乾燥してから穿刺を行う。 **注意** 血液を無理にしぼり出すと、リンパ液が混入してしまう。 **注意** 血液量が少なくても測定してしまう機器があり、血糖値が低く出てしまうことがある。
3 測定 ①試験紙を血糖測定器にセットする。 ②皮膚表面に半球状に血液を出した状態で、試験紙部分に血液をつける。 ③測定が開始されたら、穿刺部を消毒綿で圧迫し止血する。 ④測定結果が表示されるまで待つ。 ⑤測定結果を血糖値記録ノート（自己管理ノート）に記録する。 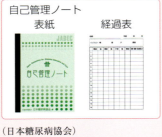 （日本糖尿病協会）	●血液を試験紙に当てる前に、血糖測定器の表示が測定画面になっていることを確認する。 ●測定時間は、血糖測定器の種類によって異なる。 **注意** 血糖測定器によって、マルトースを含む輸液やイコデキストリンを含む透析液により影響を受けるものがある。そのため、点滴加療中の患者や腹膜透析患者に、血糖測定器を用いるときには注意する。 **注意** 高度の貧血などでヘマトクリット値が非常に低値や高値の場合、測定値に影響を受けるので注意する。 **注意** 血糖測定器や試験紙は温度・湿度の影響を受けやすいので管理に注意する。
4 測定後 ①穿刺器具から針をはずして、所定の方法で針の廃棄をする。 ②血糖測定器から試験紙をはずし、所定の方法で廃棄をする。 ③用いた物品をケースに収納する。	**注意** 測定後の針で指を刺さないように注意する。

数を増やさずに、血糖値の傾向を知ることができる。
- 就寝中に低血糖の可能性がある場合は、患者に依頼して夜間に起きてもらい血糖測定を行う場合がある。
- 血糖をコントロールしていく指標はHbA1c（ヘモグロビンA1c）の値で判断され、患者の状態に合わせて医師により決められる。
- 合併症予防の観点からHbA1cの目標値は7%未満とされており、対応する血糖値は空腹時血糖値130mg/dL未満、食後2時間血糖値180mg/dL未満がおおよその目安となる。
- 低血糖は血糖値が70〜80mg/dL以下とされている。
- 高齢者は低血糖を繰り返し起こすことで脳にダメージが加わり、脳機能障害の原因になるといわれており、低血糖を起こさない血糖コントロールが必要である。

2）持続血糖モニター（CGM）

- 持続血糖モニター（continuous glucose monitoring；CGM）を用いることで、連続して血糖を測定することができる。
- CGMは皮下組織に留置したセンサーにより、間質液中のグルコースとセンサー中の酵素を反応させることで、電気信号に変換して連続測定する。
- CGMによる測定では、血糖自己測定（SMBG）の値を入力する補正が必要である。
- 10秒ごとに測定を行い、5分ごとの平均値を記録する。したがって1日288回の測定値が記録され、血糖値の日内変動を詳細に把握することが可能になり、患者の治療選択に役立つ。

（上野聡子）

ピークフロー

- ピークフローとは：最大吸気位から最大努力で最大呼気位までを行うときに得られる呼気気流速度の最大値のことで、中枢気道閉塞の指標となる。気流速度とは、1秒間に流れた空気の量を表す。
- 努力性肺活量が50%、25%の時点での呼気気流速度を、それぞれ$\dot{V}_{50}$、$\dot{V}_{25}$と表す 図1 。
- ピークフローの測定で、患者が無症状と感じていても早期に気道狭窄の出現を捉えることが可能であり、喘息を自己管理するための有効性が示されている。

1. 目的

- ピークフロー値をモニタリングし、生活との関連のなかで、喘息を悪化させている要因を知る。
- 喘息の治療が有効であるかを判断する。
- 気道狭窄の程度を数字で客観的に評価し、ゾーンシステム 表4 に基づいて気管支拡張薬、抗炎症薬の調節、あるいは救急受診を判断する。

2. 必要物品と使用上の注意点

- ピークフローメーター（ピークフローメーターは機種間で予測回帰式が異なるため、同一患者には同一機種を用いる 図2 ）。
- 機種別のピークフロー標準予測値を用いる。
- どの機種においても小型軽量で携帯が可能である。

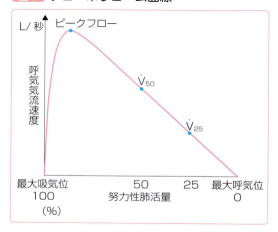

図1 フローボリューム曲線

表4 ゾーンシステム

ゾーン	内容
グリーンゾーン	自己ベスト値(ピークフロー)の80％以上で、コントロールがよいことを示す。 通常どおりの薬剤を使用する。
イエローゾーン	自己ベスト値の50％以上80％未満で、医師から受けている指示に基づき、発作時の薬を追加する。 一度改善しても、咳込みが強い、少しゼーゼーしている、少し息が苦しいなどの症状を繰り返すときは、早めに受診する。
レッドゾーン	自己ベスト値の50％未満は緊急事態である。 具合が悪いことを周囲に伝えるとともに、ただちに受診する。

図2 ピークフローメーターの機種例

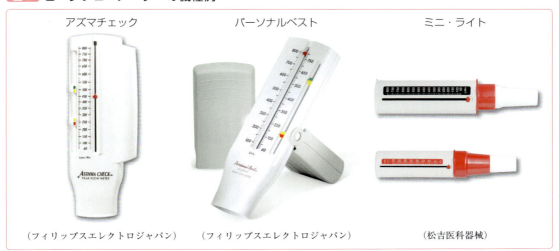

アズマチェック　　　　パーソナルベスト　　　　ミニ・ライト

（フィリップスエレクトロジャパン）　（フィリップスエレクトロジャパン）　（松吉医科器械）

- 1年に1回、あるいはピークフローメーターの測定値の妥当性に疑問があるときは、医療機関でのスパイロメトリーの検査によるピークフロー値と比較する。

3. 手順

- ピークフローによるモニタリングを開始する際には、まずピークフローの自己ベスト値を決めることが必要となる。
- 自己ベスト値とは、喘息のコントロールが良好なときの2～3週間に得られた最も高いピークフロー値である。
- ピークフローメーターの使用方法を 表5 に示す。

（森　菊子）

肥満と体重

肥満と肥満症

- **肥満とは**：脂肪組織が過剰に蓄積した状態で、BMI(体格指数)が25(kg/m^2)以上のものをいう（ 表6 、p.165を参照）。
- **肥満症とは**：肥満に起因ないし関連する健康障害を合併し、医学的に減量を必要とする病態をいい、疾患として取り扱う（ 表7 ）。

肥満と体重

- 肥満症は体重を減らすことで予防・改善が可能で、肥満に伴う健康障害の多くを改善でき

表5 ピークフローメーターの使用方法

手順	確認事項とポイント

1 測定前

❷ピークフローメーターの指示針を一番下までもどす。

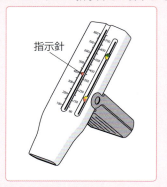
指示針

- 患者にピークフロー値の意味、モニタリングの必要性について説明する。
- **注意** 患者が義歯をつけている場合は、はずしてもらう。
- **注意** 日常点検として、正常に作動するのを確認する（内部に食べ物の一部などの異物がない、指示針が抵抗なくスムーズに動き、移動したところに止まる）。

2 測定

❶立位になり背筋を伸ばす。立位が難しい場合には座位で実施する。
❷できる限り深く息を吸った後、マウスピースを唇でしっかりくわえ、できるだけ強く速く、一気に吐き出す。
❸指示針が止まった位置の目盛りを読み取る。

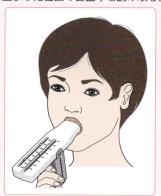

- いつも同じ姿勢で行うことが大切である。
- **注意** 目盛りに指が触れると、指示針が動かないので注意する。
- **注意** マウスピースの周りから空気が漏れないように注意する。また、舌でマウスピースを塞がないように注意する。
- 呼気は1～2秒間でよい。
- 咳が出たり、うまくできなかったときは、もう一度やりなおす。
- 測定は起床時、夕方ないしは就寝前の1日2回実施する。
- ピークフローは起床時に最低値を示し、夕方にかけて最高値となる日内リズムがある。
- ピークフローの変動率が20%以内になるように日々の症状をコントロールする。
- ピークフローの変動率(%)＝{(ピークフロー1日の最高値－ピークフロー1日の最低値)／ピークフロー1日の最高値}×100
- **注意** 気管支拡張薬を使用している際には、その使用前に測定する。

3 測定後

❶測定時には3回ずつ値を出し、最高値を喘息日誌に記録する。
❷ゾーンシステムに基づいて、使用薬剤の調節などを行う 表4 。

- 週1回は洗浄する。ぬるま湯と中性洗剤を使用して洗浄し、十分に水洗いしてから完全に自然乾燥させる。

表6 BMIと肥満度の分類

BMI(kg/m²)	判定	WHO基準
<18.5	低体重	under weight
18.5≦～<25	普通体重	normal range
25≦～<30	肥満（1度）	pre-obese
30≦～<35	肥満（2度）	obese class Ⅰ
35≦～<40	肥満（3度）	obese class Ⅱ
40≦	肥満（4度）	obese class Ⅲ

注1）ただし、肥満（BMI≧25）は、医学的に減量を要する状態とは限らない。
注2）BMI≧35を高度肥満と定義する。
日本肥満学会肥満症診断基準検討委員会：肥満症診断基準2011. 肥満研究 2011；17(extra edition)：i. より改変して転載

表7 肥満に起因ないし関連する健康障害

- 耐糖能障害（2型糖尿病、耐糖能異常など）
- 脂質異常症
- 高血圧
- 高尿酸血症、痛風
- 冠動脈疾患（心筋梗塞、狭心症）
- 脳血管障害（脳梗塞、脳血栓、一過性脳虚血発作）
- 脂肪肝（非アルコール性脂肪肝疾患）
- 睡眠時無呼吸症候群、肥満低換気症候群
- 整形外科的疾患（変形性関節症、腰痛症）
- 月経異常および妊娠合併症
- 肥満関連腎臓病

表8 体重計測の手順（デジタル式体重計の場合）

手順	注意事項
❶測定条件を一定にする。 　・寝衣で測定する。 　・排尿をすませ、朝食前に測定する。 ❷履物を脱いで、秤台に静かに立つ。 ❸測定値を記録する。	● 体重計は水平な位置に置く。 ● kg単位で、小数点以下1位まで記録する。

ることが明らかになっている。
- 体重を計測し、記録することが肥満症対策の基本となる 表8 。
- 食生活や運動習慣などの生活習慣が、肥満の誘因となる。
- 体重は、栄養状態や体格を表すだけでなく、浮腫や胸水、腹水などの病態も体重の変化から捉えることができる。

（鈴木智津子）

家庭血圧

高血圧の判定

- 診察室で計測する血圧（診察室血圧）では、140/90mmHg以上を高血圧とする。
- 家庭で計測した血圧（家庭血圧）では、135/85mmHg以上を高血圧とする。

- 診察室血圧と家庭血圧に較差がある場合は、家庭血圧による高血圧診断を優先する。
- 家庭血圧は、診察室血圧よりも患者の症状を予知しやすい因子であるといわれている。

家庭血圧の測定

1. 目的

- 患者の治療継続率を改善し、降圧目標を定める。
- 降圧薬治療による過剰な降圧、不十分な降圧を評価することに役立てる。
- 白衣高血圧、仮面高血圧の診断や治療抵抗性高血圧の診断と治療方針の決定に有用である。
- **白衣高血圧**：診察室で測定した血圧が高血圧であっても、診察室外の血圧では正常域血圧を示す状態。耐糖能障害や脂質異常症を合併

する頻度が高い。
- **仮面高血圧**：診察室血圧が正常域血圧であっても、診察外の血圧では高血圧を示す状態。臓器障害と心血管イベントのリスクは、正常域血圧や白衣高血圧と比較して有意に高い。

2. 必要物品

- 家庭血圧の測定は、コロトコフ法（聴診法）との較差が5mmHg以内であることが確認されたオシロメトリック法による上腕家庭血圧計を用いて、決められた条件にしたがって測定する 図3 。

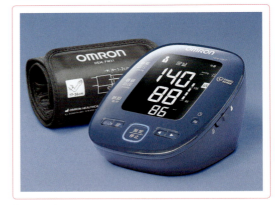

図3 オシロメトリック法による上腕家庭血圧計の例

（オムロン）

表9 家庭血圧測定の指導の手順

手順	確認事項とポイント
1 測定方法や条件について説明する	
❶測定環境について説明する。 ・静かで適当な室温の環境で測定する（特に冬季において、暖房のない部屋での測定は血圧を上昇させるので、室温への注意が必要である）。 ・原則として背もたれつきの椅子に脚を組まずに座って、1～2分の安静後に測定する。 ・会話を交わさない環境とする。 ・測定前の喫煙、飲酒、カフェインの摂取は行わない。 ・血圧計のカフの位置が心臓の高さに維持できる環境とする。 ❷測定条件について説明する。 ・**朝の測定の条件**：起床後1時間以内、排尿後、朝の服薬前、朝食前、座位1～2分の安静後。 ・**晩（就床前）の測定の条件**：座位1～2分の安静後。 ・指示により、夕食前、晩の服薬前、入浴前、飲酒前などにも測定する。 ・そのほか適宜、自覚症状のあるとき、休日昼間、深夜睡眠時などでも測定する。 ❸測定回数について説明する。 ・1機会に原則2回測定し、その平均をとる。 ・1機会に1回のみを測定した場合は、1回のみの血圧値を用いる。 ❹測定期間について説明する。 ・できるかぎり長期間にわたって測定する。	**注意** 家庭血圧測定に対し不安をもつ患者には測定を強いてはいけない。 ● 原則的には利き腕とは反対の腕で測定するが、左右差が明らかな場合は、常に高い値が出る側で測定する。 ● 極端に太い腕や細い腕では、それぞれ大型カフや小型カフの使用が望ましい。 ● 家庭血圧計の取扱説明書にある測定方法をよく読んで、正しく測定することが大事であることを説明に付け加える。 ● 血圧は常に変動している。入浴、排泄、飲酒、食事、運動、ストレス、性生活、季節などの要因で変動する。 ● 高血圧だけでは特異的な症状を伴わない。しかし、二次性高血圧や合併症・臓器障害を伴う場合では、そのために何らかの特異的な症状を呈することがある。脳血管障害では、筋力低下、めまい、頭痛、視力障害があり、心臓疾患では呼吸困難、体重増加、下肢浮腫、動悸、胸痛があり、腎臓病では多尿、夜間尿、血尿、タンパク尿、末梢動脈疾患は間欠性跛行、下肢冷感などがある。

(表9つづき)

2 測定の方法を具体的に説明する

❶安定した血圧を測るために、測定の1〜2分前から座って安静にする。
❷腕を伸ばした状態で、机やテーブルの上に血圧計を置き、カフと心臓の位置が同じ高さになるようにする（必要時、枕やタオルなどで腕の高さを調整する）。
❸カフは肌にじかに巻く（ワイシャツのような薄手の服であれば、服の上から巻いてもよい）。
❹カフは、エアホースが手のひら側にくるようにし、指1本が入る程度の強さで巻く。
❺測定時は体の力を抜き、指は軽く曲げておく。
❻2度、3度と測定する場合は、30秒〜1分間程度、間隔をおいて測定する。

血圧の測定法
カフと心臓の高さが同じ高さになるようにする。

3 記録のしかたを説明する

❶1機会に測定された測定値は、選択することなくすべて記録する。
❷体調の変化があった場合は、その症状なども記載する。
❸測定値に一喜一憂せずに、継続して血圧を測ることが大事である。

●一般的な降圧目標は140/90mmHgである。
●家庭血圧の降圧目標は135/85mmHgである。
●医療機関によっては、血圧を記録するノートを配布しているところもある。

測定値に基づき、勝手に降圧薬の中止や降圧薬の増減をしてはならないことを指導する。
正確に測定するために、家庭用血圧計の精度を取扱説明書にしたがって1年に1回はチェックすることが望ましい。

3．手順

■家庭での血圧測定の方法を患者に指導する（表9）。
■入院中より患者に血圧の測定値を記録してもらうと、自己管理への意識づけに役立つ。

（鈴木智津子）

〈文献〉
1. 播磨里美，河野史恵，西川朋美，他：手指に付着した果汁が簡易血糖測定器による血糖値に与える影響．糖尿病　2012；55（Supplement 1）：S-202.
2. 西村友理明：持続血糖モニター（CGM）の活用．糖尿病　2013；56（Supplement）：S-98
3. 日本糖尿病学会編：糖尿病治療ガイド2016-2017．文光堂，東京，2016：106-107.
4. 林道夫，糖尿病看護認定看護師による糖尿病看護研究会監修：糖尿病まるわかりガイド　病態・治療・血糖パターンマネジメント．学研メディカル秀潤社，東京，2014：18-24.
5. National Asthma Education and Prevention program編，泉孝英，大久保隆男監訳：喘息の診断・管理　NIHガイドライン．医学書院，東京，1999：15-40.
6. 党雅子，佐野靖之：ピークフローメーター．日本医師会雑誌　2002；127(5)：709-713.
7. 日本アレルギー学会喘息ガイドライン専門部会監修：喘息予防・管理ガイドライン2012．協和企画，東京，2012：90-107.
8. 医療情報科学研究所編：病気がみえる　呼吸器　第2版．メディックメディア，東京，2016：62-63.
9. 日本肥満学会肥満症診断基準検討委員会：肥満症診断基準2011．肥満研究　2011；17(50臨時増刊号)：1-78.
10. 日本高血圧学会高血圧治療ガイドライン作成委員会編：高血圧治療ガイドライン2014．ライフサイエンス出版，東京，2014：15-30.

慢性期・回復期のセルフケア支援技術

セルフケアのための教育

添田百合子／仲村直子／鈴木智津子／堀田佐知子／石橋千夏／織田浩子／藤原由子

食事指導（糖尿病、高血圧）

- 患者が自分の身体状況・生活状況・食事療法との折り合いをつけて、食事の自己管理を行い、セルフケアができるように援助する。
- ここでは、糖尿病と高血圧の食事指導に焦点を当てて解説する。

糖尿病の食事指導

1. 糖尿病とは

- **糖尿病**：インスリンの作用不足によって慢性的に高血糖が持続する状態のことである[1]。
- **糖尿病の分類**：1型糖尿病（自己免疫疾患：インスリン依存状態、インスリン分泌の欠如）、2型糖尿病（生活習慣病：インスリン非依存状態、インスリン分泌の減少とインスリン抵抗性の増大）のほかに、特定の機序・疾患によるものがある。
- 糖尿病の90％以上が2型糖尿病である[1]。
- 糖尿病の合併症の発症・進行を予防するためには、血糖コントロールが求められる。
- 糖尿病治療には「食事療法」「運動療法」「薬物療法」があるが、「食事療法」は治療の基本である。

2. 糖尿病の食事療法

1）食事療法の目的

- 日常の生活を送るための栄養を補給する。
- 代謝異常を改善する（糖質、タンパク質、脂質などの栄養のバランスのとれた食事にする）。
- 肥満の予防・改善をする。

- 疾病（合併症）の発症・進展を抑制する：細小血管症（糖尿病に特有の合併症：糖尿病神経障害、糖尿病網膜症、糖尿病腎症）、大血管症（虚血性心疾患、脳血管障害など）[2]。

2）1型糖尿病と2型糖尿病の食事療法の違い

- 1型糖尿病と2型糖尿病は病態が異なるため、食事療法の目的に違いがある **表1**。

3）糖尿病の食事療法のポイント

- 適正エネルギーを摂取する（エネルギーの適正化）。
- 栄養のバランスがとれた食事をとる。

3. 糖尿病の食事指導のポイント

- 糖尿病の食事指導のポイントを **表2** に示

表1 1型糖尿病と2型糖尿病の食事療法の目的

分類	食事療法の目的
1型糖尿病	● 適正体重の維持 ● 適正エネルギーの供給 ● 低血糖や高血糖の予防
2型糖尿病	● 適正体重の達成と維持 ● 末梢組織でのインスリン感受性を高め、膵β細胞への負担を軽減

表2 糖尿病の食事指導のポイント

1. 腹八分目とする。
2. 食品の種類はできるだけ多くする。
3. 脂質は控えめに。
4. 食物繊維を多く含む食品（野菜、海藻、きのこなど）をとる。
5. 朝食・昼食・夕食を規則正しく。
6. ゆっくりよくかんで食べる。

日本糖尿病学会編著：糖尿病治療ガイド2016-2017. 文光堂, 東京, 2016：41. より転載

す。カロリー計算をしながら、厳格な食事療法を目指すこともよいが、このレベルのことを心がけるだけでも、食生活は改善することができる。
- 実際の食事指導では、標準体重 表3 を参考にして行う。

高血圧の食事指導

1. 高血圧とは

- **高血圧の分類**：発症の原因が明らかでない**本態性高血圧**と、原因（腎不全や褐色細胞腫など）が明らかになっている**二次性高血圧症**がある。
- 日本人の80〜90％は本態性高血圧である。
- 本態性高血圧の病態には、食塩感受性、非食塩感受性など、いくつかの分類がある。
- **食塩感受性**：食塩を負荷すると、それに反応して血圧が上がり、食塩の摂取を減らすと血圧が下がる。
- **非食塩感受性**：食塩の摂取による血圧変動が少なく、食塩を減らしても血圧が変わらない。
- 食塩感受性の高血圧の患者は、日本人では30〜40％といわれている。
- 過食や運動不足による肥満も血圧上昇の原因であり、これらはインスリン抵抗性が関連していると考えられている（2型糖尿病と共通する）。
- 脂肪の過剰摂取が高脂血症へとつながり、これは心血管病の危険因子となる。したがって、高血圧では脂肪の制限も行う。

2. 高血圧の食事療法

- 食塩制限6g/日（このうち調味料などとして添加する食塩は4g）未満にする。
- 適正体重を維持する（標準体重の20％以上を超えない）。
- アルコールの摂取は、短期的には降圧に働くが、長期的には一定量を超えると血圧上昇の原因となるため節酒が必要となる。
- **アルコール制限**：エタノールで男性20〜30mL（おおよそ日本酒1合、ビール中瓶1本、焼酎半合弱、ウイスキー・ブランデーはダブル1杯、ワイン2杯弱に相当）/日以下、女性はその半分の10〜20mL/日以下にする。
- コレステロールや飽和脂肪酸の摂取を控え、魚（魚油）を積極的に摂取する。魚油に多く含まれるn-3多価不飽和脂肪酸は降圧効果をもたらす。

3. 高血圧の食事指導のポイント

- 脂肪・塩分の摂りすぎに注意する。
- 野菜や果物を積極的にとる（カリウム・カルシウム・マグネシウムなどのミネラルを十分にとる）。
- カリウム、カルシウム、マグネシウムの欠乏は血圧上昇に関与している（野菜や果物の積極的な摂取は高血圧治療ガイドライン[3]でも推奨されている）。
- 肥満や糖尿病の患者では、果物には糖分が多く含まれているため注意が必要である。
- 高度な腎機能低下がある場合は、腎臓からのカリウム排泄機能が低下しているため、高カリウム血症をきたす可能性があり、生野菜や果物を控える必要がある。

糖尿病と高血圧の食事療法の考えかた

- 糖尿病の患者では、高血圧を合併することが

表3 標準体重の算出方法と例

項目	計算式
標準体重の算出方法	標準体重（kg）＝身長（m）×身長（m）×22
例：身長が160cmの場合	1.6×1.6×22＝56.3（kg）

多い。

- 糖尿病と高血圧の食事療法は、適正体重を維持する、野菜を多くとるなど共通している。
- 糖尿病と高血圧の食事療法の考えかたは、糖尿病と高血圧の患者だけでなく、すべての人々に共通する望ましい食事でもある。

■ 糖尿病と高血圧の食事指導の実際

- 食事指導の場面では、看護師の考える望ましい食事療法を一方的に押しつけるのではなく、患者の日常生活を聴きながら、患者が食事計画を立て、実施するプロセスを支援する。
- 食事指導の手順を段階的に 表4 に示す。

（添田百合子）

表4 食事指導（糖尿病、高血圧）の手順

手順	確認事項とポイント
1 患者の日常生活を聞き、患者と看護師が相互に理解する	
1）現在に至るまでの経過や日ごろの生活をたずね、語ってもらう。 ❶病気の経過を聞く。 ・糖尿病・高血圧と診断されてから今日までの経過 ・既往歴 ❷日常生活を聞く。 ・1日の過ごしかた ・職業（肉体労働かデスクワークか）、勤務時間、通勤の方法 ・運動習慣の有無、運動の種類・時間・回数 ・レクリエーションなど ❸食生活を聞く。 ・食事内容（3食）、欠食の有無 ・食事のしかた（早食いなど）、食事量（過食傾向、少食傾向など）、味つけ（濃い、薄いなど）、調理者 ・飲酒の有無と回数・量 ・間食・外食の有無・回数・内容 ❹家族・友人などによる食事への配慮（協力体制）を聞く。	**根拠** 患者が自分に合った食事療法を考えていくことを手助けするときに、必要になる情報になる。 ●患者に看護師は理解者・援助者であると認知してもらえるような態度で接する。 ●患者がこれまでの生活習慣や活動状況を意識できるように聞く。 **コツ** 話の流れに沿って、じっくりと聞く。 ●病気（糖尿病、高血圧）が生活に及ぼす影響を捉える。 ●患者が問題に直面していく準備性（レディネス）を捉える。
2）糖尿病食・減塩食（以下、食事）に対するイメージや考えを聞く。 ❶食事療法の理解およびそれへの反応（「面倒」「できそうにない」「薄味は無理」など）を確かめる。	●患者の言動から、これまでに受けた医療従事者（医師、看護師、管理栄養士など）による食事指導の受け入れ状況や、食事に関する問題に直面していく準備ができているかどうかを判断する。
2 食事療法に必要な基本的知識と技術を提供する	
1）必要物品を準備する。 ❶筆記用具、電卓、食品交換表、食事に関する資料を準備する。	●食事に関する資料には、関連するパンフレットや外食に活用できるカロリーブックなどがある。
2）食事療法を行うための基本的な知識を提供し、食事療法の考えかたを説明する。 ❶糖尿病・高血圧の食事療法の目的を説明する。 ❷目標とする摂取エネルギーの算出をする。 ・身長と体重を測定する。 ・20歳時の体重と20歳以降での最高体重をたずねる。 ・以下の計算式を用いて標準体重を算出する。 標準体重（BMI法）[kg]＝（身長[m]）^{2}×22[kg/m^2]	●可能なら家族に同席してもらい一緒に指導する。 **根拠** 標準体重は、BMI 22が最も疾病有病率が低いというデータに基づく。

(表4つづき)

手順	確認事項とポイント
・以下の計算式を用いて体格指数(BMI)を算出する 表5 。 　体格指数(BMI)[kg/m²]＝体重[kg]÷(身長[m]×身長[m]) 　例：身長が160cm、体重が62kgの場合 　　62[kg]÷(1.6[m]×1.6[m])＝24[kg/m²] ・目標とする摂取エネルギー量は、標準体重を用いて以下の計算式によって求められる。 　摂取エネルギー量＝標準体重[kg]×身体活動量[kcal/kg] 表6 　例：身長が160cm、生活活動強度が軽労働者の場合 　　1.6[m]×1.6[m]×22[kg/m²]×25〜30[kcal/kg]＝1408〜1690[kcal] ・算出された目標とする摂取エネルギー量と、患者の性別・年齢、肥満度、血糖値、合併症などを考慮して、医師(必要に応じて管理栄養士・看護師ら)が患者と相談して決める。	コツ 患者・家族とともに実際に計算してみるとわかりやすい。
❸栄養のバランスの考えかたを説明する 表7 。 ・炭水化物(糖質)はエネルギー量の50〜60％として、タンパク質は標準体重1kg当たり1〜1.2mg(成人の場合、1日50〜80g)、残りを脂質でとるようにする 図1 。 ・ビタミン、ミネラル、食物繊維をバランスよくとる。 ・野菜(炭水化物の多い一部野菜を除く)、海藻、きのこ、こんにゃくを合わせて、1日300g(1単位)以上が目安となる。	根拠 食物繊維には、コレステロール低下作用や便秘を改善させる作用がある。また、食後血糖上昇を抑制する作用もあるため、多く摂取(1日20〜25g)するようにする。
❹減塩(塩分のとりかた)を説明する。 ・1日の塩分は、男性9g未満、女性7.5g未満にする。 ・高血圧や腎症の合併がある場合の塩分は6g未満が推奨される。 ・減塩しょうゆを活用する。薄味への不満は、だしのとりかたなどで工夫する(減塩に関するパンフレットを活用する)。	
❺飲酒について確認する。 ・医師の飲酒に関する方針(節酒または禁酒)を確認する(糖尿病では、合併症がなく血糖管理が良好であった場合に、許可されることがある)。	注意 飲酒(アルコールの摂取)は、短期的には降圧に働くが、長期的には一定量を超えると血圧上昇の原因となるため注意が必要となる。
❻外食時の摂取エネルギー量や栄養のバランスのとりかたを説明する。 ・糖尿病患者のための外食を解説した本などを活用し、外食時の摂取エネルギー量を確認する。 ・外食する場合の注意点を説明する。たとえば焼肉は野菜と一緒に食べるなどのアドバイスを行う。	注意 糖尿病では、1日の血糖変動(日内変動)が著しくならないように、食事内容とともに、食事の摂取量の時間的配分も大切になる。
❼食品交換表＊の活用方法を説明する。 ・食品交換表を活用し、1日の適正な摂取エネルギー量、栄養のバランスのとりかたがわかるように支援する(必要時、フードモデルを活用する)。	

(表4つづき)

手順	確認事項とポイント
3）食生活習慣の改善を図る。 ❶身体によくない食習慣と、それがなぜよくないのかを説明する。 ❷食事のとりかたを説明する。 　・長時間の絶食を避け、できるだけ一定の時間に一定の食事量をとるようにする（朝・昼・夕の食事時間を規則的にする）。	注意 食事量が少ないとき、運動量が多いとき、食事時間が遅れたときなど、低血糖を起こす可能性があるので注意が必要である。
4）薬物療法をしている場合の食事に関する注意点を説明する。 ❶治療薬の作用と食事の関係について説明する。	

3 患者が自分に合った食事計画を立てられるように援助する

手順	確認事項とポイント
1）生活に合わせた食事計画の立案を支援する。 ❶食事計画を立てるにあたり、不足している知識を提供する。 　・患者が投げかけてくる食事療法に対する疑問や相談を聴き、知識を提供したり共に考える。 　・見えてきた問題に対して、考えられる環境をつくり、問題に向き合えるようにする。 ❷食事療法の実行を困難にさせる要因について話し合い、改善点を共に考える 表8 。 　・アイデアを出し合う。 ❸今後の食事計画を紙に書いて検討する。 　・無理なところはないか、工夫点はないか、話し合いながら修正する。	●「できそうだ」と思えるところからスタートする。 コツ 患者が看護師に食事療法に対する自分の考えや質問を投げかけるようになった時機を捉え積極的に働きかける。 ●患者の相談にのり、自分の生活と身体状況と食事療法の折り合いをつけていけるように支援する。 ●食事は身体の生命活動を支えるものであり、楽しむものでもあるという意味も大切にする。
2）食事療法の評価のしかたを指導する。 ❶体重の変化をみる。 　・毎日決まった時間に体重を測定する。 　・体重が増減したときに、その理由を考えてみる。 ❷毎日時間を決めて血圧測定を行う。 ❸（糖尿病患者の場合）血糖自己測定を行う。 ❹血液検査データをみる（医療機関での検査結果）。 　・総コレステロール、HDLコレステロール、中性脂肪、血糖、HbA1cなど。 ❺食事内容を記録して、振り返ってみることを促す。	
3）患者が食事療法のサポート体制を確立することを支援する。 ❶家族と一緒に考える場をつくる。 ❷家族に協力を依頼する。 ❸患者・家族の相談にのり、助言する。	

4 患者が自分に合った食事療法を生活の中に組み入れていくことができるように支援する

手順	確認事項とポイント
1）フォローアップを行う（継続して支援する）。 ❶食事計画を実践した体験を聴く。 ❷治療の経過と食事療法の振り返りを行い、患者とともに評価する。 　・食事記録・血圧や血糖値・体重の測定記録を作成してもらい、それを一緒に見て話し合い、評価する。	●患者はどのような支援を必要としているのか、看護師に求めているのかを考えながら聴く。 注意 大切なことは、常に厳格な食事療法の遵守をめざすのではなく、患者が自分に合った方法で継続することである。

(表4つづき)

手順	確認事項とポイント
・患者の努力を聞き、努力に対しねぎらいの言葉をかける。 ・試行錯誤を聞き、改善、工夫を重ねながら、自分のやりかたを編み出すことも大切なプロセスであることを伝える。	

＊食品交換表
・バランスのよい食事を考えるときに「糖尿病食事療法のための食品交換表」を活用すると便利である。
・食品交換表は、主に含まれている栄養素によって6つの食品グループ(6つの表)に分類されている。
・1単位を80kcalとし、1単位の食品・食材と量が掲載されている。
・同一表内の食品を同一単位で交換できるようにつくられている。
・1日の総摂取エネルギー量を80kcalで割ったものが1日の指示単位量となる。

表5 肥満度分類

BMI(kg/m^2)	判定	WHO基準
<18.5	低体重	Underweight
18.5≦～<25	普通体重	Normal range
25≦～<30	肥満(1度)	Pre-obese
30≦～<35	肥満(2度)	Obese class I
35≦～<40	肥満(3度)	Obese class II
40≦	肥満(4度)	Obese class III

注1)ただし、肥満(BMI≧25)は、医学的に減量を要する状態とは限らない。
注2)BMI 35以上を高度肥満と定義する。

日本肥満学会編：肥満症診療ガイドライン2016. ライフサイエンス出版, 東京, 2016：xii. より転載

表6 生活活動強度と身体活動量

	生活活動強度		身体活動量(kcal/kg)
1度	軽労働者	デスクワーク	25～30
2度	中労働者	立ち仕事が多い職業	30～35
3度	重労働者	力仕事の多い職業	35～

図1 三大栄養素の割合

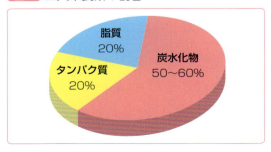

表7 食品分類表

食品の分類	食品の種類	1単位（80kcal）あたりの平均含有量		
		炭水化物（g）1gあたり4kcal	たんぱく質（g）1gあたり4kcal	脂質（g）1gあたり9kcal
炭水化物を多く含む食品（Ⅰ群）				
表1	穀物、いも、炭水化物の多い野菜と種実、豆（大豆を除く）	18	2	0
表2	くだもの	19	1	0
たんぱく質を多く含む食品（Ⅱ群）				
表3	魚介、大豆とその製品、卵、チーズ、肉	1	8	5
表4	牛乳と乳製品（チーズを除く）	7	4	4
脂質を多く含む食品（Ⅲ群）				
表5	油脂、脂質の多い種実、多脂性食品	0	0	9
ビタミン、ミネラルを多く含む食品（Ⅳ群）				
表6	野菜（炭水化物の多い一部の野菜を除く）、海藻、きのこ、こんにゃく	14	4	1
調味料	みそ、みりん、砂糖など	12	3	2

日本糖尿病学会編著：糖尿病食事療法のための食品交換表　第7版．日本糖尿病協会・文光堂，東京，2013：13．より引用

表8 食生活上の問題点と対応方法の例

食生活上の問題点	対応方法の例
早食い	飲み込もうとしてから、あと5回噛む。利き手と反対の手を使って食べる。
おなかいっぱい食べる習慣	食事の前にお茶や野菜をとる。
お菓子の多食	お菓子の買い置きをしない。食事がすんだら、すぐ歯みがきをする。
アルコールの多飲	飲まない日のアルコール代を貯金する。水を飲みながら、アルコールを飲む。
一人暮らしで食事量が多くなりやすい	一食分だけ盛りつける。
外食が多くエネルギー過多となりやすい	油が少なく、野菜の多いメニューを選ぶ。はじめに食べる量を分けてから、食べ始める。
主食、芋などの炭水化物の多食	主食や芋の分量を計量する。
遅い夕食でのまとめ食い	早い時間に主食を食べ、帰宅後はおかずだけ食べる。
わかっているがつい食べてしまう	忍耐強く患者さんの言動を傾聴し、共感的理解を示す。
食事を考えて食べるという意識がない	開かれた質問を行い、患者さん自身に自分の感情に気づいてもらう。過去の心的外傷のイメージがある場合には癒し、自己決定能力の回復をめざし支援する。

・足立淑子，他：ライフスタイル療法．医歯薬出版，東京，2001：50-55．
・小森まり子，他：栄養指導のための面接技法．チーム医療，東京，2002：158．
上記2文献を参考に作成
中佐庸子：栄養士から各職種指導スタッフへ　新人スタッフに伝えて欲しい食事療法のキホン．糖尿病ケア　2006；3（3）：241．より転載

服薬指導

抗不整脈薬・自己検脈

- 不整脈は、致死的なものから健康な人にもみられるものまでさまざまであり、意識消失や強い動悸などを感じることもあれば、無症状の場合も多い。

1. 抗不整脈薬

- **目的**：抗不整脈薬は、致死的な不整脈の出現を抑えたり、頻脈による心臓の仕事量の増大・心拍出量の減少を予防したりすることを目的に投与される。
- **分類**：抗不整脈薬は、Vaughan-Williams（ヴォーン・ウイリアムズ）の分類 表9 が広く用いられている。
- 抗不整脈薬は、心筋のNa・K・Caチャンネルを抑制したり、交感神経のβ受容体を遮断したりして、心臓の刺激伝導を抑制することにより、不整脈の出現を減らし、心拍をコントロールする。
- 徐脈性の不整脈に対する薬物治療は、一時的

な治療であり、恒久的にはペースメーカー植え込み術が行われる。
- 洞不全症候群（sick sinus syndrom；SSS）では、洞結節の機能不全のため、洞停止、徐脈、頻脈を繰り返すため、恒久的なペースメーカーを挿入し、最低限必要な心拍数を確保したうえで、頻脈に対する抗不整脈薬の投与が行われる。
- **手順**：抗不整脈薬の服薬指導にあたっての手順とポイントを 表10 に示す。

2. 自己検脈

- 患者が自ら脈拍を測る自己検脈は、患者が異常を感じたときの脈拍を知ることで治療に役立てられるほか、正常なときの脈拍を知る意味でも重要である。
- ペースメーカーを装着している患者は、自己検脈を行うことでペーシング不全などの異常の早期発見につながるため、1日1回チェックする必要がある。
- **必要物品**：秒針付き時計またはタイマー。
- **手順**：自己検脈の指導の手順と確認事項を 表11 に示す。

（仲村直子）

表9 Vaughan-Williamsの分類

分類		薬品名
クラスⅠ：Naチャネル抑制薬	a：活動電位持続時間延長	プロカインアミド塩酸塩、キニジン硫酸塩水和物、ジソピラミド、シベンゾリンコハク酸塩、ピルメノール硫酸塩水和物
	b：活動電位持続時間短縮	リドカイン塩酸塩、メキシレチン塩酸塩、アプリンジン塩酸塩
	c：活動電位持続時間不変	ピルジカイニド塩酸塩、フレカイニド酢酸塩、プロパフェノン塩酸塩
クラスⅡ：β受容体遮断薬（交感神経遮断薬）		ランジオロール塩酸塩、エスモロール塩酸塩、プロプラノロール塩酸塩、ナドロール
クラスⅢ：Kチャネル抑制薬（活動電位持続時間延長）		アミオダロン塩酸塩、ソタロール塩酸塩、ニフェカラント塩酸塩
クラスⅣ：Caチャネル抑制薬		ベラパミル塩酸塩、ジルチアゼム塩酸塩、ベプリジル塩酸塩水和物

表10　抗不整脈薬の服薬指導の手順

手順	確認事項とポイント
❶抗不整脈薬の種類・用量・用法・副作用などを説明する(抗不整脈薬には副作用が重篤な薬剤もあり、投与は慎重に行われる)。 ❷確実な内服ができるように指導する。 ❸内服忘れがあった場合の対処方法について説明する(内服忘れに気づいた時点ですぐに1回分を内服する)。 ❹内服開始・変更時には、心電図モニターで不整脈の種類・出現頻度・心拍数などを確認し、自覚症状の変化に注意する。 ❺不整脈が起こりやすい時間や内服時間との関連をアセスメントし、薬剤の半減期・血中濃度との関連から、内服時間を調整する。 　例：「3錠分3」で毎食後に内服している場合、夕食後から朝食後までの時間が最も長くなり、早朝に血中濃度が低下し、不整脈が出現することがある。 　・この場合、毎食後ではなく、血中濃度が一定に保てるように、また患者の生活パターンに合わせ無理のないように、内服時間を組みなおす。 　・起床後すぐ(6時ごろ)、昼(14時ごろ)、就寝前(22時ごろ)など、ほぼ8時間ごとに内服する。 ❻抗不整脈薬の効果・有害反応の出現の有無を早期に察知するために、患者には、自己検脈の方法を指導する（表11）。 ❼患者の不安の軽減に努め、家族や身近な人に心肺蘇生術について指導する。 ❽緊急受診の方法について説明する。	注意 心室頻拍の治療薬であるアミオダロン塩酸塩は、肝機能障害や肺線維症などの重症な副作用があり、ジギタリス製剤はジギタリス中毒を起こす場合がある。 ●確実な内服のため、必要な場合は内服チェック表や配薬箱などを活用する。 注意 1度に1回量以上内服すると、高度な徐脈に陥る可能性があり、決してしてはならない。 ●朝の内服を忘れ、昼に気づいた場合は、昼に1回量を内服し、その後少しずつ時間をずらして、1日量がその日のうちに内服できるようにする。 注意 体動による不整脈の出現・心拍数の増加がないか確認する。 注意 抗不整脈薬は、降圧作用をもつものが多く、血圧の変動に注意する。 ●心房細動のような脈拍の強弱があったり、心室頻拍などで心拍出量が減少していたりする場合は、自動血圧計では正確な脈拍数が確認できないため、自己検脈することが望ましい。 ●致死性の不整脈(心室頻拍、心室細動、完全房室ブロック、洞停止など)は、突然の意識消失を起こす場合があり、患者は不整脈をいつ起こすのかという不安を抱えて生活することも少なくない。 注意 致死性不整脈が出現し、患者が意識消失した場合には、即座に心肺蘇生術を行わなければならない。 ●不整脈はいつ起こるかわからず、緊急の処置を要するため、患者や家族に救急受診の方法を説明しておく必要がある。

表11　自己検脈指導の手順

手順	確認事項とポイント
❶秒針付き時計を準備し、患者に安静を促す。 ❷患者の利き手の第2~3指で、反対側の橈骨動脈を触れるように説明する(まず脈拍のリズムに不整がないかを確認する)。 ❸1分間脈拍数を測定する。患者の自己検脈のとき、看護師は患者の利き手の橈骨動脈に触れて、一緒に確認する。 ❹患者に脈拍数を確認し、看護師との誤差をみる。 ❺毎朝、もしくは就寝前に自己検脈をするように説明する。 　・それ以外にも動悸や拍動感、脈の飛ぶ感じがあった場合には、自己検脈して、リズムが不規則になっていないか、脈拍数が増えていないか確認する。 　・内服薬の種類が変更された場合には、特に注意し、自己検脈を行う必要がある。	コツ 秒針を見ることで数が正確に数えられない場合は、タイマーを使用するようにすすめる。 ●基本的には1分間測定するのが望ましいが、難しい場合は30秒でもよい。 ●看護師との誤差が10回/分以上ある場合には、繰り返し練習する。 ●朝や就寝前の安静時に測定することで、基本の心拍数を把握できる。 ●早朝は副交感神経から交感神経が優位に変わる時期であり、不整脈が出現する可能性が高い。 ●心拍数の増加や不整脈の出現を認めれば、安静にして、落ち着くのを待つ。 ●動悸などの症状が治まらない場合には、救急受診するように説明する。

インスリン自己注射

1. インスリン製剤の概要

- 1型糖尿病のほとんどは、インスリン療法の絶対的適応である。
- 2型糖尿病におけるインスリン療法は、経口血糖降下薬の無効例に対して最終的に導入される治療ではなく、内因性インスリン分泌能がある程度温存されている時期から積極的に導入される治療である。
- インスリン製剤には、さまざまなタイプのものがあり、デバイスの違いでは、薬液と注射器が一体化した「プレフィルド製剤」、薬液の入ったカートリッジと専用ペン型注入器を用いる「カートリッジ製剤」、専用のシリンジが必要な「バイアル製剤」がある。
- インスリンとは異なる作用機序をもつインクレチン関連薬では、GLP-1受容体作動薬は注射薬であり、自己注射が可能である。

2. 患者指導のポイント

- 患者にとって、インスリン療法は「できるだけ避けたい治療」であり、インスリン療法を取り入れても「やめられるならやめたい治療」である。
- 患者がインスリン療法を取り入れるということは、決まった時間に注射をし、また低血糖にならないための生活調整を毎日しなければならない煩わしさを引き受けていくことでもある。
- 看護師は、患者の心情に寄り添い指導を行うことが必要である。

3. 必要物品

- インスリン自己注射用パンフレット、指示されているインスリン（注射器）、注射針、消毒綿、注射練習台（タオルや脱脂綿を厚く丸めた物で代用可）、針捨て容器 図2 。

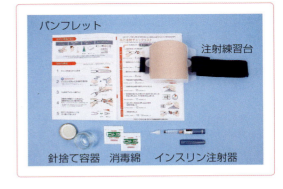

図2 インスリン自己注射の必要物品

4. 手順

- インスリン自己注射指導の手順と指導のチェックリストを 表12 図3 表13 に示す。

（鈴木智津子）

活動・安静・睡眠の指導

活動と安静

1. 活動とその阻害

1）活動とは

- 活動は「働き動くこと。生き生きと行動すること」[4]であり、日常生活動作を含む、さまざまな目的を遂行するための身体運動のことである。
- 活動によって、生理的には筋力・筋持久力の増強、脈拍数・呼吸数・酸素摂取量・換気量の増大、血圧の上昇などが起こる。

2）活動の阻害

- 活動が阻害されると、「食べる」「読む」「書く」「遊ぶ」「仕事をする」などの日常生活に支障をきたし、社会的な役割を遂行することが困難となり、心理的な影響も出てくる。
- 活動が阻害される要因としては 表14 のようなことがあげられる。

表12 インスリン自己注射指導の手順

手順	確認事項とポイント
1 インスリン自己注射用パンフレットを用いて説明する	
❶自己注射の手技を説明する。 ❷説明の際には、以下の内容を含める。 ・多くの2型糖尿病の場合、インスリンの作用不足を外からインスリンを取り入れることで補い、膵臓の疲弊を防ぐ。 ・食後の血糖値の上昇を抑え、糖尿病の状態を改善する。 ・インスリン療法から離脱できるかどうかについて、主治医や担当看護師にあらかじめ聞いておく。	●患者やその家族が、インスリン療法導入に対して、戸惑いや不安を表出してきた場合は傾聴する。 ●「インスリン注射をはじめると一生続けなければいけないか」という患者からの質問が多いため、事前に主治医へ離脱可能かどうか説明を聞くことを勧める。
2 使用するインスリンにはどのような作用があるのか説明する	
❶効きはじめや作用のピーク、作用時間について説明する。	
3 注射の時間と量、食事との関連を説明する	
❶以下のような説明を行う。 ・超速攻型は食事の準備ができてから食べる直前に注射する。 ・速攻型は食事の30分前に注射する。	
4 自己注射の手技を指導する	
❶指導者が注射練習台を使い、注射手技を患者に行ってみせる。 ❷指導者が注射手技を指示しながら患者に注射練習台を使い練習してもらう。 ❸患者が1人で注射練習台を使い注射手技を行い、できていないところは指導者が手を添えたりして、繰り返し練習を行う。 ❹監視下で患者が実際に身体上の皮下へ自己注射を行う。	●自分の体に針を刺すことは、患者にとって大変なことである。患者は緊張しているので落ち着いた環境をつくり、指導時間にも配慮する(初回は30分くらいを目安にする)。 ●注射手技を覚えても、実際に自己注射をするときに針を刺せないこともある。その際は、看護師が手を添え誘導して注射をする場合もある。 コツ 患者には、できないところばかりを指摘するのではなく、うまくいったときは誉めて自信をもってもらうことが大切である。 コツ 自己注射の練習は、短時間でも毎日行うことが手技獲得の近道である。
5 注射部位とローテーションのしかたを説明する	
❶薬液の吸収は「腹部→上腕外側→殿部→大腿部」の順で速いことを説明する **図3** 。 ❷吸収される速さが安定しており、安全に自己注射できる注射部位として腹部が適していることを説明する。 ❸注射部位は前回の注射部位より3cm(指2本分)ずつずらして注射することを説明する。 ❹インスリンの保管方法や廃棄方法を説明する。	●インスリン自己注射指導のチェックリスト **表13** を使用すると患者の理解度を評価しやすい。

図3 インスリン注射部位

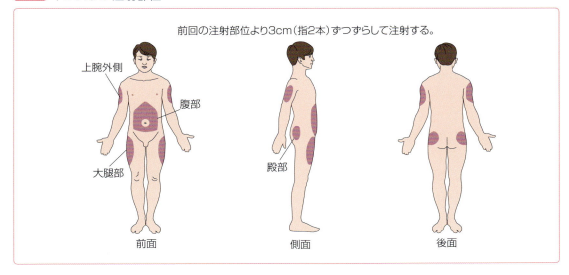

前回の注射部位より3cm（指2本）ずつずらして注射する。

上腕外側／腹部／大腿部／殿部

前面　側面　後面

表13 インスリン自己注射指導のチェックリスト

1. インスリン製剤の名前を知っているか。
2. 指示単位数を知っているか。
3. 残量の見かたや注射器の替えどきを知っているか。
4. 白濁したインスリンの場合、10回以上注射器を振ったか。
5. インスリンのゴム栓を消毒したか。
6. 注射針を正しく装着できたか。
7. 空打ちは必ず行っているか。
8. インスリンの単位設定は正確に行っているか。
9. 注射部位を消毒しているか。
10. 注射部位をつまんで針を刺しているか。
11. 注入後、注入ボタンを押したまま10秒おいて針を抜いているか。
12. 注射部位は揉まずに、軽く押さえる程度にしたか。
13. 注射後、ただちに針を外したか。

表14 活動が阻害される要因

❶筋骨格系の構造と機能の障害
❷中枢神経系・感覚器系の疾患
・昏睡状態、意識障害
・四肢の協調性運動の欠如
・筋肉の痙攣や弛緩
・筋力の低下、萎縮、拘縮
・麻痺
・視覚障害
❸治療上の制限
・外部装着装具や手術による身体可動性の制限
・疾患のコントロールのための安静（心疾患や腎疾患*）
❹心理的な側面
・抑うつによる意欲低下、トラウマや恐怖、不適切な環境など

＊心疾患は、心機能に応じて活動による負荷をコントロールする必要があり、安静と活動のバランスが必要となる。腎疾患は、腎血流量を維持するために安静が必要である。

2. 患者指導のポイント

1) 活動状況のアセスメント

- 活動の阻害されている要因をアセスメントする（ADL評価表などを用い、麻痺の程度や細かい動作までアセスメントする）。
- 安静を必要とする疾患の状態をアセスメントする（疾患の状態に合わせ、活動できる範囲や安静の程度をアセスメントする）。

2) 生活調整

- 患者に可能な生活動作や範囲を伝え、患者とともに生活調整を行う。
- 患者のセルフケアが不足するところは、支援

を受けられるようにしたり、医師や患者と活動範囲について話し合ったりする。

3) 生理的な状況の把握
- 運動時における血液配分の変化を参考に、活動により変化する生理的な状況を把握する 図4 。
- 心拍出量と血流分布は安静時と運動時では異なるため、その影響をアセスメントする。
- 血流分布の変動に配慮し、安静と活動のバランスのとりかたについて患者とともに話し合う。

4) 心疾患の場合
- 心疾患では、運動による酸素需要量の増加が心拍出量の増加につながり、心仕事量は増大する。
- 適度な運動は必要であるが、運動後の休息が重要となる。
- 心肺運動負荷試験で運動耐容能の評価を行い、最大酸素摂取量に応じ日常生活動作を規定した身体活動能力指数(specific activity scale；SAS)などを目安にして、生活や活動範囲を決める。

5) 呼吸器疾患の場合
- 運動による酸素需要量の増加が呼吸状態の悪化につながる。
- 動作に合わせた呼吸法や口すぼめ呼吸などの呼吸訓練が必要である。

6) 腎臓疾患の場合
- 腎血流量は、安静時には心拍出量の20％であった状態から、運動時には2～4％に減少する。そのため、腎臓に負荷をかけないような安静を保つことが望まれる。
- 腎臓疾患では、疲労が病状の悪化や感染に直結することが明らかになっているため、患者と疲労しない生活について話し合うことが重要である。

7) 肝臓疾患の場合
- 消化・吸収に多くの血液を必要とするため、食後1時間は安静にして肝臓および消化管への血流を維持する必要がある。

8) 療養生活への配慮
- 患者は、「動けない」ことで多くのストレスを抱えることがあるため、患者の気持ちに配

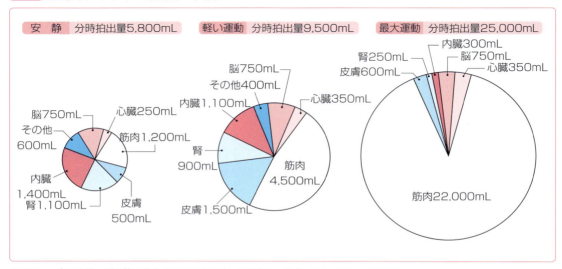

図4 運動時における血液配分の変化

中野昭一, 白石武昌, 栗原敏：学生のための生理学. 医学書院, 東京, 1995：243. より転載

慮し、しっかり患者の話を聴く。
- 依存的になる患者には、患者にできることを見極め、「支援すること」と「患者が行うこと」を患者とともに話し合って決める。
- 安静が必要な患者にとって、生活上の「食べる」「排泄する」などの行為は、さまざまな動作を組み合わせた活動であるが、「動く」と意識していない場合が多く、その動作1つひとつの負荷をアセスメントし、患者に活動による身体の変化を気づかせることが必要である(例：歩行時にパルスオキシメータをつけてもらい、自覚症状を聴くとともに、活動によって脈拍やSpO$_2$が変動することを視覚的に確認してもらう)。

（仲村直子）

睡眠

- 睡眠の意義は、日中の活動で消費したエネルギーの回復や保存、記憶、神経系の保全、形成、環境変化に対する適応、体温調節や免疫機能などである。
- 睡眠不足が続くと、眠気、倦怠感、集中力が続かない、気分がすぐれないなど心身への何らかの影響が生じる。
- 睡眠中には成長ホルモンが分泌され組織の修復が行われる。また免疫物質が睡眠を促進するとともに、睡眠自体も免疫物質の分泌を促進することが明らかになっている。療養している人々にとって睡眠は心身の機能を正常に保ち、身体を修復させる重要な働きがある。

1. ノンレム睡眠とレム睡眠

- 睡眠は急速眼球運動を伴うレム(REM；rapid eye movement)睡眠とノンレム(Non-REM；non-rapid eye movement)睡眠の2つに分けられる。
- 成人ではノンレム睡眠が全睡眠時間の約75〜80％、レム睡眠が約20〜25％を占める。
- レム睡眠中は全身の筋肉が緩み、まったく力が入らない状態である。その一方で、脳は活発に働いている。
- レム睡眠中に起こされると生き生きとした夢体験を報告することが多いのが特徴である。
- ノンレム睡眠は、脳の休息の度合により最も浅い1段階から最も深い4段階まで、深さによって4つのステージに分類される。
- 深いノンレム睡眠は睡眠の前半に多く、レム睡眠は睡眠の後半に多いという特徴がある。

2. 睡眠の周期

- 睡眠はノンレム睡眠とレム睡眠の2種類の睡眠が1つのセットとなって、約90分の周期で一晩に4〜5回繰り返される 図5 。

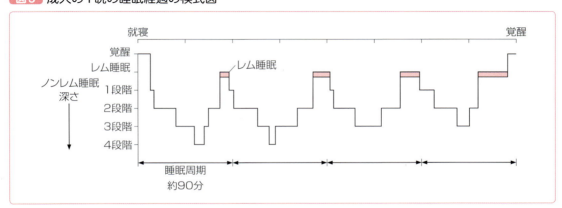

図5 成人の1晩の睡眠経過の模式図

3. 睡眠中の生体の変化

- 睡眠中には無意識の状態、深部体温の低下、筋の緊張低下がみられる。
- 睡眠と内分泌機能は密接に関係しており、成長ホルモン、プロラクチンといった身体の疲労回復や修復に重要な役割を果たすホルモンが分泌される。
- 睡眠中には自律神経活動のバランスに変化が生じる。ノンレム睡眠中は副交感神経優位となるが、レム睡眠では自律神経に乱れが生じる。このような自律神経の変化に伴い、血圧、心拍数、呼吸数はノンレム睡眠中では安定し規則的であるが、レム睡眠では不規則に変動する。

4. 睡眠・覚醒リズム

- 睡眠は覚醒と切り離して捉えることはできない。
- 睡眠・覚醒リズムは、①ホメオスタシスによる要因（覚醒している時間の長さ）、②体内時計による調節作用、の主に2つの要因が関与している。

1）ホメオスタシスによる要因

- 覚醒している時間が長くなればなるほど、睡眠の圧力が増加し、増加した睡眠の圧力は睡眠をとることにより減少する。

2）体内時計による調節作用

- 体内時計は地球の自転に合わせて昼間の明るい時期に活動し、夜暗くなると眠るように調節している。
- 規則的に起床・就寝するリズムは体内時計によって決められたサーカディアンリズム（circadian rhythm；概日リズム）の影響を受ける。

5. サーカディアンリズム

- サーカディアンリズムの周期は24時間よりも少し長い。私たちの社会での生活は24時間であるため、サーカディアンリズムを24時間に合わせる必要がある。この内因性のサーカディアンリズムを同調させる環境因子を同調因子という。
- 同調因子で最も強力なものは光である。私たちは朝に光を浴びることによって、サーカディアンリズムを毎日リセットしている。
- 光以外の同調因子には、食事、社会的活動、運動などがある。
- 睡眠・覚醒リズムに密接な関係をもつサーカディアンリズムには、体温とメラトニンのリズムがある。

1）体温のリズム

- 体温のリズムはサーカディアンリズムに支配されており、体温が下がってくると眠くなり、入眠して約4時間後に最低体温を示した後、朝方にかけて徐々に上昇し、覚醒を迎える。すなわち昼間の活動中は体温が高く、睡眠中は低くなるというリズムがある。
- 体温のリズムと、就寝時刻・起床時刻がずれると寝つきが悪くなる。

2）メラトニンのリズム

- メラトニンは睡眠など生体リズムを形成するホルモンの一種であり、脳内の松果体でつくられている。
- メラトニンは夜間に多く分泌されるサーカディアンリズムをもっている。分泌のタイミングや量は、日中に浴びる日照の量に左右される。

6. 日光と睡眠

- 睡眠・覚醒リズムは2,500ルクス以上の強い光を受けて変化する。
- 2,500ルクス以上の光は、特殊な器具でなければ人工的には浴びることができない。
- 日光により2,500ルクスをはるかに超える光を浴びることができるため、朝に太陽の光を浴びることで体内時計をリセットすることが大事になる。

- 昼間には身体を活発に動かし、太陽の光を十分に浴びることで体内時計がリセットされ、生活にメリハリができ、質のよい睡眠がとれる。
- 入院生活では、太陽の光を浴びる機会が減少し、その恩恵を受けられない状況に陥っていることも考えられる。

7. 睡眠習慣

1）睡眠時間

- **個人差**：睡眠時間は人それぞれであり、何時間眠れば十分であるという基準はない。
- 基本的には日中に眠気やだるさなどがなく、日常生活が十分に行うことができれば、それがその人にとっては必要な睡眠時間である。
- **性差**：男性と比較すると女性のほうが睡眠の質が高く、睡眠時間は長いとされている。
- **年齢差**：年齢とともに睡眠の質は低下し、特に40歳を過ぎると睡眠の質は低下する。

2）就寝儀式

- 寝る前に習慣的に行っている行為を「就寝儀式」という。
- 就寝儀式は、音楽を聴く、温かい飲み物を飲む、本を読む、風呂に入るなど、人それぞれである。
- 睡眠にとって就寝儀式がよいか悪いかは別として、その人にとっては、これからはじまる睡眠のためには大事な行為といえる。
- 入院によって、就寝儀式が行えなくなると、それだけで眠れなくなることがある。

8. 睡眠のアセスメント

- 睡眠に関するアセスメント項目を **表15** に示す。

9. 睡眠への一般的援助

- 睡眠への援助の方法を **表16** に示す。

10. 不眠時の援助

- 看護師は病棟において、最も身近に患者の睡

表15 睡眠に関するアセスメント項目

- 普段の就床時刻、起床時刻、寝つき、中途覚醒の有無、目覚めのよし悪し、熟睡度の確認。
- 就寝儀式の有無。
- 睡眠環境（寝室の温湿度、騒音、ベッドパートナーの有無）。
- 睡眠薬の使用の有無、使用経験。
- 睡眠を妨げるような身体的症状（たとえば痛み、かゆみなど）の有無。
- 精神的に不安な要因の有無（疾患、予後、家族関係、経済的問題、仕事、同室者への気兼ねなど）。
- 睡眠を妨げる薬物の内服の有無（中枢神経刺激物、β遮断薬、ステロイド薬、抗パーキンソン病薬）。
- 睡眠を妨げる嗜好品の摂取の有無（カフェイン、喫煙、アルコール）。
- いびきや足のむずむず感などの睡眠障害となるような症状の有無。
- 日中の気分や眠気（日常生活を行ううえで困ったことはないか）。
- 睡眠に対する考えかた（必要以上に眠れないことを気にし過ぎていないか）。

眠問題に直面する。患者の訴えを傾聴するとともに1日をとおして十分な観察を行い、よい睡眠が提供できるように努める。
- 睡眠薬の投与の前に、まず看護でできることはないか十分にアセスメントし、できるだけ自然な睡眠がとれるような援助を試みるべきである。
- 不眠時の援助の方法を **表17** に示す。

（堀田佐知子）

ストーマケア

- ストーマとは、手術によって消化管や尿路の排泄口を腹壁に設けた人工肛門・人工膀胱のことである。
- ストーマは自然の排泄口と違い、括約機能は失われるため、意思による排泄のコントロールは行えない。そのためストーマ周囲にストーマ装具といわれる便や尿を受ける用具を装着し、排泄時に備える必要がある。
- ストーマ造設が必要な患者の多くは、がんな

表16 睡眠への援助の方法

方法	確認事項とポイント
❶睡眠・覚醒リズムのメリハリをつける（昼夜のメリハリをつけて、生活にリズムをつけることが、睡眠の援助の基本となる）。 ・起床時は、カーテンを開け太陽の光が入るようにする。 ・日中動ける人は、戸外に出て太陽の光に当たり、散歩などの活動を取り入れる。 ・昼間はできるだけ起きていられるようにする。 ❷イブニングケアを行う（排泄の援助、洗面、歯磨き、寝衣・寝具を調える、ナースコールの位置の調整、消灯、瘙痒感・痛みなどへの対応、足浴、背部清拭など）。 ・できるだけ家庭で行っていた就寝儀式が行えるように援助する。 ❸環境調整をする（温度・湿度、寝衣・寝具、光、騒音、臭気など）。	●看護師は病状を観察したうえで、患者が昼間に起きていられるように援助する。 ●家庭で普段行っていた就寝儀式を行えないことはスムースな入眠を阻害する因子になりうる。 ●温度・湿度：暑すぎて体温の放散を妨げるような高温・多湿や、寒すぎて眠れないような寒冷には注意する。 ●寝衣・寝具：寝衣は患者の着心地のよい身体を締めつけないものを選択する。寝具は保温性・吸湿性・透湿性があるものを選択し、しわがないように整える。 ●光：足元が見えるような明るさを保ち、明るすぎる照明が入らないようにカーテンなどを用いる。 ●騒音：静かな環境をつくる。医療機器などは必要最小限の音しか出さない配慮をする。 ●臭気：不快な匂いはないか注意する。好みに応じて香りを利用する。

表17 不眠時の援助の方法

方法	確認事項とポイント
❶眠りを妨げる要因を排除する（眠りを妨げる要因には、さまざまなものが重なり合っていることが多いが、できる限り排除する）。 ・環境要因：騒音、夜間の明るすぎる照明、病室の温湿度など。 ・睡眠衛生：カフェイン類の摂取、就寝前の喫煙など。 ・日中の活動状況：昼寝の時刻と長さは適切か。 ・身体症状：疼痛緩和のための温冷湿布・マッサージ、喀痰に対するタッピング・ドレナージ、排泄ではポータブルトイレの設置など。 ❷話し相手になるなどして、安心感を与える。 ❸リラクセーションの導入をする。 ❹医師の指示のもと、睡眠薬を投与する。	**注意** 眠れないという患者の訴えに安易に睡眠薬をわたすのではなく、まずは患者の訴えを傾聴し、患者の思いを受けとめる姿勢が大切である。そしてできるだけ不安の軽減に努め、自然な入眠が得られるような看護援助を行う。 **注意** 眠れない原因を探り、それらの影響について観察する。 **コツ** それまでの日常の生活環境、習慣などについて患者および家族から情報を得て、その人に合った対処方法を患者と話し合いながら一緒に見いだしていく。 **注意** 睡眠薬に対して不安をもっている患者もいるため、正しく服用すれば安全であることなど、患者が安心して内服できるように適切な説明を行う。高齢者の場合は、有害反応の出現に十分注意する。

どの悪性疾患のある患者である。病名告知によって衝撃を受けたうえに、ストーマ造設について説明され、不安や衝撃を感じることが少なくない。不安や衝撃から、ストーマの受け入れが難しい場合もある。

■ストーマには「消化管ストーマ」と「尿路ストーマ」がある。ここでは主に消化管ストーマを造設する患者に焦点を当て、ストーマ造設によって起こる生活の変化と、それに順応していく過程への援助について述べる。

術前のケア

1. ストーマオリエンテーション

■術前ケアでは患者のレディネス（準備性）に合

わせることが重要である。

■ 医師からの説明時には、担当看護師が同席し、患者や家族の反応を把握しておくことが望ましい。また、患者に医師から受けた説明内容について聞き、患者の理解度を把握する。

■ 患者はストーマそのものに馴染みがなく、ストーマがどういうものか、生活がどのように変化するのかなどについて想像しづらい場合が多い。それらを不安として患者が表現できる場合もあるが、ストーマに対するマイナスイメージのため、またストーマを造設することのショックから、不安を表現することすらできない場合もある。そのため術後ケアは、患者の受け入れ状況を判断し、患者のペースに合わせて行う。

■ オリエンテーションでは、ストーマがどのようなもので、ケアが必要であることや、そのための必要物品、手術後の生活、社会福祉制度などについて説明する。

■ ストーマの説明には、パンフレットや動画を用いてイメージしやすくしたり、術後使用する装具を実際に見てもらって身近に感じてもらえるようにするなど、オリエンテーションを通して患者がストーマを受け入れられるように工夫する。

2. ストーマサイトマーキング

■ ストーマサイトマーキングとは、ストーマの位置決めのことである。

■ ストーマの位置は、ズボンのベルトの位置や、皺（しわ）のできる部位をはずすなど、日常生活に支障がなく、管理がしやすい位置の選択が重要である 表18 。

術直後のケア

■ 術直後には、ストーマや正中創の合併症を予防する必要性から、ストーマや排泄物が容易に観察できて、患者に苦痛を与えない装具（結腸ストーマの場合、下部開放型単品系装具：オープンエンドパウチなど）が選択される。

■ 術後のストーマおよびストーマ周囲の皮膚の観察は、術後合併症の早期発見のために重要である 表19 図6 。

■ 術直後の患者は、身体的なストレスが高いが、同時にストーマと共に生活を始める第一歩でもある。ケアを愛護的に行い、患者の様子をみながらストーマがうまく機能していることを伝え、ストーマに関心がもてる状況をつくっていく。

表18 ストーマサイトマーキングの原則

❶腹直筋を貫通させる。
❷あらゆる体位（仰臥位、座位、立位、前屈位）をとって、しわ、瘢痕（はんこん）、骨突起、臍を避ける。
❸座位で患者自身が見ることができる位置。
❹ストーマ周囲平面の確保ができる位置。

大村裕子，池内健二，大場正彦，他：クリーブランドクリニックのストーマサイトマーキングの原則の妥当性．日本ストーマリハビリテーション学会誌　1998；14（2）：33-41．より転載

表19 ストーマとストーマ粘膜皮膚接合部・周囲皮膚の観察

ストーマ		ストーマ基部の縦×横、ストーマ径の縦×横、排泄口の位置と高さ、粘膜の色、浮腫の有無と程度、潰瘍の有無、出血の有無
ストーマ粘膜皮膚接合部		縫合の状態、離開、出血、紅斑、硬結の有無
ストーマ周囲皮膚	ストーマ近接部	紅斑、糜爛（びらん）、表皮剥離、疼痛、瘙痒感、浮腫の有無、皮膚保護剤の付着の有無と部位
	面板貼付部	紅斑、糜爛、表皮剥離、疼痛、瘙痒感、浮腫の有無
	面板外縁部	紅斑、瘙痒感、浮腫の有無

ストーマリハビリテーション講習会実行委員会編：ストーマリハビリテーション基礎と実際　第3版．金原出版，東京，2016：153．より転載

セルフケアに向けての援助

1. アセスメント

- ストーマのセルフケア開始には、ストーマの状態、術後の身体的状態、排泄物の状態、装具の選択、心理的状態などが影響する。
- ストーマのセルフケアにかかわる視力や手指の巧緻性、理解力や情緒的な状態、経済力や社会的役割、サポート体制、食習慣などもアセスメントしていく必要がある。

図6 ストーマの計測

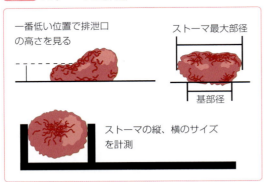

ストーマリハビリテーション講習会実行委員会編：ストーマリハビリテーション基礎と実際　第3版．金原出版，東京，2016：p152．より転載

表20 ストーマ装具交換の必要物品

❶ストーマ装具：面板、採便袋〔ストーマ装具が単品系（ワンピース）の場合は面板と一体〕、クリップ
❷はがすのに必要なもの：剥離剤（必要時）、ウェットティッシュ（厚手のティッシュペーパーでもよい）
❸洗うのに必要なもの：微温湯（洗面器やボトルで準備）、石鹸、清拭用布（ガーゼ、ウェットティッシュ）
❹面板の準備に必要なもの：前回交換時の面板の裏紙かストーマゲージ、油性ペン、はさみ
❺必要時のみ：皮膚保護剤（粉状、練状）、潤滑油、消臭剤
❻その他：ビニール袋

単品系（ワンピース）　　二品系（ツーピース）

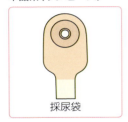
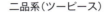
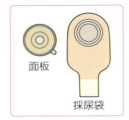

2. ストーマケアの実際

1）準備

- **排泄物の処理**：ストーマ装具交換の前後いずれかで採便袋内の排泄物をトイレで処理する。
- **物品の準備**：表20 を参照。
- **交換場所**：入院中は周囲へも配慮し、処置室などで交換する。シャワーが可能になれば浴室でもよいことを説明する。
- **交換時の体位**：ストーマが見えるように、可能ならば座位で行う。上に着ている衣類をたくし上げて洗濯ばさみなどで下がらないように固定する。ズボンなど下に着ている衣類と皮膚の間にビニール袋をはさむ。

2）手順

- ストーマケアの手順を 表21 に示す。

3. ストーマケアの自立に向かう過程を援助する

1）患者の理解

- ほとんどのストーマ造設患者にとってストーマは馴染みのないものであり、医療者の認識以上に戸惑いや不安をもっている可能性がある。
- 仮に術前のストーマオリエンテーションで病気を治そうと前向きに解釈していても、実際にストーマを見る、触れることに直面すると、排泄経路の変化にショックを受けたり、ストーマに対して「いき着くところまで、いってしまった」と悲観的に捉え、ケアを自分のこととして行うまでに時間を要する場合がある。
- 患者がストーマにどのような意味づけをしているかによっても、患者の感情や行動が規定される。そのため看護師には、患者にとってストーマ造設がどのような体験なのかを知ろうとする姿勢が必要である。

表21 ストーマケアの手順

手順	確認事項とポイント
1 装具をはがす	
❶無理をしない程度に自力での排泄を試みてもらう。 ❷剝離刺激を与えないように面板を手で持ってウェットティッシュや微温湯を浸した厚手のティッシュペーパーで皮膚を押さえるようにして、少しずつはがす。 ❸装具の観察をする。 ・はがした面板を裏返し、漏れの有無、溶けや膨潤の程度と方向を観察する。 ❹ストーマと周囲の皮膚の観察をする。 ・ストーマのサイズ、ストーマの色、浮腫・出血の有無とストーマ周囲の皮膚の発赤、発疹、びらん、潰瘍、かゆみ、痛みの有無と程度を観察する。	●必要時、剝離剤を使用する。 **注意** 溶けや膨潤が均一でない場合や皮膚と面板の間に便のもぐり込みがある場合は、使用装具の変更や補正用皮膚保護剤の使用を検討する。 ●周囲に面板の5〜10mmの範囲を超える溶解や膨潤がある場合は、交換間隔を短くするなどの検討をする。 ●ストーマのサイズ：縦×横×排泄口までの高さ。
2 ストーマ周囲を洗う	
❶ストーマとその周囲に付着している便や粘液、皮膚保護剤の残りかすなどをウェットティッシュなどで拭き取る。 ❷石けんと微温湯を浸した清拭用布で、ストーマ周囲の皮膚を洗い、微温湯で石けん分が残らないように洗い流す。	**注意** 拭き取るとき、皮膚をこすらないように注意する。
3 面板の準備	
❶ストーマのサイズを測り、面板の裏紙にカットするための線を油性ペンで記入する。 ・前回交換時の面板の裏紙があれば、それを型紙として用いてもよい。その場合も必ず、そのサイズで適当かどうか実際にストーマに当てて確認する。 ❷面板に穴をあける。 ・記入した油性ペンの線に沿って、はさみでカットする。 ❸合うかどうかの確認と微調整をする。 ・カットした面板が合うかどうか貼る前に実際にストーマに当てて確認し、全周に2〜3mmの余裕をもたせるように微調整する。	●型紙のない場合は計測したストーマのサイズをもとに面板の裏紙に記入する。円形の場合はストーマゲージを使用してもよい。 ●カットには、先端のカーブしたはさみやフランジカッターを使用する。
4 面板を貼る	
❶立位をとるなど腹壁のしわが自然に伸びた状態で面板を装着する。 ❷ストーマ近接部を軽く押さえるようにして皮膚になじませる。	**注意** ストーマ装具が二品系（ツーピース）の場合は、確実に装着したか、嵌合部を確認する。 ●必要に応じて、皮膚保護剤や消毒薬を使用する。

2）段階的な対応

- もし患者が否定的な思いや戸惑いを表出しても、それはそのときの気持ちそのものであるため否定しない。
- ストーマ造設直後のスキントラブルは患者にとってストーマがさらに「難しいもの」「うとましいもの」になる可能性をはらんでいるため、スキンケアを愛護的に行うことは重要である。
- 看護師が患者の代わりに患者のストーマを気づかう姿勢が、患者が自分の身体へ関心を寄せることにつながる。

- 最初は必要最低限の情報を示すにとどめて、手順の全体像をつかみやすくし、「これくらいならできる」と患者が思えるような工夫も必要である。そのうえで、患者の様子をみながら、ストーマケアの自立を段階的に進めていく 表22 表23 。
- ストーマケアを自分のこととして行うまでに時間がかかったり、視力や手指の巧緻性、理解力、ストーマの状態によって、患者本人がケアを実施するのが難しい場合、一時的あるいは長期的に患者の周囲の人でケアを補うことも1つの方略である。時間をかけて、だんだんとストーマケアが自分のものになっていくケースもある。
- 患者の周囲の人がケアを補う場合、誰がどの程度介入するのか、実際にケアを行う家族などは、どのようなストーマの解釈を行っているのかを知り、患者同様に家族などへの支援を行う必要がある。
- はじめは「難しい」ものが、いずれ「普通」

のこととなる。時期をみて、日常生活にストーマケアをうまく取り込めている人を、先輩助言者として引き合わせることも効果的である。

4. 日常生活における留意点

- ストーマ造設によって日常生活に起こる影響や工夫について説明し、患者が社会生活にスムースに移行できるように支援する 表24 。

(石橋千夏)

間欠自己導尿

- 間欠自己導尿は、時間間隔で、非無菌的操作により、患者や介助者がカテーテルを用いて尿を体外に排泄する方法である。

1. 目的

- 間欠自己導尿は、膀胱の過伸展やそれに続発

表22 ストーマケア自立への支援

段階	ポイント
1 説明、デモンストレーション	
❶パンフレットや映像などによって、ストーマケアのイメージをもってもらう。 ❷ストーマケアは看護師が行うが、患者がストーマケアの全体像を描けることや、看護師の手技が後のセルフケアのモデルとなることを意識する。	●患者のストーマ受け入れ状況をみながら、まずはストーマを見る、触ることができるように支援する。
2 部分的な実施と看護師による直接的なアドバイス	
❶患者の精神的・身体的状況に応じて、できる部分から実際にストーマケアを看護師の見守り下で実施してもらう。 ❷患者の理解度や上達度合い、心理的な状況をみながら、観察点や交換時期、アクセサリー、異常時の対処についてなどへ支援を広げる。	●患者に自分のできる部分を意識してもらいながら、そこを手がかりに実施範囲を広げることができるように支援する。 ●アクセサリーとは、装具の機能を補助したり、使い勝手をよくするためのものをいい、補正用皮膚保護剤、ベルト、剝離剤、消毒剤、レッグバッグ、はさみ、吸水剤などがある。
3 自立	
❶患者がストーマケアを主体的に行い、看護師は必要時に補足する説明を行う。 ❷退院後の生活の変化によって、装具やケアの変更が必要になる可能性や、退院後の相談窓口についても説明する。	●ストーマチェック表 表23 などを利用し評価をする。

表23 ストーマチェック表

	項目	／	／	／	／	／
1	ストーマを見る					
2	ガス抜きができる					
3	排泄物の処理ができる					
4	採便袋をはずすこと、装着することができる					
5	交換の必要物品が準備できる					
6	面板をはがすことができる					
7	はがした保護剤や皮膚の観察ができる					
8	スキンケアができる					
9	ストーマサイズに合わせて面板のカットができる					
10	面板を貼ることができる					
11	シャワー浴、入浴ができる					
12						
13						

〈評価法〉
C：看護師による実施（患者・家族は見学）
B：看護師の援助を受けながらできる（患者・家族は一部実施）
A：看護師の援助なしでできる

する尿路感染症や腎損傷を予防・治療する目的で行われる。

2. 適応

1)患者の適応

■ 神経損傷に伴う排尿障害があるが膀胱に尿を貯留できる場合。

■ 患者自身または家族が導尿の手技を取得可能であり、自立して排尿管理ができる場合。

2)間欠自己導尿の適応

■ 間欠自己導尿の適応を **表25** に示した。

3. 必要物品

■ 自己導尿用カテーテル（導尿セットまたは単回使用ネラトンカテーテル）、消毒液（カテーテル消毒・保存用）、清浄綿（0.02％ベンザルコニウム塩化物を浸み込ませた脱脂綿など）、潤滑剤（導尿セットで容器内の消毒液に潤滑油が混合している場合は不要）、尿器、立て

鏡（女性用）、処置用シーツ、ごみ捨て用ビニール袋。

4. 手順

■ 間欠自己導尿の手順を **表26** に示す。

5. 間欠自己導尿にあたっての注意点

■ 導尿セットの場合、1日1回はカテーテルケースをよく洗い、保存用消毒液（0.02～0.05ベンゼトニウム塩化物またはベンザルコニウム塩化物に、潤滑剤としてグリセリンを加えた溶液）を交換する。

■ 導尿セットの場合、1か月に1回はカテーテルを交換する。

■ 患者は外陰部をいつも清潔にしておく。

■ 患者は排尿、導尿、飲水量など記録する排尿記録を記入し、排尿パターンを知る。そのうえで1回の尿量は300mLを目安に導尿し、500mLを超えるようならば導尿の回数を増やす。

表24 ストーマケアにおける日常生活のポイント

ストーマ自体は特別なものではないが、粘膜の露出や括約筋がないことから、日常生活においては工夫が必要である。

項目	ポイント
食事	・原疾患によるもの以外に制限はない。 ・回腸ストーマの場合は、脱水や電解質不均衡（特にナトリウム、カリウム）、フードブロッケージ（食物によるストーマの閉塞）に注意。 ・ガスを発生しやすい食品を避ける。
入浴	・ストーマからお湯が入ることはない。 ・温泉などでは、目立たない色・形状のパウチ（ミニクローズパウチ）が使用できる。
運動	・原疾患の回復によるので医師と相談する。 ・ストーマ粘膜を損傷する可能性のあるスポーツは注意する。 ・汗や体動での耐久性低下を考慮して、ベルトの使用をする。 ・動きやすいようにミニパウチを用いる。
衣服	・粘膜への長時間の圧迫や摩擦は避ける（ストーマの位置によっては、衣服のウエストラインの調整やサスペンダーを使用）。 ・パウチのふくらみが目立たない状態なら、外見ではオストメイトとわからない。
性生活	・性機能障害や心理的要素もある（問題があるときは医師に相談する）。 ・体位や方法をパートナーと工夫する。
仕事・学校	・予備の装具を準備する。 ・オストメイト対応トイレや多機能トイレを活用する。 **トイレの入口に表示されるオストメイトマーク** ・出勤・登校前に排泄物の処理についてシミュレーションする。 ・職場・学校に理解を求める。
外出・旅行	・予備の装具を準備する。 ・海外旅行時に医療機関にかからなければならない場合を想定し、英文などでの術式の説明文を携帯する。 ・洗腸時は飲料水を使用する。 ・無理のない旅行計画を立てる。
災害（緊急）時への備え	・災害時に持ち出すための装具などを準備する（10日分の装具の備蓄、使用している装具の名前や製造番号の記録）。
セルフヘルプグループ	・オストメイトの患者会などの組織への参加。
退院後の相談窓口	・皮膚・排泄ケア認定看護師やストーマ外来。 ・ストーマ外来がない場合は、退院後の相談窓口を確認。
社会保障制度	・障害者手帳の交付により、ストーマ装具の給付をはじめ、さまざまなサービスを受けられる。 ・医療費の控除や助成制度、障害年金制度などがある。
ストーマ用品	・半年くらいは浮腫があるので、1か月分くらいずつ購入する。 ・使用済み装具の廃棄は排泄物を処理してから行う。

表25 間欠自己導尿の適応

適応	細項目
神経損傷に伴う排尿障害	・脊髄損傷 ・二分脊椎 ・糖尿病による神経障害 ・骨盤内手術後 ・脳血管障害の後遺症　など
器質的障害に伴う排尿障害	・前立腺肥大症 ・尿道狭窄 ・尿禁制型尿路変更術後(新膀胱、パウチ)

表26 間欠自己導尿の手順

手順	確認事項とポイント

1 女性の場合

❶無理をしない程度に自力排尿を試みてもらう。
❷石鹸で手洗いをした後、清潔なタオルで水分を拭き取る。
❸椅子または洋式トイレに腰をかけ、両下肢を開く。椅子の場合は、処置用シートを敷き、尿道口が見えるように鏡の位置を合わせ、外尿道口を確認する。
❹利き手ではないほうの手で陰唇を開き、利き手で清浄綿を持ち、陰核から腟に向けて中心から、上から下へ十分に拭く。
❺カテーテルの先端に潤滑剤を塗る(導尿セットで容器内の保存用消毒液に潤滑油が混合している場合は不要)。
❻利き手でないほうの手で陰唇を開き、利き手にペンを持つようにカテーテルを持ち、やや上向きに3〜5cm挿入する。
❼導尿セットの場合、カテーテルのキャップを外し、先端を尿器に入れ排尿する。
❽尿が出なくなったら下腹部を手で圧迫し、膀胱が空になるようにする。
❾カテーテルを少しずつ引き出し、完全に尿を出しきる。
❿導尿セットの場合は、使用後のカテーテルの内側を水道水でよく洗い、保存用消毒液が入った容器へもどす。

外尿道口の確認
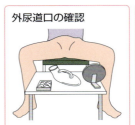

清浄綿で拭く
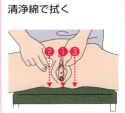

尿器への排尿
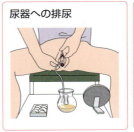

尿道口がわからないとき
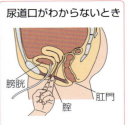

注意 カテーテルが尿器内の尿につかないように注意する。

コツ 尿道口がわからない場合、利き手でないほうの手指を腟口に挿入しておき、尿道口にカテーテルを挿入するよう指導することにより、尿道口へのカテーテル挿入を習得できる。

（表26つづき）

手順	確認事項とポイント
2 男性の場合 ①手洗いまでの手順は女性の場合と同様である。 ②椅子か洋式トイレに腰かけ両下肢を開く。椅子の場合は処置用シートを敷き、近くに尿器を置く。 ③利き手でない手で陰茎を持ち、亀頭部を露出させ、利き手で消毒綿を持ち、外尿道口を中心から外側に円を描くように消毒する。 ④カテーテルの先端に潤滑剤を塗る（導尿セットで容器内の消毒液に潤滑油が混合している場合は不要）。 ⑤利き手ではないほうの手で陰茎の先端部分を上向きに、身体に直角になるように支え、利き手でペンを握るようにカテーテルを持ち、尿が出るまでゆっくりと18〜20cm挿入する。 ⑥導尿セットの場合、カテーテルのキャップを外し、先端を尿器に入れ排尿する。 ⑦尿が出なくなったら下腹部を手で圧迫し、膀胱が空になるようにする。 ⑧カテーテルを少しずつ抜き、完全に尿を出しきってカテーテルを抜きとる。 ⑨導尿セットの場合は、使用後のカテーテルの内側を水道の水でよく洗い、消毒液が入った容器へもどす。	尿器の準備　外尿道口の消毒 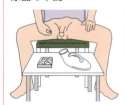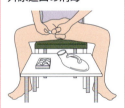 カテーテルの挿入 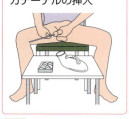 **注意** カテーテルが尿器内の尿につかないように注意する。

- 患者は尿路感染を予防するためにも水分は1日に1500mL程度摂取する。
- 患者は定期的に泌尿器科受診し尿検査を行う。
- 看護師は、患者が定期的に導尿を行えるように、患者の住環境や生活パターンから、導尿可能な場所や時間を、患者と一緒に考える。
- カテーテルには、さまざまな太さ、長さのものがある。患者の使いやすさ、経済性、便利さなどによって選択できるように援助する。

（織田浩子）

退院指導・退院調整

- **退院とは**：患者が医療や看護体制が整った病院から、人や物などの資源や空間が限られる自宅や自宅に準じる生活の場所に戻ることである。
- 看護師は患者が病院内で行ってきたケアを退院後、そのまま実施できないことを十分に配慮し、自宅や自宅に準じる生活の場所を想定しながら早期から退院指導を行う必要がある。
- 退院指導によって、患者や家族が限られた人的・物的資源のなかで、必要な療養生活が送ることができるように調整していく。

退院指導

- **退院指導とは**：自宅や職場の環境、生活習慣に合わせた療養生活の知識や提案を伝え、最適な方法を患者や家族とともに見いだしていくことである。
- 患者は入院による一連の治療過程が終わった場合でも、①新たな症状の発生や悪化を予防する、②現在の病気の治療を今後も続けるなど、退院後は入院前と違った生活となる場合が多い。
- 看護師は退院する直前の時期だけでなく、入院時から退院後の生活をふまえた教育・指導

を行う必要がある。

1. 目的

■ 患者や家族が退院後の自宅での療養生活において、戸惑うことがないように入院中から支援を行う。
■ 患者に必要なケアが退院後も継続して適切に実施されることへの支援を行う。

2. 方法

■ 退院後、患者に予測される課題に合わせた指導を行う。退院調整、退院支援、退院調整カンファレンス（後述）といった患者が「退院する」ことへの支援と組み合わせて有効となる指導内容を検討する。

1）病みの軌跡の理解

■ 患者の病みの軌跡を理解し、今後、患者が病気とどう付き合っていくのか、患者とともに考える。
■ 慢性期・回復期・終末期にある患者が、どんな発症のしかたで、どう病を認識してきたのかなど、今までどのように病気をたどってきたのか、病みの軌跡を理解することが重要である。
■ コービン（Juliet Corbin）とストラウス（Anselm L. Strauss）は、病みの軌跡を「長

い時間をかけて多様に変化していく行路（course）」[5]と説明している。
■ 慢性疾患といっても、疾患によって特徴が違い、また、同じ疾患であっても発症初期なのか、ターミナル期なのかといった病期によっても違ってくる。表27に慢性疾患患者がたどる経過の特徴を示す[6]。
■ 慢性疾患患者がたどる経過は、①神経難病のように徐々に身体機能の低下をきたす病気、②糖尿病や高血圧や慢性肝炎のように無症状な状態から徐々に深刻な合併症を引き起こす病気、③膠原病や炎症性疾患のように急性増悪に対処する必要がある病気、④がん、心筋梗塞、精神疾患などの長期的に不具合を生じる病気がある。
■ 疾患の特徴に加え、①患者にどのような治療がなされ、②どのような効果があったのか、③今後どのような治療がなされる可能性があるのか、④それによって身体にどのような影響が生じうるかを理解しておくことが必要である。
■ 疾患の治療に関しては各学会でガイドラインが整備されている。ガイドラインを参考に、患者の今後の病気との付き合いかたを予測していくことが重要である。

表27 慢性疾患患者がたどる経過の特徴と代表的な疾患

慢性疾患患者がたどる経過の特徴	代表的な疾患
①進行性に運動機能、呼吸機能が低下し、生命危機を引き起こす慢性病	神経難病：筋萎縮性側索硬化症（ALS）、重症筋無力症、小脳変性失調症
②無症状に経過し、徐々に深刻な合併症を引き起こす慢性病	糖尿病、高血圧症、慢性肝炎
③再燃と寛解を繰り返しながら臓器の機能障害を引き起こす慢性病	膠原病：全身性エリトマトーデス（SLE）、関節リウマチ、強皮症、ベーチェット病など 多発性硬化症、炎症性腸疾患
④ある出来事または疾患を契機に、長期的に不具合を生じる慢性病	がん、心筋梗塞後 身体障害：脊髄損傷、脳卒中の後遺症、高次脳機能障害 精神疾患：うつ、総合失調症など

野川道子，他：慢性看護学に共通する核となる内容と学問領域の検討　慢性看護学のコア・コンセプトⅠ．日本慢性看護学会誌
2015；9（1）：A47．より改変し転載

2) 療養方法の共通理解

- 患者が今まで行ってきた療養方法をふまえ、今後の療養生活のしかたについて患者・家族と共通理解する。
- 退院後の生活において患者は、身体の調整をするとともに、疾患の病勢や治療の効果と有害反応の経過をみていかなければならない。
- 患者は、①長い期間にわたり療養を続けられるための知識の収得とモチベーションの維持、②普段の生活のなかで無理のない療養行動の取り入れかたを入院中に整え、退院後の生活に新たな療養行動を定着させていく必要がある。
- たとえば薬物療法を自宅で継続させていくには、①自宅で薬をどこに置いておくか、②誰が準備し、③内服するタイミングをどのように設定するのか、④外出時はどのように準備しておくかなど、具体的に看護師が準備状況を確認する。
- 患者が自宅での過ごしかたをイメージしながら療養方法を選択できる支援が必要である。
- 支援にあたって、患者は自宅の構造や患者自身の時間の使いかたを最もよく知る当事者であり、看護師は患者の成功パターンや陥りやすい失敗などをよく知っている助言者であることを踏まえる。
- 看護師が患者にたずねたり、確認したりすることは、看護師が自宅での生活を療養の視点でどのように捉えているのかを患者に伝えることとなり、自宅での生活のどこに着眼するのかを患者と看護師が共通理解する重要なケアの要素となる。

3) 今後予測される症状などへの理解と取り組み

- 現在の患者の身体状態への理解を促しながら、今後の治療による影響や予測される症状の変化について説明する。
- 入院は患者が現在の身体状態を認識し、疾患の状況を把握する大切な機会である。
- 患者が退院後に対処していくべきことの優先順位を見極め、患者が「やっていける」と思える生活習慣の修正や、食事療法、運動療法、薬物療法の継続のしかたを共に考えていく。
- 間違いのない知識をもつことや標準的な自己管理方法ではなく、患者が「それだったらできそう」と思える無理のない選択が、最適なゴール設定となる。
- 治療による影響や予測される症状に対して、今後どのような管理が必要になるか、疾患の管理方法により 表28 のようなものが予想される[6]。
- ①アレルギー疾患、狭心症、てんかんなどの症状の急激な悪化である発作時の対応が求められる慢性病の管理、②糖尿病、高血圧、腎臓病などの食事療法、運動療法、薬物療法などの自己管理が必要な慢性病の管理、③在宅酸素療法、透析を行っている、あるいは人工呼吸器を使用しているなど、生命維持に医療機器の使用と管理が必要な慢性病の性質がある。
- 管理するための具体的な介入は、患者の状況に合わせ個別に行われる。多くの病院では標準的な退院支援を行うために指導項目をチェック方式にしたクリティカルパスが利用されている。

表28 治療や療養法の性質による慢性病の管理方法と代表的な疾患

慢性病の管理方法の分類	代表的な疾患
①発作のリスク管理が日常的に必要な慢性病	アレルギー疾患、狭心症、てんかん
②食事療法、運動療法、薬物療法などの自己管理が必要な慢性病	糖尿病、高血圧、腎臓病
③生命維持に医療機器の使用と管理が必要な慢性病	在宅酸素療法、透析、人工呼吸器

野川道子，他：慢性看護学に共通する核となる内容と学問領域の検討　慢性看護学のコア・コンセプトⅠ．日本慢性看護学会誌 2016：9（1）：27．より転載

4）患者・家族が退院後困難に感じることへの支援

- 退院後に患者・家族が療養するうえで困難に感じていることを理解し、その困難に対処していくことを支援する。
- 患者が抱えている慢性病の種類によっては、①脳血管障害、神経変性疾患、変形性関節症、緑内障などの運動機能や感覚器障害を伴うもの、②認知症、高次脳機能障害などの認知機能障害を伴うものなど、他者の手助けを必要とする程度が今までとは大きく違ってくる場合がある。
- 活動制限や身体機能の低下による負担は、患者とともに家族にも大きくかかわってくる。身体的負担だけでなく精神的・社会的負担がかかることによる課題が大きい。
- 自尊心の低下をきたしやすいのは、①HIV/AIDS、がん、精神疾患などによる偏見やスティグマを課せられる場合、②ストーマなどの治療による外見の変化がある場合、③皮膚疾患、リウマチ、脊髄損傷などの疾患による外見の変化がある場合である。
- 深刻な疾患による生活や人生全般への影響は、看護師だけでなく多職種による専門的医療チームでみていく必要があり、看護師がその調整を担っていく。
- 看護師が心得ておくべき病院と自宅の療養環境の違いを 表29 にあげる。看護師は、患者と家族が病院と自宅の療養環境の違いに戸惑うのは当然であることとして、患者の困難に寄り添う態度が必要である。

5）退院後のケア提供者との情報の共有

- 退院後に患者・家族の支援にかかわっていくケア提供者と情報を共有する。
- 多くの患者が入院している一般病院や特定機能病院では、急性期医療に特化したサービスが提供されている。急性期を脱した慢性疾患を抱えた患者の医療は、地域にある診療所や介護施設、自宅で、社会資源の利用や医療サービスが途切れないことが求められる。

表29 看護師が心得ておくべき病院と自宅の療養環境の違い

- 患者や家族は、疾患やその療養方法に関する知識や経験がなく、疾病をもった身体状態で家庭に帰ったときのイメージがつかない。
- 患者のセルフケアへの支援を行うのは、自宅ではごく限られた人によってである。
- 療養に使用できる物品や場所が限られている。
- 療養管理の主体が常に患者と家族であり、それが毎日続く。
- 使用する物品や利用するケアのコストが、直に患者・家族にかかる。
- 症状の変化や病状の急な悪化に対応し、どう行動すべきかの選択を自らがしなければならない。
- 患者と家族は病気の療養だけに集中できず、家庭・社会での他の役割も担っていなければならない。

- 自宅にいながら治療ができ、療養を続けることができるためには、地域単位、家族単位で行う退院調整が看護師に求められている。

退院調整

- 退院調整とは「患者の自己決定を実現するために、患者・家族の意向をふまえて環境・ヒト・モノを社会保障制度や社会資源につなぐなどのマネジメントの過程」[7]である。
- 治療や症状のコントロール、検査などが主体となっていた入院生活から、患者が退院できるように看護ケアを方向づけ、医療サービスを調整していくことが中心となる。

1．退院調整看護師

- 退院調整は病棟の看護師が行う退院指導と並行し、社会資源について熟知した専任の看護職が行うことが必要である。
- 多くの病院では退院調整を行う退院調整看護師が専任で配置されており、退院調整看護師になるために研修プログラムを組んでいる。

2．退院調整カンファレンス

- 退院調整カンファレンスは、患者の退院における課題や、支援の方向性を確認し、実現可

能な退院時期を決め、具体的な退院計画を実施していくために開催される。

- 病棟看護師だけで行われる場合もあれば、多職種で行う場合もある。
- 多職種で行う場合は、主に担当看護師、主治医、MSW（医療ソーシャルワーカー）、病棟看護師、退院調整看護師、病棟看護管理者などが参加する。
- 患者のおかれた状況によっては、病院内のスタッフだけでなく、訪問看護師や介護支援専門員（ケアマネジャー）、地域のかかりつけ医、患者や家族が参加する場合がある。

退院支援

- 退院支援とは「患者が自分の病気や障害を理解し、退院後も継続が必要な医療や看護を受けながらどこで療養するか、どのような生活を送っていくかを自己決定する支援」[3]である。
- 患者は入院後に大きく病状が移行したり、在宅での医療技術が必要となったり、新たに社会資源を活用することになる場合も多い。
- 自宅以外の施設や今まで一緒に暮らしていなかった家族宅に帰ることの選択を迫られたり、自宅の改修が必要となったり、仕事や学校に行く生活スタイルの修正を求められたりする。
- 患者と家族が医療専門機関以外の場であっても、療養していくことを主体的に続けられるような支援が求められている。

看護サマリーの作成

- 看護師は患者と家族へ情報提供の了承を得た後、退院後の患者のケア提供者へ看護サマリー（看護要約）を送る。
- 患者の担当看護師が中心となり作成するが、看護サマリーの内容を病棟カンファレンスで共有し、提供する情報をスタッフで吟味したり、病棟管理者の意見を聞くなど効果的に継続看護が行われる準備をする。

- 看護サマリーを作成することで、入院中に患者に行った看護が言語化され、ケアが次の提供者へ伝達されていくこととなる。

(藤原由子)

〈文献〉
1. 日本糖尿病療養指導士認定機構編著：日本糖尿病療養指導士ガイドブック2017　糖尿病療養指導士の学習目標と課題．メディカルレビュー社，大阪，2017.
2. 日本糖尿病学会編：糖尿病食事療法のための食品交換表　第7版．文光堂，東京，2013：13.
3. 日本高血圧学会高血圧治療ガイドライン作成委員会：高血圧治療ガイドライン2014．日本高血圧学会，2014．http://www.jpnsh.jp/data/jsh2014/jsh2014v1_1.pdf（アクセス日2017年8月2日）
4. 新村出編：広辞苑　第5版．岩波書店，東京，1999.
5. ピエール・ウグ編，黒江ゆり子，市橋恵子，寶田穂訳：慢性疾患の病みの軌跡　コービンとストラウスによる看護モデル．医学書院，東京，1995：3.
5. 野川道子，他：慢性看護学に共通する核となる内容と学問領域の検討　慢性看護学のコア・コンセプトI．日本慢性看護学会誌　2016：9(1)：22-30.
7. 宇都宮宏子，三輪恭子編：これからの退院支援・退院調整　ジェネラリストがつなぐ外来・病棟・地域．日本看護協会出版会，東京，2011：10.
8. 友池仁暢，国立循環器病センター病院看護部監修：循環器疾患　Nursing Selection3．学習研究社，東京，2003：371-381.
9. 日本糖尿病学会編：糖尿病治療の手びき2017　改訂第57版．南江堂，東京，2017.
10. 日野原重明，井村裕夫監修：循環器疾患　看護のための最新医学講座3　第2版．中山書店，東京，2005.
11. 志自岐康子，他編：基礎看護技術　ナーシング・グラフィカ18　基礎看護学　第4版．メディカ出版，大阪，2012.
12. 中野昭一，白石武昌，栗原敏：学生のための生理学．医学書院，東京，1995.
13. 川島みどり監修：基礎看護学．日本看護協会出版会，東京，2003.
14. 粂和彦，高橋正也，尾崎章子，若村智子：患者さんの睡眠の質を高める17のケア．看護学雑誌　2005：69(5)：447-456.
15. 内山真編：睡眠障害の対応と治療ガイドライン　第2版．じほう，東京，2012.
16. 立花直子：睡眠ケアのエビデンス．臨牀看護　2003：29(13)：1887-1895.
17. 若村智子：病床における明暗環境のエビデンス．臨牀看護　2002：28(13)：1914-1922.
18. ストーマリハビリテーション講習会実行委員会編：ストーマリハビリテーション基礎と実際　第3版．金原出版，東京，2016.
19. 松原康美編著：ストーマケアの実際．医歯薬出版，東京，2007.
20. 溝上祐子監修：やさしくわかるストーマケア．ナツメ社，東京，2015.
21. 石井範子，阿部テル子編：イラストでわかる基礎看護技術　ひとりで学べる方法とポイント．日本看護協会出版会，東京，2002：116-120.
22. 大科宜子：間欠自己導尿法の適応と指導．看護技術　2002：48(2)：166-171.
23. 齋藤亮一：CIC（清潔間欠導尿）と残尿測定．ウロ・ナーシング　2004：9(8)：765-767.
24. 田中純子：こうすればうまくいく！CIC指導．ウロ・ナーシング　2004：9(2)：164-167.
25. 豊田美和：間欠自己導尿を行う患者への指導と管理．看護技術　1999：45(11)：1152-1157.
26. 和田攻：実践臨床看護手技ガイド　手順に沿って図解した手技のすべて　第2版．文光堂，東京，2003：315-317.

V

ケーススタディ

- ●慢性疾患患者の看護過程の展開
- ●脳梗塞の患者の看護
- ●冠動脈疾患の患者の看護
- ●脂質異常症の患者の看護
- ●慢性閉塞性肺疾患（COPD）の患者の看護
- ●糖尿病の患者の看護
- ●肝硬変の患者の看護
- ●ネフローゼ症候群の患者の看護
- ●筋萎縮性側索硬化症（ALS）の患者の看護
- ●関節リウマチの患者の看護

本章で扱っている事例は倫理的配慮として個人の特定を避けるため、実際の事例をもとにはしているが、病状や患者のおかれた状況などが改変された架空のものである。

ケーススタディ

慢性疾患患者の看護過程の展開

野並葉子

慢性疾患患者の特徴

　慢性疾患患者は、長い病みの軌跡のなか、さまざまな生活上の支障や病気からくる症状への対処、療養法の獲得・実践・修正などのセルフケアを行っている。現在、病みの軌跡のどこにあるのか、長いスパンでみていく必要がある。

　慢性疾患患者の病気の体験の全体を理解し、今後の方向性の予測を立てるために、ストラウス（Anselm Strauss）とコービン（Juliet Corbin）は「病みの軌跡モデル（illness trajectory）」 表1 を開発した。慢性疾患患者は、病みの軌跡の管理に必要な問題に対処しながら、病みの行路（illness course）の方向を見定めている。

　慢性疾患の特徴は、この行路が20年・30年と長期にわたること、その間に複数の疾患を伴うことである。さらに、その行路の局面には、上に向かうとき（立ちなおり期）、下に向かうとき（下降期および臨死期）、同じ状態を保つとき

表1 病みの軌跡（illness trajectory）の局面と定義

局面	定義	管理の目標
1．前軌跡期	病みの行路が始まる前、予防的段階、徴候や症状がみられない状況	慢性疾患の発症の予防
2．軌跡発症期	診断の期間が含まれ、徴候や症状がみられる状況	適切な軌跡の予想にもとづき、総合的な計画をつくる
3．安定期	病みの行路と徴候や症状が療養法によってコントロールされている状況	安定した病状・毎日の生活活動を維持する
4．不安定期	病みの行路と徴候や症状が療養法によってコントロールされていない状況	安定した状態にもどる
5．急性期	病気や合併症の活動期で、その管理のために入院が必要となる状況	病気をコントロールすることで、今までの生活史と毎日の生活活動を再び開始する
6．クライシス期	生命が脅かされている状況	生命への脅威を取り去る
7．立ちなおり期	障害や病気からくる制限の範囲内で、受けとめられる生活のありように、徐々にもどる状況。身体面の回復、リハビリテーションによる機能障害、心理的側面での折り合い、毎日の生活活動を調整しながら生活史を再び築くことなどが含まれる	行動を開始し、軌跡の予想および総合的な計画をすすめる
8．下降期	身体的状態や心理的状態が進行性に悪化し、障害や症状の増大がみられる状況。	機能障害の増加に対応する
9．臨死期	数週間、数日、数時間で死に至る状況	平和な終結、解き放ち、および死

Corbin, J.：Introduction and overview　Chronic illness and nursing.　In：Chronic illness research and theory for nursing practice，Hyman, R.，Corbin, J. eds.，Springer，New York，2001：1-15. より引用

（安定期)がある。

この局面には「前軌跡期」「軌跡発症期」「安定期」「不安定期」のように病気の発症前から診療所や外来で診療やケアを受けて病気の悪化をもちこたえている期間までがある。そして急激な病気の増悪を伴う「急性期」「クライシス期」を乗り越えて、「立ちなおり期」へと続いていく期間がある。また、長い闘病生活を経て徐々に「下降期」「臨死期」へと向かう期間がある。慢性疾患患者は、その間、医療者や家族、社会資源などの支援を受けながらも、自分自身でさまざまな療養法を編み出し、困難な課題や苦痛を乗り越え、生き抜いている人々である。今までどのように療養してきたのか、これから先どのような局面が想定されるのか、現在どの局面にあるのかを捉えたうえで、総合的に支援していく必要がある。

この病みの軌跡モデルにおける看護は、病気をもちながらも、その人らしい生活ができるように、セルフケアの支援や社会資源の確保など慢性疾患患者が病みの行路を方向づけることができ、ウェルビーイング（安寧)を維持できるように援助することである。

看護過程の展開

アメリカの看護理論家オレム（Orem,D.E.)のセルフケア不足看護理論をもとに、看護過程の展開についての基本的な考えを示す。

オレムは、健康を保持増進するために、個人がどのように自分自身のケアをしているかを、セルフケアの観点から捉え、そのセルフケアのレベルに応じて援助を提供することが看護の機能であると考えた[1]。

セルフケア不足看護理論は、①セルフケア、②セルフケア・エージェンシー(セルフケアを実践する患者の能力)、③看護エージェンシー(患者のセルフケアを援助する看護者の能力)、で構成されている。

セルフケア・エージェンシーと看護エージェ

ンシーが出会ったときに、看護が展開されると考える。

看護過程は、①データ収集、②看護ヘルスアセスメント、③看護診断、④看護計画の立案、⑤看護ケアの実践、⑥評価、の6段階で展開する。以下に、それぞれの段階における要素を示す。

データ収集

看護師は、看護面接、バイタルサインを含めた各種測定・検査、医学的情報などの情報収集を行う。そして、それらをもとに、その患者がどのような看護ケアへのニーズをもっているのか、的確な決定と判断を下すための適切なデータベースをつくる。

そのデータベースは、治療的セルフケア・デマンド（セルフケアが自分でできない患者の要求)、セルフケア・エージェンシーに影響を及ぼす。

すべての人に共通する基本的な特徴を**基本的条件付け要因**の第1セットから第4セットの要因に沿ってデータベースのポイントを示す。

1. 看護を受ける人（第1セット)

①患者の年齢と性別および病院に入院した時点での年齢

②**環境要因**：患者の住所とその環境的特徴

③**家族システム要因**：家族のなかでの患者の地位および住居上密接な関係をもつ他の家族成員や患者との関係についての情報

④**社会文化的要因**①：教育、職業、就業経験、生活経験

⑤**社会文化的要因**②：現在あるいは将来にわたって利用できる資源

2. 患者の生活パターン（第2セット)

⑥**通常繰り返される日常生活活動**：毎日行われるセルフケア方策、適宜行われるレクリエーション活動とセルフケア方策、1人で過ごす時間および他の人と過ごす時間の量、健康状

態とヘルスケアシステムの要因による生活パターンの調整、他者・家事・ペット・園芸などに対する責任、職業などに対する責任

3. 健康状態の要因とヘルスケアシステムの要因（第3セット）

⑦入院前、入院中および退院時の健康状態
⑧患者もしくは家族が明確化し、記述した健康状態の特徴
⑨入院前および入院中のヘルスケアシステムの特徴

4. 特定の環境下での発達的セルフケア要件の存在と充足との関連でみた発達状態の要因（第4セット）

⑩特定の環境のもとで、健康状態の特性に由来する条件下での、現在および将来の生活状態との関連でみた、看護師が観察し、患者が叙述した現在および将来の自己管理能力
⑪患者と看護師が明確化した自己管理に必要な要因あるいは望ましくない影響を及ぼす要因
⑫患者の将来への展望と目標および客観的評価に基づく個人的発達潜在能力

看護ヘルスアセスメント

看護ヘルスアセスメントは、次のような視点から記述される 表2 。

1. 治療的セルフケア・デマンドのアセスメント

基本的条件付け要因によって修正された普遍的セルフケア要件、発達的セルフケア要件、健康逸脱に対するセルフケア要件の総和は、治療的セルフケア・デマンドと等しい。
3つのセルフケア要件をアセスメントし、セルフケア要件を特定する。

1）普遍的セルフケア要件

生活のなかでの不調・支障や心配・気がかりと、生活上の基本的ニーズの関連からアセスメ

ントする。具体的には次のようなものがある。

①十分な空気摂取の維持
②十分な水分摂取の維持
③十分な食物摂取の維持
④排泄過程の支持、老廃物のコントロールおよび環境への影響のコントロールの維持
⑤活動と休息のバランスの維持
⑥孤独と社会的相互作用のバランスの維持
⑦人間の生命、機能、安寧に対する危険の予防
⑧正常性の促進：人間の潜在能力、既知の人間能力の制限および正常でありたいという欲求の合致、社会集団のなかでの人間の機能と発達の促進

例：どのような心配や気がかりがあるか話を聞く。

● 病気の過程で生じる体の変化、ボディイメージの変化、家族や社会とのかかわりの変化、社会的責任の変化など、さまざまな変化に対して、どのように捉えているのか。
● 生活を以前のとおりにしようとする努力が身体的過重や精神的な負担になっていないか。
● どのような生活の支障や困難があるのか。
● 家族との心理的な問題に心配があるのか、家族の支援を受けることは可能か。
● 他の人との付き合いが少なくなるために生じる社会的疎外や孤立の予防ができているのか。
● 治療や生活のための経済的な支障はないか。
● どのような補助的サービスを必要としているか（社会資源、社会保障など）。

2）発達的セルフケア要件

普遍的セルフケア要件を、発達過程に重点をおいて具体的に表現しアセスメントする。
発達的セルフケア要件に関連する条件（発達過程）には、胎児期、新生児期、乳幼児期、小児期、青年期、成人期、周産期がある。
発達的セルフケア要件には、次の3つのタイ

表2 看護ヘルスアセスメントのアセスメント用紙

特定したセルフケア要件	関連するセルフケア要件		
	普遍的セルフケア要件	発達的セルフケア要件	健康逸脱に対するセルフケア要件

治療的セルフケア・デマンドのアセスメント

セルフケア・エージェンシーのアセスメント

セルフケア行動を遂行する能力	
セルフケア行動を遂行するうえでの制限・制約	

看護診断（セルフケア不足を決定し記述する）

看護課題の記述

看護の方向性

プがある。

①年齢ゆえの発達的ニーズに応え、その発達を促進するために、他者が支援する。

②自己の発達過程に積極的な関与をする。

③発達に有害な影響を及ぼすかもしれない条件、出来事、状況を、緩和あるいは予防するのに必要な行動をとる。

3)健康逸脱に対するセルフケア要件

　生命過程や機能レベルに影響を及ぼしている健康逸脱に対するセルフケア要件をアセスメントする。具体的には、身体的または精神的な病気、傷害、欠陥あるいは能力低下および処方された医学治療に関係するニーズを含む。

　健康逸脱に対するセルフケア要件には次の6つのタイプがある。

①適切に医学的援助を求め、確保する。

②健康逸脱の影響と結果を認識し、注意を払う。

③診断、治療、予防、リハビリテーションに必要な処方された方策を実行する。

④処方された診断、治療、予防、リハビリテーションに対する方策の、不快や害をもたらすような影響を認識し、注意を払い処置・調整

する。

⑤健康状態の変化・変調があり、必要なヘルスケアを受け入れることで自己概念を修正する。

⑥健康逸脱の影響や治療方策の影響のもとで生活することを学ぶ。

> **例**：慢性疾患患者は、どのように病気に対処しているのかをアセスメントする。
> - どのような治療が行われているか、調整・管理することは何か。
> - 治療の効果を高めるために、どのようなケアが必要か。
> - どのような徴候や症状があり、どのように症状管理をしているのか。
> - 処方された療養法を、どのように実践しているのか、取り組みの姿勢はどうか。
> - 療養法の継続に、どのような困難や支障をきたすことがあるのか。
> - 医学的危機の予防および危機が発生したときの管理をどのようにしているか

4)治療的セルフケア・デマンド

3つのセルフケア要件間の相互作用からアセスメントする。具体的には、特定のセルフケア要件の総和を治療的セルフケア・デマンドとして記述する。

2. セルフケア・エージェンシーのアセスメント

1)セルフケア行動を遂行する能力

次のようなセルフケア行動を遂行する能力をアセスメントする。

①患者が自分の病気体験について理解する能力

②患者自身が自分に起きている事柄を変化させ、調整する必要性を把握する能力

③疾病に対する治療法や治療薬について、自分がとるべき行動や、予測されるリスクを理解する能力

④治療を継続する自信や意欲などを引き出し、折り合いをつける能力

⑤服薬行動を維持するために必要な技術およびそれを身につける能力

2)セルフケア行動を遂行するうえでの制限・制約

セルフケア行動を遂行するうえでの制限・制約をアセスメントする。

> **例**：セルフケア行動を遂行していく力や資源はどうかをアセスメントする。
> - 疾病によって患者の身体に起こっていることや、社会的な状況がどのように影響を受けているのか、精神健康状態がどのように影響を受け、患者にとってどういう意味をもつのか。
> - 治療法によって生じる自分自身への影響（利益・リスク）について患者が知っているか。
> - 自己決定できるか。
> - 自己モニタリングによって自分の状態を把握しながら服薬行為が継続でき、服薬を続けられそうだという自己効力感・自信がもてるか
> - 服薬に伴う身体的・心理的・社会的変化と生活を調整できるか。

■ 看護診断

治療的セルフケア・デマンドおよびセルフケア・エージェンシーのアセスメントから、看護エージェンシーによって扱われる必要のあるセルフケア不足を決定し、記述する。

■ 看護計画の立案

1. 看護課題の検討

看護システム（全代償的システム、一部代償的システム、支持・教育的システム）を特定し、看護エージェンシーによって扱われる必要のあるセルフケア不足をもとに、看護課題を決定す

る。

全代償的システム：看護師が患者に代わってセルフケア行動を行う。

一部代償的システム：患者が行えない部分のセルフケア行動を看護師が行う。

支持・教育的システム：患者がセルフケア行動を行えるように、看護師が教育的にかかわる。

2. 看護目標の設定

看護目標は、次のように設定する。

①看護課題について達成可能な目標を設定し、期間を取り決める。

②短期目標の成果をもとに、患者とセルフケア活動の方向性について協議し、先の見通しをつける。

3. 看護計画の作成

看護計画は、次のように作成・調整する。

①科学的根拠に基づいた看護ケア方法を具体的に記述する 表3 。

②立案した看護計画について患者や家族に説明を行い、同意を得る。

③医療チームや看護チームと協力や調整を行う。

看護ケアの実践

看護ケアの実践は、次のように提供する。

①看護ケアの実践は、すべて倫理的実践として提供する。

②看護ケアの実践は、科学的根拠にもとづいた行為として提供する。

③看護ケアの実践は、すべて教育的かかわりを含んだ行為として提供する。

④看護ケアの実践は、看護チーム・医療チームと連携・協力して提供する。

⑤看護ケアの実践の後、患者に看護ケアの帰結を説明し、今後の方向性を話し合う。

評価

看護ケアの実践は、次のように評価し継続する。

①目標への到達度を評価する。

②目標への到達度の評価をもとに、看護ケアの修正・継続を検討する。

〈文献〉
1. Orem,D.E.著，小野寺杜紀訳：オレム看護論　看護実践における基本概念　第4版. 医学書院，東京，2005.
2. Dennis,C.M.著，小野寺杜紀訳：オレム看護論入門　セルフケア不足看護理論へのアプローチ. 医学書院，東京，1999.

表3 看護計画の用紙

看護目標の設定：
達成までの期間：

実践プラン	実践	帰結
評価		

ケーススタディ

脳梗塞の患者の看護

髙山　望

　脳血管障害は、脳梗塞、脳出血、くも膜下出血に大別される。ここでは、その中でも頻度が高い脳梗塞の患者に焦点を当てる。

脳梗塞の概要

　脳梗塞とは、脳動脈の狭窄や閉塞により虚血が起こり、脳組織が壊死に陥る疾患である。

　脳梗塞の臨床病型には、①アテローム血栓性脳梗塞、②心原性脳塞栓症、③ラクナ梗塞の3つがあり、それぞれに特徴がある。脳梗塞の臨床病型によって原因と危険因子が異なるため、医学診断を確認して看護を展開する必要がある。また脳梗塞は、障害部位により、さまざまな神経症状をきたす。脳血管障害(脳卒中)の7割以上が脳梗塞といわれ、脳血管障害は発症の予防とともに、早期リハビリテーションによる日常生活動作(activities of daily living；ADL)の向上、社会復帰が課題となる。

脳梗塞の患者の特徴と看護

脳梗塞の病型別の原因と危険因子

　脳梗塞の病型別の原因と危険因子を　表1　にまとめた。

1. アテローム血栓性脳梗塞

　原因：頭蓋内・外の主幹動脈のアテローム硬化(動脈硬化)によって引き起こされる。

　危険因子の管理・予防：高血圧症、糖尿病、脂質異常症などの危険因子がある。また、狭心症、心筋梗塞、閉塞性動脈硬化症などを併発していることも多い。動脈硬化を引き起こしやすい中高年に好発する。

2. 心原性脳塞栓症

　原因：心疾患(非弁膜性心房細動、心筋梗塞など)により心房内に形成された血栓が塞栓子となり起こる。

　経過：急に発症し、突発的に症状が完成する。側血行路に乏しいため梗塞巣は大きくなりやすく、出血性梗塞の頻度も高い。予後不良で

表1 脳梗塞の病型別の原因と危険因子

	アテローム血栓性脳梗塞	心原性脳梗塞	ラクナ梗塞
原因	頭蓋内・外の主幹動脈のアテローム硬化(動脈硬化)	心疾患(非弁膜性心房細動、心筋梗塞など)により心房内に形成された血栓が塞栓子となる	細い脳動脈穿通枝に起こる小さな梗塞
危険因子	動脈硬化 高血圧症 糖尿病 脂質異常症　など	非弁膜性心房細動 心筋梗塞　など	高血圧症　など

ある。

危険因子の管理・予防：梗塞巣の増大や塞栓症を防ぐ抗凝固薬の投与が不可欠である。

3. ラクナ梗塞

原因：細い脳動脈穿通枝に起こる小さな梗塞である。高血圧症を有する高齢者に多く、大脳基底核、内包、視床、橋など穿通枝領域に発生し、軽度の運動障害、感覚障害、構音障害などを呈する。

経過：生命予後は一般的に良好だが、多発すると脳血管性認知症やパーキンソン症候群の原因となる。また再発もしやすい。

危険因子の管理・予防：血栓の増大、梗塞巣の拡大防止、再発予防に抗血小板療法を行う。慢性的にも抗血小板療法、血圧のコントロールが重要である。

回復期におけるリハビリテーション看護

1. 脳・神経系のフィジカルアセスメントと活動耐性

脳実質細胞のダメージによる感覚障害、身体麻痺、小脳機能・高次脳機能など障害がどの程度出現しているのかアセスメントする。

また、急性期の床上安静による二次障害として、同一体位や圧迫による褥瘡、筋萎縮や筋力低下、呼吸換気量の低下による沈下性肺炎などを生じる可能性がある。そのため、呼吸機能、循環器機能を観察し、ボルグ係数などの活動耐性の指標を用いながら、早期からリハビリテーションを開始し、どのような二次障害が生じやすいのかを分析する必要がある。

2. 日常生活動作の評価

食べる、排泄する、歩く、話すなど、人間が毎日繰り返している人間が生活するために必要な行動を日常生活動作（ADL）という。

基本的に成人は独立して生活行動を行うと考え、セルフケアの概念を活用して障害により阻

害されたADLの再獲得を支援する。

脳梗塞では、感覚障害、身体麻痺によってADLが低下するが、リハビリテーションによる機能の維持や回復、環境調整によって自立に向けた支援を行う。あるいは自立が難しいと判断される場合は、代償方法を検討してセルフケアの不足を補う。

また、認知機能やコミュニケーションの障害に関しては、対人関係の形成に影響を与えるため、ていねいな行動パターンの観察と、その対応の工夫が求められる。

3. 社会生活の評価

脳梗塞によって身体構造（機能）、活動、参加に影響を与えるため、環境因子や個人因子を工夫することで、発症前と同じように活動や参加ができるように支援する。

また、家族の介護力や問題解決能力といった家族機能の変調を分析して、当事者を支える家庭環境を整えることが必要である。

4. 疾病認識についての支援

脳梗塞は突然の発症により、これまでの生活を奪われてしまうため、ボディイメージの変化や役割の喪失など精神的影響が大きい。

回復期では障害を負った現実に直面することになり、これまでの人生の目標や価値観が根底から脅かされることを自覚する。看護師は、対象者がどのように疾病を認識しているのか、よく理解して精神的支援を行う必要がある。

5. 生活の再構築

対象者は回復期を脱したら、社会生活を営む場所に帰る。そのため、どのような生活環境や暮らし向きとなるのか、十分に情報収集することが大切である。

そして、現在の身体状態とその生活環境を照らし合わせて、どのような身体機能や生活動作の再獲得が必要となるのか、あるいは、どのような環境の調整が必要となるのか、具体的に想定して、生活を組み立てていくことが必要である。

事例の展開

データ収集

1. 看護を受ける人（第1セット）

患者：A氏、男性、50歳代前半。

診断名：右脳梗塞（アテローム血栓性脳梗塞）。

生活歴：30歳を過ぎたころから、職場の健康診断では血液中のHDLコレステロールと中性脂肪の上昇がみられ、再検査をするように指摘された。

40歳代から高血圧症、脂質異常症を指摘されていたが、治療せずにいた。

50歳代になって、睡眠時無呼吸症候群となり、頭重感や頭痛が出現するようになったため治療を開始し、CPAP（continuous positive airway pressure）を使用して睡眠するようになった。

環境要因：子どもの小学校入学を機会に、一戸建ての自宅を新築したばかりである。

家族システム要因：家族構成は、妻（46歳）、子ども（6歳）の3人家族である。妻はパート勤務をしていた。40歳代後半、子どもの誕生をきっかけに、健康に対する考えが変わり、積極的ではなかった内服加療をするようになるなど療養行動が変化した。

社会文化的要因（教育、職業、就業経験、生活経験）：大学卒業後、大手自動車メーカーに勤務し、夜間勤務をしてきた。40歳代から、高血圧症と脂質異常症を指摘されるようになったが、特に自覚症状がないため、仕事の忙しさから受診は後回しになり経過していた。

社会文化的要因（現在あるいは将来にわたって利用できる資源）：利用できる資源として、両親が自宅から車で30分以内の距離に住んでいる。

2. 患者の生活パターン（第2セット）

通常繰り返される日常生活活動：A氏は、もともとスポーツをやっていたので、体力に自信があった。休日は、子どもとキャッチボールをしたり、自転車に乗ったりして父親としての役割を果たしてきた。飲酒はしないが、食べることが好きで、高エネルギーな揚げ物や肉を好んで食べていた。

3. 健康状態の要因とヘルスケアシステムの要因（第3セット）

1）入院前、入院中および退院時の健康状態

障害の状況：左片麻痺、左半側空間失認、記憶障害、注意障害。

ADLの状況：FIM（機能的自立度評価法）では、運動項目26点、認知項目22点、合計48点であった。

2）患者もしくは家族が明確化し、記述した健康状態の特徴

ある日、朝起きたら、ろれつが回らなくなり、トイレに行こうとしても左下肢が自由に動かず、這うようにして寝室から出てきたところを家族が発見して、救急病院に搬送された。

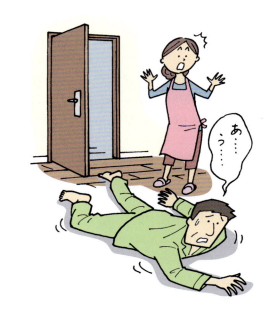

頭部CT・MRI検査の結果、右脳梗塞とされ緊急入院となった。

3）入院前および入院中のヘルスケアシステムの特徴

入院後、血栓溶解療法（ウロキナーゼ®）、脳保護療法（ラジカット®）、抗脳浮腫療法（グリセオール®）の治療を開始した。

発症時の意識レベルはJCS（ジャパンコーマスケール）で2-Ⅰ（見当識障害：時・人・場所がわからない、尿失禁がみられた）、検査後にはGCS（グラスゴーコーマスケール）でE4V5M6（自発的に開眼し、会話が可能で、命令に従う状態）であった。

2週間後、急性期の治療を終えて、回復期リハビリテーション科に転科した。

日常生活動作は、食事は右利きで、セッティングを介助すれば自力で摂取できていたが、食べこぼしがあり左側の食べ残しも認められた。排泄は、日中は洋式トイレで用を足し、夜間は尿器による自己採尿を行うが、採尿に失敗してしまうことがあった。移動は、車椅子の介助レベルであった。入浴は、全介助、整容は歯磨きだけは自分で行えた。

このように生活全般にわたり介助が必要な状態であった。また、訓練室でのリハビリテーションには積極的に取り組もうと努力しているが、注意力や持続力が低くて長続きしない様子だった。

4. 特定の環境下での発達的セルフケア要件の存在と充足との関連でみた発達状態の要因（第4セット）

1）看護師からみた自己管理能力

右脳梗塞の発症から急性期を脱し、回復期リハビリテーション病棟へ転科したことで、今まで床上安静で日常生活動作を全介助されていたA氏は、積極的に行動拡大を促されることになり、少し混乱していた。

2）自己管理に必要な要因あるいは望ましくない影響を及ぼす要因

A氏はもともと明るく快活だったが、発症後は寡黙になり、妻や子どもが面会にきているときに、少しだけ会話する程度になっていた。

現在の病状として、左上肢・下肢が動かなくなり、これまでの生活動作が行えなくなったことで、精神的に落ち込んでいた。また、これまで高血圧症と脂質異常症を指摘されてきたが、積極的な治療をしてこなかったことを後悔していた。

3）患者の将来への展望と目標および個人的発達潜在能力

A氏は「まさか、自分の身にこんなことが起きるなんて。きっと罰が当たったのかもしれないな。子どもと遊んであげられる時期は一時なのに、それが今できないなんて……情けなくてくやしい。妻にも申し訳ない。早く歩けるようになって一日でも早く家に帰りたい」と話していた。

看護ヘルスアセスメント

A氏の看護ヘルスアセスメントの概要を 表2 にまとめた。

1. 治療的セルフケア・デマンドのアセスメント

1）普遍的セルフケア要件
［生活のなかでの不調・支障や心配・気がかりと生活上の基本的ニーズの関連から普遍的セルフケア要件をアセスメントし、セルフケア要件を特定する］

左半分の視空間認知が低下しているため、日常生活動作に支障をきたしている。

〈アセスメント〉
・A氏は、後遺症として左片麻痺と左半側空間失認がある。
・左半分の視空間認知が低下している。
・食事動作では、食べこぼしがあり、左側の食

表2 看護ヘルスアセスメント

特定したセルフケア要件	関連するセルフケア要件		
	普遍的セルフケア要件	発達的セルフケア要件	健康逸脱に対するセルフケア要件
左半分の視空間認知が低下しているため、日常生活動作に支障をきたしている。	●	●	
右脳梗塞の発症をきっかけに父親として役割を果たすことができないと考え、落ち込みを体験している。		●	
注意力や持続力が低く、リハビリテーションが長続きしない様子である。			●

治療的セルフケア・デマンドのアセスメント

・左半分の視空間認知が低下しているため、日常生活動作に支障をきたしている。
・脳梗塞の発症をきっかけに父親として役割を果たすことができないと考え、精神的な落ち込みを体験している。
・リハビリテーションでは、注意力や持続力が低く、長続きしない様子である。

セルフケア・エージェンシーのアセスメント

セルフケア行動を遂行する能力	・A氏は、障害を負った現実に直面することになり、これまでの人生の目標や価値観が根底から脅かされている。 ・高血圧症や脂質異常症を指摘された後、継続して治療を実施してこなかったことを後悔している。 ・子どもがまだ小学1年生で、父親としての役割を果たすことができず、情けなさと悔しさを感じている。 ・左片麻痺や左半側空間失認という障害を負ったことによる精神的な落ち込みを体験し、自覚している。
セルフケア行動を遂行するうえでの制限・制約	・A氏は左片麻痺があるが、利き手側が動くため、ある程度の日常生活動作は右手と右足でできる能力がある。 ・左半側空間失認と身体失認を生じているが、まだその失認の自覚がなく、食事、清潔動作、移動による安全性の確保に影響が生じている。 ・神経心理学的検査の評価や日常生活のエピソードから、記憶障害や注意障害によるリハビリテーション療法への弊害が生じていると考えられる。特に、リハビリテーションに対する積極性はあるが、リハビリテーションスタッフの話す内容を十分に理解できなかったり、注意事項を記憶にとどめておくことができなかったりするため、集中力や持続力がないように見えてしまう。

看護診断（セルフケア不足を決定し記述する）

①左片麻痺・左半側空間失認のため、日常生活動作に支障をきたしている。
②発症をきっかけに父親として役割を果たすことができず、精神的な落ち込みが強い。
③リハビリテーションでは注意障害があり、集中できない。

看護課題の記述

・A氏の自尊心に配慮しながら、食事、清潔、移動の生活行動に対して具体的な支援方法を検討する必要がある。
・A氏は、左片麻痺や左半側空間失認という障害を負ったことによる精神的な落ち込みを体験し、自覚しているため、A氏の困難さやつらさに共感したり、訓練室に行って様子を共有したりするなど、積極的な傾聴を心がける。
・短期の記憶障害や注意障害の代償手段の獲得をめざし、環境を調整する必要がある。

(表2つづき)

看護の方向性

・できないことよりもできることに着目し、強みを活かした看護を考える。
・A氏の妻に、自宅や子どもの様子を伝えてもらうなど、面会場面を大切にしていくことで、安心材料を提供する。
・今後、再発予防をしていくうえで、高血圧症や脂質異常症の継続した療養が必要不可欠であるため、現在の疾病に対する認識を動機づけとして活用していく。退院後には、看護外来や社会資源とも連携して、継続的な療法支援に結びつけることを念頭におく。

べ残しが認められた。
・排泄動作では、洋式トイレは右側に手すりがあり、トイレットペーパーのホルダーやナースコールなどのアクセサリー類を右側へ集中して設置することで、対応はスムーズである。
・移動動作では、左側の障害物を避けきれず、ぶつかってしまうことがある。
・入浴動作では、左側の身体を洗うことを忘れている様子で、声かけが必要である。

2）発達的セルフケア要件

[普遍的セルフケア要件を、発達過程に重点をおいて具体的に表現し、発達的セルフケア要件をアセスメントし、セルフケア要件を特定する]

　右脳梗塞の発症をきっかけに父親として役割を果たすことができないと考え、落ち込みを体験している。

〈アセスメント〉

・A氏は、若いころからスポーツをしていたので、体力に自信があった。
・食べることが好きで、高エネルギーの揚げ物や肉類を好んで食べていた。
・自分が病気になるとは思ってもみなかった。
・高血圧症や脂質異常症を指摘されていたが、すぐに治療を開始しなかったことがある。
・脳梗塞を発症したのは、自分の療養行動が適切でなかったと考えており、深く後悔をしている。
・右脳梗塞の発症をきっかけに、まだ子どもが小さく父親と遊ぶことができないことで、父親としての役割を果たすことができないとも

考えている。
・精神的な落ち込みが著しい。

3）健康逸脱に対するセルフケア要件

[生命過程や機能レベルに影響を及ぼしている健康逸脱に対するセルフケア要件をアセスメントし、セルフケア要件を特定する]

　注意力や持続力が低く、リハビリテーションが長続きしない様子である。

〈アセスメント〉

・A氏は、高次脳機能障害の中でも、記憶障害、注意障害が顕著である。
・リハビリテーションでは、注意力や持続力が低くて長続きしない様子がある。
・神経心理学的検査の評価では、TMT（トレイルメイキングテスト）、視覚探索課題のCAT（標準注意検査）、共に標準以下であった
・記憶障害の中でも、特に短期記憶と未来に向かう展望記憶が低下しており、リハビリテーションでは、同じことを繰り返し聞き返したり、作業工程を覚えることができなかったりしている。

4）治療的セルフケア・デマンド

[セルフケア要件間の相互作用から治療的セルフケア・デマンドをアセスメントする]

　表2 の「治療的セルフケア・デマンドのアセスメント」を参照。

2. セルフケア・エージェンシーのアセスメント

　表2 の「セルフケア行動を遂行する能力」

「セルフケア行動を遂行するうえでの制限・制約」を参照。

看護診断

[セルフケア不足を決定し記述する]
①左片麻痺・左半側空間失認のため、日常生活動作に支障をきたしている。
②発症をきっかけに父親として役割を果たすことができず、精神的な落ち込みが強い。
③リハビリテーションでは注意障害があり、集中できない。

看護計画の立案

1. 左片麻痺・左半側空間失認のため、日常生活動作に支障をきたしている

1）看護課題の検討

　脳梗塞による左片麻痺、左半側空間失認を生じたため、日常生活動作のほとんどにセルフケアの低下をきたしている。そのため、自尊心に配慮しながら、右側の視空間認識を活用した注意の代償、逆に左側空間認識を促す（一部代償的システム）。

表3 診断①「左片麻痺・左半側空間失認のため、日常生活動作に支障をきたしている」の看護計画

看護目標の設定：左片麻痺・半側空間失認の代償手段を獲得し、安全に日常生活動作を行うことができる。
達成までの期間：看護介入後、1か月で評価する。

看護プラン	実践	帰結
食事：右側寄りに食器の位置をずらし、右視空間を活用する。あるいは大きなプレート皿など食器を工夫することで、左側の視空間を広げる働きかけをする。 **排泄**：右側にトイレットペーパーやナースコールを集中させる。 **清潔**：入浴時、左側の洗体を忘れてしまうため、促しをする。また左側に障害物を置かないように環境を調整する。 **更衣**：右上肢・下肢の運動が先行してしまいがちで、脱臼の危険があるため、健側から脱いで、患側から着るように促す。 **歩行**：左側の障害物に注意を向けるように自覚を促す。	・日常生活動作は、BI（バーセルインデックス）やFIM（機能的自立度評価法）など尺度を用いて測定する。 ・看護師は他職種（リハビリテーション関連職種）と同じ視点で評価する。 ・「できるADL」と「しているADL」を合致させる。つまり病棟で実施している日常生活動作と、訓練室で実施している訓練レベルの水準を合わせる。 ・看護師はできるだけ訓練室に出向き、患者の訓練状況を観察する。 ・家族に、できる限り訓練場面を見学してもらい、患者のがんばる姿を見てもらう。 ・階段や浴室など転倒しやすい場所では、安全面に配慮し、転倒事故のないように行動拡大を図る。	**食事**：大きなプレート皿など食器を工夫することで左側の視空間を広げ、食べ残しのないように摂取できるようになった。ただし食べ残しはある。 **排泄**：右側にトイレットペーパーのホルダーやナースコールなどのアクセサリーを集中させることで、ナースコールを押すことができ、トイレットペーパーの位置も理解できた。 **清潔**：入浴時、左側の身体の洗体を促すことで、自分で洗浄できた。 **更衣**：健側から脱いで、患側から着るように促しが必要である。 **歩行**：左側の障害物を避けることができない。

評価

　半側空間失認の代償手段を獲得し安全に日常生活動作を行うことができるという目標に対して、看護介入1か月後、右側の視空間を確保することで、食事や排泄、清潔、更衣などの身のまわりの日常生活動作は少しずつ獲得できている。しかし、移動（歩行）において、行動範囲が拡大した場合、左側の障害物を避けることができない様子だった。継続したケアを提供することによって、部分的にセルフケア行動が拡大しているので、引き続き支援が必要である。

2）看護目標の設定

半側空間失認の代償手段を獲得し、安全に日常生活動作を行うことができる。

3）看護計画の作成

表3 の「看護プラン」を参照。

2. 発症をきっかけに父親として役割を果たすことができず、精神的な落ち込みが強い

1）看護課題の検討

発症をきっかけに父親役割の遂行ができなくなり精神的な落ち込み体験が著しいため、A氏の疾病の認識を理解し、精神的な支援を行う（支持・教育的システム）。

表4 診断② 「発症をきっかけに父親として役割を果たすことができず、精神的な落ち込みが強い」の看護計画

看護目標の設定：家族の協力を得て、可能な限り父親として役割を果たすことができる。
達成までの期間：看護介入後、1か月で評価する。

看護プラン	実践	帰結
障害の受容：A氏は、左片麻痺や左半側空間失認という障害を負ったことによる精神的な落ち込みを体験し、自覚している。看護師はA氏の困難さやつらさに共感したり、訓練室に行って状況を観察するなど、積極的な傾聴を心がける。 **家族支援**：自宅に帰ることができない入院中は、妻に自宅や子どもの様子を伝えてもらうなど面会場面を大切にしていくことで、少しでもA氏に安心材料を提供する。 **生活習慣の予防**：今後、再発予防をしていくうえで、高血圧症や脂質異常症の継続した療養が必要不可欠である。そのため、障害認識が落ち着いてきたころを見はからって、現在の疾病に対する認識を動機づけとして生活習慣の予防に活用していくことを念頭におく。次の2点（食事、服薬）がポイントになる。 **食事**：高血圧症のため、塩分制限、揚げ物や肉の高エネルギー食や高脂肪食を見なおす。 **服薬**：高血圧は脳梗塞危険因子であり、降圧薬の内服をきちんと行うように家族にも協力を得る。	・脳血管障害の患者は、ボディイメージの変化が著しいため、アイデンティティが揺らぎ、疾病認識や障害受容は重要な看護ポイントである。 ・脳血管障害の患者は、うつ状態を合併する可能性もあるため、心理面や睡眠状態にも着目する。 ・家族に協力をしてもらい、A氏の父親としての役割が少しでも果たせるように、面会や外出など家族が一緒に過ごせるように環境調整する。 ・脳血管障害の再発予防は重要な課題であり、特に血圧コントロールは推奨されているため、塩分制限、高脂肪食制限、降圧薬の服薬管理は欠かせない。	**障害の受容**：A氏は、左片麻痺や左半側空間失認という障害を負ったことを、少しずつ自覚するようになってきた。しかし、リハビリテーションでは、精神的な落ち込みをする体験の繰り返しとなり、さらにうつ的な状態である。 **家族支援**：妻から自宅や子どもの様子を伝えてもらうなど、面会場面を大切にしていくことでA氏は少し安心されたようである。 **生活習慣の予防**：今後の再発予防をしていくうえで、高血圧症や脂質異常症の継続した療養が必要不可欠であることを理解されてきた。 **食事**：A氏と妻に栄養指導を実施し、高血圧症のため塩分を控える食生活の検討、揚げ物や肉類の高エネルギー食や高脂肪食の検討をした。 **服薬**：降圧薬の内服はきちんと行うように服薬管理ボックスを作成し、妻にも内服確認について協力を得た。

評価

妻の協力を得られ、病室で子どもと過ごすなどふれあい時間は確保できている。リハビリテーション中の精神的な落ち込み体験の繰り返しにより、できない自分を自覚して、うつ傾向が強い。これまでの健康管理を悔いており、再発予防に努めたいと考えている。

食事や服薬管理を中心とした退院指導計画を立案し、患者と家族を含めて食事指導や血圧管理を進める。

表5 診断③「リハビリテーションでは記憶障害や注意障害があり、集中できない」の看護計画

看護目標の設定：リハビリテーションでは記憶・注意の代償手段を確保し、できる限り集中できる。
達成までの期間：看護介入後、1か月で評価する。

看護プラン	実践	帰結
記憶障害：次のような取り組みを行う。 ・情報は短くして、複数のことを提示しない。 ・記憶の強み部分と弱み部分を調べ、強みを活かす〔例：文字（漢字、カタカナ、数字、英語など）、絵や写真、ジェスチャーなどの視覚情報を有効に利用する〕。 ・繰り返して記憶するための手段〔ノートへの記録（メモリーノート）や、注意すべきことを記載したポスターの掲示など〕を考える。 ・情報を他の人と共有して、忘れた部分を促してもらう。 **注意障害**：次のような取り組みを行う。 ・こまめに休憩がとれるようにスケジュールを組む。 ・気が散ってしまうため、集中しているときには話しかけない。 ・少し静かな空間で訓練するなど、余分な情報をコントロールする。 ・同時に2つのことをやろうとせず、1つにする。 ・周囲の人々に協力を得て環境を調整する。	・脳卒中の後遺症で高次脳機能障害があるが、記憶障害や注意障害は比較的、検査方法やリハビリテーションの方法が確立しているため、代償手段を提案しやすい。 ・言語的コミュニケーションでは、何が有効な手段なのか検討する。 ・検査結果を説明する際は、必ず患者と共に家族にも同席してもらう。 ・職場や学校など、患者にとって身近な人々にも高次脳機能障害の症状について説明して理解を促す。 ・代償手段を確立して退院後の生活にどのように生かすのかシミュレーションする。	**記憶障害**：情報は1つのことであれば、口頭であっても記憶にとどめておくことができるが、他に注意が向くと忘れてしまう。繰り返して記憶するための手段（メモリーノートなどの代償方法）の再検討が必要である。情報を身近な人と共有し、忘れた部分を促してもらう。 **注意障害**：リハビリテーションは15分を1単位として、短時間に調整する。少し静かな空間で訓練するなど、余分な情報をコントロールすることで、訓練の継続が可能である。

評価

　看護目標「リハビリテーションでは記憶・注意の代償手段を確保し、できる限り集中できる」に対して、記銘力の低下があるため、1つ以上の単語を覚える場合は代償手段が必要であると判断できた。
　また、注意障害では、15分が時間的な限界であるという目安が判断できた。退院後も外来通院で、ドリルやゲーム機などによるトレーニングプログラムを継続し、集中力や持続力を鍛える。職場復帰や普通自動車運転免許の希望があれば、主治医やリハビリテーション関連職の意見や判定結果を総合的にみて判断する。

2）看護目標の設定

　家族の協力を得て、可能な限り父親としての役割を果たすことができる。

3）看護計画の作成

　表4 の「看護プラン」を参照。

3. リハビリテーションでは記憶障害や注意障害があり、集中できない

1）看護課題の検討

　記憶障害、注意障害により、リハビリテーション療法に集中して、継続することが困難になっているため、代償手段の獲得や環境調整を行う（一部代償的システム）。

2)看護目標の設定

リハビリテーションでは記憶・注意の代償手段を確保し、できる限り集中できる。

3)看護計画の作成

表5 の「看護プラン」を参照。

▎看護ケアの実践

診断①「左半側空間失認のため、日常生活動作に支障をきたしている」に対しては、表3 の「実践」を参照。

診断②「発症をきっかけに父親として役割を果たすことができず、精神的な落ち込みが強い」に対しては、表4 の「実践」を参照。

診断③「リハビリテーションでは注意障害があり、集中できない」に対しては、表5 の「実践」を参照。

▎評価

[目標への到達度を評価し、看護ケアの修正・継続を検討する]

診断①「左半側空間失認のため、日常生活動作に支障をきたしている」の日常生活動作の評価は 表3 の「帰結」を参照。全体の評価は 表3 の「評価」を参照。

診断②「発症をきっかけに父親として役割を果たすことができず、精神的な落ち込みが強い」の精神的な落ち込みの評価は 表4 の「帰結」を参照。全体の評価は、表4 の「評価」を参照。

診断③「リハビリテーションでは記憶障害や注意障害があり、集中できない」の高次脳機能障害の評価は 表5 の「帰結」を参照。全体の評価は 表5 の「評価」を参照。

〈文献〉
1. 日本脳卒中学会脳卒中ガイドライン委員会編：脳卒中治療ガイドライン2015. 協和企画, 東京, 2015：54-136.
2. 医療情報科学研究所編：病気がみえる vol.7脳・神経. メディックメディア, 東京, 2011：64-83.
3. 高山望：脳梗塞（脳血管障害）を抱えながら生きる人への支援. 進化する慢性病看護 不確かさのなかにある病のプロセスをともに歩む, 東めぐみ編, 看護の科学社, 東京, 2010：122-130.
4. 高山望：リハビリテーションをとする人への支援. 進化する慢性病看護 不確かさのなかにある病のプロセスをともに歩む, 東めぐみ編, 看護の科学社, 東京, 2010：131-137.
5. 石鍋圭子, 野々村典子編：専門性を高める継続教育 リハビリテーション看護実践テキスト, 医歯薬出版, 東京, 2008：33-77.
6. 下村晃子編著：生活の再構築 脳卒中からの復活を支える. 仲村書林, 東京, 2014.

ケーススタディ

冠動脈疾患の患者の看護

仲村直子

　心疾患は、食生活の変化、交通手段の発達・情報化社会の発展による運動不足など、さまざまな要因を背景に、糖尿病、高血圧、脂質異常症、ストレス、喫煙などが重なり、動脈硬化が進行して急性に発症する。ただし、高度医療・救急医療体制の充実により、心疾患の救命率は向上し、患者は病気をもったまま生活するようになった。1991年、Dzauら[1]はcardiovascular continuum（心疾患の連続性）という概念を提唱した 図1 。これは、心血管イベントが互いに関連し、1つのイベントが次のイベントを惹起、発症することを示している。

　ここで紹介する事例は、心筋梗塞発症後、受診・内服を自己中断し、冠動脈の再狭窄、心機能の低下から心不全をきたした壮年期の患者である。冠動脈疾患が次の心不全という病気を引き起こしており、なぜ患者は受診・内服を中断してしまったのか、循環機能障害の症状の特徴や看護のポイントを紹介するとともに、セルフケアの視点から、この事例の看護の実践・展開について紹介する。

循環機能障害の概要

　循環機能障害は、動脈硬化などによる血管の狭窄・閉塞に伴う血流障害と、心臓のポンプ機能の失調による心拍出量の減少から起こる。

　血管の狭窄・閉塞に伴う血流障害は、狭心症、心筋梗塞、末梢動脈疾患が代表的な疾患であり、心臓のポンプ機能の失調による心拍出量の低下は、あらゆる心疾患の終末像として現れる心不全である。

　心不全の場合は、血管の狭窄や閉塞がなくて

図1 心疾患の連続性

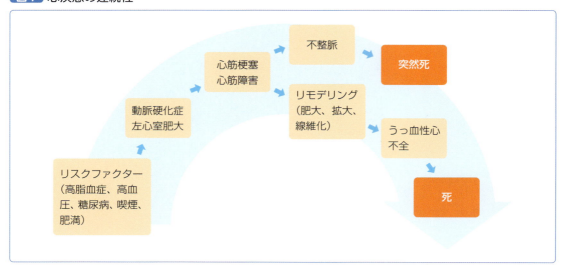

Dzau, V., Braunwald, E.：Resolved and unresolved issues in the prevention and treatment of coronary artery disease：a workshop consensus statement. *American heart journal* 1991；121(4 Pt 1)：1244-1263. を参考に作成

表1 心臓の代償機能の働き

代償機能	働き	代償機能の破綻
フランク・スターリング(Frank-Starling)の法則 図2	心室にもどってくる血液量を増加させ、心筋を伸展させる。すると、心室拡張期の容積・心室の充満圧は増加し、心臓の収縮力が増大する。それによって心拍出量を増やす。	心筋を伸展させ続けると、生理的範囲を超え、伸びきったゴムのように心筋が収縮する力が弱まる。そのため、心拍出量は低下する。
心肥大	高血圧や弁膜症などでは、血液を駆出しようとする左室壁に過大な圧がかかるため、その圧に対抗しようと心筋細胞の肥大が起こり、心室壁が厚くなって、心収縮力を増し、心拍出量を維持しようとする。	心肥大が長期にわたると、心筋細胞の変性や心筋の線維化のため、拡張機能が障害され、心拍出量の低下をきたす。
神経体液性因子の活性化	交感神経の活性により「カテコラミンの分泌の増加→心収縮力の増大・心拍数の増加」が起こる。心拍数の増加は、1回心拍出量が減少しても分時の拍出量を維持しようとするためである。	交感神経の活性が続くと、刺激の過剰となり、末梢血管収縮や心筋収縮力の低下を招き、レニン-アンギオテンシン系に作用し、アルドステロンの合成を促進し、水分と塩分の貯留をきたす。

も、心拍出量の低下から末梢循環障害を生じる。ここでは心不全の特徴と看護のポイントを紹介する。

心不全の患者の特徴

心不全と心臓の代償機能

心不全とは：心臓が悪いために、息切れやむくみが起こり、だんだん悪くなり、生命を縮める病気である。「心臓が悪い」というのは高血圧、心筋症、虚血性心疾患、弁膜症、不整脈のために心臓から血液を送り出す機能が悪くなっていることを示している。ここに、水分や塩分の過剰摂取、高血圧、怠薬、感染、ストレス、疲労、過活動など、さまざまな要因が加わることで、心臓の代償機能が破綻し、急激な呼吸困難感、心臓の拍動感、全身倦怠感などの生命を脅かす症状が出現する症候群である。

心臓の代償機能とは：生命をつかさどる重要な臓器である心臓に何らかの障害(疾患)が起こっても、心拍出量を一定に保とうとする、さまざまな反応のことである。心臓の代償機能の働きを 表1 図2 に示す。

図2 フランク・スターリング(Frank-Starling)の法則

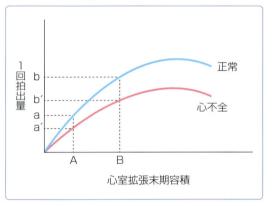

急性増悪前の身体の変化や症状

心不全の場合、心臓の代償機能が働いているうちは、心拍出量が何とか保たれているため、症状を捉えにくく、患者は「急に息ができなくなった」と突然の悪化を体験するのが特徴である。

しかし、実際は心臓の代償機能が働いているうちから、身体的な変化(体重増加やむくみなど)や、活動時の息切れ、倦怠感、食欲低下などの症状が出現している。ただ、患者自身もこのような変化をあまり重要な問題と感じていな

いため、心不全の急性増悪によって日常生活が行えなくなり、はじめて気づくことになる（心不全の身体所見と症状を 表2 に示す）。つまり、患者は身体的な苦痛と、食事や排泄、洗面などの清潔行動などの日常生活が自分では行えないもどかしさや、つらさを体験するのである。

繰り返される入退院

心不全は、利尿薬やカテコラミンの投与、安静、水分や塩分のコントロールをすることで、心臓の代償機能はある程度回復し、症状も軽快する。しかし、また何らかの要因が加わることで代償機能に破綻をきたし、急性増悪が起こる。その度に入退院を繰り返し、心機能は徐々に低下し、心不全が重症化すれば集中治療に伴う医療費の高騰や入院期間の長期化が問題となる。

また、患者自身も自己のコントロール感を失い、療養生活を継続することが難しくなる。このように心不全は増悪と軽快を繰り返しながら悪くなっていく進行性の疾患である 図3。

心不全患者に対する看護のポイント

フィジカルアセスメントやライフヒストリー法などの技術を用いて、心臓の代償機能により捉えづらくなっている患者の症状を、生活の中に浮かび上がらせ、患者が生活調整・自己管理していけるように支援することである。

つまり、①現在どのような症状を体験し、苦痛を感じているのかを聴くこと、②患者と共に身体をみることで心臓の代償機能が働いていたことや、身体の変化に気づかせること、③患者がこれまでどのような生活をしてきたのかを聴くことを通して、心不全を起こしやすい心臓との付き合いかたを一緒に考えていくこと、である。

そこでは、心臓の代償機能により心不全症状に気づきにくく、生活（仕事など）を優先する患者を否定しない看護師の姿勢・態度が重要となる。

図3 心不全の経過

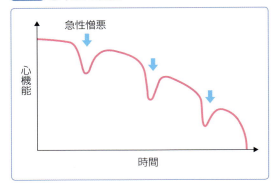

表2 心不全の身体所見と症状

	身体所見	症状
全身	浮腫（足背、足関節、下腿前面、手背、手指、眼瞼、顔など）、頸静脈の怒張	下肢のだるさ・痛み・冷感、こむら返りのような引きつり、手の握りにくさ、瞼の重さ、眼の開けにくさ
	心拍出量の低下	倦怠感、だるさ、易疲労感（疲れやすさ）、記憶力や集中力の低下、やる気のなさ、末梢冷感
	カテコラミン増加に伴う交感神経活性	不眠
心臓	心拍数の増加、不整脈の出現、心拡大、心尖拍動の左方偏移	早鐘がなるような動悸、拍動感（背中まで響く、横になると強くなる）、脈の跳ぶ感じ
呼吸	肺うっ血、胸水貯留	呼吸困難感、体動時の息切れ、起座呼吸（横になるより、座っているほうが楽）、静脈還流の増加に伴う夜間発作性呼吸困難、咳、泡沫状の痰
消化器	消化管への血流不足、腹水貯留、腸管浮腫	腹部膨満感、悪心、食欲不振、食事摂取量の低下、便秘

事例の展開

データ収集

1. 看護を受ける人(第1セット)

患者:B氏、男性、50歳代。
診断名:急性心不全。
既往歴:心筋梗塞〔6年前、左前下行枝に経皮的冠動脈形成術(PCI)施行、CK(クレアチンキナーゼ)ピーク値880U/L〕。
冠危険因子:高血圧、脂質異常症、糖尿病、喫煙(60本/日×30年)。
環境要因:独り住まい。
家族システム要因:遠方に兄がいる。
社会文化的要因:職業は税理士。

2. 患者の生活パターン(第2セット)

通常繰り返される日常生活活動:エリクソンの発達課題では、成人期にあたり、仕事で生産性を高めることが生活の中心であった。

3. 健康状態の要因とヘルスケアシステムの要因(第3セット)

1)入院前、入院中および退院時の健康状態

前回、心筋梗塞を発症したときは「心筋梗塞軽症クリニカルパス」により10日間で退院していた。退院後6か月程度は外来通院を継続していたが、その後は受診(内服)を自己中断していた。

2)患者もしくは家族が明確化し、記述した健康状態の特徴

今回、前胸部の重苦しい感じで目が覚め、冷汗もあった。横になると呼吸困難感が出現し、胸のだるさを自覚したため、救急外来を受診した。

3)入院前および入院中のヘルスケアシステムの特徴

心電図上Ⅱ、Ⅲ、aV_FでST低下、V_2〜V_4でST上昇、BNP(脳性ナトリウム利尿ペプチド)975.4pg/mLの上昇を認め、心不全を合併した急性心筋梗塞の診断で入院となった。

緊急PCI施行(左前下行枝#7;99%→0%)し、ドブタミン塩酸塩、ミルリノン、カルペリチドの点滴が開始となる。心エコー上左室駆出率(EF)29.6%と低下、左室拡張末期径5.6cm、左室収縮末期径4.6cmと左室拡大を認めた。

入院12日目には、残存狭窄であった左回旋枝にもPCI施行した(#12;100%→0%)。心不全コントロールに難渋し、強心薬の点滴を離脱するまでに1か月を要した。入院3週間目から心臓リハビリテーションを開始した。

4. 特定の環境下での発達的セルフケア要件の存在と充足との関連でみた発達状態の要因(第4セット)

1)看護師からみた自己管理能力

B氏は初回の心筋梗塞発症時に心臓リハビリテーションに参加し、一通りの教育は受けていた。税理士の仕事もしており自己管理能力は高いと考えられる。

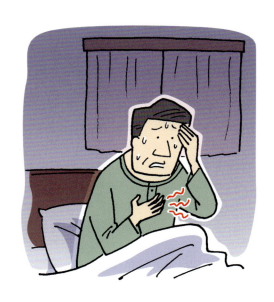

2）自己管理に必要な要因あるいは望ましくない影響を及ぼす要因

B氏に自覚症状があったのは、発症時の胸痛だけであり、心筋梗塞を起こしたことで日常生活に支障をきたすことがなく、病気になったという実感がなかったと考えられる。

3）患者の将来への展望と目標および個人的発達潜在能力

B氏は初回の心筋梗塞発症時には、病気の管理が必要とは認識できずに仕事中心の生活にもどってしまったが、今回は「再犯者だからね。半分懲りていて、半分懲りてないけど、薬は続ける」と話していた。

■ 看護ヘルスアセスメント

B氏の看護ヘルスアセスメントの概要を **表3** にまとめた。

1. 治療的セルフケア・デマンドのアセスメント

1）普遍的セルフケア要件

[生活のなかでの不調・支障や心配・気がかりと生活上の基本的ニーズの関連から普遍的セルフケア要件をアセスメントし、セルフケア要件を特定する]

急性心不全は改善しているが、急性心筋梗塞に伴う心機能の低下により運動耐容能が低下し、活動に支障をきたしている。

〈アセスメント〉

・現在（心臓リハビリテーション開始時）のB氏は、体重62.9kgで、入院時より8.5kg減少し、下肢浮腫も認めなかった。

・心肺運動負荷試験では、嫌気性代謝閾値（anaerobic threshold；AT）は25W（2.8Mets）と運動耐容能の低下を認めていた。

・血圧88/50mmHg、脈拍92回/分（整脈）、SpO₂ 99%で、血圧が低めで、心拍数を増すことで心拍出量を確保している状態であった。

2）発達的セルフケア要件

[普遍的セルフケア要件を、発達過程に重点をおいて具体的に表現し、発達的セルフケア要件をアセスメントし、セルフケア要件を特定する]

外回りもある税理士の仕事を継続していくために必要な身体にまで回復できていない。

〈アセスメント〉

・「だいぶんよくなった。けど、この前外泊して外を歩いたら、だめやった。病院の中を歩いているのと、ぜんぜん違う。日差しもあるし、風が吹いているから」と病院の外の世界での活動の負担を体験していた。

・「体重が減ったから太ももとかの筋肉もないし、ズボンはすぐに落ちてくる」と、身体的な衰えと捉えていた。

3）健康逸脱に対するセルフケア要件

[生命過程や機能レベルに影響を及ぼしている健康逸脱に対するセルフケア要件をアセスメントし、セルフケア要件を特定する]

体重8kg減少し、心不全が改善した後も右心系の圧が高値を示しており、心不全増悪のリスクが高いが「半分懲りていない」と療養に対する意識が不足している。

〈アセスメント〉

・B氏は、心臓リハビリテーションの患者教室（運動、栄養、心不全、生活指導、薬、禁煙など）を積極的に受講し、「内容は前も聞いたし知っている」と話す。

・「（減った分の体重は）水やったんやな。8Lの水がたまっていたってことやろ。8kgの重しを運んでいるのと一緒やったんやな」と、B氏は心不全で体液過剰となり、身体に負担がかかっていたことを理解した。

・心エコー検査の結果でTR-PG（右房-右室圧較差）57.4mmHgと高値を示しており、右心不全の症状にも注意が必要である。

・B氏は前回退院後に受診を自己中断したことについて問われると「再犯者だからね。半分懲りていて、半分懲りてないけど、薬は続け

表3 看護ヘルスアセスメント

特定したセルフケア要件	関連するセルフケア要件		
	普遍的セルフケア要件	発達的セルフケア要件	健康逸脱に対するセルフケア要件
急性心不全は改善しているが、急性心筋梗塞に伴う心機能の低下により運動耐容能が低下し、活動に支障をきたしている。	●		●
体重8kg減少し、心不全が改善した後も右心系の圧が高値を示しており、心不全増悪のリスクが高いが「半分懲りていない」と療養に対する意識が不足している。		●	●
外回りもある税理士の仕事を継続していくために必要な身体にまで回復できていない。		●	●

治療的セルフケア・デマンドのアセスメント

・心機能の低下および今後の回復に合わせた活動の調整が必要である。
・治療に対する意識が不足しているが、理解が進めば行動する力がある。

セルフケア・エージェンシーのアセスメント

セルフケア行動を遂行する能力	・B氏のセルフケア能力は高く、支持・教育システムにより看護を提供することで、セルフケアの遂行が可能である。 ・活動と休息のバランスをとることは、簡単なことではないため、心臓リハビリテーションを外来でも継続し、身につくまでは、判断の部分を一部代償的システムで提供する。
セルフケア行動を遂行するうえでの制限・制約	・独居で、食事、特に塩分制限などは実行が難しいこともありそうで、教育内容を絞ることが必要と考えられる。 ・心肺運動負荷試験の結果や脈拍増加が続いている現状からは、何とか日常生活は送れそうだが、軽労作が続くことによって過負荷となる可能性は十分考えられる。

看護診断（セルフケア不足を決定し記述する）

①自覚症状が乏しくなると仕事が優先となり、内服や定期受診（2次予防）が継続できなくなる。
②2回の心筋梗塞発症により心機能が低下し、心不全増悪のリスクが高く、新たに水分管理と体重のモニタリングが必要であるが、療養に対する意識が不足している。
③仕事を継続するために必要な活動が行えるほど心機能および運動耐容能が回復していない。

看護課題の記述

・受診（内服）を自己中断したことがあるが、コンプライアンスが悪いと決めつけずに、なぜ療養よりも仕事が優先されたのかを考える。
・2回の心筋梗塞により心機能が低下し、活動による身体の変化・症状を体験しているB氏の回復状況を確認しながら、B氏に可能な活動・運動と休息のバランスを見極める必要がある。

看護の方向性

・仕事をしながら続けられる療養行動を提案し、具体的に生活に取り入れていく方法をB氏とともに考える。
・活動と休息のバランスをとることは容易ではないため、入院中の心臓リハビリテーションで活動時の変化を捉える訓練をして、外来心臓リハビリテーションで身体の回復状況と合わせて、どのような動きかたが可能かを一部代償システムで判断していく。
・活動時の変化をある程度捉えることができれば、支持・教育システムに変更し、B氏自身が判断できるように支援する。

る」と話していた。

4) 治療的セルフケア・デマンド

[セルフケア要件間の相互作用から治療的セルフケア・デマンドをアセスメントする]

　自分の身体に必要なことであると理解すれば、行動する力はある。

2. セルフケア・エージェンシーのアセスメント

1) セルフケア行動を遂行する能力

　B氏のセルフケア能力は高く、支持・教育システムにより看護を提供することで、セルフケアの遂行が可能である。

　ただし、活動と休息のバランスをとることは、簡単なことではないため、心臓リハビリテーションを外来でも継続し、身につくまでは、判断の部分を一部代償的システムで提供する。

〈関連する情報〉

・心臓リハビリテーションの患者教室（運動、栄養、心不全、生活指導、薬、禁煙など）を積極的に受講している。

・「半分懲りていて、半分懲りてないけど、薬は続ける」と話している。

・心肺運動負荷試験の結果や脈拍増加が続いている現状から、活動と休息のバランスをとる必要がある。

・「半分懲りていない」という言葉からは、自覚症状が乏しくなっても療養行動を継続することができるかどうか、B氏自身が自信をもてていないと考えられる。これは今後、外来でも継続していく課題である。

2) セルフケア行動を遂行するうえでの制限・制約

　独居で、食事、特に塩分制限などは実行が難しいこともありそうで、教育内容を絞ることが必要と考えられる。

　心肺運動負荷試験の結果や脈拍増加が続いている現状からは、何とか日常生活は送れそうだが、軽労作が続くことによって過負荷となる可能性は十分考えられる。

看護診断

[セルフケア不足を決定し記述する]

　表3 の「看護診断」を参照。

看護計画の立案

　B氏の看護計画を 表4 にあげた。

1. 看護課題の検討

1) 内服が継続（2次予防）できていない

　情報提供を行い、B氏と共に具体的に生活に取り入れていく方法などを考える。実際に療養行動がとれているかどうかは、退院後の外来へ引き継ぎ、継続した支援を依頼する（支持・教育的システム）。

2) 水分と体重管理（心不全管理とモニタリング）ができていない

　診断「内服が継続（2次予防）できていない」と同様に情報提供を行い、B氏とともに具体的に生活に取り入れていく方法などを考える。実際に療養行動がとれているかどうかは、退院後の外来へ引き継ぎ、継続した支援を依頼する（支持・教育的システム）。

3) 活動と休息のバランスをとること（過負荷の回避）ができていない

　活動と休息のバランスをとることは、入院中の心臓リハビリテーションでも行うが、入院中に身につくところまで達成できないため、外来での心臓リハビリテーションへの参加を促し、最初の3か月間で身体の回復状況と動きかたの状況を判断していく（一部代償的システム）。

2. 看護目標の設定

①内服や定期受診（2次予防）が継続できる。
②新たに水分管理と体重のモニタリングを行い、心不全増悪を回避できる。

表4 看護計画

看護目標の設定：
①内服や定期受診（2次予防）が継続できる。
②新たに水分管理と体重のモニタリングを行い、心不全増悪を回避できる。
③心機能および運動耐容能の回復に合わせて活動と休息のバランスをとること（過負荷の回避）ができる。
達成までの期間：①②退院1か月後、③退院3か月後。

看護プラン	実践	帰結
①②情報提供を行う。 ・具体的に生活に取り入れていく方法をB氏とともに考える。 ・退院後は外来へ引き継ぎ、実際に療養行動がとれているかどうかを確認し、継続した支援を外来の看護師に依頼する。 ③入院中の心臓リハビリテーションで、活動時の身体の変化を捉える。 ・外来心臓リハビリテーションへの参加を促す。	①②心臓リハビリテーションの教室に参加を促し、一般的な運動、食事、薬、生活に関する情報提供を行う。 ・教室の内容を個別で振り返り理解度を確認する。 ・内服と定期受診の継続に関して、仕事との調整が可能か話し合う。 ・心不全の基本的な病態を説明し、今回B氏が体験した症状とつなぐ。 ・治療により回復した心不全症状を確認し、次に悪くなったときの目安を伝える。 ・心不全管理のために体重（できれば、血圧や脈拍）のモニタリングを行うことを提案する。 ・水分管理に関しては、実際にどれくらい水分量を摂取しているのかを確認する。 ・お茶や水以外の水分（コーヒー、アルコール、ジュースなど）は水分として意識されずに摂取していることがあるので、1つひとつ細かくたずねる。 ・体液量過剰の徴候である浮腫や労作時息切れなどを伝え、B氏が自分で確認できるようにする。 ・体重増加や体液量過剰の徴候がみられない程度の水分摂取量がよいことを伝える。 ③心臓リハビリテーションでは、運動負荷量と、そのときの血圧、脈拍の変化、自覚症状をボルグ指数 **表5** でモニタリングする。 ・運動によって起こる負荷量をB氏にわかるように、そのつど説明する。 ・運動終了後のバイタルサインが元にもどるまでの時間を伝え、休息の必要性を伝える。 ・どれくらいの負荷までの活動が可能かを生活活動のメッツ表 **表6** で確認する。	①②B氏は心臓リハビリテーションの教室はすべて受講し、運動療法も休むことなく参加した。 ・言葉では「半分懲りた」と語っていたが「薬は必ず飲む」と約束して、退院となった。 ・「筋肉じゃなくて水が減った」「8kgの重しを抱えて歩いていたってことだ」と自分が体験した心不全の症状と改善を理解できた。 ・「水がたまったらよくない」ことを理解でき、水分摂取量と体重増加の有無を確認するようになった。 ③外来心臓リハビリテーションに約5か月間（保険診療期間）、週1回参加し、徐々に運動による症状の改善を実感することができた。 ・退院後1か月以内に仕事復帰を行ったが、無理をせず休息をとりながら、外回りも行えている。 ・毎週、外来心臓リハビリテーションで体重や血圧、脈拍のモニタリングを確認されるため、心不全手帳に記載してくることが身についた。

(表4つづき)

看護プラン	実践	帰結
	・外来心臓リハビリテーションの参加を促し、上記の活動時の変化を繰り返し伝える。 ・退院後の体調の回復に伴って、負荷量が増えていくこと、また限界について確認する。	

評価

　退院時には自覚症状がなくなれば仕事中心の生活にもどらないか不安があったが、1年間、B氏は心不全が増悪することなく、仕事に復帰しながら、病気を管理することができている。最大の課題であった定期受診、内服も継続できている。

　患者が病気の管理を生活に編み込んでいくためには、入院中に患者のセルフケア能力を評価し、また生活と病気の両方のセルフケアが負担なくできるような方法を提案していくことが重要である。そして看護の評価は退院時の一時的な評価だけではなく、外来で継続し、長い目で患者の生活や病気の管理を評価していくことが必要である。

③心機能および運動耐容能の回復に合わせて活動と休息のバランスをとること(過負荷の回避)ができる。

3. 看護計画の作成

　それぞれの看護目標に対して、支持・教育的システムで取り組む。

看護ケアの実践

1. 内服が継続(2次予防)できていない

・心臓リハビリテーションへの教室に参加を促し、一般的な運動、食事、薬、生活に関する情報提供を行う。
・教室の内容を個別で振り返り理解度を確認する。
・内服と定期受診の継続に関して、仕事との調整が可能か話し合う。

2. 水分と体重管理(心不全管理とモニタリング)ができていない

・心不全の基本的な病態を説明し、今回B氏が体験した症状とつなぐ。
・治療により回復した心不全症状を確認し、次に悪くなったときの目安を伝える。

表5　ボルグ(Borg)指数

指数	自覚的運動強度	運動強度(%)
20		100
19	非常にきつい	95
18		
17	かなりきつい	85
16		
15	きつい	70
14		
13	ややきい	55
12		
11	楽である	40
10		
9	かなり楽である	20
8		
7	非常に楽である	5
6		

・心不全管理のために体重(できれば、血圧や脈拍)のモニタリングを行うことを提案する。
・水分管理に関しては、実際にどれくらい水分量を摂取しているのかを確認する。お茶や水以外の水分(コーヒーやアルコール、ジュースなど)は水分として意識されずに摂取していることがあるので、1つひとつ細かく尋ねる。
・体液量過剰の徴候である浮腫や労作時息切れなどを伝え、B氏が自分で確認できるようにする。

表6 生活活動のメッツ表

	3メッツ以上の生活活動の例
3.0	普通歩行（平地、67m/分、犬を連れて）、電動アシスト付き自転車に乗る、家財道具の片づけ、子どもの世話（立位）、台所の手伝い、大工仕事、梱包、ギター演奏（立位）
3.3	カーペット掃き、フロア掃き、掃除機、電気関係の仕事：配線工事、身体の動きを伴うスポーツ観戦
3.5	歩行（平地、75〜85m/分、ほどほどの速さ、散歩など）、楽に自転車に乗る（8.9km/時）、階段を下りる、軽い荷物運び、車の荷物の積み下ろし、荷づくり、モップがけ、床磨き、風呂掃除、庭の草むしり、子どもと遊ぶ（歩く/走る、中強度）、車椅子を押す、釣り（全般）、スクーター（原付）・オートバイの運転
4.0	自転車に乗る（≒16km/時未満、通勤）、階段を上る（ゆっくり）、動物と遊ぶ（歩く/走る、中強度）、高齢者や障がい者の介護（身支度、風呂、ベッドの乗り降り）、屋根の雪下ろし
4.3	やや速歩（平地、やや速めに＝93m/分）、苗木の植栽、農作業（家畜に餌を与える）
4.5	耕作、家の修繕
5.0	かなり速歩（平地、速く＝107m/分）、動物と遊ぶ（歩く/走る、活発に）
5.5	シャベルで土や泥をすくう
5.8	子どもと遊ぶ（歩く/走る、活発に）、家具・家財道具の移動・運搬
6.0	スコップで雪かきをする
7.8	農作業（干し草をまとめる、納屋の掃除）
8.0	運搬（重い荷物）
8.3	荷物を上の階へ運ぶ
8.8	階段を上る（速く）
	3メッツ未満の生活活動の例
1.8	立位（会話、電話、読書）、皿洗い
2.0	ゆっくりした歩行（平地、非常に遅い＝53m/分未満、散歩または家の中）、料理や食材の準備（立位、座位）、洗濯、子どもを抱えながら立つ、洗車・ワックスがけ
2.2	子どもと遊ぶ（座位、軽度）
2.3	ガーデニング（コンテナを使用する）、動物の世話、ピアノの演奏
2.5	植物への水やり、子どもの世話、仕立て作業
2.8	ゆっくりした歩行（平地、遅い＝53m/分）、子ども・動物と遊ぶ（立位、軽度）

厚生労働科学研究費補助金（循環器疾患・糖尿病等生活習慣病対策総合研究事業）：健康づくりのための運動基準2006改定のためのシステマティックレビュー（研究代表者：宮地元彦），2006. より引用

・体重増加や体液量過剰の徴候がみられない程度の水分摂取量がよいことを伝える。

3. 活動と休息のバランスをとること（過負荷の回避）ができていない

・心臓リハビリテーションでは、運動負荷量とそのときの血圧、脈拍の変化、自覚症状をボルグ（Borg）指数 **表5** でモニタリングする。
・運動によって起きる負荷量をB氏にわかるよ

うにそのつど説明する。
・運動終了後のバイタルサインが元にもどるまでの時間を伝え、休息の必要性を伝える。
・どれくらいの負荷までの活動が可能かをメッツ（METs）表で確認する **表6**。
・外来心臓リハビリテーションの参加を促し、上記の活動時の変化を繰り返し伝える。
・退院後の体調の回復に伴って、負荷量が増えていくこと、また限界について確認する。

評価

[目標への到達度を評価し、看護ケアの修正・継続を検討する]

　B氏は、退院時の時点では本当に内服継続ができるか、また自覚症状がなくなれば仕事中心の生活にもどらないか不安があった。しかし、実際にはB氏は1年間心不全増悪なく、仕事と病気の管理を両立して生活することができるようになっている。

　患者が病気の管理を生活に編み込んでいくためには、入院中に患者のセルフケア能力を評価し、また生活と病気の両方のセルフケアが負担なくできるような方法を提案していくことが重要である。そして、看護の評価は退院時の一時的な評価だけではなく、外来に継続して、長い目で患者の生活や病気の管理を評価していくことが必要である。

〈関連する情報〉

・B氏は心臓リハビリテーションの教室はすべて受講し、運動療法も休むことなく参加した。

・言葉では「半分懲りた」と語っていたが、「薬は必ず飲む」と約束して、退院となった。

・外来心臓リハビリテーションに、約5か月間（保険診療期間）週1回参加し、徐々に運動による症状の改善を実感することができた。

・毎週、外来心臓リハビリテーションで体重や血圧、脈拍のモニタリングを確認されるため、心不全手帳に記載してくることが身についた。

・その後の1年間、B氏は心不全が増悪することなく仕事に復帰し、病気を管理することができている。最大の課題であった定期受診、内服も継続できている。

〈文献〉

1. Dzau, V., Braunwald, E.：Resolved and unresolved issues in the prevention and treatment of coronary artery disease：a workshop consensus statement. *American heart journal* 1991；121（4 Pt 1）：1244-1263.
2. 民田浩一：心不全発症予防のための冠動脈疾患管理　病態理解と治療. 看護技術　2008；54（12）：24-28.
3. 日野原重明，井村裕夫監修：循環器疾患　看護のための最新医学講座3　第2版. 中山書店，東京，2005.
4. 西永正典：心不全のケアは再入院を減らす. medicina　2003；40（10）：1726-1728.
5. 正木治恵：慢性病をもつ患者とセルフケアの課題　セルフケアをサポートする看護の役割と専門性とは. 看護技術　1998；44（6）：571-576.
6. 日本循環器学会，日本心不全学会：「心不全の定義」について. 2017. http://www.asas.or.jp/jhfs/pdf/topics20171101.pdf（アクセス日2017年11月27日）

ケーススタディ

脂質異常症の患者の看護

奥井早月

脂質異常症の概要

脂質異常症のメカニズム

高脂血症と低脂血症を**脂質異常症**という。

血液中の脂質（血清脂質）は総コレステロール（total cholesterol；T-cho）、中性脂肪（triacylglycerol；TG）、リン脂質、遊離脂肪酸で構成される。総コレステロールの70％はエステル型コレステロール、30％は遊離型コレステロールである。

脂質は疎水性（水に溶解しにくい）であり、遊離脂肪酸は主に血液中のアルブミンと結合して存在し、中性脂肪とエステル型コレステロールはリポタンパクとして血液中に存在する。

リポタンパクは、水に親水性（水に溶解しやすい）がない脂質と結合し水になじみやすい形となり、血液中に流れて脂質を組織へ運搬する。

リポタンパクは脂質とタンパク質の割合によって比重が小さいものから大きいものがあり、おおよそ5つに分類される。

リポタンパクの5つの分類とは、①キロミクロン（カイロミクロン）、②超低比重リポタンパク（very low density lipoprotein；VLDL）、③低比重リポタンパク（low density lipoprotein；LDL）、④中間比重リポタンパク（intermediate low density lipoprotein；IDL）、⑤高比重リポタンパク（high density lipoprotein；HDL）である。

つまり疎水性の脂質は、親水性のタンパクにくるまれた形（リポタンパク）で「血液－組織」間を移動する。このしくみに異常があると、血液中の中性脂肪（TG）、低比重リポタンパク（LDL）、高比重リポタンパク（HDL）などの濃度が増減する。

脂質異常症はリポタンパクの代謝障害により発症する。要因として、固体の素因（患者個人がもっている因子）に基づくもの（**原発性脂質異常症**）と、何らかの基礎疾患や薬物投与による二次性のもの（**続発性脂質異常症**）がある。

脂質異常症の治療

脂質異常症の治療の目的は動脈硬化性疾患予防であり、脂質異常症は動脈硬化の危険因子である。特に冠動脈疾患との関連が強調されている。

動脈硬化とは、動脈が硬くなることであり、動脈が硬くなると血管内に"プラーク"と呼ばれる内膜肥厚巣が形成され（**粥状動脈硬化**）、その結果、血管内腔の狭小化や閉塞に至る。

動脈硬化には、粥状動脈硬化以外にも中膜硬化性動脈硬化や細動脈硬化がある。動脈硬化性疾患を有する患者は脂質異常症に加え、喫煙、高血圧、糖尿病、慢性腎臓病などのリスクを併せもつことが多く、早期から包括的管理が必要である。

LDLコレステロール（LDL-C）およびTGの値が高いほど、またHDLコレステロール（HDL-C）の値が低いほど冠動脈疾患の発症頻度は高い。

日本動脈硬化学会によるガイドラインでは、動脈硬化性疾患予防のためのスクリーニングにおける脂質異常症の診断基準を **表1** のように設定している。フローチャートによるカテゴリー分類 **図1** では、一次予防患者は絶対リスクに応じた層別化（同じ共通点をもつグループに分類）を行い、その層別化に応じた脂質管理基

表1 脂質異常症の診断基準（空腹時採血）*

採血項目	基準値	診断名
LDLコレステロール（LDL-C）	140mg/dL以上	高LDLコレステロール血症
	120〜139mg/dL以上	境界域高LDLコレステロール血症**
HDLコレステロール（HDL-C）	40mg/dL未満	低LDLコレステロール血症
トリグリセライド（TG）	150mg/dL以上	高トリグリセライド血症

＊10時間以上の絶食を「空腹時」とする。ただし水やお茶などカロリーのない水分の摂取は可とする。
＊＊スクリーニングで境界域高LDL-C血症、境界域高non-HDL-C血症を示した場合は、高リスク病態がないか検討し、治療の必要性を考慮する。
・LDL-CはFriedewald式（TC－HDL-C－TG/5）または直接法で求める。
・TGが400mg/dL以上や食後採血の場合はnon-HDL-C（TC－HDL-C）かLDL-C直接法を使用する。ただしスクリーニング時に高TG血症を伴わない場合はLDL-Cとの差が＋30mg/dLより小さくなる可能性を念頭においてリスクを評価する。

日本動脈硬化学会編：動脈硬化性疾患予防ガイドライン2017年版．日本動脈硬化学会，2017：14．より改変して転載

図1 冠動脈疾患予防からみたLDLコレステロール管理目標設定のためのフローチャート

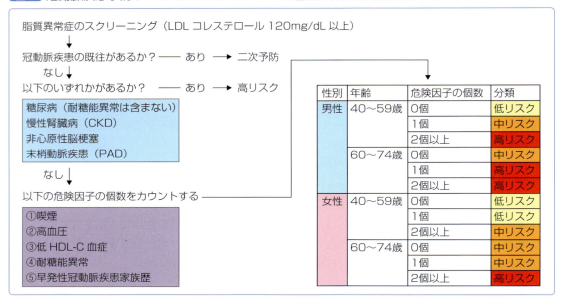

日本動脈硬化学会編：動脈硬化性疾患予防ガイドライン2017年版．日本動脈硬化学会，2017：16．より転載

準が設定されている。

原則として、一次予防では一定期間の生活習慣の改善を行い、その効果を判定した後に薬物療法の適用を考慮する。なお、低リスク・中リスクの患者における管理目標値は到達努力目標である **表2**。

脂質異常症の患者の特徴

動脈硬化性疾患の予防

脂質異常症の患者では、動脈硬化性疾患の予防が治療の目的となる。

食事や運動といった生活習慣が血清脂質の値に大きく関与するため、まずは生活習慣の改善を行う。生活習慣を改善しても血清脂質の値が管理目標値に達しない場合は、薬物療法も検討

表2 リスク区分別脂質管理目標値

治療方針の原則	管理区分	脂質管理目標値（mg/dL）			
		LDL-C	Non-HDL-C	HDL-C	TG
一次予防 まずは生活習慣の改善を行った後、薬物療法の適応を考慮する	低リスク	<160	<190	≧40	<150
	中リスク	<140	<170		
	高リスク	<120	<150		
二次予防 生活習慣の改善とともに薬物治療を考慮する	冠動脈疾患の既往	<100 （<70）*	<130 （<100）*		

＊家族性高コレステロール血症、急性冠症候群の時に考慮する。糖尿病でも他の高リスク病態（動脈硬化性疾患予防ガイドライン2017年版、P17の表1-3b）を合併する時はこれに準ずる。

・一次予防における管理目標達成の手段は非薬物療法が基本であるが、低リスクにおいてもLDL-Cが180mg/dL以上の場合は薬物治療を考慮するとともに、家族性高コレステロール血症の可能性を念頭においておくこと（動脈硬化性疾患予防ガイドライン2017年版、第5章参照）。

・まずLDL-Cの管理目標値を達成し、その後non-HDL-Cの達成を目指す。

・これらの値はあくまでも到達努力目標値であり、一次予防（低・中リスク）においてはLDL-C低下率20～30％、二次予防においてはLDL-C低下率50％以上も目標値になり得る。

・高齢者（75歳以上）については動脈硬化性疾患予防ガイドライン2017年版、第7章を参照。

日本動脈硬化学会編：動脈硬化性疾患予防ガイドライン2017年版．日本動脈硬化学会，2017：16．より改変して転載

表3 動脈硬化性疾患予防のための生活習慣の改善

・禁煙し、受動喫煙を回避する。

・過食を抑え、標準体重を維持する。

・肉の脂身、乳製品、卵黄の摂取を控え、魚類、大豆製品の摂取を増やす。

・野菜、果物、未精製穀類、海藻の摂取を増やす。

・食塩を多く含む食品の摂取を控える。

・アルコールの過剰摂取を控える。

・有酸素運動を毎日30分以上行う。

日本動脈硬化学会編：動脈硬化性疾患予防のための脂質異常症治療ガイド2013年版　改訂版．日本動脈硬化学会，2013：10．より転載

される。動脈硬化性疾患予防には、個々の動脈硬化のリスクを評価し、介入可能な因子を管理することが重要である。

　生活習慣の改善は動脈硬化性疾患予防の基本となる。具体的な支援として**表3**の項目がある。

脂質異常症のある患者への看護

　生活習慣は血清脂質の値に大きく関与する。生活習慣を変えていくのは患者自身であり、看護師は患者の生活習慣の改善を支援する。脂質異常症は自覚症状が乏しいため、病気を体感しにくい。生活への支障や自覚症状がない場合、患者は生活習慣の改善に対する必要性を見いだしにくい。そのため、生活習慣の改善が必要であることを一方的に説明するのではなく、患者自身が生活や身体をどのように捉えているかを聴く必要がある。

　患者は語ることで今までの生活や身体を振り返り、意識することで生活・身体・病気に関心を寄せる機会となる。関心を寄せる機会をもつことは、生活習慣の改善の必要性を見いだすきっかけとなる。

　看護師は、患者の関心や気がかりを理解し、実施可能な目標を患者とともに考えて、支援を行う。生活の中に療養行動を取り込み、動脈硬化性疾患を予防することが目標となる。そのため、生活習慣の改善や治療が継続していけるように、長期的な支援が必要である。

表4 C氏の血液検査データの経過

	55歳	56歳	57歳
中性脂肪(TG) mg/dL	610	625	334
総コレステロール (T-cho) mg/dL	259	265	195
HDL-コレステロール (HDL-C) mg/dL	25	29	28
LDL-コレステロール (LDL-C) mg/dL	112	111	112

事例の展開

データ収集

1. 看護を受ける人(第1セット)

患者：C氏、男性、57歳。

診断名：脂質異常症(高トリグリセライド血症、高コレステロール血症)。

生活歴：55歳のとき、会社の健康診断で中性脂肪(TG)と総コレステロール(T-cho)の上昇がみられ、再検査するように指摘された。近医で脂質異常症と診断され、生活習慣を改善するように指導を受けた。その後の2年間の健康診断でも血清脂質値の上昇が指摘され **表4** 、医師から薬物療法を勧められている。しかし、C氏は薬物療法に拒否的な態度である。

身体所見：身長171cm、体重95kg(BMI32.4 kg/m²)、腹囲99.6cm、血圧123/66mmHg、脈拍62回/分、1日摂取エネルギー3400kcal。

環境要因：郊外のマンションで妻と2人暮らしである。マンションのローンは定年(65歳)で完済予定である。

家族システム要因：家族構成は妻(53歳)と2人の息子である。妻は専業主婦であり、長男は結婚して隣町に住んでいる。次男は大学生で、遠方で1人暮らしをしているため、C氏は毎月仕送りをしている。

社会文化的要因(教育、職業、就業経験、生活経験)：大学を卒業後、会社に就職し、現在は管理職(工場長)を任されている。同期の中で一番早くに出世し、40歳代前半から管理職として働いている。工場は24時間稼働しているため、土日・休日問わず緊急時には電話がかかってくる。脂質異常症による自覚症状がないため、生活習慣の改善には至らず、受診も後回しになることがあった。

社会文化的要因(現在あるいは将来にわたって利用できる資源)：利用できる人的資源として、妻、息子夫婦、会社の同僚がいる。また、企業内の産業看護師や検診センターの保健師による生活習慣指導、常駐管理栄養士による食事サポートが利用できる。物的資源は、社員食堂の利用、社内ジムの使用がある。また、医療保険に加入していることから、健康保険組合によるサービスで健康器具の受給、スポーツジムの費用負担なども利用することができる。

2. 患者の生活パターン(第2セット)

通常繰り返される日常生活活動：C氏は35年間、現在の会社に勤務している。就業時間は8時から17時であるが、7時には出社して21時まで仕事をしていることが多い。管理職(工場長)になってからの13年間は、まとまった休みがとれていない。土日・休日も緊急時に電話がかかってくることがあり、遠出はできず、家で過ごすことが多い。

夕食は取引先や部下と外食することが多く、外食の席ではビール(中ビン3～4本)、チーズ、揚げ物を好んで食べている。また、甘いものや果物も、ついつい食べてしまう。診断後も運動や食事などの生活習慣は変わっていない。

3. 健康状態の要因とヘルスケアシステムの要因(第3セット)

患者の健康状態の特徴：55歳までは会社の健康診断で、血清脂質値の異常は指摘されていなかった。55歳のときに中性脂肪(TG)と総コレステロール(T-cho)の上昇を指摘され、近医を受診した。内服薬は処方されず、生活改善(食事療養、運動療法)をするように指導を受けた。

脂質異常症と診断されているが、自覚症状はない。外食をするたびに後ろめたさを感じているが、具体的な行動には至っていない。

ヘルスケアシステムの特徴：就業中であり、医療保険（健康保険組合）に介入していることから、健康保険組合によるサービスが利用できる。介護保険の第2号被保険者であり、介護保険料を支払っている。

4. 特定の環境下での発達的セルフケア要件の存在と充足との関連で見た発達状態の要因（第4セット）

1）看護師からみた自己管理能力

コツコツと仕事や家族生活を営み、自己の望む生活形態を営んでいる。65歳の定年までは仕事をきっちりとやり遂げたいという思いがあり、部下に対しても厳しく接しており、責任感が強い。

妻は専業主婦であり、C氏の食事療法にも協力的である。具体的な夕食内容は、焼き魚、酢の物、煮物、味噌汁、漬物である。

2）自己管理に必要な要因あるいは望ましくない影響を及ぼす要因

脂質異常症と診断されているが、自覚症状はなく、生活に支障をきたしていない。仕事中心の生活であり、受診や生活改善の必要性は理解しているが、自分のことは後回しになってしまう。妻はC氏の身体を気づかい、外食を減らすように助言しているが、口うるさく言われることにC氏はストレスを感じている。

3）患者の将来への展望と目標および個人的発達潜在能力

C氏は「定年したら自分や妻のために時間を使いたいが、65歳の定年までは仕事をきっちりとやり遂げたいと思っている。今は部下にしっかり知識や技術を教え込まないといけない。それが私の責任でもある」と話している。

看護ヘルスアセスメント

C氏の看護ヘルスアセスメントの概要を **表5** にまとめた。

1. 治療的セルフケア・デマンドのアセスメント

1）普遍的セルフケア要件
［生活の中での不調・支障や心配・気がかりと生活上の基本的ニーズの関連から普遍的セルフケア要件を特定する］

仕事中心の忙しい生活のなかで、生活や身体を観察する機会が不足している。

〈アセスメント〉

・外食をするたびに後ろめたさを感じているが、診断後も外食回数、食べかた、食事量は変わっていない。

・夕食は取引先や部下と外食することが多く、外食の席ではチーズや揚げ物を好んで食べている。

・C氏の標準体重は64.3kgであるため、エネルギー摂取量（kcal/日）は1607～1929kcalであるが、約1500kcal/日オーバーしている。

・アルコール摂取はビールであれば、中ビン1本/日が望ましいが、週に2～3回は中ビン3～4本/日を摂取している。

・35年間、仕事中心でまとまった休みがない生活を続けている。

・生活習慣を変えることは今までの生活や仕事のしかたを変えることになるので、現実的には難しいと考えている。

2）発達的セルフケア要件
［普遍的セルフケア要件を、発達過程に重点を置いて具体的に表現し、発達的セルフケア要件を特定する］

誇りをもって仕事に取り組んでおり、管理職（工場長）という社会的役割や家庭内役割を全うしたいという考えが先立ち、身体や生活に関心が向いていない。

表5 看護ヘルスアセスメント

特定したセルフケア要件	関連するセルフケア要件		
	普遍的セルフケア要件	発達的セルフケア要件	健康逸脱に対するセルフケア要件
仕事中心の忙しい生活のなかで、生活や身体を観察する機会が不足している。	●	●	
誇りをもって仕事に取り組んでおり、管理職（工場長）という社会的役割や家庭内役割を全うしたいという考えが先立ち、身体や生活に関心が向いていない。		●	
生活への支障や自覚症状がないため、生活に療養行動を取り入れることの必要性が見いだせていない。		●	●

治療的セルフケア・デマンドのアセスメント

・仕事中心の忙しい生活のなかで、生活や身体を観察する機会が不足している。
・誇りをもって仕事に取り組んでおり、管理職（工場長）という社会的役割や家庭内役割を全うしたいという考えが先立ち、身体や生活に関心が向いていない。
・生活への支障や自覚症状がないため、生活に療養行動を取り入れることの必要性が見いだせていない。

セルフケア・エージェンシーのアセスメント

セルフケア行動を遂行する能力	・勤勉で、何事にもまじめに取り組み、継続する力がある。 ・食事のことを担ってくれる妻の存在がある。 ・提供した知識を理解する力、認知する力がある。 ・自分のことは後回しにしてでも、仕事を全うしようとする責任感がある。
セルフケア行動を遂行するうえでの制限・制約	・仕事が忙しく、仕事が生活の中心となっている環境がある。 ・脂質異常症による身体の状態や変化を視覚的に捉えることができない。 ・仕事を中心とした生活のなかで療養行動を取り込むことができない。 ・生活習慣の改善や内服についての必要性を見いだせていない。

看護診断（セルフケア不足を決定し記述する）

①脂質異常症による身体の状態や変化を捉える力が不足している。
②脂質異常症である身体を抱えながら、仕事中心の生活に療養行動を取り込む力が不足している。

看護課題の記述

・C氏は脂質異常症の治療として生活習慣の改善を求められていることを理解する力はあるが、脂質異常症による身体の状態や変化を捉える力が不足している。C氏の関心や気がかりを汲み取りながら、身体の観察のしかたや、脂質異常症である身体を抱えながら、仕事中心の生活に療養行動を取り込む力を看護師と一緒に得ていけるように、支持・教育的システムで支援を計画していく必要がある。

看護の方向性

・C氏の関心や気がかりから、今後どのように生活していきたいかなど、C氏の方向づけに応じた看護を考える。
・脂質異常症は重症ではないが、脂質異常症のある身体を時間的に積み重ねていくことで動脈硬化性疾患へとつながっていくことを説明する。
・動脈硬化性疾患の予防が治療目的となるため、生活習慣の改善を継続して実施していくことが重要である。
・脂質異常症は生活への支障や自覚症状が乏しいため、長期的な支援が必要である。

〈アセスメント〉
・65歳の定年までは仕事をきっちりとやり遂げたいという思いがある。
・定年までに部下をしっかり育てることが、管理職（工場長）としての役割であると話している。
・老後の生活も見すえて、自宅マンションのローンは65歳で完済したいと思っている。
・次男は大学生であり、卒業まではしっかりと支えることが父親としての役割と考えている。
・仕事を優先するあまり、受診や生活習慣の改善を優先することができない。
・55歳から毎年、健康診断で中性脂肪（TG）と総コレステロール（T-cho）の上昇を指摘されているが、動脈硬化性疾患が自分に起こるとは捉えていない。

3）健康逸脱に対するセルフケア要件

[生命過程や機能レベルに影響を及ぼしている健康逸脱に対するセルフケア要件をアセスメントし、セルフケア要件を特定する]

　生活への支障や自覚症状がないため、生活に療養行動を取り入れることの必要性が見いだせていない。

〈アセスメント〉
・毎年、健康診断で中性脂肪（TG）と総コレステロール（T-cho）の上昇を指摘されているが、中性脂肪（TG）と総コレステロール（T-cho）の上昇が継続することによる影響を認識できていない。
・生活習慣の改善は難しく、医師から薬物療法を勧められているが拒否的態度である。
・生活習慣を改善できていないことを気がかりに思っているが、仕事に影響を与えてまで行う必要があるとは捉えていない。

4）治療的セルフケア・デマンド

[セルフケア要件間の相互作用から治療的セルフケア・デマンドをアセスメントする]

　表5 の「治療的セルフケア・デマンドのアセスメント」を参照。

2. セルフケア・エージェンシーのアセスメント

　表5 の「セルフケア行動を遂行する能力」「セルフケア行動を遂行するうえでの制限・制約」を参照。

▌看護診断

[セルフケア不足を決定し記述する]
①脂質異常症による身体の状態や変化を捉える力が不足している。
②脂質異常症である身体を抱えながら、仕事中心の生活に療養行動を取り込む力が不足している。

▌看護計画の立案

1. 脂質異常症による身体の状態や変化を捉える力が不足している

1）看護課題の検討

　検査データや身体測定・観察結果をきっかけにC氏が生活や身体をどのように捉えているかを聴く。生活習慣を変えていくのは患者自身であり、生活習慣の改善はとても大変なことであることを理解する。そのため、検査データや身体測定・観察結果の見かたを伝えるのではなく、生活を振り返るためのきっかけとして活用していく。また、検査データや身体計測・観察から自分の行動を振り返り、身体の状態や変化を捉える力を身につけていくことが必要である（支持・教育的システム）。

2）看護目標の設定

　検査データや身体計測・観察から自分の行動を振り返り、検査データや身体計測値、観察したことが、どのように身体症状や徴候として現れているかに気づくことができる。

表6 診断① 「脂質異常症による身体の状態や変化を捉える力が不足している」の看護計画

看護目標の設定：検査データや身体計測・観察から自分の行動を振り返り、生活習慣の改善が必要であることに気づくことができる。
達成までの期間：看護介入より1か月で評価する。

看護プラン	実践	帰結
身体の捉えかた：検査データや身体測定・観察結果を説明し、C氏がどのように身体を捉えているかを聴く。 **生活の捉えかた**：動脈硬化性疾患について説明し、生活習慣や生活習慣の改善についてどのように捉えているのかを知る。	・C氏の生活や身体の捉えかたを知りたいという姿勢から、看護師がC氏に関心があることを見せる。 ・検査データや身体測定・観察の数値を追うのではなく、生活を振り返るきっかけとして活用する。 ・検査データ、身体測定・観察の結果を聞いて、C氏がどのように感じたのかを捉える。	・以下のような言葉が聞かれた。「外食するたびに妻の顔が浮かぶんだよ」「忙しく過ごしていると病気のことは忘れてしまって、どうしても自分のことは後回しになってしまう」「痛くもかゆくもないから、まあいいかと思ってしまうのがよくないね」「退職後に病気になってしまったら、元も子もないよね」これらから、生活や身体について振り返ることができている。 ・語ることで生活や身体が意識に上り、生活習慣の改善が必要であることに気づくことができた。

評価

　「検査データや身体計測・観察から自分の行動を振り返り、生活習慣の改善が必要であることに気づくことができる」という看護目標に対して、看護介入1か月後の外来で、検査データや身体測定・観察結果をきっかけに生活や身体について振り返る機会をもつことができた。また、仕事を優先するあまり、身体を気づかえていなかったことが思い起こし、生活習慣の改善が必要であることに気づくことができた。脂質異常症は生活への支障や自覚症状が乏しいことから、定期的に振り返る機会をもつことが必要である。

3）看護計画の作成

　表6 の「看護プラン」を参照。

2. 脂質異常症である身体を抱えながら、仕事中心の生活に療養行動を取り込む力が不足している

1）看護課題の検討

　生活への支障や自覚症状がなくても、身体の状態や変化を観察する力をもち、療養行動を実施していく力が必要である。脂質異常症である身体を抱えながら、仕事中心の生活を営み、動脈硬化性疾患を予防するための療養行動を取り込むことができるように支援をする（支持・教育的システム）。

2）看護目標の設定

　脂質異常症である身体を抱えながらも仕事中心の生活を営み、動脈硬化性疾患を予防するための療養行動を取り込むことができる。

3）看護計画の作成

　表7 の「看護プラン」を参照。

看護ケアの実践

　診断①「脂質異常症による身体の状態や変化を捉える力が不足している」に対しては、**表6** の「実践」を参照。

　診断②「脂質異常症である身体を抱えながら、仕事中心の生活に療養行動を取り込む力が不足している」に対しては、**表7** の「実践」を参照。

表7 診断② 「脂質異常症である身体を抱えながら、仕事中心の生活に療養行動を取り込む力が不足している」の看護計画

看護目標：脂質異常症である身体を抱えながらも仕事中心の生活を営み、動脈硬化性疾患を予防するための療養行動を取り込むことができる。

達成までの期間：看護介入より3か月で評価する。

看護プラン	実践	帰結
・動脈硬化性疾患の予防のために、血清脂質値の安定が必要なことを説明する。 ・患者の関心や気がかりを理解し、実行可能な方法を提案し、一緒に考える。 ・薬物療法についてどのように捉えているかを知る。	・脂質異常症は動脈硬化性疾患予防が治療の目的になることを説明する（動脈硬化性疾患予防は生活習慣の改善である、食事量や食事内容を見なおしチーズや揚げ物を控える、C氏の標準体重である64.3kgを維持する、外食を控え社員食堂の利用や家で食事をする回数を増やす、ビール中ビン3～4本/日を1本/日に減らす）。 ・企業内の産業看護師や検診センターの保健師、常駐管理栄養士などを活用し、生活のなかに療養行動を取り入れる方法を一緒に考える。 ・社内ジムや福利厚生を用いてスポーツジムに通うなど運動する機会をもつことを勧める。 ・薬物療法に対して拒否的である理由や背景を患者に聴き、薬物療法をどのように捉えているかを理解する。	以下のような言葉が聞かれた。 ・「定年までは仕事を全うすることが人生の目標」「身体が元気だから仕事もできる。身体を労わらないといけないね」「忙しい生活のなかに食事や運動を取り入れることは難しい」「薬にはいい思い出がない。母が睡眠薬を飲み始めてから、よく転倒するようになってしまった。薬は、とても危険だから必要最低限しか飲みたくない」 ・「このまま脂質異常症を放置していたら危険なことはわかりました。仕事中心の生活は変えられないので、薬を飲んでみます」「今は薬の力を借りますが、食事や運動を取り入れて、薬をやめられるようにがんばります」

評価

「脂質異常症である身体を抱えながらも仕事中心の生活を営み、動脈硬化性疾患を予防するための療養行動を取り込むことができる」という看護目標に対して、看護介入3か月後の外来で医師と相談し、HMG-CoA還元酵素阻害薬（スタチン）を内服し始めた。動脈硬化性疾患予防の治療は、生活習慣の改善が原則であるが、患者の関心や気がかりを理解したうえで、実行可能な療養行動を一緒に考えることが必要である。

脂質異常症は生活習慣に大きく関連しているため、内服を継続しながらも生活習慣の改善に向けて患者が生活に療養行動を取り込むことができるように長期的な支援を行う。

評価

[目標への到達度を評価し、看護ケアの修正・継続を検討する]

診断①「脂質異常症による身体の状態や変化を捉える力が不足している」の看護計画の評価は **表6** の「評価」を参照。

診断②「脂質異常症である身体を抱えながら、仕事中心の生活に療養行動を取り込む力が不足している」の看護計画の評価は **表7** の「評価」を参照。

〈文献〉
1. 日野原重明，井村裕夫監修：代謝疾患・内分泌疾患　看護のための最新医学講座　第2版．中山書店，東京，2009.
2. 日本動脈硬化学会編：動脈硬化性疾患予防ガイドライン2017年度版．2017.
3. 日本動脈硬化学会編：動脈硬化性疾患予防のための脂質異常症治療ガイド2013年度版　改訂版．2013.
4. 石黒伊三，篠原力雄監修：わかりやすい生化学　疾病と代謝・栄養の理解のために　第4版．ヌーヴェルヒロカワ，東京，2015.

ケーススタディ

慢性閉塞性肺疾患（COPD）の患者の看護

河田照絵

慢性閉塞性肺疾患（COPD）の概要

慢性閉塞性肺疾患（COPD）とは

慢性閉塞性肺疾患（chronic obstructive pulmonary disease；COPD）は「タバコ煙を主とする有害物質を長期に吸入暴露することで生じた肺の炎症疾患である」と定義される[1]。

肺病変の病態は気流閉塞と肺の過膨張で、肺の過膨張は残気量を増加させ、最大吸気量を減少させるため、労作時呼吸困難や運動能力低下の原因となる。

また、肺病変に加え、全身性の炎症を引き起こし心血管障害、代謝性疾患（糖尿病）の発症、骨粗鬆症、栄養障害、骨格筋機能障害などを引き起こす可能性もあることから全身性疾患として捉えられる[1]。

診断は、1秒率（FEV$_1$/FVC）を用い、病期分類には予測1秒量に対する比率（%FEV$_1$）を用いる。COPDの重症度の判定、予後予測、治療法の決定は、労作時呼吸困難などの自覚症状や運動耐容能、併存症の有無、増悪頻度などから総合的に判断される。

呼吸機能評価に関する主な検査として、呼吸機能検査（スパイロメトリーなど）、画像診断（胸部X線検査、胸部CT検査など）、運動耐容能（歩行試験、ADL評価など）、栄養状態の評価、炎症反応の評価、動脈血ガス分析などが行われる。ADL（日常生活動作）評価ではP-ADL（Pulmonary emphysema ADL）評価 表 表1 などが用いられる。

慢性閉塞性肺疾患（COPD）の患者の症状の体験

COPDの患者に多い症状は、慢性の咳、痰と労作時呼吸困難（息切れ）である。初期には症状がみられないことが多く、疾患の進行や加齢による呼吸機能の低下から、徐々に息切れを自覚するようになる。

労作性の呼吸困難以外にも食欲低下や体重減少、倦怠感、抑うつなどの精神的、活動範囲の縮小など、日常生活そのものへの支障を感じるようになる。

呼吸困難（息切れ）の評価の指標として修正MRC（modified British Medical Research Council；mMRC）質問票 表2 がよく用いられる。

心疾患を合併している場合は、NYHA（New York Heart Association）の分類が用いられることもある。

慢性閉塞性肺疾患（COPD）の治療の基本

COPDに対する治療は、呼吸機能低下や増悪のリスクを下げ、進行を遅らせるためにまず禁煙指導が行われる 図1 。薬物療法は吸入薬を主体とし、非薬物療法として運動療法、栄養療法、患者教育などを含めた多職種が連携した包括的呼吸リハビリテーションを行うことが望ましいとされている[1,2]。

COPDに対する治療の管理目標は「症状および運動耐容能の改善、QOLの改善、運動耐容能と身体活動性の向上及び維持、増悪の予防、疾患の進行抑制、全身併存症と肺合併症の予防と治療、生命予後の改善」[1]とされる。

在宅酸素療法の導入は慢性呼吸不全を引き起

表1 Pulmonary ADL；P-ADL（Ver.2）評価表

ご自宅での生活についてご記入下さい。（入院中の方は、入院直前の状況でお書き下さい）

氏　名：　　　　　　殿

※各項目のあてはまる番号（0～4）を一つずつ選んで◯で囲んで下さい

処方されている酸素量：①安静時（　）L/分．②動作時（　）L/分．③睡眠時（　）L/分
☆酸素量を変更する動作をお書きください：（　　　　　　　　　　　　　　　）

	達成方法	距離	頻度	速度	息切れ	酸素量
食事	0 食べさせてもらう	0 自室（寝たままで）	0 毎回、食べさせてもらう	0 全く食べられない	0 耐えられない	1 自分で中止する
	1	1	1	1 かなり休みながら	1 かなりきつい	2 自分で変更する
	2 自分で食べる（刻み食など加工必要）	2 自室（寝床以外で）	2 状況により自分で食べる	2 途中でひと休み	2 きつい	3 ほぼ処方量を厳守
	3	3	3	3 休まずゆっくり	3 多少きつい	4 常に処方量を厳守
	4 自分で食べる（普通食）	4 自室以外（食堂など）	4 毎回、自分で食べる	4 スムーズにできる	4 何も感じない	5 処方されていない
排泄	0 差し込み便器を使用	0 ベッド上	0 便所に行って排泄しない	0 全く便所に行かない	0 耐えられない	0 自分で中止する
	1 尿器、ポータブルトイレを使用	1	1 排便のみ便所	1 かなり休みながら	1 かなりきつい	1 自分で変更する
	2 夜間のみ尿器、ポータブルトイレ	2 ベッドサイド	2 昼間便所に行くことがある	2 途中でひと休み	2 きつい	2 ほぼ処方量を厳守
	3 便所を使用し、介助を受ける	3	3 昼間は毎回便所に行く	3 休まずゆっくり	3 多少きつい	3 常に処方量を厳守
	4 便所を使用し、全く介助を受けない	4 便所	4 毎回（夜間も）便所に行く	4 スムーズにできる	4 何も感じない	4 処方されていない
入浴	0 清拭（体を拭く）してもらう	0 自室	0 全く入浴しない	0 全く自分でできない	0 耐えられない	0 自分で中止する
	1 自分で清拭（体を拭く）する	1	1	1 かなり休みながら	1 かなりきつい	1 自分で変更する
	2 ほとんど介助してもらう	2 浴室でシャワーのみ	2 たまに入浴を行う	2 途中でひと休み	2 きつい	2 ほぼ処方量を厳守
	3 一部介助してもらう	3	3	3 休まずゆっくり	3 多少きつい	3 常に処方量を厳守
	4 自分でできる	4 浴槽に入る	4 入浴日に毎回入浴する	4 スムーズにできる	4 何も感じない	4 処方されていない
洗髪	0 洗髪しない	0 ベッド上	0 全く洗髪しない	0 全く自分でできない	0 耐えられない	0 自分で中止する
	1	1	1	1 かなり休みながら	1 かなりきつい	1 自分で変更する
	2 洗髪してもらう（理容院等を含む）	2 浴室以外（洗面所など）	2 入浴とは別に洗髪する	2 途中でひと休み	2 きつい	2 ほぼ処方量を厳守
	3	3	3	3 休まずゆっくり	3 多少きつい	3 常に処方量を厳守
	4 自分で洗髪する	4 浴室	4 入浴時に洗髪する	4 スムーズにできる	4 何も感じない	4 処方されていない
整容	0 寝たままで、介助を受ける	0 ベッド上	0 洗面所で洗面歯磨きしない	0 全く自分でできない	0 耐えられない	0 自分で中止する
	1 座って、介助を受ける	1	1	1 かなり休みながら	1 かなりきつい	1 自分で変更する
	2 準備されれば座って自分で行える	2 洗面所以外（自室など）	2 たまに洗面所で洗面・歯磨き	2 途中でひと休み	2 きつい	2 ほぼ処方量を厳守
	3 座って自分でできる	3	3	3 休まずゆっくり	3 多少きつい	3 常に処方量を厳守
	4 立って、自分でできる	4 洗面所	4 毎回、洗面所で洗面・歯磨き	4 スムーズにできる	4 何も感じない	4 処方されていない
更衣	0 更衣を手伝ってもらう		0 自分で更衣はできない	0 全く自分でできない	0 耐えられない	0 自分で中止する
	1		1	1 かなり休みながら	1 かなりきつい	1 自分で変更する
	2 準備されれば自分でできる		2 状況により自分で更衣を行う	2 途中でひと休み	2 きつい	2 ほぼ処方量を厳守
	3		3	3 休まずゆっくり	3 多少きつい	3 常に処方量を厳守
	4 自分でできる		4 毎回自分で更衣を行う	4 スムーズにできる	4 何も感じない	4 処方されていない
屋内歩行	0 全く歩けない	0 全く歩けない	0 全く歩けない	0 全く自分でできない	0 耐えられない	0 自分で中止する
	1 介助があれば歩ける	1 ベッド周囲のみ	1	1 かなり休みながら	1 かなりきつい	1 自分で変更する
	2	2 自室内のみ	2 状況により歩くことができる	2 途中でひと休み	2 きつい	2 ほぼ処方量を厳守
	3 見守り（監視）があれば歩ける	3 便所・洗面所のみ	3	3 休まずゆっくり	3 多少きつい	3 常に処方量を厳守
	4 自分だけで歩ける	4 自宅内はすべて	4 いつでも歩くことができる	4 スムーズにできる	4 何も感じない	4 処方されていない
階段	0 自分では昇れない	0 全く昇れない	0 昇れない	0 全く自分でできない	0 耐えられない	0 自分で中止する
	1	1 2～3段	1	1 かなり休みながら	1 かなりきつい	1 自分で変更する
	2 介助があれば昇れる	2 5～6段	2 必要な時だけ昇る	2 途中でひと休み	2 きつい	2 ほぼ処方量を厳守
	3	3 2階まで	3	3 休まずゆっくり	3 多少きつい	3 常に処方量を厳守
	4 自分だけで昇れる	4 3階以上	4 いつでも昇ることができる	4 スムーズにできる	4 何も感じない	4 処方されていない

	達成方法	距離	頻度	速度	息切れ	酸素量
屋外歩行	0 全く歩けない	最長どのくらいの距離歩けますか？	0 全く歩けない	0 全く自分でできない	0 耐えられない	0 自分で中止する
	1 介助があれば歩ける		1	1 かなり休みながら	1 かなりきつい	1 自分で変更する
	2		2 状況により歩くことができる	2 途中でひと休み	2 きつい	2 ほぼ処方量を厳守
	3 見守り（監視）があれば歩ける	（　　）m位	3	3 休まずゆっくり	3 多少きつい	3 常に処方量を厳守
	4 自分だけで歩ける		4 いつでも歩くことができる	4 スムーズにできる	4 何も感じない	4 処方されていない
会話	0 寝床（ベッド上）で寝ながら	最長どのくらいの時間話せますか？		0 全く自分でできない	0 耐えられない	0 自分で中止する
	1			1 かなり休みながら	1 かなりきつい	1 自分で変更する
	2 車椅子や安楽椅子に座る			2 途中でひと休み	2 きつい	2 ほぼ処方量を厳守
	3	（　　）時間位		3 休まずゆっくり	3 多少きつい	3 常に処方量を厳守
	4 どこでも座っていればできる			4 スムーズにできる	4 何も感じない	4 処方されていない

特記事項

　　　　年　　月頃の状態

記入日：　　　年　　月　　日（記入者：　　　　　　　）

後藤葉子，佐藤義文，川邊利子，他：慢性閉塞性肺疾患患者のための新しいADL評価尺度の検討．日本呼吸ケア・リハビリテーション学会誌　2015；25（3）：425．より転載

表2 mMRC息切れスケール

Grade0	激しい運動をしたときだけ息切れがある
Grade1	平坦な道を早足で歩く、あるいは緩やかな上り坂を歩くときに息切れがある。
Grade2	息切れがあるので、同年代の人よりも平坦な道を歩くのが遅い、あるいは平坦な道を自分のペースで歩いているとき、息切れのために立ち止まることがある。
Grade3	平坦な道を約100m、あるいは数分歩くと息切れのために立ち止まる。
Grade4	息切れがひどく家から出られない、あるいは衣服の着替えをするときにも息切れがある。

日本呼吸器学会COPDガイドライン第4版作成委員会編：COPD（慢性閉塞性肺疾患）診断と治療のためのガイドライン　第4版．メディカルレビュー社，東京，2013：33．より改変して転載

図1 安定期COPDの管理

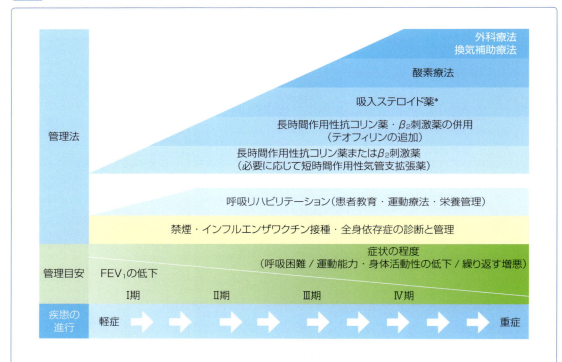

日本呼吸器学会COPDガイドライン第4版作成委員会編：COPD（慢性閉塞性肺疾患）診断と治療のためのガイドライン　第4版．メディカルレビュー社，東京，2013：64．より転載

こした場合に導入が検討される。在宅酸素療法の目的は息切れの改善、QOL（生活の質）の向上、生命予後の改善である（p.91、「在宅酸素療法」を参照）。

慢性閉塞性肺疾患(COPD)の患者の特徴と看護

症状と日常生活への支障の特徴

1. 症状の特徴

呼吸困難感は、COPDに特徴的な症状である。呼吸困難や息切れは呼吸に際して感じる不快感であり、息切れの程度が増強することは病態悪化の指標となり、予後因子の1つである[3]。

呼吸困難感は、時に死を予期するような体験となり、患者が最も苦しめられる症状の1つである。しかし、初期には労作時の呼吸困難感は加齢による影響と捉えられることが多く、病気の体験として捉えにくい症状でもある。

2. 日常生活への影響

病期が進行したり、合併症が生じることで、息切れの程度の増強を招く。たとえば階段昇降、坂道、荷物を持つなどで息切れが生じたり、他者に比較し歩行速度が遅くなるなど、日常生活における、さまざまな活動で目に見えて日常生活動作(ADL)が低下していく。

それは単に身体的側面だけではなく、仕事や役割の喪失などの社会的側面や、抑うつなどの精神的側面へ影響することもあり、日常生活のなかで多岐にわたる支障が出現する。COPDの患者は、それら1つひとつの支障に、何らかの対処をしながら生活を送っている。

症状の管理と急性増悪の予防

1. セルフケアの必要性

COPDによる病変は進行性であり、急性増悪を繰り返すことにより、階段を下っていくように心身機能、生活の質が低下していく。また、加齢に伴う身体機能の低下もあり、徐々に呼吸機能、身体機能、予備能力が低下していく。急性増悪によって低下した身体機能、特に呼吸機能は、元の状態、生活レベルまでに回復するには、かなりの時間を要する。

このような心身機能の低下を防ぐために、患者は自分自身の身体を理解し、療養のためのセルフケアを身につけていくことが必要となる。

2. 医療者の役割

医療者は、患者に対して禁煙指導のほか、疾患や症状に対する知識の獲得、感染予防と症状をセルフモニタリングする技術を身につけられるように支援する。また、息切れをセルフマネジメントするための運動療法や呼吸法の指導、吸入指導、栄養指導などを、患者の状態に合わせて行う。

そこでは、患者自身が日常生活のなかで工夫し、自分なりに見いだしていること(動きかたや呼吸法)などもあり、それらを理解しつつ、どのように療養法を生活のなかに取り入れているのか、また取り入れていけそうかを、相互に確認しながら、個別の支援へとつなげていくことが重要となる。

慢性呼吸不全患者のエンド・オブ・ライフケア

1. 慢性呼吸不全患者の終末期

COPD患者をはじめ慢性呼吸不全患者の終末期の期間については、一定の見解が得られていない。その理由は急性増悪などによる急激な体調の悪化で突然終末期が訪れる場合がある一方で、治癒のための有効な治療法がないと判定されたものの酸素療法や補助換気療法を導入し、年単位で経過していくことも少なくなく、がん患者に比較し終末期医療の期間にばらつきが生じているためである。

しかし、慢性呼吸器疾患の多くは進行性の疾患であり、治癒をめざした治療が有効でなくなり、今後の治癒の見通しが立たない状態となり、患者や家族が近い将来、死へ向かうことを意識する段階が訪れる。

2. 終末期の支援

この時期の支援として、①患者や家族がどう過ごすかという意思決定への支援、②患者や家族が最期のときまでどのように生きたいかという希望に対する支援、③急変時の処置に対する意思決定(たとえば蘇生術を実施するか、人工呼吸療法を行うかなど)に対する支援、④精神的なサポート、⑤苦痛症状の緩和ケアが中心となる。

苦痛症状への緩和ケアは呼吸困難の緩和、それに伴う身体的、精神的な苦痛の緩和が中心となるが、その緩和のための治療の1つである鎮静薬の使用については、さらなる呼吸抑制をもたらす可能性もあり、治療法として確立されたものはない。

今後の課題としては、①緩和ケアの導入時期の検討、②薬剤の使用の是非の検討、③終末期における意思決定なども含む倫理的課題の検討などが必要である。

事例の展開

データ収集

1. 看護を受ける人(第1セット)

患者:D氏、男性、65歳。
診断名:慢性閉塞性肺疾患(COPD)。
環境要因:市街地の2階建ての一軒家。家の周りは比較的平地だが、駅やスーパーなどでは階段はできるだけ使わずに、エスカレーターやエレベーターを使用するようにしている。
家族システム要因:妻と成人した次男1人と住んでいる。長男は家庭(妻、子ども1人)をもち、近所に住んでいる。
社会文化的要因:D氏は高校卒業後、営業職に就き、2か月前に47年間勤めた会社を定年退職した。現在は、自宅で過ごしていることが多い。仕事上、喫煙と飲酒は人とのコミュニケーションのツール、気分転換だと考えてきた。

2. 患者の生活パターン(第2セット)

通常繰り返される日常生活活動:2か月前の退職前は、平日は朝仕事に行き、19時ころに帰宅するという生活を送っていた。営業職だったので、人づきあいの機会も多かったが、1年くらい前からは、できるだけ早く帰宅し、翌日に疲れを残さないようにと気をつけていた。退職してからは"身体のしんどさ"を一気に感じるようになった気がして、朝起きてから居間で新聞や本を読んだり、テレビを見て過ごし、夕方になると家の近くを20分ほど散歩していた。

家事は、もともとすべて妻に任せていたため、D氏が行うことはない。妻と一緒に歩くこともあるが、妻の歩行ペースが速く、ついていくことができないため、1人で散歩に出かけることが多い。また、退職する前までは付き合いでゴルフなども行っていたが、グリーンを歩くときに1人遅れてしまうことがあったり、以前よりも踏ん張れなくなってきたことから、ゴルフの誘いがあっても断っている。

幼稚園に通っている孫が時々遊びにくるので、遊び相手をするが、動いていると息切れがしてくるため、思うように動けず、座って相手

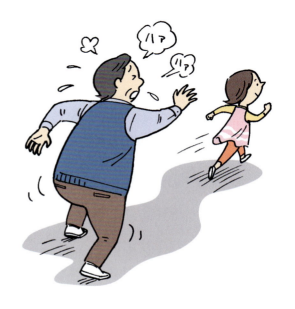

をしていることが多い。

3. 健康状態の要因とヘルスケアシステムの要因（第3セット）

1）入院前、入院中および退院時の健康状態

5年前に健康診断で呼吸機能の低下を指摘され、近医に受診し慢性閉塞性肺疾患（COPD）と診断された。それまでタバコを30本/日吸っていたが、COPDと診断され、医師に勧められたことをきっかけに禁煙している。治療は吸入薬（スピリーバ®：チオトロピウム臭化物水和物）が処方され、2か月に1回定期的に受診をしていた。1週間前に急な息苦しさを訴え、救急外来を受診し肺炎と診断され治療を受けている。

入院後1週間経過し、トイレまでは酸素ボンベカートを押しながら、ゆっくり歩行していけるようになった。

2）患者もしくは家族が明確化し、記述した健康状態の特徴

ここ数か月、労作時の息切れが以前よりも強くなっていることを感じていたが年齢のせいだと思っていた。入院の2〜3日前から、風邪のような症状が出ていて、食欲の低下とだるさを感じていた。微熱がみられ、息切れがさらに強く、トイレに行くだけでも息切れがみられたため、救急外来を受診した。

入院1週間後、病棟内で時々酸素ボンベカートを押しながらゆっくり歩行し、「このまま帰れるか心配。酸素をつけて生活はしたくない」「COPDがこんな状態になるとは思っていなかった」と話す。

患者や家族は「2か月に1回病院にかかっているし、先生にも安定していると言われていた。今、思い出してみると、なんだか風邪をひいたような感じがあったが、大したことではないと思って市販の薬を飲んでいた。薬が効かず、急に息苦しくなったのでびっくりした。このまま死んでしまうのではないかと思った」と救急外来受診時のことを思い出して話している。

3）入院前および入院中のヘルスケアシステムの特徴

入院前のCOPDの治療は吸入薬（スピリーバ®）を処方され、2か月に1回定期的に受診をしていた。

救急外来受診時は、意識清明、体温37.6℃、血圧130/68mmHg、脈拍90回/分、呼吸回数22回/分、SpO_2 86%（ルームエア）、胸部X線検査ですりガラス状陰影がみられ、血液検査で白血球14300/μL、CRP 4.2 mg/dLであった。酸素吸入（経鼻カニューラ2L/分）が開始され、経皮的動脈血酸素飽和度（SpO_2）95%となり、抗生物質の点滴静脈内注射が開始された。移動は、呼吸困難感が強かったため車椅子を使用した。

入院後1週間が経過し、肺炎症状は緩和し、酸素は経鼻カニューラ1L/分にて、安静時SpO_2 94%となった。咳、痰、呼吸困難感などの症状が緩和し、日常生活動作を拡大している。

食事は、常食を2/3程度を摂取することができるようになった。入浴はまだ行っていない。主治医は「肺炎症状が回復していけば酸素療法は必要なくなり、今回は在宅酸素療法の導入は必要ない」と考えている。

4. 特定の環境下での発達的セルフケア要件の存在と充足との関連でみた発達状態の要因（第4セット）

1）看護師からみた自己管理能力

D氏は定期的に受診をし、薬物療法を継続することができていた。疲れやすさや息切れが強くなったと自覚しているが、年齢のためと考えていた。

2）自己管理に必要な要因あるいは望ましくない影響を及ぼす要因

風邪症状を自覚していたが、早期の受診行動にはつながっていない。

3）患者の将来への展望と目標および個人的発達潜在能力

救急外来受診時に感じていた呼吸困難は死を

連想させるものだった。入院時に「このまま家に帰ることができるか心配」と話し、現在のADLも入院前の状態には回復していない。

看護ヘルスアセスメント

1. 治療的セルフケア・デマンドのアセスメント

普遍的セルフケア要件［生活のなかでの不調・支障や心配・気がかりと生活上の基本的ニーズの関連から普遍的セルフケア要件を特定する］、発達的セルフケア要件［普遍的セルフケア要件を、発達過程に重点をおいて具体的に表現し、発達的セルフケア要件を特定する］、健康逸脱に対するセルフケア・デマンド［生命過程や機能レベルに影響を及ぼしている健康逸脱に対するセルフケア要件を特定する］、治療的セルフケア・デマンド［セルフケア要件間の相互作用から治療的セルフケア・デマンドをアセスメントする］は 表3 を参照。

2. セルフケア・エージェンシーのアセスメント

表3 の「セルフケア行動を遂行する能力」「セルフケア行動を遂行するうえでの制限・制約」を参照。

看護診断

［セルフケア不足を決定し記述する］
①呼吸困難・息切れに対する効果的なセルフケア行動がとれない。
②退院後、身体の状況に合わせた体調管理を行っていくうえでの知識やセルフケア技術の不足がある。

表3 看護ヘルスアセスメント

特定したセルフケア要件	関連するセルフケア要件		
	普遍的 セルフケア 要件	発達的 セルフケア 要件	健康逸脱に 対するセル フケア要件
5年前にCOPDと診断され、禁煙し定期的に外来通院し、吸入薬を欠かさずに続けてきた。最近は以前に比べ、息切れを感じることも多くなり、疲れやすくなってきたと感じていた。	●	●	
入院数日前から風邪症状を感じていたが様子をみていた。今までに感じたことなのない息切れを感じ、救急外来を受診した。肺炎と診断され、抗生物質による治療と酸素療法が開始された。	●		●
救急外来受診時は、今までに感じたことのない息苦しさで死を意識した。	●	●	●
入院後数日経過し、肺炎症状が緩和し、酸素吸入を行いながら少しずつ日常生活動作の範囲を広げている。 酸素吸入を行っているから息苦しい感じは減ったと考えているが、酸素をつけて生活はしたくないと考えている。	●	●	●
現在は、トイレ歩行はゆっくり動くことで、自力で行えるようになっている。焦っているときや早くしようと思って急いで動いてしまったときは、強い息切れがしてしまうことを体験し、「どのように息切れと付き合っていけばいいのかわからない」と話している。入院中は呼吸困難感や息切れ、疲労感を感じているときは横になって休んでいる。入院前までは、息切れを感じることはあっても意識して何かをするようなことはなかった。	●		●

（表3つづき）

治療的セルフケア・デマンドのアセスメント

・D氏は5年前にCOPDの診断を受け、定期的な受診を行い、医師から処方された吸入薬を続けることができている。しかし、今回は風邪症状を自覚しながらも受診行動が遅れてしまった。はじめての急性増悪のため、重症化を予防するための知識や技術に関してセルフケア行動が十分にとれていない。

・これまでも息切れを自覚することはあったが、意識的に対処していなかった。しかし、入院後、少しの動作だけでも息切れや呼吸困難感が生じるという状況に対して、どのように対処すればいいのかわからない状況である。

・急性増悪に伴う呼吸困難は「死」を連想する出来事であり、D氏にとって危機的な状況となったことが推測される。また、思うように身体が回復していかないことに対する焦りや酸素療法に対する不安などもみられることから心理的なサポートも必要な状態である。

セルフケア・エージェンシーのアセスメント

セルフケア行動を遂行する能力	・定期的な受診を行い、医師から処方された吸入薬を続けることができている。また、感染予防についても知識としては理解している。 ・体調の変化を自覚することができている。 ・入院前の状態よりもADLの状態は低下したことを自覚しているが、ゆっくり動くと息切れを感じにくいことを体験した。 ・動いた後は疲労感を感じ、動作の後は横になって休むなど、自分なりの対処行動をとることができている。 ・妻はD氏の療養や日常生活のサポートに協力的である。
セルフケア行動を遂行するうえでの制限・制約	・体調変化を受診行動につなげることができなかったため重症化させてしまった。 ・今回体験した呼吸困難は「死」を想像するほどのものであった。 ・現在は呼吸困難感が強く、酸素療法やADLにおいて支援が必要なことは理解し、休むという対処はとれている。しかし、呼吸困難感・息切れに対するセルフマネジメント行動としてどのような行動をとればよいのかわからない。 ・肺炎による呼吸機能の低下や、入院、治療に伴う筋力の低下などから、自宅での日常生活でも階段昇降などで呼吸困難を引き起こす要因がある。

看護診断（セルフケア不足を決定し記述する）

①呼吸困難・息切れに対する効果的なセルフケア行動がとれない。
②退院後、身体の状況に合わせた体調管理を行っていくうえでの知識やセルフケア技術の不足がある。

看護課題の記述

・D氏がCOPD、急性増悪（肺炎）がどのように身体に影響しているのか、また、呼吸困難感や息切れが生じやすい身体を理解し、呼吸困難感・息切れは対処行動をとることでマネジメントすることができるということを支援していくことが必要である。

・D氏は体調の変化を感じながらも対処行動が遅れ、これまでに感じたことのないような息切れから死を意識するような体験をしている。今回の体験を振り返り、D氏の気持ちに寄り添いつつ、重症化を予防するにはどのような行動が必要であったのかを、できている部分と対処行動として必要であった部分を振り返りながら次につなげられるように支援することが必要である。

看護の方向性

・急性増悪（肺炎）を生じ、急激に身体症状が変化し、これまでにD氏が行ってきた対処法では対処できないという状況におかれている。また、急性増悪する前にも息切れの変化や疲れやすさを感じていたことから病期が進行していることも考えられる。そのため、まずはD氏の肺炎からの身体状況の回復を促すことと、労作性呼吸困難、息切れに対する呼吸法、動きかたなど、呼吸困難感（息切れ）をセルフマネジメントすることができるように支援していくことが必要である。

・D氏の病気や現状についての思いや、どのような理解をしているのかを知ったうえで、D氏がCOPDのある身体を理解できるように、身体に現れている症状や変化を一緒にみていく。

・入院中の1つひとつの症状の観察のしかたや身体に現れている症状の理解を促していくことで、セルフモニタリングや感染予防行動の獲得などにつなげられるような援助を行っていく。

看護計画の立案

1. 呼吸困難・息切れに対する効果的な セルフケア行動がとれない

1）看護課題の検討

　COPDに対して禁煙をしたり、吸入薬を欠かさずに続けるなどの療養行動をとることができている。また、体調の変化にも気づくことができていた。しかし、体調の変化に対しての対処行動が遅れてしまい、重症化してしまっている。そのため、急性増悪に関して対処行動を取るための知識が不足していた。

　息切れは、これまでも感じたことはあるが、意識的に対処行動をとっていなかった。現在、呼吸困難や息切れに対してどのような対処行動をとればよいのかという知識や技術が不足している。また、息切れや呼吸困難感に対してうまく対処できたという体験も少ない（一部代償／支持・教育的システム）。

2）看護目標の設定

　長期目標：呼吸困難をセルフマネジメントする方法を習得し、ADL（日常生活動作）が自立する。

　短期目標：①今の自分の身体の状態を知り、低酸素状態を予防する必要性を理解できる、②低酸素状態を引き起こしにくくするための呼吸法、動作方法を習得できる（動脈血酸素飽和度を安静時95％以上、労作時90％以上に保持できる方法がわかる）、③ADLが入院前の状態に回復する。

3）看護計画の作成

　表4 の「看護プラン」を参照。

2. 退院後、身体の状況に合わせた体調 管理を行っていくうえでの知識やセ ルフケア技術の不足がある

1）看護課題の検討

　D氏は体調の変化を感じとることができていた一方で、それに対し適切な判断・対象行動をとることができなかった。また、COPDという病気に関する知識や、急性増悪について十分な知識をもっていないことが推測される。

2）看護目標の設定

　長期目標：COPDのある身体との付き合いかた、体調の管理のしかたがわかる。

　短期目標：①COPDがどのような病気かがわかる、②身体に現れている症状や体調のセルフモニタリングができる、③不調があるときの対処法がわかる。

3）看護計画の作成

　表5 の「看護プラン」を参照。

看護ケアの実践

　表4 **表5** の「実践」を参照。

評価

[目標への到達度を評価し、看護ケアの修正・継続を検討する]

　評価は **表4** **表5** の「帰結」を参照。全体の評価は **表4** **表5** の「評価」を参照。

〈文献〉
1. 日本呼吸器学会COPDガイドライン第4版作成委員会編：COPD（慢性閉塞性肺疾患）診断と治療のためのガイドライン　第4版. メディカルレビュー社，東京；2013.
2. ATS/ERS Pulmonary Rehabilitation Writing Committee：American Thoracic Society/European Respiratory Society statement on pulmonary rehabilitation. *American journal of respiratory and critical care medicine* 2006；173(12)：1390-1413.
3. 福岡篤彦，木村弘：COPDの病型・病期分類および重症度・予後規定因子の評価. 日本臨牀 2011；69(10)：1763-1769.

表4 診断① 「呼吸困難・息切れに対する効果的なセルフケア行動がとれない（一部代償／支持・教育システム）」の看護計画

看護目標の設定

・長期目標：呼吸困難をセルフマネジメントする方法を習得し、ADLが自立する。
・短期目標：①今の自分の身体の状態を知り、低酸素状態を予防する必要性を理解できる、②低酸素状態を引き起こしにくくするための呼吸法、動作方法を習得できる（SpO_2を安静時95%以上、労作時90%以上に保持できる方法がわかる）、③ADLが入院前の状態に回復する。

短期目標達成までの期間：入院10日目。

看護プラン	実践	帰結
1. 呼吸困難感のある身体状態を一緒にみていく。 ①呼吸状態の観察をする。 ②活動（労作）に伴う呼吸状態、胸部状態の変化を観察する。 ・活動に伴い、どのような症状（呼吸困難感、胸部不快など）を感じているか。 ・安静時、労作時の酸素飽和度、呼吸困難感、脈拍の変化・程度。 ・体勢や姿勢の変化で酸素飽和度や呼吸困難感の変化があるか（呼吸困難感を感じやすい姿勢、楽な姿勢の有無）。 ・呼吸困難感を感じてから回復までの時間。 ・労作時の呼吸状態や対処法の有無。 ③休息と活動の程度を観察する。 ・睡眠や休息を十分にとれているか。 ・睡眠時などに低酸素状態となっていないか。 ・筋力の低下の有無。 ・日常生活活動の程度と労作速度。 2. D氏が捉えている病気の理解、今の状態の理解を確認する。 ①病気、呼吸困難感・息切れに対する症状の体験を聴く。 ・安静時、労作時に生じる呼吸困難感・息切れをどのように感じているのか（入院後の変化も含めて）。 ・これまでどのように対処してきたのか。 ・これからどのように対処していきたいと考えているのか。 ②これまでにD氏が体験、理解してきたことと、D氏の身体に生じている変化を結びつけて説明し、現在のD氏の身体についての理解を深める。 3. 日常生活動作において、呼吸困難感・息切れを緩和することのできる方法を説明する。 ①息切れを起こしにくい動きかた、方法を説明する ②労作に合わせた呼吸のしかたを説明する ③呼吸法や労作方法を取り入れたことによるD氏の症状の感じかたの変化を呼吸困難感や酸素飽和度の変化とともに確認する 4. 日常生活のなかで息切れをマネジメントするための方法を、どのように継続していけそうかを一緒に考える ・基本的なADL動作（歩行、洗面、入浴、食事、排泄など）において、どのような工夫ができそうか確認する ・自宅の生活環境、活動範囲、活動状況などから、どのように取り入れていくことができそうか一緒に考える	・呼吸状態として、呼吸回数、呼吸音、痰の性状や色・量、安静時・労作時のSpO_2、息切れの程度を観察した。 ・肺炎症状として、呼吸状態だけではなく、体温、脈拍、胸部X線検査・血液検査（白血球値、CRP）の結果の継続的な観察を行った。肺炎による症状は軽減しているものの、労作時の息切れはみられていた。 ・安静時、労作時の呼吸状態や息切れの程度は、D氏の感じていることとともに、息苦しさなどの自覚的強度を測定するスケール（たとえばVASスケールや修正ボルグスケールなど）を用いて客観的に状態を確認していった。。 ・1日のなかでの活動と休息のバランスについて確認し、翌日に疲れが残っていないかを確認した。また、活動時の労作速度と息切れの程度をみて、D氏の呼吸状態に合った動きかたができているかを確認した。 ・D氏がCOPDに伴う息切れや、ほかの症状をどのようにとらえているのか、これまでどのように対処してきたのかについて話を聴いた。 ・活動時（労作時）などには、D氏と看護師が身体の状態を一緒に確認していくことで、D氏が身体の変化をとらえられるように促した。 ・息切れを生じやすい活動と、息切れを予防するための動きかた、また、息切れが生じたときの対処方法について情報提供を行いながら、一緒に考えていった。	**肺炎症状**：症状が緩和し、経鼻カニューラによる酸素投与量1L/分で安静時SpO_2 94%、労作時90%程度を維持できるようになった。 **活動範囲**：ベッド上安静だったが、病棟内のトイレまで、歩行での移動ができるようになった。 **病気の理解**：D氏は息切れに対し「これまでは年のせいだと思っていたが、肺の病気のせいだとわかった。これからは息切れとうまく付き合っていかないといけない」と話し、息切れのある身体とうまく付き合っていく必要性を感じていた。 **対処行動**：息切れを感じたときなどは、深呼吸をする、立ち止まるなどの対処行動もとれている様子である。動くときのSpO_2の変化を気にしている様子もみられた。

(表4つづき)

評価

　短期目標①②については、D氏自身が身体の状態についてわかりはじめ、現在の呼吸状態に合わせた動きかたができるようになってきている。短期目標③の日常生活動作の拡大に合わせ、それぞれの活動に合わせた動きかたや、D氏が工夫できそうなことについて確認していった。より退院後の生活をイメージした動きかたや息切れに対する対処法が習得できるようにかかわっていく必要がある。

表5 診断② 「退院後、身体の状況に合わせた体調管理を行っていくうえでの知識やセルフケア技術の不足がある（支持・教育的システム）」の看護計画

看護目標の設定：
・長期目標：COPDのある身体との付き合いかた、体調の管理のしかたがわかる。
・短期目標：①COPDがどのような病気かがわかる、②身体に現れている症状や体調のセルフモニタリングができる、③不調があるときの対処法がわかる。
短期目標達成までの期間：退院日まで。

看護プラン	実践	帰結
①これまでCOPDや症状にどのように対処してきたのかを聴く。 ②D氏が病気や症状について疑問に思っていること、わからないこと、説明を受けたいと思っていることはないか確認する。 ③医師、他の医療者と共にD氏に現在の状況や退院までの見通しなどを伝える。 ・①～③のケアのなかでは、D氏が理解していること、知りたいと思っている内容を踏まえ、主治医、他の医療職者とも情報共有を行いながら実践する。 ④自己管理ノートなどを活用し、体調の変化に気づき、早期に対処できるように促していく。 ・体調の変化が示していることの意味を伝える。 ・体調の変化が生じたときにD氏にとってもらいたい行動について説明する ⑤急性増悪の予防や感染予防方法など、D氏がこれまでに行ってきた取り組みを確認し、不足している知識や今後の取り組みを一緒に確認する。	・D氏がこれまでCOPDや息切れをどのようにとらえ、対処行動をとってきたのか、対処行動のD氏の評価を含めて話を聴いた。 ・D氏や家族から今回の入院や疾患に関しての質問や疑問などを聴き、医師やほかの医療者からの説明が必要な場合には依頼し、その説明時には看護師も同席した。 ・急性増悪の予防も含めた体調管理については、D氏に体調の変化を感じとれる力があることを伝えた。その変化を適切に判断し、早期の対処行動に結びつけられることが急性増悪の予防、体調の維持になることを伝え、「体調日誌」をつけることを提案し同意を得た。 ・D氏にとって初めての急性増悪であったため、急性増悪とはどういう状態のことか、その予防対策についての知識提供を行い、D氏が取り組めそうな行動について一緒に考えた。	**体調管理**　D氏は、これまでの体調の管理を振り返り、COPDによって生じていた息切れだったことに気づくとともに、急性増悪についても知った。予防していくためにできることはしていきたいと話し、知識を得ることができた。また、体調管理については「体調日誌」をつけ変化をみていくこととなった。 **感染予防対策**　手洗いや口腔の清潔を保つなど、できることに取り組んでいる様子がみられた。 **医療者への質問**　疑問に感じたことは医療者に質問するなど、自ら知識や情報を得るための行動がとれている。

評価

　短期目標①②では、D氏はこれまでの体調管理や今回の急性増悪の体験を振り返り理解を深め、自己管理の方法を知ることで行動化につながった。今後は急性増悪に伴い低下した体力や日常生活動作の状態を、元の生活レベルに近づけていく見通しがもてるように、無理をせずに回復へ向かえる支援が必要である。

　短期目標③では、どのような体調の変化が急性増悪の徴候となるのか、その際にどのような対処行動がとれるのかなどについて、D氏と家族に知識の提供を行っていく必要がある。

ケーススタディ

糖尿病の患者の看護

上野聡子

糖尿病の概要

　糖尿病とは、インスリン作用不足による慢性の高血糖状態を主徴とする代謝疾患群である。

糖尿病の分類

　糖尿病は、①1型糖尿病、②2型糖尿病、③そのほかの特定機序・疾患によるもの、④妊娠糖尿病、に分類されている **表1** 。

　1型糖尿病：インスリンを合成・分泌する膵臓のランゲルハンス島β細胞の破壊・消失が、インスリン作用不足の主要な原因である。

　2型糖尿病：インスリン分泌低下やインスリン抵抗性をきたす素因を含む複数の遺伝因子に、過食、運動不足、肥満、ストレスなどの環境因子および加齢が加わり発症する。

糖尿病の治療

　1型糖尿病はインスリン治療 **表2** 、2型糖尿病は食事・運動療法を基本としてインスリンの分泌やインスリン抵抗性の状態に応じて薬物療法 **図1** **表3** が行われる。

表1 糖尿病と糖代謝異常*の成因分類

Ⅰ．1型　膵β細胞破壊、通常は絶対的インスリン欠乏に至る
　A．自己免疫性
　B．特発性
Ⅱ．2型　インスリン分泌低下を主体とするものと、インスリン抵抗性が主体で、それにインスリンの相対的不足を伴うものなどがある
Ⅲ．その他の特定の機序、疾患によるもの
　A．遺伝子として遺伝子異常が同定されたもの
　　①膵β細胞機能にかかわる遺伝子異常
　　②インスリン作用の伝達機構にかかわる遺伝子異常
　B．他の疾患、条件に伴うもの
　　①膵外分泌疾患
　　②内分泌疾患
　　③肝疾患
　　④薬剤や化学物質によるもの
　　⑤感染症
　　⑥免疫機序によるまれな病態
　　⑦その他の遺伝的症候群で糖尿病を伴うことの多いもの
Ⅳ．妊娠糖尿病

＊一部には、糖尿病特有の合併症をきたすかどうかが確認されていないものも含まれる。
注：現時点ではいずれにも分類できないものは、分類不能とする。
日本糖尿病学会：糖尿病の分類と診断基準に関する委員会報告(国際標準化対応版)．糖尿病　2012；55(7)：490．より転載

表2 インスリン製剤の種類（キット製剤）

分類名	主な商品名	発現時間	最大作用時間	持続時間
超速効型	ヒューマログ®注ミリオペン® ノボラピッド®注フレックスペン® アピドラ®注ソロスター	15分未満 10～20分 15分未満	30分～1.5時間 1～3時間 30分～1.5時間	3～5時間 3～5時間 3～5時間
速効型	ヒューマリン®R注ミリオペン® ノボリン®R注フレックスペン®	30分～1時間 約30分	1～3時間 1～3時間	5～7時間 約8時間
混合型	ヒューマログ®ミックス25注ミリオペン® ヒューマログ®ミックス50注ミリオペン® ヒューマリン®3／7注ミリオペン® ノボラピッド®30ミックス注フレックスペン® ノボラピッド®50ミックス注フレックスペン® ノボラピッド®70ミックス注フレックスペン® ノボリン®30R注フレックスペン®	15分未満 15分未満 30分～1時間 10～20分 10～20分 10～20分 約30分	30分～6時間 30分～4時間 2～12時間 1～4時間 1～4時間 1～4時間 2～8時間	18～24時間 18～24時間 18～24時間 約24時間 約24時間 約24時間 約24時間
配合溶解	ライゾデグ®配合注フレックスタッチ®	10～20分	1～3時間	42時間超
中間型	ヒューマログ®N注ミリオペン® ヒューマリン®N注ミリオペン® ノボリン®N注フレックスペン®	30分～1時間 1～3時間 約1.5時間	2～6時間 8～10時間 4～12時間	18～24時間 18～24時間 約24時間
持効型溶解	レベミル®注フレックスペン® トレシーバ®注フレックスタッチ® ランタス®注ソロスター®	約1時間 — 1～2時間	3～14時間 明らかなピークなし 明らかなピークなし	約24時間 42時間超 約24時間

日本糖尿病学会編著：糖尿病治療ガイド2016-2017．文光堂，東京，2016：64-65．より一部改変

図1 病態に合わせた経口血糖降下薬の選択

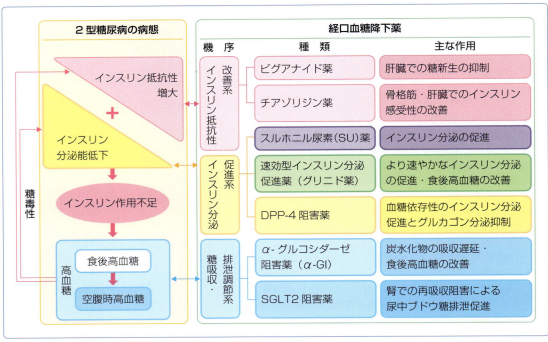

日本糖尿病学会編著：糖尿病治療ガイド2016-2017．文光堂，東京，2016：31．より転載

表3 経口血糖降下薬の主な薬剤

経口血糖降下薬の種類	主な薬剤名　（　）内は商品名
ビグアナイド薬	メトホルミン塩酸塩(グリコラン®、メトグリコ®)、ブホルミン塩酸塩(ジベトス®)
チアゾリジン薬	ピオガリタゾン塩酸塩(アクトス®)
スルホニル尿素(SU)薬	グリベンクラミド(オイグルコン®)、グリクラジド(グリミクロン®)、グリメピリド(アマリール®)
速効型インスリン分泌促進薬(グリニド薬)	ナテグリニド(スターシス®、ファスティック®)、ミチグリニドカルシウム水和物(グルファスト®)、レパグリニド(シュアポスト®)
DPP-4阻害薬	シタグリプチンリン酸塩水和物(ジャヌビア®)、ビルダグリプチン(エクア®)、アログリプチン安息香酸塩(ネシーナ®)、リナグリプチン(トラゼンタ®)、アナグリプチン(スイニー®)、サキサグリプチン水和物(オングリザ®)、トレラグリプチンコハク酸塩(ザファテック®)、シタグリプチン酸塩水和物(グラクティブ®)
α-グルコシダーゼ阻害薬(α-GI)	アカルボース(グルコバイ®)、ボグリボース(ベイスン®)、ミグリトール(セイブル®)
SGLT2阻害薬	イプラグリフロジン(スーグラ®)、ダパグリフロジンプロピレングリコール水和物(フォシーガ®)、ルセオグリフロジン水和物(ルセフィ®)、トホグリフロジン水和物(デベルザ®、アプルウェイ®)、カナグリフロジン水和物(カナグル®)、エンパグリフロジン(ジャディアンス®)

糖尿病合併症

　高度のインスリン作用不足によって起こる急性合併症と、長期の高血糖によって起こる慢性合併症があり、いずれも患者のQOL(生活の質)、生命予後を悪化させる。それらの発症予防と進展阻止が糖尿病治療の目的である。

　急性合併症には、糖尿病ケトアシドーシス、高血糖高浸透圧症候群、感染症がある。

　慢性合併症には、糖尿病網膜症、糖尿病腎症、糖尿病神経障害、動脈硬化疾患、糖尿病足病変、骨病変、手の病変、歯周病、認知症がある。

糖尿病の患者の特徴と看護

長期的なケアの必要性

　糖尿病は慢性疾患であり、発症してから一生付き合っていかなければならない。そのため、患者は社会生活を営みながら糖尿病と付き合っていくことが必要となる。

　患者が身体的安定を得るためには時間を要し、身体に合った療養生活が見いだせるように患者のペースに合わせた援助が必要となる。

生活調整の必要性

　糖尿病の治療は、食事療法、運動療法、薬物療法である。

　食事療法：糖尿病患者は、生活習慣から形成された食生活に対し、糖尿病の食事療法の観点から見なおすことが迫られる。食事を共にする家族に協力を得ること、社会交流の手段である会食の機会を制限するなどの生活調整が必要となってくる。

　運動療法：現代は車社会でもあり、運動不足となっている日常生活のなかで、運動の機会を見いだし、新たな運動習慣を身につけていかなければならない。

　薬物療法：インスリン療法は、インスリン投与時間や場所の確保、低血糖出現時には補食できる環境を得るなど、職場や学校において周囲

の協力を求め、治療環境を整える必要がある。内服治療おいては、作用によって内服時間も異なっており、指示された内服のタイミングに服用できるように治療環境を整えなければならない。

このように、糖尿病患者は治療を行うために、社会生活を含めた生活調整が求められる。糖尿病患者の治療環境を整え、身体状態に応じた治療が継続できるように支援していく必要がある。

乏しい自覚症状

糖尿病の症状（口渇、多尿、易疲労感など）は、放置していても生活への大きな支障とはならない。そのため、健診などで糖尿病を指摘されても放置することがあり、合併症が発症してから病院を訪れる人がいる。また、治療を開始しても、生活が忙しいことや、経済的理由から中断する人がいる。

治療を継続されている糖尿病の患者においても、自覚症状がないことに苦しんでおり、「痛いとか、かゆいとかあるなら治療しないといけないと思うけど、症状がないから、ついつい、いいかなと思ってしまう」と話す患者もいる。

糖尿病の患者が治療中断することがないように、治療継続していることを認め、身体状況の変化、体調の変化を患者と共に確認していく援助が必要である。

合併症予防と血糖値の管理

糖尿病治療の目的は、糖尿病合併症を予防し、血糖値をできるだけ正常域にもっていくことである。

1. 糖尿病合併症の予防

糖尿病合併症を併発すると、糖尿病患者のQOLが低下し、治療による制約も大きくなる。

血糖値を正常域にコントロールすることで、合併症の発症・進展が抑制されることが明らかになっている。

2. 血糖コントロール

健康な人と変わらないQOLの維持と寿命の確保を行うためには、糖尿病合併症を予防し、血糖値を正常域にコントロールしていけるように支援していく必要がある 図2 。

日本糖尿病学会は、血糖コントロール目標を、血糖正常化をめざす際にはHbA1c 6.0％未

図2 糖尿病治療の目標

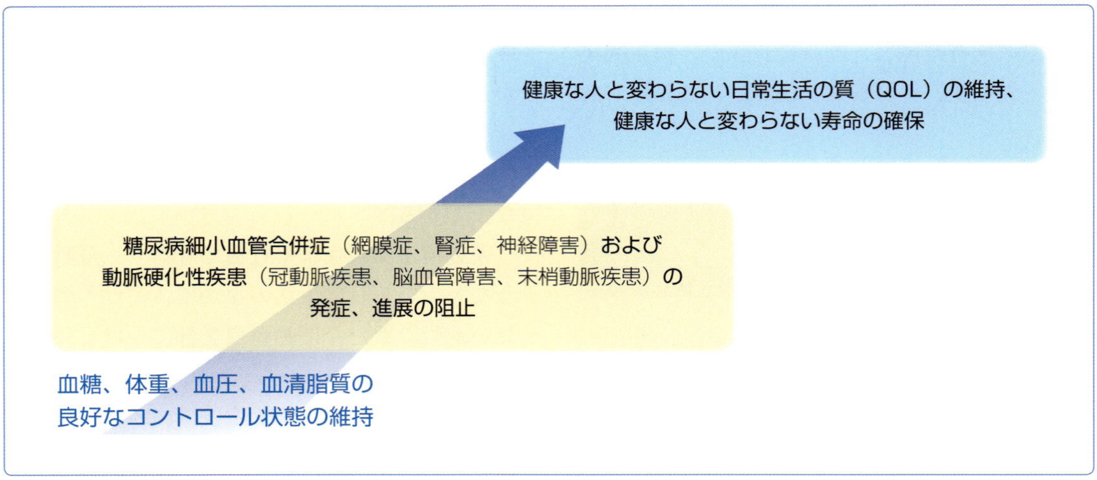

健康な人と変わらない日常生活の質（QOL）の維持、
健康な人と変わらない寿命の確保

糖尿病細小血管合併症（網膜症、腎症、神経障害）および
動脈硬化性疾患（冠動脈疾患、脳血管障害、末梢動脈疾患）の
発症、進展の阻止

血糖、体重、血圧、血清脂質の
良好なコントロール状態の維持

日本糖尿病学会編著：糖尿病治療ガイド2016-2017．文光堂，東京，2016：26．より転載

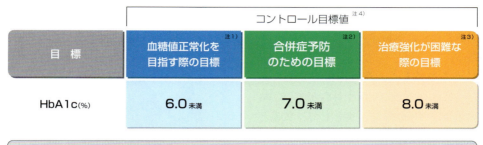

図3 血糖コントロール目標（65歳以上の高齢者については「高齢者糖尿病の血糖コントロール目標」を参照）

日本糖尿病学会編著：糖尿病治療ガイド2016-2017．文光堂，東京，2016：27．より転載

満、合併症予防のためには7.0％未満、治療強化が困難な際には8.0％未満としている。治療目標は、年齢、罹病期間、臓器障害、低血糖の危険性、サポート体制などを考慮して個別に設定するようにされる 図3 。

医療者と患者が、血糖コントロール目標を共有しながら、共に治療に取り組んでいく姿勢が必要となる。

そこで、患者が自己管理できない背景には、どのようなセルフケア不足があるのか、オレムセルフケア不足理論をもとに、看護援助を考える。

事例の展開

データ収集

1. 看護を受ける人（第1セット）

患者：E氏、男性、45歳。身長172cm、体重80kg、BMI 27、血圧122/86mmHg。

診断名：2型糖尿病、高血圧、脂肪肝、脂質異常症、糖尿病合併症（単純網膜症、糖尿病腎症2期）。

現病歴：15年前から健康診断で糖尿病を指摘されていたが放置していた。10年前に両親と職場の医務室から強く病院受診を勧められて受診し、糖尿病教育入院および内服治療が開始となる。

家族システム要因：妻（43歳）と、子ども3人（18歳、15歳、13歳）の5人暮らし。E氏の両親は共に糖尿病であり、母親は心筋梗塞で亡くな

り、父親はインスリン治療中。

社会文化的要因：E氏は、仕事で海外出張が多く、付き合いでの飲酒の機会が多い。そのため外食が多くなり、血糖コントロールが難しい状況にある。

仕事はかなり忙しく、海外出張も頻繁にある。また、付き合いでの飲酒や外食が多い。結婚をしており子どもがいて、夫として、父親としての役割がある。

2．患者の生活パターン（第2セット）

通常繰り返される日常生活活動：E氏は、朝7時に起床し朝食を食べ、8時に家を出て9時までに出社する。昼食は外食ですませ、21時過ぎに退社する。退社時には、かなり空腹感があり、同僚と外食（飲酒）して帰宅する。帰宅後は入浴などを行い、深夜0時〜1時ころに就寝する。

食事内容は、朝食は6枚切のトースト1枚、サラダ、卵、牛乳、果物であり、昼食は近くで外食（早く食べられる麺類や丼物が多い）、夕食は居酒屋などでつまみを食べながら生ビールをジョッキで1杯、焼酎1杯、ウイスキーの水割りを5〜6杯飲んでいる。

仕事が忙しく、仕事の日は運動ができない。仕事の疲れがあるために、休日はだらだらと過ごしている。誘われればゴルフに行くが、ゴルフ場での移動はカートを使っている。

薬は飲み忘れないように、ピルケースに入れて1週間分持ち歩いている。

3．健康状態の要因とヘルスケアシステムの要因（第3セット）

1）入院前、入院中および退院時の健康状態

肥満指数（BMI）は27であり、肥満体型である。

血糖コントロール指標のHbA1cは8.0％台が継続しており、糖尿病合併症を発症する恐れがある。肝機能も上昇しており、脂肪肝、アルコール摂取の影響を受けている。食事・運動習慣を改善しなければ、データが改善される可能性

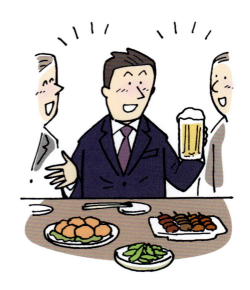

は低い。

検査値：LDLコレステロール95mg/dL、HDLコレステロール38mg/dL、中性脂肪313mg/dL、総タンパク7.4g/dL、アルブミン4.7g/dL、γ-GTP 85U/L、ALP 202U/L、ALT 70U/L、AST 57U/L、尿素窒素17.6mg/dL、クレアチニン0.88mg/dL、eGFR 66.2mL/分/1.73m^2、血糖値215mg/dL、HbA1c 8.2％、尿タンパク±、尿糖4＋、尿ケトン体−。

2）患者もしくは家族が明確化し、記述した健康状態の特徴

食事療法：医師が食事療法を行うように注意すると、「飲んだり、食べちゃいますね。食事療法はなかなか難しいですね」と笑いながら答える状況であった。栄養指導が通院の際に行われているが、「次からがんばります」と毎回話し、食生活の改善は行われていない。

運動療法：運動は趣味のゴルフをしているが、月1回程度である。

薬物療法：医師の指示どおりに行えており、「運動も食事もできないから、薬くらいはちゃんとしないとね」と話していた。

3）入院前および入院中のヘルスケアシステムの特徴

食事療法（1800kcal）、運動療法、薬物療法（デ

ィオバン®錠80mg、1錠、朝食後。メトグルコ®錠250mg、6錠、朝夕食後。エクア®錠50mg、2錠、朝夕食後。アマリール®錠1mg、2錠、朝夕食後)を行っている。

4. 特定の環境下での発達的セルフケア要件の存在と充足との関連でみた発達状態の要因(第4セット)

1)看護師からみた自己管理能力
医療者は「自分のことなのに、どうしてがんばって食事療法と運動療法をしないのか」と疑問に思っていた。薬物療法は指示どおりに実施できており、理解力はあった。

2)自己管理に必要な要因あるいは望ましくない影響を及ぼす要因
看護師が、E氏に医療者が食事や運動について話をすることについて確認した。E氏は「医療者が自分のことを心配してくれる気持ちはありがたいが、具体的にどうしていけばいいかわからないし、今の生活を変えられるとは思えない」とのことであった。

医師や栄養士には「次からがんばります」と言えば、それ以上は言ってこないので、すぐに「次からがんばります」と言ってしまうとのことであった。

家族はどのように思っているのか確認すると、糖尿病発症当時、妻が食事療法をかなり支援してくれた。運動も付き合ってくれて、よく歩いていた。でも、家事と子育てで忙しいうえに、E氏の食事療法や運動療法の支援で疲れがたまったのか、体調を崩したことがある。そのとき、自分のことだから妻には頼れないと思った。だから、妻には糖尿病のことは自分が管理するから、手を出さなくていいと言っている。

3)患者の将来への展望と目標および個人的発達潜在能力
E氏は、妻には負担をかけたくないので、今後も協力してもらうつもりはないと話していた。

食事や運動に関して、何かできそうなことがあるかとE氏に尋ねると「何もできそうにない」「食事や運動でがんばれないので、薬だけはちゃんと飲んでいる。糖尿病発症当時から、一度も内服を忘れたことはない」と話していた。

看護ヘルスアセスメント

E氏の看護ヘルスアセスメントの概要を **表4** にまとめた。

1. 治療的セルフケア・デマンドのアセスメント

1)普遍的セルフケア要件
[生活のなかでの不調・支障や心配・気がかりと生活上の基本的ニーズの関連から普遍的セルフケア要件をアセスメントし、セルフケア要件を特定する]

十分な空気摂取の維持:十分な空気摂取の維持は、セルフケア要件を満たしている。

十分な水分摂取の維持:E氏は、高血糖状態が継続しており、十分な水分摂取が行われなければ脱水になる可能性がある。水分摂取を行うときに、ジュースなどの糖類が入っている飲料を摂取すると、さらなる高血糖状態や脱水を招く可能性がある。また、夕食時に継続して飲酒をしており、肝機能への影響が出ている。飲酒量を減らす必要がある。

十分な食事摂取の維持:E氏は、朝食は家で摂取できており、食事のバランスも、エネルギーもE氏の身体に応じたものである。朝食は、パンが160kcal、タンパク質の卵が80〜160kcal、牛乳が80kcal、果物が80kcalで、トータル370〜450kcalである。朝食では、炭水化物(パン)、タンパク質(卵)、野菜(サラダ)、乳製品(牛乳)、果物が摂取されており、バランスのとれた食事となっている。

しかし、昼食、夕食が外食であり、エネルギー摂取量が多く、炭水化物とタンパク質に偏った食事になっている。

昼食は、ラーメン店をはしごすることもあ

表4 看護ヘルスアセスメント

特定したセルフケア要件	関連するセルフケア要件		
	普遍的セルフケア要件	発達的セルフケア要件	健康逸脱に対するセルフケア要件
十分な水分摂取が行われなければ脱水になる可能性がある。水分摂取で糖類が入っている飲料を摂取すると、さらなる高血糖状態や脱水を招く可能性がある。	●		
夕食時に継続して飲酒をしており、肝機能への影響が出ている。	●		●
昼食、夕食が外食であり、エネルギー摂取量が多く、炭水化物とタンパク質に偏った食事になっている。	●		
口渇があり、飲水量が多いので、頻尿である。	●		
糖尿病の症状である易疲労感を体験している可能性がある。	●		
糖尿病治療継続においては、E氏が1人で取り組んでいる状況である。	●		
高血糖状態が継続しており、糖尿病合併症が出現する可能性がある。	●		●
子どもを育てていく役割とともに、会社でも後輩を育てていく立場にある。自分のことを顧みる暇もないほど忙しいなかで、糖尿病治療に取り組んでいかなければならない状況である。		●	

治療的セルフケア・デマンドのアセスメント

・高血糖状態にあり、糖尿病合併症を発症する可能性がある。
・肝機能異常が継続しており、さらなる悪化の危険性がある。
・医師の指示された薬物療法を確実に行っており、食事療法や運動療法においても自分でできるところを見いだして実践している。
・改善をしていくためには、E氏のみの力では不十分であり、周囲の協力を求めていく必要がある。

セルフケア・エージェンシーのアセスメント

セルフケア行動を遂行する能力	自分の身体状況、治療を理解する力がある。
セルフケア行動を遂行するうえでの制限・制約	・外食や飲酒の機会は、職場での人間関係維持に重要であり、それらを改善することができないでいる。 ・仕事の忙しさと、糖尿病の症状である易疲労感のために、運動をする気持ちになれず、運動不足の状態が続いている。 ・自分でできるところは見いだせているが、今の状況が自分でできる限界だと思っている。

看護診断（セルフケア不足を決定し記述する）

①セルフケア能力を高めるために、周囲へ協力を求めていない。
②食生活で自分にできることは行っており、これ以上はできないと思っている。
③運動で自分にできることは行っており、これ以上はできないと思っている。

看護課題の記述

・E氏は、薬物療法を確実に行えていることから、できると思えた治療に関しては、確実に行っていく能力をもっている。しかし、今の身体状態を改善する具体的な方法が見いだせていない状況にある。
・そのため、医療者はE氏が療養生活の改善をしていくいことを支援し、具体的に提案していくことで、E氏のセルフケア能力を高めることができると考えた（支持・教育的システム）。

(表4つづき)

看護の方向性

・E氏の1人での療養生活の限界を示し、家族や職場の人に協力してもらうように提案する。
・栄養指導のときに、E氏が実際に食べているエネルギー量や食品を具体的に示し、外食時の工夫をE氏と一緒に具体的に考えてほしいことを、栄養士に依頼する。
・E氏と共に、日常生活のなかで体を動かす方法を具体的に考える。

り、「1食に2杯のラーメンを食べるときもある」と話す。ラーメンは1杯500kcal程度なので、昼食で1000kcalをとっていることになる。ラーメン単品の食事だと、炭水化物の摂取が過剰となり、野菜などの摂取が不足となり、バランスのとれていない食事となる。

夕食は、飲酒によるエネルギーだけでも、生ビール中ジョッキ1杯200kcal、焼酎1杯250kcal、ウイスキー75kcal×5～6杯なので、375～450kcalとなる。おつまみは「鳥の空揚げ、枝豆、イカが多い」と話していたので、鳥の空揚げ400kcal、枝豆70kcal、いかの一夜干し199kcalなので、669kcalとなる。飲酒とつまみのエネルギーを合わせると、1044～1119kcalとなる。エネルギーを摂りすぎないように「ご飯ものを食べていない」と話していたので、夕食はタンパク質に偏った食事となり、炭水化物や野菜などの栄養素が摂取できておらず、バランスのとれていない食事となる。

排泄過程の支持、老廃物のコントロールおよび環境への影響のコントロールの維持：便通は毎日あり、便秘や下痢はしていない。口渇があり、飲水量が多いので、頻尿である。日中の飲水量は1500mLで、入浴後から就寝までに500mL程度飲水するので、1日大体2000mL摂取している。排尿回数は、日中で8～10回で、夜間は1～2回起きてトイレに行くとのことであった。

活動と休息のバランスの維持：運動習慣はなく、月1回程度のゴルフを行っている。仕事が遅くなるので、睡眠時間は6時間程度である。休日は仕事の疲れがあり、ごろごろして過ごしているとのことであった。また、高血糖状態が継続しているので、エネルギー代謝がうまくできず、糖尿病の症状である易疲労感を体験している可能性がある。

孤独と社会的相互作用のバランスの維持：職場で同僚と外食することで、職場での人間関係を維持している。糖尿病治療においては、自分のことと引き受けており、家族に協力を求めていない。糖尿病治療継続においては、E氏が1人で取り組んでいる状況である。

人間の生命、機能、安寧に対する危険の予防：高血糖状態が継続しており、糖尿病合併症が出現する可能性がある。

正常性の促進（人間の潜在能力、既知の人間能力の制限および正常でありたいという欲求の合致、社会集団のなかでの人間の機能と発達の促進）：食事療法や運動療法は行えていないが、病院の受診は欠かさず行えており、医師から指示された薬物療法は確実に行えている。食事療法においても、朝食は家で食べていること、昼食時に炭水化物を多く摂るので、夕食時には炭水化物を摂らないようにしており、E氏なりにできる範囲で食事療法を行っている。食事はしっかり食べるが、間食はしないと決めており、食事の時間以外におやつなどの摂取はしていない。月1回のゴルフに関しても、少しでも運動になればと参加しているとのことであった。医療者からは自己管理ができていないと判断されているが、E氏はやれるところを見つけて実践できている。

普遍的セルフケア要件では、昼食・夕食の状況からE氏の血糖コントロールおよび肝機能の正常化は難しい状況である。また、仕事の忙しさから十分に休息がとれておらず、糖尿病治療

に必要な運動療法も行えていない。

2)発達的セルフケア要件
［普遍的セルフケア要件を、発達過程に重点をおいて具体的に表現し、発達的セルフケア要件をアセスメントし、セルフケア要件を特定する］

E氏は、エリクソンによる人間性の発達段階では成人期にあたり、成人期の課題は「生殖性（世代性）vs停滞」である。E氏は、3人の子どもの父親であり、会社でも役職について後輩からも頼りにされる存在である。E氏は、子どもを育てていく役割とともに、会社でも後輩を育てていく立場にある。そのため、自分のことを顧みる暇もないほど忙しいなかで、糖尿病治療に取り組んでいかなければならない状況である。

3)健康逸脱に対するセルフケア要件
［生命過程や機能レベルに影響を及ぼしている健康逸脱に対するセルフケア要件をアセスメントし、セルフケア要件を特定する］

E氏は高血糖状態にあり、糖尿病合併症を発症する可能性がある。また、肝機能異常が継続しており、さらなる悪化の危険性がある。E氏は医師に指示された薬物療法を確実に行っており、食事もできる範囲で気をつけており、自分でできることを見いだして実践している。しかし、今のままの実践では、血糖値や肝機能の維持ができておらず、E氏が1人で療養に取り組むことに無理が生じており、周囲のサポートを求める必要がある。

4)治療的セルフケア・デマンド
［セルフケア要件間の相互作用から治療的セルフケア・デマンドをアセスメントする］

E氏は高血糖状態にあり、糖尿病合併症を発症する可能性がある。また、肝機能異常が継続しており、さらなる悪化の危険性がある。E氏は医師に指示された薬物療法を確実に行っており、食事療法や運動療法においても自分ででき

るところを見いだして実践している。さらなる改善をしていくためには、E氏のみの力では不十分であり、周囲に協力を求めていく必要がある。

2. セルフケア・エージェンシーのアセスメント

1)セルフケア行動を遂行する能力

E氏は、高血糖状態にあり糖尿病合併症が出現する可能性があること、肝機能の異常があるため、さらなる悪化の危険性があることを、医師から説明を受けている。

E氏は、自分にできることは取り入れて実践しており、これ以上できることはないと思っている。そのため、身体状態を改善するために、今以上にできることがわからず、現状を維持するしかないと思っている。

自分の身体状況、治療を理解する力があるが、今の状況で自分ができる限界だと自覚しており、さらなる改善の方法を見いだせない状況である。

2)セルフケア行動を遂行するうえでの制限・制約

E氏は、高血糖状態にあり、糖尿病合併症が出現する可能性がある。また、肝機能異常の継続により、さらなる悪化が予測される。

E氏にとって外食や飲酒の機会は、職場での人間関係維持に重要であり、それらを改善することができないでいる。仕事の忙しさと、糖尿病の症状である易疲労感のために、運動をする気持ちになれず、運動不足の状態が続いている。

E氏は、自分でできるところは見いだせているが、今の状況が自分でできる限界だと思っている。

看護診断

［セルフケア不足を決定し記述する］
①セルフケア能力を高めるために、周囲へ協力

を求めていない。

②食生活で自分にできることは行っており、これ以上はできないと思っている。

③運動で自分にできることは行っており、これ以上はできないと思っている。

E氏は、高血糖および肝機能異常という身体状況を理解しているが、自分でできる限りのことは実践しており、現状では、これ以上の改善は難しい状況である。

E氏は家庭があり、夫として、父親としての役割を果たす必要がある。また、職場でも役職に就いていて、後輩の育成を任されている。これらの役割を継続して担っていくためには、今の身体状態を改善し、糖尿病合併症発症のリスク、肝機能の更なる悪化を防いでいく必要がある。そのためには、E氏の1人でのセルフケア能力では不足しており、周囲への協力が必要となる。

看護計画の立案

E氏の看護計画を 表5 にあげた。

表5 看護計画

看護目標の設定
①E氏が周囲に協力を求めてセルフケア能力を高められる。
②食生活の振り返りができ、食事のとりかたの改善ができる。
③日常生活のなかで、体を動かす方法を見つけ出して、実践することができる。
短期目標達成までの期間：看護介入後、6か月で評価する。

看護プラン	実践	帰結
①E氏の1人での療養生活の限界を示し、家族や職場の人に協力してもらうように提案する。 ②栄養指導のときに、E氏が実際に摂取しているエネルギー量や食事内容を示し、外食時の工夫をE氏と一緒に具体的に考えてほしいことを、栄養士に依頼する。 ③E氏と共に、日常生活のなかで体を動かす方法を具体的に考える。	①E氏の外来受診時に声をかけ、E氏が1人で行っている療養生活の限界を指摘し、周囲への協力を促す。 ・E氏からは「妻へ負担をかけたくない」「職場の人に糖尿病であることを伝えているが、E氏が病気を意識した行動をしていないので、職場の人も気にしていない」ことが話された。 ・E氏の代理で妻が外来を訪れたときに、E氏の状況について説明し、妻の思いを確認した。妻が今のE氏の状況を理解し、妻とE氏で話してもらうこととなった。 ②栄養士に、職場での付き合いのために外食となることと、E氏の1日の食事内容を伝え、食事に関して具体的な提案をしてもらうように依頼した。 ③E氏に仕事で忙しくしているため、新たに運動を行う時間を確保するのは難しいと思うことを伝え、日常生活のなかで体を動かすことを、些細なことでもいいので始められないか確認する。	①E氏と妻が話し合って、妻の協力が得られるようになった。具体的には、昼食を弁当にすること、週1回ゴルフの練習場（打ちっぱなし）へ夫婦でいくことに取り組んでいた。 ②妻の協力で昼食を弁当に変えたので、外食の機会が減った。付き合いによる飲酒の機会には、栄養士に指導された内容を参考に、つまみの選択をしている。 ③妻の協力を得て、E氏は自分でも何かに取り組まなくてはいけないと考え、職場まではエレベーターではなく階段を利用していた。

評価

E氏は、妻に協力を求めずに、可能な範囲で治療に取り組んでいた。また、仕事上の付き合いから外食の機会も多く、食事療法が十分に行えていなかった。

妻と話をすることで、昼食時の弁当や週1回のゴルフの練習場に行くようになり、療養生活において妻の協力を得ることができた。妻の協力が療養行動への動機となり、日常生活のなかで体の動かす機会を見つけ、職場までの階段利用を行っている。

新たな取り組みを始めたばかりのため、今後もE氏の療養状況を確認しながら、継続への障害に対して対応できるように支援していく必要がある。

1. 看護課題の検討

E氏は、薬物療法を確実に行えていることから、できると思えた治療に関しては、確実に行っていく能力をもっている。しかし、今の身体状態を改善する具体的な方法が見いだせていない状況にある。

そのため、医療者はE氏が療養生活の改善をしていくいことを支援し、具体的に提案していくことで、E氏のセルフケア能力を高めることができると考えた（支持・教育的システム）。

2. 看護目標の設定

①E氏が周囲に協力を求めてセルフケア能力を高められる。
②食生活の振り返りができ、食事のとりかたの改善ができる。
③日常生活のなかで、体を動かす方法を見つけだして、実践することができる。

3. 看護計画の作成

①E氏の1人での療養生活の限界を示し、家族や職場の人に協力してもらうように提案する。
②栄養指導のときに、E氏が実際に摂取しているエネルギー量や食事内容に示し、外食時の工夫をE氏と一緒に具体的に考えてほしいことを、栄養士に依頼する。
③E氏と共に、日常生活のなかで体を動かす方法を具体的に考える。

看護ケアの実践

1. 家族や職場の人に協力してもらうように提案する

1）本人への働きかけ

外来受診時に看護師はE氏に声をかけ、話をしてもいいか確認し、話をする機会を得た。そこで、E氏が1人で行っている療養生活の限界を指摘し、周囲への協力を促した。

E氏は、①妻に自分のことで負担をかけたくないと思っている、②職場の人はE氏が糖尿病であり内服治療中だということは知っているが、E氏自身が食事に気をつけているような様子を見せていないので、糖尿病であることを気にしていないと思う、と話した。

療養に協力することを妻が負担に感じているか、妻に確認してもいいかと尋ねると、E氏は確認するのは構わないが、自分のことで負担をかけたくないことを再度話した。

2）家族への働きかけ

次の受診時は、E氏が海外出張で外来受診ができないため、妻が代わりに受診していた。そこで妻に声をかけ、話をしてもいいか確認し、話をする機会を得た。

妻に、E氏が糖尿病であることをどのように思っているかを確認した。次のようなことを話してくれた。

「糖尿病発症時は、子どもが小さく、育児に追われて毎日が忙しかった。それにもかかわらず糖尿病教育入院の講義には、必ず家族も参加するように求められた。そして、療養には家族の協力が必要と言われ、自分に夫の食事や運動療法の支援を求められ、強いプレッシャーを感じた。

退院後は家事と育児をこなしながら、夫の食事管理を行い、一緒に歩くなどの運動もしていた。夫は食事量が少なくておなかがすいてイライラするし、私も一生懸命しているのに夫が外食をしてきたり、運動もしなかったりすることに腹を立てて、よくケンカをしていた。

そのうちに私の疲れがたまったのか、風邪がなかなか治らなくて、家事も夫のことも十分にできず困っているときに、夫から糖尿病に関しては自分でやっていくから、もう手を出さなくていいと言われた。こんなに一生懸命やっていたのにとの思いから、つらくて、もう二度と手を出さないでおこうと思った」

看護師は、E氏が奥さんに負担をかけたくないと強く思っていること、血糖コントロールや

肝機能異常が継続しているので、糖尿病合併症が出てくるのではないかと心配していることを話した。

妻は、E氏が、①発症当時のことがあるから妻に負担をかけたくないと思っていること、②高血糖状態や肝機能異常の状態にあること、を知らず、かなり驚いた様子だった。

妻は「主人にはいつまでも元気でいてもらいたいので、何か協力できることはないか話してみます」と言って帰った。

3）働きかけの成果

次の受診時、夫婦で病院を受診し、HbA1cの改善がみられていた。HbA1cが改善されているので、何かはじめたことがあるのかを確認した。夫婦で話をして、昼は弁当に変えたとのことであった。「子どもの弁当を毎日つくっているので、夫の分をつくるのは負担ではない」と言う。そして「ゴルフの打ちっぱなしに週1回程度、夫婦でいくことにした」と話した。2人ともHbA1cが改善され、自分たちがはじめたことの結果が出て、うれしそうであった。

2. 栄養士へ依頼する

1）栄養士への協力依頼

看護師は、栄養士にE氏は外食や飲酒がよくないとわかっていても、職場での付き合いがあってやめられない状況を説明し、外食や飲酒時の工夫を共に考えてほしいと依頼した。

栄養士は「E氏が『食べすぎ、飲みすぎで血糖値や肝機能が悪いのはよくわかっています。次から気をつけます』と言って、すぐに帰ってしまう」「E氏が忙しくて時間がないことや栄養指導をされるのが嫌なのかなと思っていた」と話した。

2）看護師からの情報提供

看護師は「E氏は外食や飲酒がよくないことはわかっているのに、そればかり言われることと、具体的な方法がわからないので、栄養指導がうまく活用できていないのだと思う」と伝え

た。そして看護師が情報収集したE氏の1日の食事内容を栄養士に渡し、食事に関して具体的な提案をしてもらうように依頼した。

3. 日常生活のなかで体を動かす方法を具体的に考える

1）運動の評価

看護師は、E氏が夫婦で受診したときに声をかけた。そのときに、昼食を弁当に変えたことと、ゴルフの打ちっぱなしを夫婦で週1回開始したことを聞いた。

夫婦で療養の見なおしができていることを看護師が評価すると、E氏は「妻が協力してくれているのだから、自分ももっと何かしないといけないと考えている」と話してくれた。

2）日常生活上の運動の提案

E氏が新たに運動をはじめるのは、とてもいいことだが、仕事で忙しくしていることもあり、そのための時間をつくるは難しい。そこで、日常生活のなかで体を動かす機会はないか確認した。

E氏の勤めている職場が3階ということで、「それくらいなら階段を使ってみようかな」と話してくれた。看護師は、時間をとって運動をするのは難しいと思うので、E氏が考えた職場までの階段の利用など、日常生活で1つでも体を動かすことをはじめることも大切であることを伝えた。

評価

[目標への到達度を評価し、看護ケアの修正・継続を検討する]

1. E氏が周囲に協力を求めてセルフケア能力を高められる

E氏は1人で療養に取り組んでいたが、妻の協力で療養生活の改善がなされ、検査値の改善という目に見える結果を得ることができた。

E氏の妻は体調を崩すほどがんばりすぎるこ

とがあり、療養生活が急激に変わることでのE氏の負担を配慮しながら、継続的にその療養生活を確認する必要がある。

2. 食生活の振り返りができ、食事のとりかたの改善ができる

栄養指導を夫婦で受けるようになり、料理をしている妻が入ることで、E氏のみの栄養指導でできなかった具体的な内容での指導が可能になった。

E氏は「これならできる」と思うと実践する力はあるので、妻の協力を得ながら少しずつ食事内容の改善が行えると考えられる。

3. 日常生活のなかで体を動かす方法を見つけ出して、実践することができる

E氏は仕事で忙しくしており、時間をとって

の運動は難しい状況にある。その中でも、1週間に1回程度時間をつくり、妻とのゴルフの練習をはじめている。

E氏の負担を確認しながら時間を新たに確保するのではなく、日常生活のなかで体を動かすことの積み重ねが行えていけたらと思う。

〈文献〉
1. 日本糖尿病学会編著：糖尿病治療ガイド2016-2017. 文光堂, 東京, 2016.
2. Orem,D.E.著, 小野寺杜紀訳：オレム看護論　看護実践における基本概念　第4版. 医学書院, 東京, 2005.
3. 野川道子編著：看護実践に活かす中範囲理論, 第2版, メヂカルフレンド社, 東京, 2016.
4. 福井トシ子監修：ライフステージから理解する糖尿病看護　事例で学ぶアセスメントのポイント. 中央法規出版, 東京, 2013.

ケーススタディ

肝硬変の患者の看護

片岡千明

肝機能障害と肝硬変の概要

肝機能障害

　肝機能障害とは、肝臓のもつ、①代謝機能、②胆汁の合成・分泌機能、③解毒機能が障害され、さまざまな症状が生じる状態である。

　肝機能障害を起こす肝細胞減少の原因には、ウイルス性、アルコール性、腫瘍、自己免疫性などがあり、肝細胞の変性や壊死に至る。

　急性肝炎は一般的に保存的治療で軽快することが多い。肝臓の炎症が6か月以上続く状態を慢性肝炎という。

　慢性肝炎では、細胞の壊死は徐々に起こり、残存肝細胞が代償機能を果たすため、症状がなかなか現れない。そのため「肝臓は沈黙の臓器」とも呼ばれる。

　慢性の肝機能障害は、長期的に残存細胞が増生し、不規則な結節（偽小葉）をつくり、壊死した肝細胞の後に、線維性の結合組織が増殖し、肝硬変に至る 図1 。

　ここでは、肝がんへの進行率が高い肝硬変を取り上げる。

肝硬変

1. 概念

　あらゆる慢性肝疾患の終末像であり、病理学的には高度な線維化を伴う偽小葉の形成（肝小葉の改築という）や再生結節のびまん性の出現を特徴とする。肝機能が保たれている代償期と、肝機能障害が進行した非代償期に分けられる。

2. 疫学

　わが国には約30～40万人の患者がいると推計されており、男女比は5：3で男性が多い。年齢調整死亡率は1974年がピークで減少傾向にある。

　肝硬変の成因：2014年の調査によると成因別頻度で最も多いのは、C型肝炎ウイルス（約53％）であり、次いでアルコール性（約18％）、B肝炎ウイルス（約12％）となっている 図2 [1]。そのほかの成因には、自己免疫性、胆汁うっ滞型、代謝性、うっ血性、薬物性などがある。

　また、近年生活習慣病者の増加により注目されているものとして、非アルコール性脂肪肝炎

図1 肝硬変による肝細胞の変化の模式図

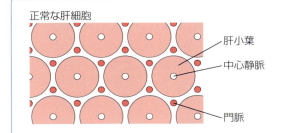
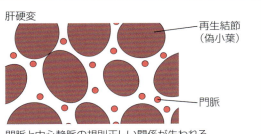

門脈と中心静脈の規則正しい関係が失われる

（nonalcoholic steatohepatitis；NASH）がある。これは、エタノール換算での1日摂取量が少なく、ほかの肝障害の原因が否定された例のうち、糖尿病や肥満などの脂肪肝をきたしうる合併症のある肝炎である。

3．分類

肝硬変は、成因による分類のほかに、機能別、肝硬変の重症度で分類される。

1）機能別分類

代償性肝硬変：肝機能が維持されており、臨床症状はほとんどない状態。

非代償性肝硬変：肝不全があり、黄疸、腹水、肝性脳症、浮腫、出血傾向がみられる状態。

2）重症度分類

Child-Pugh（チャイルド・ピュー）分類 表1 、肝性脳症による昏睡度分類（犬山分類、表2）がある。

4．症状

代償期では症状がないことが多いが、非代償期では肝臓の代謝障害、合成障害や門脈圧亢進による様々な症状が出現する 図3 。患者の主訴としては、全身倦怠感、易疲労感、食欲不振などがある。

5．診断

肝生検を実施し、病理組織学的所見により確定診断をする 表3 。

肝硬変の進行度は、身体所見、血液検査、超音波検査の結果を総合的に評価し判定する。

血液検査では、①肝障害（ALT、ASTの上昇）、②合成能の低下（プロトロンビン時間延長、アルブミン・コリンエテラーゼ・総コレステロールの低下）、③解毒作用の低下（アンモニアの上昇）、④線維化の程度（血小板の低下）などがみられる。

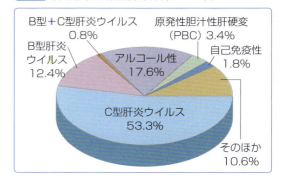

図2　肝硬変の成因別分類（2014年）

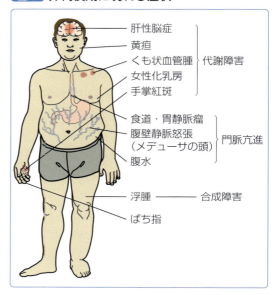

図3　非代償期に現れる症状

6．治療

肝硬変は、慢性肝疾患の終末像であり、従来は不可逆的という考えかたがあったが、代償期であれば、適切な原因の治療（抗ウイルス療法、禁酒など）と抗炎症療法により、肝硬変（肝の線維化）の一部は可逆性があるといわれている。

1）基本治療（代償期）

肝硬変・肝線維化の治療（原因の治療、抗炎症療法）、肝庇護療法、食事療法（高エネルギー、減塩食）。

2）合併症の治療

浮腫・腹水：塩分制限（5g/日まで）、飲水制

表1 Child-Pugh（チャイルド・ピュー）分類

項目	スコア（点）		
	1	2	3
血清ビリルビン(mg/dL)	<2.0	2.0〜3.0	>3.0
血清アルブミン(mg/dL)	>3.5	2.8〜3.5	<2.8
腹水	なし	経度	中程度以上
肝性脳症（昏睡度、 表2 ）	なし	Ⅰ-Ⅱ度	Ⅲ-Ⅳ度
プロトロンビン時間活性値(%) （INR：国際標準率）	>70(<1.7)	40〜70(1.7〜2.3)	<40(>2.3)

グレード判定　グレードA：5〜6点、グレードB：7〜9点、グレードC：10〜15点
INR：標準値に対する患者のプロトロンビン時間の比率
日本肝臓学会編：慢性肝炎・肝硬変の診療ガイド2016. 文光堂，東京，2016：68. より転載

表2 肝性脳症による昏睡度分類（犬山分類）

昏睡度	精神症状	備考
Ⅰ	睡眠－覚醒リズムの逆転 多幸気分、時に抑うつ状態 だらしなく、気にとめない状態	回顧的にさかのぼってしか判定できないことが多い
Ⅱ	指南力(時・場所)障害、ものを取り間違える 異常行動(例：お金をまく、化粧品をゴミ箱に捨てる) 時に傾眠状態、無礼な言動があったりするが、医師の指示に従う	興奮状態がない 尿・便失禁がない 羽ばたき振戦あり
Ⅲ	興奮状態またはせん妄状態を伴い、反抗的な態度をみせる 嗜眠状態(ほとんど眠っている) 外的刺激で開眼するが、医師の指示に従えない	羽ばたき振戦あり 指南力は高度に障害
Ⅳ	昏睡(完全な意識の消失) 痛み刺激に反応する	刺激に対して、払いのけ動作、顔をしかめるなどがみられる
Ⅴ	深昏睡、痛み刺激に反応しない	

日本肝臓学会編：慢性肝炎・肝硬変の診療ガイド2016. 文光堂，東京，2016：62. より転載

表3 慢性肝炎の肝組織診断基準（新犬山分類）

	線維化の程度		壊死・炎症所見の程度
F0	線維化なし	A0	壊死・炎症所見なし
F1	門脈域の線維性拡大	A1	軽度の壊死・炎症所見
F2	線維性架橋形成	A2	中等度の壊死・炎症所見
F3	小葉のひずみを伴う線維性架橋形成	A3	高度の壊死・炎症所見
F4	肝硬変		

犬山シンポジウム記録刊行会編：C型肝炎研究の進歩，肝炎ウイルスの変異，犬山分類の再検討. 中外医学社，東京，1995：183-188. より転載

表4 トランスアミナーゼ値からみた肝硬変患者の活動と休息

ALT・ASTの値		活動
100 IU/L以下		通常の日常生活と活動
100〜300 IU/L	変動なし	疲労を残さない程度の通常の日常生活と活動 長期の出張や頻繁な残業をしない
	変動あり	自覚症状がなければ疲労を残さない程度の日常生活と軽い運動 自覚症状があれば、受診し、自宅で休養
300 IU/L以上	1〜2回のみの上昇	仕事、家事を休み、外出は控える 精神的疲労もなるべく避ける
	上昇の継続	入院する

限（1000mL／日程度）、利尿薬の投与。

　肝性脳症：便秘対策、腸管の浄化（浣腸やラクツロース投与）、低タンパク食。

7. 看護

　肝硬変の進行に伴い、さまざまな症状が出現するため、患者の症状や身体徴候をよく観察し、患者の苦痛の緩和、不安の軽減に努めることが重要である。また、非代償期には食道静脈瘤の破裂や肝性脳症による意識障害などの出現に注意し、危険防止に努める。

1）安静

　肝硬変患者では肝血流量の減少が起きているため、活動後や食後は安静が必要となる。

　家事や仕事が負担になることもあるため、家族の協力が得られるように支援する。非代償期では終日安静とする。

2）食事・栄養

　肝硬変患者は、合成能が低下しているため、高エネルギー・高タンパク食を原則とするが、肝性脳症が疑われる場合は、低タンパク食とする。腹水がある場合は、塩分・水分制限が必要になる。

　食事療養の継続のためには、患者だけでなく家族を含め、現在の身体状況が理解できるように繰り返し説明していくことも必要になる。

3）苦痛の緩和

　腹水が貯留すると呼吸困難を感じるため、ファーラー位などで横隔膜の圧迫を緩和する。体圧分散マットやクッションを利用し、安楽な体位がとれるよう工夫する。

　また、便秘は腹部膨満感の増強や肝性脳症を引き起こすため、排便コントロールを行う。

4）肝臓を守る生活指導

　活動と休息のバランスをとることが重要になる。代償期には、日常生活の制限を最小限とし、軽度な活動を促す。非代償期では、家事や仕事による肉体的疲労を少なくすることを促す **表4**。

　生活では、①食後30〜60分は安静にする、②体重測定を毎日行う、③排便コントロールを行う、④身体の変化（体重増加、尿量減少、食欲不振、異常言動、不眠）に気づいた場合はすぐに受診する、などを指導する。

　肝性脳症などの症状は家族が気づくことが多いため、家族への指導も行う。

5）心理的サポート

　肝硬変の進行により、肝がんへ移行するのではないかという不安や、腹水や黄疸など身体の変化に伴うボディイメージの変容、倦怠感などの身体的苦痛を引き起こすため、患者の思いを傾聴し、不安の軽減に努める。

　家族もまた先が見えない不安や介護負担、経済的不安を抱えているため心理的サポートが重

要になる。

事例の展開

データ収集

1. 看護を受ける人（第1セット）

患者：F氏、52歳、男性、
診断名：C型慢性肝炎、肝硬変（非代償期）。
既往歴：なし。
家族システム要因：妻と22歳の娘（大学生）の3人暮らしである。
社会文化的要因：大学卒業後30年、営業職として勤務してきた。病気の発覚後は職場にも報告しサポートを受け、定期検診を続けることができた。

2. 患者の生活パターン（第2セット）

入院までの生活：38歳の献血での検査結果で、C型肝炎ウイルスに感染していることが発覚した。診断直後は感染した時期やルートが不明なこともあり、「何で自分が」とショックを受けていたが、できる限りの治療をしようと前向きに考え、インターフェロン（interferon；IFN）療法を受けたが、思うような治療効果は得られなかった。その後は職場の上司や家族の協力もあり、月1回の受診と内服治療を継続していた。

3. 健康状態の要因とヘルスケアシステムの要因（第3セット）

入院前の健康状態：自覚症状はなかったが、48歳ころから肝機能異常がみられるようになり、肝硬変（代償期）と診断された。今回2週間ほど前から、倦怠感が強く、腹部膨満感があり、食欲が低下したため仕事を休んでいたが、場所を間違えたり、つじつまの合わない言動がみられたため妻が心配し、外来受診し、緊急入院となった。

入院時データ：赤血球380万/μL、白血球400/μL、血小板6万/μL、ALT560IU/L、AST800IU/L、Alb2.6g/dL、TP4.0g/dL、T-Bil3.5mg/dL

入院時視診・問診：家では食欲がなくスポーツドリンクを摂取していた。排便は3〜4日に1回程度軟便（黄土色）あった。眼球の黄染があり、瘙痒感がある様子で、上下肢、腹部にかき傷がみられた。体重の減少はなし。

4. 特定の環境下での発達的セルフケア要件の存在と充足との関連でみた発達状態の要因（第4セット）

1) 看護師からみた自己管理能力

肝硬変の症状が出現したことにより、栄養の摂取、活動と休養、排泄すべてにおいて一部支援が必要となっている。

2) 自己管理に必要な要因あるいは望ましくない影響を及ぼす要因

肝硬変の非代償期の症状の出現は初めての経験であり、本人・家族ともにその症状への対処方法がわからず、早期受診が遅れてしまった。

3) 患者の将来への展望と目標および個人的発達潜在能力

肝硬変の症状が現れ、入院時は「このまま死

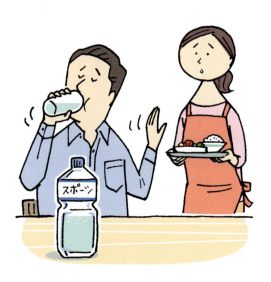

ぬのではないか」と恐怖を口にしていたが、ま
だ52歳であり「家族のためにも早く仕事に復帰
したい」と話すなど早期職場復帰を目指してい
る。F氏は、C型肝炎罹患後も仕事を調整して
定期受診や内服治療を継続できており、肝硬変
の症状がコントロールできれば職場復帰できる
力はある。

看護ヘルスアセスメント

F氏の看護ヘルスアセスメントの概要を
表5 にまとめた。

1. 治療的セルフケア・デマンドのアセスメント

1）普遍的セルフケア要件
[生活のなかでの不調・支障や心配や気がかり
と生活上の基本的ニーズの関連から普遍的セル
フケア要件をアセスメントし、セルフケア要件
を特定する]

肝機能障害によるさまざまな症状の出現によ
り、食事や活動、睡眠に支障をきたしている。
肝硬変進行に伴う疑問や不安がある。
〈アセスメント〉
・倦怠感や腹部膨満感があり、十分な食物・水
　分が摂取できていない。
・排便が3～4日に1回程度であり、排便困難
　がある。
・トイレ歩行程度の活動でも疲労感が強くあ
　り、ほとんどベッド上で臥床している。
・下肢の浮腫や腹水があり、歩行時にふらつき
　がみられる。
・瘙痒感のため全身に多数のかき傷があり、不
　眠傾向である。
・肝性脳症のため傾眠傾向で記憶に混乱があ
　り、入院前は場所を間違うこともあった。
・病気の進行への不安があり表情も硬いが、自
　分の思いを話すことはあまりない。
・妻は「（夫が）このまま死ぬのではないかと思
　った」と話すなど、現状に混乱している。
・娘は肝硬変の症状が出現した父親を見たこと

で、ショックを隠せない様子である。

2）発達的セルフケア要件
[普遍的セルフケア要件を、発達過程に重点を
おいて具体的に表現し、発達的セルフケア要件
をアセスメントし、セルフケア要件を特定す
る]

肝硬変の進行に伴う症状が出現したことで、
社会や家族における自分の役割に対して葛藤し
ている。日常生活動作に介助が必要なことで、
自尊感情の低下がある。
〈アセスメント〉
・52歳であり家族のためにも、まだまだがんば
　りたいと思っていたが、さまざまな症状の出
　現にショックを受け、死の恐怖も感じている。
・家族のために早く職場復帰したいと話す一
　方、自信がないと話すなど自分の役割に対し
　て葛藤がみられる。
・父親として、この先家族の生活を支えていけ
　ないのではないかという心配がある。
・妻から「仕事をがんばりたいという思いが強
　く、入院前も無理をしていた」という情報も
　あり、休息をとることが苦手な面がある。
・利尿薬使用による頻尿、倦怠感のためベッド
　サイドで尿器を使用していることや、清潔・
　食事など日常生活動作を家族や看護師に手伝
　ってもらっていることを情けなく感じている。

3）健康逸脱に対するセルフケア要件
[生命過程や健康レベルに影響を及ぼしている
健康逸脱に対するセルフケア要件をアセスメン
トし、セルフケア要件を特定する]

F氏、家族ともに肝硬変（非代償期）の症状や
予防方法ついて十分な理解ができていない。
〈アセスメント〉
・肝性脳症、腹水、黄疸などの症状が出現して
　おり、肝硬変の非代償期の状態である。
・腹水貯留により体重減少がなかったためF氏
　は気づいていなかったが、肝機能障害による
　合成・代謝障害のため低栄養の状態である。
・肝硬変の症状が出現したのが初めてであった

表5 看護ヘルスアセスメント

特定したセルフケア要件	関連するセルフケア要件		
	普遍的セルフケア要件	発達的セルフケア要件	健康逸脱に対するセルフケア要件
食欲不振があり肝機能障害による低栄養状態である。	●		●
肝硬変症状を悪化させないための排便コントロールができていない。	●		●
肝庇護のための安静と活動のバランスがとれていない。	●	●	●
肝硬変進行に伴う疑問や不安がある。	●	●	●
F氏、家族ともに肝硬変の合併症の予防方法を知らない。	●		●

治療的セルフケア・デマンドのアセスメント

・F氏は、C型肝炎から進行した肝硬変の非代償期の状態である。肝機能の低下や門脈圧亢進などが影響し、肝性脳症、腹水、黄疸などの症状がみられている。また腹部膨満感による食欲不振に加え、肝機能障害による合成・代謝障害のため低栄養状態となっている。肝性脳症による症状もあるため、安全を確保しながら、肝機能状態の改善、症状の緩和のために肝庇護薬、アミノ酸製剤、アルブミン製剤、利尿薬などによる治療を受ける必要がある。

・新しい療養方法である、①タンパク質制限、塩分・水分制限など食事療養を行う、②食後に安静にする、③排便コントロールを行うなどを習得する必要がある。

・今の病状を理解したうえで、今後どのように生活をしていくのか、そのためにどのような調整が必要になるのかを考える必要がある。必要な治療と療養を継続しながら、安楽に安心した生活を送るための支援が必要である。

セルフケア・エージェンシーのアセスメント

セルフケア行動を遂行する能力	・F氏は、38歳のときにC型肝炎と診断されてから、職場や家族にも協力を求めながら、14年間治療を継続し続けてきており、自分の病気や必要な治療について理解し、生活を調整する力があるといえる。しかし、肝硬変(代償期)であったにもかかわらず、肝不全の徴候である倦怠感や腹部膨満感の出現について、過労による疲労と判断し、仕事を休む対処はとっていたが、早めの受診行動をとるという判断をすることはできなかった。未経験の症状や対処について、とるべき対処力についてはまだ不足しているといえる。 ・52歳という年齢からも、もう少しがんばれる、がんばりたいという思いが強く、妻も「少し無理をしているようだった」と話すように、休息をとることが苦手な面があると考えられた。
セルフケア行動を遂行するうえでの制限・制約	・現在F氏は、倦怠感、腹水による腹部膨満感、体動後の疲労感が強く、トイレ歩行が何とかできている状況であり、日常生活動作に制限がある。 ・肝性脳症(昏睡度Ⅱ度)は、入院後の治療でやや改善しているが、まだ傾眠傾向があり、記憶に混乱がみられている状況であり、安全を十分確保できない可能性がある。 ・病気への不安、予後への不安が強く、表情も硬いが、家族にも医療者にも自分の思いを表出できずにいる。

看護診断(セルフケア不足を決定し記述する)

①F氏は、肝硬変の症状があるため、安全に安楽に自己にて日常生活動作を行うことが困難な状況であるため、排尿以外の排泄、清潔、食事、活動など日常生活動作を一部支援していく必要がある。

②腹水や肝性脳症により、危険を回避することが困難であるため、安全を確保するための環境の整備や、付き添い歩行や見守りなど一部支援が必要である。

③病気の理解について、今回の身体に生じたことを理解できず、予後への恐怖や不安を感じているため、家族とともに、今の身体の状況を理解し、疑問や不安を表出していけるようサポートしていく必要がある。

④患者・家族が今の状態を理解できてから、今後必要になる身体に合った生活調整方法についても一緒に考えていく必要がある。

（表5つづき）

看護課題の記述

・F氏は、肝硬変の代償期から非代償期に進行したことで、肝性脳症、腹水、黄疸などの合併症が出現した状態である。治療によって症状の改善はみられるが、倦怠感や腹水といった身体的苦痛は持続しており、低栄養状態も持続した状態であり、苦痛の緩和、栄養状態の改善が必要となる。

・肝性脳症による症状は、治療によって改善してきているが、傾眠傾向がみられたり、どうして入院したのかなどの発言も聞かれ、まだ混乱をしている様子がある。そのため、安全に治療を受けられるように支援していく必要がある。

・F氏自身は、自分は肝硬変である認識はあったが、今まで自覚症状がなかったため、特に休養を意識せずに仕事や日常生活を続けることができていた。そのため、今回はじめて倦怠感や腹部膨満感、食欲不振といった苦痛を伴う自覚症状を経験し、そんなに肝臓が悪くなっていたのかと愕然としている様子であった。

・妻も今まで医師の説明や栄養指導を受けた経験があり、肝硬変について理解していたが、倦怠感が強く食事を摂取ができなくなり、F氏に、つじつまの合わない言動もみられたことで、「このまま死ぬのではないか」と思ったと話しており、娘もまた肝硬変の症状が出現した父親をみて、ショックを隠せない様子であり、本人・家族が今の状態を理解し、この先の生活について考えていけるような正しい知識の提供とともに、継続的な心理的サポートが必要である。

看護の方向性

・身体的苦痛（倦怠感、瘙痒感、腹部膨満感、食欲不振、排便困難）を緩和する。
・肝性脳症予防のための治療（薬物療法、食事療法、安静）が確実に受けられるよう支援する。
・患者、家族の不安や疑問を明らかにし、心理的サポートを行う。

ため、自宅で休養するなど様子をみているうちに症状が悪化してしまった。

・自宅では、つじつまの合わない言動や場所を間違えるなどの言動がみられていたが、F氏、家族ともに肝性脳症によるものだと気づかず、その予防方法についても知らなかった。

・肝硬変の非代償期であり、新たな食事療法（高エネルギー食、低タンパク食、塩分制限食）や排便コントロールの方法を獲得する必要がある。

2. セルフケア・エージェンシーのアセスメント

表5 の「セルフケア行動を遂行する能力」「セルフケア行動を遂行するうえでの制限・制約」を参照。

▌看護診断

［セルフケア不足を決定し記述する］

①F氏は、肝硬変の症状があるため、安全に安楽に自己にて日常生活動作を行うことが困難

な状況であるため、排尿以外の排泄、清潔、食事、活動など日常生活動作を一部支援していく必要がある。

②腹水や肝性脳症により、危険を回避することが困難であるため、安全を確保するための環境の整備や、付き添い歩行や見守りなど一部支援が必要である。

③病気の理解について、今回の身体に生じたことを理解できず、予後への恐怖や不安を感じているため、家族とともに、今の身体の状況を理解し、疑問や不安を表出していけるようサポートしていく必要がある。

④患者・家族が今の状態を理解できてから、今後必要になる身体に合った生活調整方法についても一緒に考えていく必要がある。

▌看護計画の立案

1）看護課題の検討

・肝硬変の進行により、さまざまな症状や合併症が出現している。倦怠感や腹部膨満感など身体的苦痛の緩和と栄養状態が改善する支援

が必要である。

・肝性脳症の症状が出現しており、安全に治療が受けられる支援が必要である。
・本人・家族ともに肝硬変の認識はあったが、今回初めて肝硬変の症状が出現したことで肝硬変が想像以上に進行していたことに驚き、ショックや不安の気持ちが強くある。患者・家族が今の身体状況を理解し、この先の生活を考えていける心理的サポートが必要である。

2）看護目標の設定

①肝機能低下に伴う倦怠感や腹部膨満感などの苦痛症状が緩和する。
②治療により肝性脳症の症状が改善し、予防のための方法がわかる。
③患者や家族が今の状態を理解し病気と付き合っていく方法がわかることで、不安が軽減する。

3）看護計画の作成

表6 表7 表8 の「看護プラン」を参照。

看護ケアの実践

表6 表7 表8 の「実践」を参照。

評価

[**目標への到達度を評価し、看護ケアの修正・継続を検討する**]

評価は 表6 表7 表8 の「帰結」を参照。全体の評価は 表6 表7 表8 の「評価」を参照。

〈文献〉
1. 泉並木監修：肝硬変の成因別実態2014. 医学図書出版, 東京, 2015.
2. 日本肝臓学会編：慢性肝炎・肝硬変の診療ガイド. 文光堂, 東京, 2016.
3. 飯島敏彦：慢性肝疾患患者の運動時の肝血流量と運動許容量. 慢性疾患と運動　QOL向上の具体策　実践スポーツクリニック, 山崎元編, 文光堂, 東京, 1994：150-154.

表6 看護目標①「肝機能低下に伴う倦怠感や腹部膨満感などの苦痛症状が緩和する」の看護計画

看護目標の設定：肝機能低下に伴う倦怠感や腹部膨満感などの苦痛症状が緩和する。
達成までの期間：入院から退院まで。

看護プラン	実践	帰結
①患者の苦痛症状の体験を理解する：症状の体験を聞く。 ②全身倦怠感の緩和をする。 ③瘙痒感の緩和をする。 ④腹部膨満感、食慾不振の緩和をする：症状の経過を観察する、苦痛の緩和を図る。	①肝硬変に伴う症状の出現は個々に異なるため、患者自身に症状の程度や頻度を確認する。 ・患者自身が現在の症状をどのように捉えているのかを聞く。 ②食後30〜60分の安静により肝血流量を保持し、肝細胞の修復をする必要があることを説明する。 ・清潔行動や日常生活動作の介助を行う。 ・足浴や下肢のマッサージを行う。 ③胆汁の刺激や皮膚の乾燥によるかゆみの症状の確認を行う。 ・かゆみ止め（抗ヒスタミン薬）の軟膏の塗布を介助する。 ・清拭後を行い、よもぎローションの塗布を行う。 ・皮膚の乾燥や刺激を防ぐために、室温・湿度などの環境調整を行い、通気性のよい衣類（木綿やガーゼ）の着用を促す。 ④腹囲、体重の計測をする（毎日）。 ・食事量、飲水量の確認をする。 ・尿量の測定をする（毎日）。 ・ファーラー位や側臥位など安楽な体位の確保をする。 ・足浴、洗髪など清潔ケアの実施をする。 ・食べやすいものへの食事内容の変更をする。 ・利尿薬投与後は尿器の設置をする。	①肝硬変の症状を仕事による疲労と捉えており、少し仕事を休めば大丈夫だろうと考えていた。 ・入院後の治療で、倦怠感や腹部膨満感が改善してきたことで、肝臓がそれほど悪くなっていたと思い知らされたと話す。 ・肝性脳症については、妻から怖かったと聞いたが、自分は覚えていない。またそうなったらと思うと今は1人で外出したり、職場へ復帰することは考えられないと話す。 ・症状の出現、治療による改善を体験したことを振り返り、肝硬変の症状を自分なりに捉えていった。対処についてはできる自信がない。 ②トイレ歩行以外は、ベッドで臥床がちであるが、入院時よりは倦怠感が改善している。 ・家族が付き添えば、食堂まで歩いていくなどの行動もみられる。 ・下肢の浮腫は、ほぼ消失している。 ・安静の必要性は理解でき、退院後も食後はゆっくり過ごしたいと話す一方、臥床時間が長いため体力が低下しないか心配している。 ③1日1回の清拭とかゆみ止めの軟膏の塗布により、瘙痒感は軽減している。 ・かゆみがあれば、妻に依頼し軟膏を使用したり、皮膚を冷やしたりできており、対処法が獲得できている。 ④利尿薬開始後、腹囲が減少し、食事も4割程度摂取できるようになっている。 ・飲水量の制限は苦痛ではないが、減塩食となっている「肝臓食」が食べづらいと話す。 ・入院当初はベッドで臥床していても「しんどい」と話していたが、腹水が改善してからは、家族と歩行していることも増えている。 ・Alb、TPの改善は、まだみられていない。体重は入院後5kg減少した。

評価

　肝機能低下に伴う症状は、治療によって改善がみられている。まだ疲労感が残っているが、腹水の改善により、食欲も出てきている。しかし「肝臓食」が食べにくいこともあって、栄養状態の改善には、まだ至っていない。

　入院前は腹水の貯留のため体重は減少していなかったが、利尿薬の使用により腹水が減少したことで、入院後5kg減少していることもあり、体力の低下が認められる。

　今回、肝硬変の症状や対処法を学んでいるが、まだ不安があること、妻が低タンパク、減塩を考慮しながら、栄養状態を改善していくことへの不安を感じていることからも、外来での継続支援が必要と考える。

表7 看護目標②「治療により肝性脳症の症状が改善し、予防のための方法がわかる」の看護計画

看護目標の設定：治療により肝性脳症の症状が改善し、予防のための方法がわかる。
達成までの期間：入院から2週間。

看護プラン	実践	帰結
①肝性脳症の症状、程度を評価する。 ②確実に治療が受けられるよう支援する。 ③排便コントロールを行うことでアンモニアの発生を抑える。 ④タンパク質の摂取制限をする。	①症状の観察をする：睡眠パターン、精神状態（多幸感、抑うつ）、指南力（時・場所）障害、異常行動（お金をばらまくなど）、意識レベル、羽ばたき振戦。 ・血液データの確認をする：アンモニア値、電解質。 ・肝性脳症の症状についてF氏、家族が理解できるように説明を行う。 ②医師の指示による抗菌薬、肝不全用アミノ酸製剤（アミノレバン®）の確実な投与をする。 ・点滴投与時には頻繁な訪室を行い点滴の固定を確実に行う。 ・点滴開始前に排尿をすませてもらい点滴を実施する。 ③排便状況を確認する。 ・ラクツロースを与薬する。 ・便秘時には下剤の追加をする。 ・排便コントロールが継続できるように、患者とともに方法を決定する。 ④タンパク質の過剰摂取はアンモニアの産生を増し、肝性脳症を招くことを説明する。 ・適切な量の提案をする。 ・妻への栄養指導を実施する。	①入院当初は「どうして病院にいるのですか」「仕事場へ連絡しなくては」など混乱がみられたが、入院2日目よりは、つじつまの合わない言動は消失した。 ・腹水の影響もあり、ふらつくことがあり付き添い歩行をする約束をしていたが、1人で廊下を歩くなど記憶が混乱している様子があった（入院2日目以降はない。アンモニア値が低下した）。 ・F氏、妻へ肝性脳症について説明すると、F氏は「怖いですね」と話すのみで、ショックの様子だったが、妻は「次は早めに病院にきます。タンパク質のとりかたや便秘の予防法も知りたい」と話す。 ・症状は消失し、血清アンモニア値低下のため看護プランを終了した。 ・F氏は入院前に生じていた異常行動が肝性脳症によるものだったと理解できたが、肝性脳症への恐怖があり、1人で外出するのが怖いと話しており、心理ケアの継続が必要である。 ②治療開始2日後からは指南力障害や異常行動もなく、治療の必要性を理解し、点滴治療を受けることができた。 ・点滴終了にて看護プランを終了した。 ③ラクツロースの投与を行う。 ・排便状況の確認をする。 ・ラクツロースの内服により2日おきに軟便排出がある。 ・退院後はラクツロースの内服を継続し、3日間便がなければ下剤を追加できるように、排便の記録をつけることをF氏、家族と決定した。 ・ラクツロースの内服、排便日記の記録を退院後も継続することで看護プランを終了した。 ④F氏は今まで栄養摂取のためにタンパク質を多く摂取していたが、今の肝臓には多い量だと理解した。 ・妻は栄養指導を受け、タンパク質の制限の必要性を理解したが、タンパク質を制限した状態で栄養を摂取してもらうことは難しいとも感じている。 ・引き続き退院前、退院後の外来でも栄養相談を受けられるように調整が必要である。

評価

　治療開始により、肝性脳症の症状は消失した。F氏や家族は内服を継続していくこと、排便コントロールを行い、低タンパク食にすることで、肝性脳症を防ぐことができると理解できた。

　その結果「できることがあるなら、がんばって続けていきたい」と療養行動を続けていくことへの意欲もみられ、肝性脳症への不安も、少し軽減することができた。しかし、まだ症状出現への不安があるため心理ケアは継続して行う必要がある。

　また、退院後は妻が食事のサポートを行うため、妻の負担や疑問を確認するなど、外来での継続支援が必要である。

表8 看護目標③「患者や家族が今の状態を理解し病気と付き合っていく方法がわかることで、不安が軽減する」の看護計画

看護目標の設定：患者や家族が今の状態を理解し病気と付き合っていく方法がわかることで、不安が軽減する。
達成までの期間：入院から退院まで。

看護プラン	実践	帰結
①病気の体験を理解する。 ②家族の不安や疑問を理解する。 ③現在の肝硬変の状態を理解できるように支援する：症状、検査データを示し、肝硬変（非代償期）の状態について説明する。	①F氏の身体が落ち着いてきた時期をみて、今の自分の状態をどのように感じているのか、話を聞く。 ②家族（妻、娘）の思いを聞き、精神的な負担を理解する。 ③医師へ病状の説明を依頼、看護師も同席し、その後わからないことがないか一緒に確認する。 ・看護師が今回出現した症状について、入院後の経過、症状のみかたを1つひとつ説明する。 ・今後の生活を一緒に考える。 ・今までの療養生活を振り返り、治療継続していた努力をねぎらう。 ・今後も治療を継続し、さらに肝臓を庇護する生活に調整していく必要性を説明する。 ・社会復帰を含めた今後の生活を一緒に考える。	①F氏は、C型肝炎と診断されたときから、常に肝臓か悪化していくことへの不安を抱えていた。しかし、今まで症状がなく、仕事も家庭でも生活も送れていたので、症状が出現したことは予想外であった。 ・入院時は、倦怠感、腹水といった症状によるつらさや、家の中で場所がわからなくなるなど、おかしな言動をしていたと知り、自分が自分でなくなるような怖さを感じていた。 ・今は症状が落ち着いてきたが、娘が卒業するまでは仕事も続けたいと思い、無理ではないか、不安な気持ちでいることがわかった。 ・病状への不安、疑問が出てきたため、看護プラン③を追加した。 ②妻は、今までなんとかやってきたのに、急に悪くなって、何がいけなかったのか、何がどうなったのかわからないでいる。 ・F氏が家で「しんどい」と寝てばかりいて、食事がとれなくなり、会話が成立しない状態になったときには「死が近いのではないか」と本当に怖かったという。 ・症状が少し落ち着いて、今はほっとしている。もう少し落ち着いたら自宅療養できると聞いているが、どの程度介護が必要なのかイメージがつかないので、心配している。 ・娘は「お父さんの様子が変化していくのを見て怖かった」「お母さんからは退院できると聞いている」と状況をよく把握してない様子だった。 ・看護プラン③へ。 ③肝機能が急激に悪化したのではなく、代償期では症状が出現していなかっただけであることを理解した。 ・肝硬変の症状は、予防することも可能であることを理解した。 ・症状がなかったので、肝機能データが上昇していることは知っていたが、食後の安静などあまり意識せず生活してことを振り返った。 ・体重測定や排便コントロールを行いながら、症状を観察する方法を理解した。 ・仕事は、病気療養として3か月休むことにした。その間は傷病手当なども受給できると聞いたので、まず体力を戻してから、復帰したいと考えている。 ・病状の理解、症状の見方、早期受診の大切さを理解できたためプラン終了し、外来へ継続的な支援を依頼する。

（表8つづき）

評価

　今回、F氏・家族ともに、初めて肝硬変の症状を体験したことによる混乱、肝硬変の予後への不安など、精神的な落ち込みがみられていた。しかし、症状が改善してきたことで、少し前向きに今後を考えることができるようになっている。

　F氏は、まだ52歳と年齢も若く、子どもも大学生であり、経済的な不安もあり、早くに職場復帰を希望していた。医師からの病状説明により、肝硬変とうまく付き合っていくことで、仕事も可能であると聞いたことが励みになった様子だった。

　しかし、食後の安静が必要なこと、体力が低下していることなどから、まだ退院後の具体的な生活については考えられていない段階である。そのため、焦らず、しばらく自宅療養を行い体力を回復させ、職場復帰をしていく予定である。外来でも引き続き体調の確認とともに生活調整について支援していく必要がある。

ケーススタディ

ネフローゼ症候群の患者の看護

小江奈美子

慢性腎臓病の概要

体液の不均衡

体液とは身体を構成している細胞内外を満たす水溶液であり、成人では体重の60%を占めるといわれる。

体液が必要以上に貯まると（不均衡）、体重が増えたり、むくみ（浮腫）として現れるが、血液が薄まることにより貧血になったり、血管内に血液量が増え血管に負担がかかることから高血圧になったりする。また、心不全や肺水腫などを起こす。

腎臓の役割

腎臓は、尿の濃さや量を調節し、体内の水分を一定に保っている。たとえば体内の水分が少ないときは、尿量は少なくなり、濃い尿になる。たとえば夏場に多くの汗をかいた場合は、体内の水分は少なくなるため、尿量は少なく、濃い尿が出るのである。

逆に、身体の中の水分が多いときは、尿量が多く、薄い尿になる。このように、腎臓は体内の電解質の調節、酸・アルカリの調節、塩分・水分量（体液量）の調節を担い、体内環境を一定に保っている。体液の調節は主に腎臓が担っている。

ここでは、慢性腎臓疾患であるネフローゼ症候群から、体液過剰状態にある事例を検討する。

ネフローゼ症候群の患者の特徴

1. ネフローゼ症候群

ネフローゼ症候群とは、高タンパク尿（1日尿タンパク量3.5g以上）のため低タンパク血症（血清総タンパク6.0g/dL以下）となった病態である。

腎機能が30％以下になると尿毒症症状が現れるが、ネフローゼ症候群では腎機能が比較的維持されている状態でも、むくみ、息苦しさ、腹水といった自覚症状が現れる。

ネフローゼ症候群は、原発性と続発性に分類される。ここに示す「微小変化群」は原発性に属し、腎生検によって採取した組織を顕微鏡で見ても、ほとんど異常が認められないことから、この名がある。

2. ネフローゼ症候群（微小変化群）の症状

突然の強いむくみや尿量の減少で発症し、吐き気や腹痛を伴うこともある。特徴としては、ほとんどの患者が、いつからむくみが出たかを覚えていることである。

3. ネフローゼ症候群（微小変化群）の予後

微小変化群は、ネフローゼ症候群の中で最も治療に反応がよい病気で、ステロイド薬が有効である。しかし、年齢が若いほど再発しやすい病気である。

再発をくり返す場合は、免疫抑制薬が有効とされている。

事例の展開

データ収集

1. 看護を受ける人（第1セット）

患者：G氏、女性、35歳。
環境要因：閑静で交通の利便性もよい住宅街に居住。
家族システム要因：夫、子ども2人（4歳男児、7歳男児）の4人暮らし。歩いて数分のところに夫の両親（健康）がいる。
社会文化的要因：専業主婦であるが、外で働きたいとの希望をもち過ごしている。育児は夫の両親のサポートを得ることができる。

2. 患者の生活パターン（第2セット）

通常繰り返される日常生活活動：夫を仕事へ、子どもを保育園・小学校へ送り出し、家事を行い日常が過ぎていく日々である。家族の帰宅（16時ごろ）までは、1人で過ごすことが多い。

3. 健康状態の要因とヘルスケアシステムの要因（第3セット）

1）入院前、入院中および退院時の健康状態

それまでは健康だったが、2年前、ネフローゼ症候群を発症し、プレドニン®（プレドニゾロン）の内服が開始された。以後、免疫抑制薬とステロイド薬を服薬し、再発・寛解を繰り返しながら経過していた。

本年8月、内服薬を減量したところ、倦怠感が出現した。また、尿の泡立ちを自覚し、自宅にて尿タンパクを自己測定し陽性（1＋）であったため、受診した。

内服調整にて経過観察していたが、顔面・四肢の浮腫、全身倦怠感が著明であり入院となった。

顔面、眼瞼に著明な浮腫を認め、本人は「今までで一番ひどいね。だんだんむくんできた

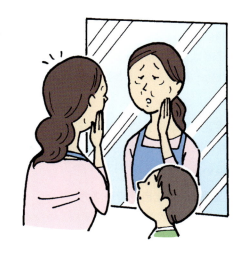

し、つらいから入院と思いました。今は子どものことよりも自分のことを考える。顔を見てびっくりしました」と言う。

〈入院時検査所見〉

身長164.5cm、体重59.6kg（通常50kg前後）、意識清明、血圧108/78mmHg、体温36.3℃、脈拍86/分（整脈）。

腹部は柔らかく膨満は認めなかった。腸蠕動音は減退していた。

胸部X線検査：CTR（心胸郭比）37.4％。

血液検査データ：WBC 12600/μL、RBC 582×10^4/μL、Hb 16.4g/dL、Ht 49.7％、CRP 0.0mg/dL、BUN 9mg/dL、Cr 0.7mg/dL、Alb 2.1g/dL、T-CHO 529mg/dL。

尿検査データ：尿タンパク（4＋）、尿潜血（－）、尿比重1.022、尿タンパク4.3g/日。

2）患者もしくは家族が明確化し、記述した健康状態の特徴

尿タンパクの自己測定にて（1＋）を認めた。数日後には、四肢・顔面の浮腫を自覚しており、患者は「今までで一番ひどいね」「顔を見てびっくりしました」と言う。

タンパク尿、低アルブミン血症をみとめ、顔面浮腫を自覚しており、ボディイメージの変化がある。

3）入院前および入院中のヘルスケアシステムの特徴

入院前は免疫抑制薬とステロイド薬を服薬し、再発・寛解を繰り返しながら経過していた。

4. 特定の環境下での発達的セルフケア要件の存在と充足との関連でみた発達状態の要因（第4セット）

1）看護師からみた自己管理能力

ネフローゼ症候群は内服治療を行いながら定期的な受診が必要となる。

子育てをしながら定期的に受診している。また、自宅に尿タンパクの試験紙を常備しており、自宅における尿タンパクの自己測定・判断力は有している。

2）自己管理に必要な要因あるいは望ましくない影響を及ぼす要因

自己管理に必要な要因：顔貌の変化、身体の浮腫などのボディイメージの変化が、疾患によるものであり、治療によって改善されることを理解することが精神的負担の軽減につながる。ネフローゼ症候群には重要となる尿タンパクの測定は、家庭で実施可能となっている。尿タンパク試験紙の活用、体重測定、浮腫の観察などで、G氏自らが病状を把握することが必要となる。

望ましくない影響を及ぼす要因：G氏が「今は子どもよりも自分のことを考える」と語るように、通常G氏のなかには家族中心の生活が存在する。夫や子どもの健康が損なわれた場合あるいは家庭内イベントにより、G氏の療養行動（受診、内服）は中断あるいは優先順位が下位となることが考えられる。

3）患者の将来への展望と目標および個人的発達潜在能力

本事例のデータからはみえない。

看護ヘルスアセスメント

G氏の看護ヘルスアセスメントの概要を **表1** にまとめた。

表1 看護ヘルスアセスメント

特定したセルフケア要件	関連するセルフケア要件		
	普遍的セルフケア要件	発達的セルフケア要件	健康逸脱に対するセルフケア要件
腸管浮腫により栄養バランスが障害される。	●		
ボディイメージの変容は精神的なショックのみではなく、社会からの孤立を招く。	●		
成人の女性であり、妻、母親としての役割を担っている。育児は入院という事態によって他者の支援を必要とする。		●	
病気と共に生きていくことが求められ、家族の支援が必要となる。		●	
自らの身体状況を捉える力を有しており、セルフモニタリングを継続していくことが求められる。			●
薬物療法による有害反応は重症化しやすいため、有害反応の理解・予防・早期発見が必要である。			●
生命の危機をもたらす前段階での受診行動が重要であり、判断の基準に関する知識が必要である。			●

（表1つづき）

治療的セルフケア・デマンドのアセスメント

・ネフローゼ症候群の特徴である急激に増強した浮腫によって、精神的ショックを受けている。
・身体の体液量の増加は呼吸状態、心機能の悪化を招きやすく、さらには皮膚損傷を招きやすい状態にあり、身体の苦痛の緩和とADLの向上が求められる。
・患者自身が自覚しているように、社会的な役割より健康の逸脱を是正することが必要である。
・セルフモニタリングは可能であり、今後も再燃することは考えられるため、早期対応ができるように環境を整えることが必要となる。

セルフケア・エージェンシーのアセスメント

セルフケア行動を遂行する能力	・「今までで一番ひどい」「つらいから入院」と、自己のこれまでの経過を把握しながら、重症度を自己評価できる。 ・自宅で尿タンパクを測定するというネフローゼ症候群の特徴を踏まえたセルフモニタリングを実施している。 ・タンパク尿出現時の内服について医師と相談し調整することによって、身体への苦痛の緩和が可能となる。
セルフケア行動を遂行するうえでの制限・制約	・子どものことを優先して過ごしてきたが、ネフローゼ症候群の再燃によって、生活の優先順位を自己に変更しなくてはならないことを決断している。 ・近くに義父母がいることから、家族内の調整を行い、入院を自ら決定している。 ・ネフローゼ症候群の特徴をふまえており、タンパク尿の目視（泡立ち）を行い、尿タンパク試験紙を使用するという自己管理を日頃から担っていることによって、早期の発見を可能としており、疾病の再燃による生活上の制限は最小限にとどまっていると思われる。

看護診断（セルフケア不足を決定し記述する）

①自己の状態は十分に理解されており、セルフケアが患者の負担とならないことが必要である。
②浮腫によって活動制限が生じた箇所（たとえば背面の清潔行為など）は看護師が担い、ケアを通じてコミュニケーションをもち、自己にて実施できないことは、看護師へ要求することができるように看護師・患者間の信頼関係の構築が必要とされる。
③変化したボディイメージに対し、面会などの制限については看護師から他者へ伝えることとする。

看護課題の記述

・浮腫の出現により日常生活動作（移動、清潔、更衣など）では、身体的活動が大きく負担となるため、一部代償的システムが必要となる。
・今後も病気と共に生活していくことが必要であるが、セルフモニタリングを含め自己管理可能な能力を保持しており、支持・教育的システムを必要とする。

看護の方向性

・浮腫による身体的苦痛の緩和を図る。
・症状の変化による精神的変化を捉え、今後も病気とともに歩むための自己管理能力の向上を支援する

1. 治療的セルフケア・デマンドのアセスメント

1）普遍的セルフケア要件
[生活のなかでの不調・支障や心配・気がかりと生活上の基本的ニーズの関連から普遍的セルフケア要件をアセスメントし、セルフケア要件を特定する]

　G氏は体液過剰の状態にある。現在は肺水腫や心不全をきたす前段階にあり呼吸状態、水分摂取は保持されている。尿へのタンパク質の流出、腸管の動きが低下していることで、消化吸収・体内の栄養バランスは破壊されている。

　「つらいから入院」の発言は身体的苦痛とともに、ボディイメージの変容がもたらした精神的苦痛が存在している。この苦痛はG氏を取りまく環境の調整が必要とされる。入院して治療に専念できるようにG氏が担っている役割の再分担をするとともに、家庭・社会の時間調整を必要としている。

2）発達的セルフケア要件
[普遍的セルフケア要件を、発達過程に重点をおいて具体的に表現し、発達的セルフケア要件をアセスメントし、セルフケア要件を特定する]

　G氏は成人期にある女性である。結婚、出産を経験し、育児を行っている。G氏の入院によって、育児は他者の支援を必要とする。また、今後も再燃・寛解を繰り返し、病気とともに生きていくことが求められ、患者への支援とともに家族への支援も必要となる。

3）健康逸脱に対するセルフケア要件
[生命過程や機能レベルに影響を及ぼしている健康逸脱に対するセルフケア要件をアセスメントし、セルフケア要件を特定する]

　ネフローゼ症候群の再燃である。血色素が高値となっており、血管内は脱水傾向となっていることが予測される。腸蠕動音の減退は腸管浮腫によるものであり、体重増加、顔貌の変容と浮腫をきたしているが、心不全には至っていない。放置することによって、生命を脅かす状態に至る。

　浮腫の観察、尿タンパクの測定、血圧測定、体重測定など、セルフモニタリングすることで早期に症状を発見し進行を予防することができる。さらに、全身浮腫から皮膚は伸展しており皮膚損傷を招きやすくなっている。内服や受診の自己中断歴もなく治療の必要性については理解している。

4）治療的セルフケア・デマンド
[セルフケア要件間の相互作用から治療的セルフケア・デマンドをアセスメントする]

　ネフローゼ症候群の特徴である急激に増強した浮腫によって、精神的ショックを受けている。身体の体液量の増加は呼吸状態、心機能の悪化を招きやすく、さらには皮膚損傷を招きやすい状態にあり、身体の苦痛の緩和とADLの向上が求められる。G氏自身が自覚しているように、社会的な役割より健康の逸脱を是正することが必要である。

　セルフモニタリングは可能であり、今後も再燃することは考えられるため、早期対応ができるように環境を整えることが必要となる。

2. セルフケア・エージェンシーのアセスメント

1）セルフケア行動を遂行する能力
　「今までで一番ひどい」「つらいから入院」と、自己のこれまでの経過を把握しながら、重症度を自己評価できる。自宅で尿タンパクを測定するというネフローゼ症候群の特徴をふまえたセルフモニタリングを実施している。

　タンパク尿出現時の内服について医師と相談し調整することによって、身体への苦痛の緩和が可能となる。

2）セルフケア行動を遂行するうえでの制限・制約
　子どものことを優先して過ごしてきたが、ネ

フローゼ症候群の再燃によって、生活の優先順位を自己に変更しなくてはならないことを決断している。近くに義父母がいることから、家族内の調整を行い、入院を自ら決定している。

ネフローゼ症候群の特徴をふまえており、タンパク尿の目視（泡立ち）を行い、検査紙を使用するという自己管理を日頃から担っていることによって、早期の発見を可能としており、疾病の再燃による生活上の制限は最小限にとどまっていると思われる。

看護診断

［セルフケア不足を決定し記述する］
①自己の状態は十分に理解されており、セルフケアが患者の負担とならないことが必要である。
②浮腫によって活動制限が生じた箇所（たとえば背面の清潔行為など）は看護師が担い、ケアを通じてコミュニケーションをもち、自己にて実施できないことは、看護師へ要求することができるように看護師・患者間の信頼関係の構築が必要とされる。
③変化したボディイメージに対し、面会などの制限については看護師から他者へ伝えることとする。

看護課題の記述

浮腫の出現により日常生活動作（移動、清潔、更衣など）では、身体的活動が大きく負担となるため、一部代償的システムが必要となる。

今後も病気と共に生活していくことが必要であるが、セルフモニタリングを含め自己管理可能な能力を保持しており、支持・教育的システムを必要とする。

看護の方向性

浮腫による身体的苦痛の緩和を図る。さらに、症状の変化による精神的変化を捉え、今後も病気とともに歩むための自己管理能力の向上を支援する

看護計画の立案

1）看護課題の検討

浮腫による身体的苦痛の緩和を図る。さらに、症状の変化による精神的変化を捉え、今後も病気とともに歩むための自己管理能力の向上を支援する。

2）看護目標の設定

看護目標：浮腫による身体的苦痛を増強しない。

達成までの期間：2週間後に評価。

3）看護計画の作成

表2 の「看護プラン」を参照。

看護ケアの実践

表2 の「実践」を参照。

評価

［目標への到達度を評価し、看護ケアの修正・継続を検討する］

表2 の「帰結」を参照。

表2 看護計画

看護目標の設定：浮腫による身体的苦痛を増強しない。
達成までの期間：看護介入後、2週間後に評価する。

看護プラン	実践	帰結
観察：バイタルサイン、体重（毎日同じ条件下で測定する）変化、浮腫の出現部位と程度（日内変動）、尿量、排便状況、食事・水分摂取状況、皮膚損傷の有無と程度、感染所見（炎症反応、肺雑音、咳嗽、喀痰の有無） **皮膚損傷の予防**：皮膚の摩擦を予防する（特に褥瘡好発部位）、寝具・衣服のしわを伸ばす、指輪など身体を強く圧迫する可能性のあるものは取り外すことを依頼する、自己体動できない場合は介助する。 **感染予防**：マスク着用、手洗い励行、含嗽の実施の必要性を説明し実施を促す。退院時には家族を含めて感染予防の必要性を説明する。 **病気をもちながらの生活に寄り添う**：患者の思いを傾聴する、ネフローゼ症候群の特徴を確認し自宅での自己管理（体重・血圧測定、尿タンパクの有無、浮腫の見方）を促す、タンパク尿出現時の対処・内服量について医師に相談する、継続受診できるように、受診の日時を調整する。 **精神的安寧の提供**：患者の訴えを傾聴する。	①毎日一定の条件下にて実施し、体重減少を認め、浮腫の軽減を認める。 ・感染徴候はみとめられなかった。 ・皮膚損傷とし寝具・衣服のしわを伸ばした。 ・指輪・ゴムのつよい靴下の着用は避けた。 ・自己体動はすべて自己にて実施した。 ②感染予防 ・病室外ではマスク着用・手洗い励行・含嗽を実施した。 ・退院時には家族に感染予防の必要性を説明した。 ③病気をもちながら生活できるために社会資源活用を含めて調整をした。 ・ベッドサイドにてプライバシーに配慮し患者の思いを傾聴した。 ・ネフローゼ症候群の特徴を確認し、自宅での自己管理（体重・血圧測定、尿タンパクの有無、浮腫の見かた）を伝え必要物品をそろえた。 ・タンパク尿出現時の対処・内服量について医師に相談し、尿タンパク（＋）が2日以上継続する場合は電話を主治医に入れることとした。また、義父母の協力を得ることとした。 ・継続受診の日程では、子どもを保育園に送り出した後に来院できる時間とした。	・体重は患者にとって通常である50kgとなり、浮腫・倦怠感も消失し、入院時の身体的苦痛は緩和され、ADLも拡大した。 ・家族のサポートもあり、入院中は自己の身体を最優先し治療に取り組むことができた。 ・退院に向けて、自宅で尿タンパクの増強や体重増加、浮腫がみとめられない場合は、医師に電話連絡し、内服の調整をすることとなった。 ・内服継続や継続受診は、退院後も必要であることを患者と共に再確認した。 ・浮腫の増強がなく身体的苦痛も緩和され退院となった。

ケーススタディ

筋萎縮性側索硬化症(ALS)の患者の看護

田中亜由美

筋萎縮性側索硬化症(ALS)の概要

　筋萎縮性側索硬化症(amyotrophic lateral sclerosis；ALS)は、1次運動ニューロンと2次運動ニューロンが選択的、かつ進行性に変性・消失していく原因不明の疾患である。

　発病率は人口10万人当たり1.1～2.5人で、発症は主に中年以降であり、多くは孤発性で、約15%が家族性である。

　1972年、国で難病対策がとられ、難病の定義 表1 には、療養者の生活上の支障と家族の介護負担も含まれている。

　2014年には難病新法(難病の患者に対する医療等に関する法律)が設立された。難病は希少な疾患(人口の0.1%未満)である。筋萎縮性側索硬化症(ALS)は難病対策の対象疾患である「指定難病」であり、その中でも脳神経を障害される「神経難病」の1つである。

　神経難病には、ALS、パーキンソン病、脊髄小脳変性症、多系統萎縮症などがある。神経難病の経過は、がんや心疾患と異なり、認知症・老衰などの経過と同様で、治療法が未確立で、長期にわたって続き、進行していくという特徴がある 図1 。

　がん：機能は比較的長期に保たれるが、死に近づくと急速に機能が低下する。

　心肺疾患：急性増悪を繰り返しながら、機能が低下していく。

　認知症・老衰および神経難病：機能の低下がゆっくりと、長く続いていく。

　慢性変性疾患である神経難病の医療・ケアは、上記の特徴から、診断確定時から緩和ケア(苦痛や苦悩の緩和。全人的なケア)、QOL(生活の質)の維持・向上を目標とする 図2 。現在では、がんにおいても診断確定時からの緩和ケアが重要とされている。

表1 難病の定義

①原因不明、治療方法未確立であり、かつ、後遺症を残すおそれが少なくない疾病
②経過が慢性にわたり、単に経済的な問題のみならず介護等に著しく人手を要するために家族の負担が重く、また精神的にも負担が大きい疾病

厚生労働省：難病対策要綱, 1972. より引用

図1 病みの軌跡

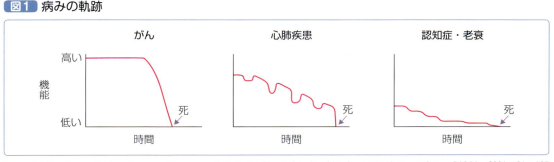

Lynn, J.：Serving patients who may die soon and their families：the rle of hspice and other services. *JAMA* 2001：21：185(7)：925-932. より引用

図2 主要な疾患の末期にかけての通常の治療と緩和ケアの経過

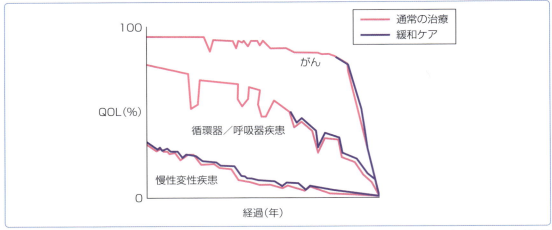

Maddocks, I., Brew, B., Waddy, H., Williams, I.著，葛原茂樹，大西和子監訳：神経内科の緩和ケア　神経筋疾患への包括的緩和アプローチの導入．メディカルレビュー社，大阪，2007：24．より引用

筋萎縮性側索硬化症（ALS）の患者の特徴と看護

症状

随意運動が障害され、多くの症状を呈する。症状は、筋萎縮と筋力低下が主体であり、進行すると上肢の機能障害、歩行障害、球麻痺としての構音障害や嚥下障害、呼吸筋障害の結果として呼吸障害が生じる。

一般に感覚障害や排尿障害、眼球運動障害はみられないが、例外もある。

人工呼吸器装着による長期生存例などでは、認知障害もみられることが報告されており、病状が進行し、コミュニケーション手段がなく、TLS（totally locked-in state；閉じ込め症候群）となる可能性もある。

治療

治療は、進行を抑制するリルゾールの内服・エダラボンの注射、機能維持のためのリハビリテーション、対症療法である。

医療処置として、嚥下障害に対する経管栄養・胃瘻造設、呼吸障害に対する非侵襲的陽圧換気（non-invasive positive pressure ventilation；NPPV）・気管切開下陽圧換気（tracheotomy positive pressure ventilation；TPPV）の選択肢がある。

臨終期における呼吸困難感などの苦痛緩和には強オピオイドが有効であり、患者に十分な説明をして使用されている。

病状進行のスピードは比較的速く、経過は発症して呼吸筋障害による死亡まで約2～5年といわれている。症状の出現する時期や進行のスピードは個々によって異なることが多く、経過の予測が難しい。

看護

ALS患者は、病状の進行に伴い、運動・呼吸・嚥下・コミュニケーションの機能が障害され、日常生活に支障をきたす。また、呼吸・嚥下障害に対する医療処置の選択が必要になる。治療法が未確立だが、医療・看護・保健が連携してかかわることで、生活をしやすくすることができる。そのため、疾患特性に応じ、経過をふまえてアセスメントすることが重要となる。

病状の進行は個別差が大きいため、予後が不確かであり、患者・家族も見通しが立たない。そのため、経過に応じて、最期まで継続した病

状や生活への支障に対する対応と、予後を予測した情報提供・生活方法の段階的な変更や工夫・意思決定が必要となる。

また、病状は長期にわたって進行し「安定期」「不安定期」「下降期」「立ちなおり期」を繰り返しながら経過をたどるため、病気の理解はできても受け入れることは難しい。そのため、看護師は、患者・家族が病気とともに生きていくことができるように、病状の進行に合わせてコミュニケーション（手段と時間）を確保することに努め、かつ苦痛と苦悩を緩和する必要があり、共に可能性を見いだし、支えていく必要がある。具体的には次のようなかかわりがある。
・フィジカルアセスメント（運動、呼吸、嚥下、コミュニケーション）を活かした症状の評価と対処（苦痛の緩和）
・生活状況を捉え、残存機能や可能性を活かした支障への対処
・患者の病の体験を理解して、タイミングを見計らったかかわり
・予後を予測した情報提供・生活の支障への対処
・医療処置（呼吸管理、栄養管理）や療養場所、生活方法などにかかわる、経過を予測した意思決定支援
・家族看護

神経難病療養者の療養行程の時期分類

神経難病療養者の療養行程の時期分類には次のようなものがあり[1]、それぞれの時期に応じた看護が必要である 表2 。
・Ⅰ期：発病初期（病状が明確に発生していない、異常に気づいている状態）
・Ⅱ期：健康問題および生活障害が軽度にある時期
・Ⅲ期：健康問題および生活障害が顕著にある時期
・Ⅳ期：終末期（死が近いと判断されている、または死に直面した状態）
・Ⅴ期：グリーフケア期

事例の展開

データ収集

療養行程Ⅱ期にあるALSの患者・家族と、自宅療養をめざした事例である。

1. 看護を受ける人（第1セット）

患者：H氏、女性、60歳。
家族システム要因：夫は62歳、平日は仕事をしている。息子1人は独立し、同一県内に住んでいる。
環境要因：自宅は病院から車で30分程度の距離にある。夫の職場と自宅は車で10分程度の距離にある。
社会文化的要因：専業主婦である。55歳ころまではパートで、工場で縫製の仕事をしていた。入院中に介護保険を申請し「要介護4」の認定を受けた。特定疾患医療費助成も受給している。

2. 患者の生活パターン（第2セット）

通常繰り返される日常生活活動：仕事を辞めてからは専業主婦となり、夫の仕事の休みには、一緒に温泉などに出かけていた。

入院後の1日は、7時起床、8時朝食、12時昼食、18時夕食、23時頃就寝。日中はトイレと

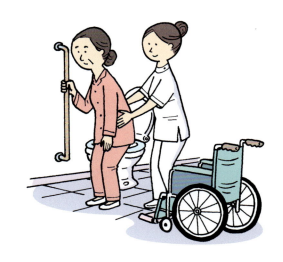

表2 療養行程における患者理解と看護

療養行程	病みの軌跡	患者の状況	看護
Ⅰ期	・前軌跡期 ・軌跡発症期	・症状を抱えながら、さまざまな診療科や病院を受診し、神経内科にたどり着くまでに数年かかることもあり、その間、不自由さや不安を体験する。 ・診断後は、難病に対する苦悩があるが、日常生活は保たれており、外来通院のみで医療者とつながりにくい。	・症状への対処をする。 ・病気のとらえかたや病の体験を理解した精神的支援をする。 ・告知の時点から、本人とともに家族への十分な説明と、医療処置に関する事前の意思決定支援をする（日本神経学会監修「筋萎縮性側索硬化症診療ガイドライン」による）。
Ⅱ期	・安定期 ・不安定期 ・立ちなおり期	・病状の変化はあるが、医師、薬剤師、理学療法士、作業療法士など各専門職と連携して、症状や生活への支障に対応することで、セルフケアを保つことができる。 ・病状進行抑制の治療への希望をもつ反面、効果が得られないことでの不安定さも体験する。 ・病状進行に伴う機能低下、また壮年期の発症が多く人生設計や職、役割を変更せざるを得ないことから、喪失体験を繰り返す。 ・予後の予測が難しいために、患者・家族は不確かな状況にいる。	・「病気の理解と受け入れ」「健康問題や生活障害への対応についての検討」「医療や生活に関するサービス利用についての選択」の調整をする。 ・患者・家族ともに見通しを立てられるように、信頼関係を築き、情報提供や段階的な生活調整を図っていく。
Ⅲ期	・急性期 ・クライシス期 ・立ちなおり期 ・下降期	・病状の進行に伴い人の援助が必要となること、コミュニケーションが困難となることから、自尊心を保つことが難しく、さらなる喪失体験を繰り返す。 ・呼吸障害・嚥下障害に伴う生命を左右する問題に直面し、生活方法の変更による対処や医療処置の選択が必要となる。 ・意思が揺らぎ変化する。	・Ⅱ期の看護を継続する。 ・患者の苦痛・苦悩の緩和、家族の介護負担の軽減のために、患者が安心して療養できる場所で、社会資源の活用や各専門性をもつ支援者を増やす。 ・ACP（アドバンス・ケア・プランニング）：病状に応じて繰り返し意思決定支援を行う。
Ⅳ期	・臨死期	・筋萎縮や動かせないことによる疼痛・身のおきどころのなさ、呼吸機能低下と痰の喀出困難による呼吸困難感が出現する。 ・命を左右する医療処置に関する苦悩やコミュニケーション手段の制限による苦悩などを体験する。	・機能維持から安楽さへシフトする。 ・強オピオイドや抗不安薬などの薬剤調整、マッサージやリハビリテーション、体位調整、排痰ケア、日常生活援助などを駆使して、苦痛に対する緩和を図る。 ・最期を迎えるまで、経過を理解できるように情報提供しながら、限られた状況のなかで希望や可能性を見いだし支える。
Ⅴ期		・家族は患者とともに、長い療養期間を支えてきた喪失体験をする。 ・家族は、病状に応じた介護、意思疎通困難による代理決定や患者を尊重した意思決定などの体験をしてきた。	・遺族を対象とした悲嘆ケアを家族ケアとして続ける。 ・支えてきた医療職や介護職のグリーフケアを行う。

リハビリテーション以外は、ベッド上で背上げ30°ほどの体位でテレビを見て過ごす。ベッド上で背上げして食事している。

3. 健康状態の要因とヘルスケアシステムの要因（第3セット）

1）入院前、入院中および退院時の健康状態

　風邪をひいたときに病院にかかることはあったが、これまで大きな病気をしたことはなかった。入院前は、自宅でのサービスは活用せず、夫の介護で生活することができていた。夫のいない日中は、自分でトイレに行き、用意された食事を自分で摂取できていた。

　今回、筋力低下、痛み、呼吸困難感が出現し、入院となる。入院後は苦痛症状が軽減し、夜間の睡眠が確保され、リハビリテーションにも積極的に参加し、援助を受けながら生活が安定してきた。

2）患者もしくは家族が明確化し、記述した健康状態の特徴

　自宅で苦痛症状が出現していたが、H氏の入院したくないという思いから、夫が何とか対応していた。しかし症状が増強し、不眠やADL低下をきたし入院となった。

3）入院前および入院中のヘルスケアシステムの特徴

　58歳のとき、左手に力が入りにくくなる。徐々に下肢の筋力低下も出現。整形外科や脳神経外科など数箇所の病院を転々とするが診断がつかず、59歳のとき、神経内科を受診し、ALSと診断される。リルゾールの内服開始となり月に1回外来通院していた。

　60歳のとき、うつ症状がみられ内服開始。約1年後、徐々にADL（日常生活動作）の低下がみられ、苦痛症状の出現により入院となる。

　入院後は酸素投与、鎮痛薬や睡眠薬、抗精神病薬などの調整を行い、呼吸困難感なく酸素が必要なくなり、痛みも軽減し、リハビリテーションがはじまった。

　入院当初は自宅に帰ることは難しいとH氏も夫もあきらめていたが、病状が安定し、自宅療養の選択肢もあることを考えはじめていた 図3 。

4. 特定の環境下での発達的セルフケア要件の存在と充足との関連でみた発達状態の要因（第4セット）

1）看護師からみた自己管理能力

　老年期への移行期に発病している。子育てを終え、夫との老後を過ごす時期にあった。

　リハビリテーションに関して否定的な言葉はなく、理学療法、作業療法、言語療法を積極的に実施している。縫製の仕事をしていたこともあり、祖母として孫の面会に合わせ作業療法で

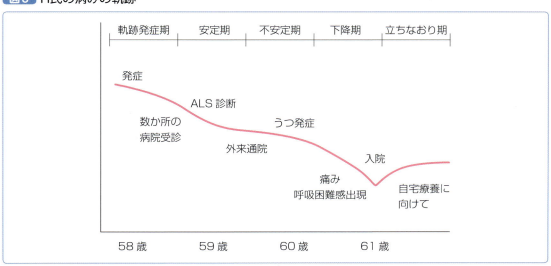

図3　H氏の病みの軌跡

作品をつくり用意している姿もある。

病名の告知は夫とともに受けており、病気について、H氏は「筋肉が硬くなる。喉が悪くなる」、夫は「飲み込みが悪くなる。呼吸がしにくくなる」と理解していた。

2)自己管理に必要な要因あるいは望ましくない影響を及ぼす要因

ALSと診断されてからは、うつ症状を発症したが、精神科受診と内服によって安定し、自宅で過ごしていた。今回、苦痛症状が出現していたにもかかわらず、入院を拒んだ経緯がある。入院中は、自ら同室者や他の家族と交流することはなく、医療者にも自ら多くは語らない状況がある。

3)患者の将来への展望と目標および個人的発達潜在能力

入院時、病状悪化の状態であったため、症状が安定したころ、主治医と共に看護師が今後の病状が進行したときの医療処置などに対する意思確認を行った。

H氏は「気管切開術下での人工呼吸器、胃瘻、経管栄養までして生きたくない」、夫は「先のことがわからないのですべて心配」「栄養については、そのときになって、できることがあればしたいと思う」と話す。栄養摂取の方法に関しては、病状が変化したときに再度決定することとなった。

自宅療養に関して、H氏には夫の介護負担を考えると迷いがあったが、「家でゆっくり過ごしたい」と話し、多くの人が集まる場所でのサービス活用は望んでいない。

▌看護ヘルスアセスメント

1. 治療的セルフケア・デマンドのアセスメント

1)普遍的セルフケア要件
[生活のなかでの不調・支障や心配・気がかり

と生活上の基本的ニーズの関連から普遍的セルフケア要件を特定する]

左上下肢の筋力低下により、移動、排泄、食事の行動に支障をきたしている。右手、両下肢の力はある。球麻痺により、嚥下機能、コミュニケーション機能の低下があり、工夫が必要である。

〈アセスメント〉

表3 の①〜⑥を参照。

2)発達的セルフケア要件
[普遍的セルフケア要件を、発達過程に重点をおいて具体的に表現し、発達的セルフケア要件を特定する]

自宅療養の希望を表明し、リハビリテーションの継続、孫とのかかわりをもっている。医療処置に関して意思表示ができている(家族との意思の相違はある)。

〈アセスメント〉

表3 の⑦⑧を参照。

3)健康逸脱に対するセルフケア要件
[生命過程や機能レベルに影響を及ぼしている健康逸脱に対するセルフケア要件をアセスメントし、セルフケア要件を特定する]

今回、症状があるにもかかわらず、入院を拒み、症状が増強した。しかし、内服やリハビリテーションは継続できている。

〈アセスメント〉

表3 の⑨〜⑪を参照。

4)治療的セルフケア・デマンド
[セルフケア要件間の相互作用から治療的セルフケア・デマンドをアセスメントする]

症状が進行するため、現在のADLの維持と呼吸障害の悪化の予防、ADL低下につながる転倒の予防が必要である。また、H氏の残存機能を活かして、安全な食事・移動の動作の習得が必要である。

表3 看護ヘルスアセスメント

特定したセルフケア要件	関連するセルフケア要件		
	普遍的セルフケア要件	発達的セルフケア要件	健康逸脱に対するセルフケア要件
①**呼吸状態**：酸素投与せずにSpO₂ 95%前後で経過。睡眠時はベッドを15°ほど背上げしているが、安静時・動作時の呼吸困難感はない。今後、呼吸筋障害の悪化だけでなく、誤嚥性肺炎や感染症をきっかけに呼吸障害の悪化を増強する恐れがある。 ・肺機能検査：VC（肺活量）1.6L、%VC（%肺活量）65%、%FVC（%努力性肺活量）85%。 ・血液ガス検査：pH 7.4、PaO₂（動脈血酸素分圧）86Torr、PaCO₂（動脈血二酸化炭素分圧）40Torr、HCO₃⁻ 24mEq/L。	●		
②**運動機能**：MMT（徒手筋力テスト）の評価は、首2、右上肢3、左上肢1、右下肢5、左下肢4、である。痛みに関しては、鎮痛薬の内服や軟膏、リハビリテーションなどの調整で軽減している。 ・短距離であれば付き添い歩行可能。右手で手すりにつかまるとベッド上の寝返り・起立動作・保持・方向転換、コントローラーでベッドの背上げをして端座位になることも自力で可能である。 ・テレビのリモコンやナースコールの操作は右手で行うことができる。 ・歯磨きや顔の清拭などの整容にはセッティングが必要である。入浴・更衣は全介助である。	●		
③**排泄**：トイレまでの車椅子移送、移乗時の見守りとズボンの上げ下ろしの介助が必要である。 ・排便は下剤で1日1回みられる（眠前に下剤を内服し、翌午前中に排便がある）。	●		
④**食事**：現在、毎食、看護師による食事介助をしている。1800kcal食を8割以上摂取できている。 ・身長148cm、体重46kg、BMI 21。 ・咀嚼は問題がなく、嚥下造影検査で「とろみのない水分で喉頭侵入がみとめられ、わずかにムセが生じる、咽頭残留はほとんどない」という嚥下状態。軟飯と水分はポタージュ状のとろみ付を摂取している。	●		
⑤**コミュニケーション機能**：開鼻声（吐く息が鼻腔にもれる）、単語の発語が聞きとりにくいことがあるが、ゆっくり繰り返し聴くことで支障はない。 ・筆談は難しく、リハビリテーションでは50音の文字盤の練習をはじめている **図4**。	●		
⑥症状が改善し、夜間の睡眠は確保され、日中はトイレとリハビリテーション以外は、ベッド上でテレビを見て過ごすことが多い。 ・人との交流は少ないが、悲観的な訴えはなく、日中はテレビを見て笑う姿もある。	●		
⑦症状改善後、入院当初はあきらめていた自宅療養の希望を意思表示し、リハビリテーションへの積極的な参加、孫とのかかわりは、医療者や家族と協力して継続できている。		●	
⑧病状進行に伴う医療処置に関する意思を表明することができている。 ・家族は意思を表明することが難しい状況にある。			●

（表3つづき）

特定したセルフケア要件	関連するセルフケア要件		
	普遍的セルフケア要件	発達的セルフケア要件	健康逸脱に対するセルフケア要件
⑨内服薬：朝夕：リルテック®（リルゾール）、メロキシカム、マグミット®（酸化マグネシウム）、眠前：パキシル®（パロキセチン塩酸塩）、レメロン®（ミルタザピン）、ブロチゾラム、ロゼレム®（ラメルテオン）を内服中。 ・看護師が袋から出しておくと拒否なく自分で内服できる。			●
⑩症状の出現に対しては、これまで内服と外来受診を継続できていた。			●
⑪今回の入院前は、痛みと呼吸困難感が出現したにもかかわらず、入院を拒み、夫の援助のみで対応していたが、症状が増強し入院することになった。			●

治療的セルフケア・デマンドのアセスメント

・ALSと診断され、その後、うつを発症しているが、今後に関しては、呼吸器装着、胃瘻造設、経管栄養は望まない、自宅療養をしたいという意思を表明できていることから、現状の維持に努める必要がある。
・今回、症状の増強によって入院に至っている。呼吸障害の悪化を予防するための誤嚥や感染症の予防、ADL低下につながる転倒予防が必要であり、異常の早期発見や対応が必要である。
・発症から2年が経過しており、徐々に球麻痺症状の出現がみられているが、呼吸障害に対する援助は必要ない状態にある。上下肢の残存機能を活かして食事や排泄に関するセルフケア能力を習得し、援助を受けることができれば、仕事をしている夫の介護のもと自宅療養が可能である。
・運動障害に関して、残存機能を活かして日常生活動作が自分で行えることは、H氏の自尊心の維持や自律、夫の介護負担の軽減を図るために必要である。
・今後、病状が進行したときの生活を考慮すると、H氏は援助を受けることで、セルフケア行動を遂行できる状態にあるため、H氏にとって自宅療養が最善でありQOLの維持につながる。

セルフケア・エージェンシーのアセスメント

セルフケア行動を遂行する能力	H氏は自宅療養を希望しており、リハビリテーションの参加やトイレでの排泄を継続していることから、情報・知識の提供、部分的な援助によって、セルフケア行動を獲得できると考える。
セルフケア行動を遂行するうえでの制限・制約	・H氏は、自宅で過ごしたいが、入院前に比べて、食事や排泄に援助が必要な状況にあるため、介護者である夫に迷惑をかけるので、帰れないと思っていた。 ・夫は仕事をしており、夫がいない間の介護、夜間の介護について見通しが立たない状況にある。 ・H氏、夫、共に食事、排泄、移動などの自立に向けた方法、社会資源、病状の進行に伴うリスクとその予防方法などを知らないため、自宅療養に必要なセルフケア行動を考えるまでに及んでいない状況であると考える。

看護診断（セルフケア不足を決定し記述する）

①今回の入院で症状が改善し、日常生活が安定したが、入院前に比べADLが低下しているため、食事・排泄・移動に関する援助、病状の進行に伴うリスクの予防が必要な状況である。
②H氏も夫も、現在の状況で自宅療養のイメージは難しく、自宅療養に必要なセルフケア行動、介護方法、社会資源、環境の整備について検討することが難しい状況にあると判断できる。

看護課題の記述

・H氏の生活上の支障と残存機能を評価し、H氏の援助が必要な部分（食事のセッティング、排泄動作、体調管理）を把握して、病状の進行に伴うリスクを説明したうえで、H氏の安全・安楽な動作の習得に向けた指導、夫の介護方法の習得に向けた指導、社会資源の調整を行う。

(表3つづき)

看護の方向性

看護システム：一部代償的システム
・今後起きるだろう病状が進行して障害や症状が増大する下降期を見通し、できるだけ長く現在の状況のなかでの最善が維持できるように、現在のH氏の状況での可能性を見いだし、支えていく。そのために日常生活のセルフケア行動の習得、起こりうるリスクの予防、介護負担の軽減のための社会資源を調整していく。
・希望の自宅療養へ向けて、残存機能を活かしてセルフケア行動を遂行できるように援助していく。また、援助が必要な部分では援助が得られるように調整を図ることで、H氏が夫と一緒に、病気と共に生きていくことを支える。

図4 50音文字の透明文字盤で会話する

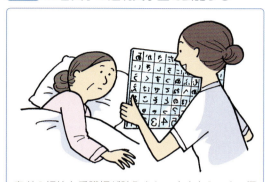

患者の視線を看護師が読みとり、文字を1つずつ探し、患者の言葉を理解する。

2. セルフケア・エージェンシーのアセスメント

表3 の「セルフケア行動を遂行する能力」「セルフケア行動を遂行するうえでの制限・制約」を参照。

看護診断

[セルフケア不足を決定し記述する]
①今回の入院で症状が改善し、日常生活が安定したが、入院前に比べADLが低下しているため、食事・排泄・移動に関する援助、病状の進行に伴うリスクの予防が必要な状況である。
②H氏も夫も、自宅療養のイメージは難しく、自宅療養に必要なセルフケア行動、介護方法、社会資源、環境の整備について検討することが難しい状況にあると判断できる。

看護計画の立案

1. 看護課題の検討

・今後起きるだろう病状が進行して障害や症状が増大する下降期を見通し、できるだけ長く現在の状況のなかでの最善が維持できるように、現在のH氏の状況での可能性を見いだし、支えていく（一部代償的システム）。そのために日常生活のセルフケア行動の習得、起こりうるリスクの予防、介護負担の軽減のための社会資源を調整していく。
・希望の自宅療養へ向けて、残存機能を活かしてセルフケア行動を遂行することができるように援助していく。また、援助が必要な部分では援助が得られるように調整を図ることで、H氏が夫と一緒に、病気と共に生きていくことを支える。

2. 看護目標の設定

①食事に関して、食卓のセッティングをすることで、誤嚥なく自力で摂取することができる。
②生活調整を行うことで、移動やトイレでの排泄が援助を受け安全に維持できる。
③指導や社会資源の調整により、病状の進行に伴うリスクを理解して対応できる。

3. 看護計画の作成

表4 表5 表6 の「看護プラン」を参照。

表4 看護目標①「食事に関して、食卓のセッティングをすることで、誤嚥なく自力で摂取することができる」の看護計画

看護目標の設定：食事に関して、食卓のセッティングをすることで、誤嚥なく自力で摂取することができる。
達成までの期間：1か月。

看護プラン	実践	帰結
①H氏の生活のなかでセルフケア行動を行うのに困難となる状況を確認する。 ②作業療法士と連携を図り、食事の自力摂取に向けたポジショニング、補助具の選定を行い、栄養士、言語療法士と食事の形態の検討を行い、食事の自力摂取のための環境を整える。 ③痛みや食事動作による疲労があるときには、薬剤を使用したり、姿勢を工夫したり、休憩、介助依頼をして、対応できるように指導する。 ④栄養士から、食事の形態について、夫と共に説明を受ける（軟らかさ、大きさ、とろみのつけかた、使用できるとろみ剤や栄養補助食品の紹介と購入方法など）。	①H氏と夫に、H氏の生活パターン、夫の仕事の状況、習得しているセルフケア行動・介護方法などを話し合い、自宅療養で困難となる状況を確認した。 ②食事動作に関して、昼食時に自力摂取を目標としていくことを、H氏と確認した。 ・作業療法士と共に、食事、歯磨きの補助具や姿勢を検討した。 ・栄養士、言語療法士と連携し、食事形態について検討した。 ・H氏に実際に摂取してもらい最適な方法を検討し、病棟スタッフに周知し、ケアの統一を図った。 ③痛みなどの症状の観察・把握に努め、H氏が症状を自覚したときには対処し、その対処をH氏と共に確認していった。 ④H氏、夫には、栄養士から食事についての情報提供を含めた指導をしてもらった。	①食事の自力摂取方法の獲得、家事援助の必要性が明らかになった。 ②昼のみの自力摂取からはじめ、調整を繰り返した結果、下記のセッティングを行うことで、退院時には3食を自力摂取され、摂取量の減少もなく維持できた。 ・食事の補助具として、少ない力で使える箸や、スプーンとフォークに大きなグリップをつけ、右手でつかみやすくした。 ・左手で皿を押さえられないので、すべらないで、すくいやすい皿を使用する **図5**。 ・食器を右手でとりやすい配置にする。 ・オーバーテーブルを右手が口元にもってきやすい高さに調整する。 ・食事中に体が左に傾かないように、左側腹部に枕を置いて身体を固定する。 ・食事形態は、補助具で対応できるように、副食を一口大カットにする。水分にはとろみをつける。 ・歯磨きは、ストロー、電動歯ブラシを使用し、コップ、ガーグルベースンと共にセッティングする。 ③セルフケア行動の習得に向けた調整によって、痛みや疲労の増強なく、症状に合わせて湿布の使用、介助の依頼など、H氏が対応できるようになった。 ④夫の協力を得て、自宅での食事の手配やとろみのつけかたについて検討し準備することができた。

評価

　左上肢の筋力低下に伴う食事動作に対しては、他職種と連携し、H氏の残存機能を活かした負担の少ない自力摂取の方法が習得できた。
　調理や食卓のセッティングには援助が必要であり、夫への指導、社会資源の活用で自力摂取が可能になった。

表5 看護目標② 「生活調整を行うことで、移動やトイレでの排泄が援助を受け安全に維持できる」の看護計画

看護目標の設定：生活調整を行うことで、移動やトイレでの排泄が援助を受け安全に維持できる。
達成までの期間：1か月。

看護プラン	実践	帰結
①H氏の生活のなかでセルフケア行動を行うのに困難となる状況を確認する。 ②痛みや動作による疲労があるときには、薬剤を使用したり、姿勢を工夫したり、休憩、介助依頼をして、対応できるように指導する。 ③排泄や移乗動作における安全な方法を理学療法士、作業療法士とともに確認し、留意点を継続して守るようにH氏と家族へ指導する。	①H氏と夫と、H氏の生活パターン、夫の仕事の状況、習得しているセルフケア行動・介護方法などを話し合い、自宅療養で困難となる状況を確認した。 ②痛みなどの症状の観察・把握に努め、H氏が症状を自覚したときには対処し、その対処をH氏とともに確認していった。 ③移動に関しては、自宅のベッドの位置に合わせた配置を病室で行い、手すりの持ちかた、車椅子の位置、車椅子のロックの確認、履きやすく脱げない靴の選定、立ちやすいベッドの高さを、H氏と確認した。動作時には意識できるように声かけをし、夫にも面会時に指導した。 ・排泄パターンを把握し、排便が夫のいる朝の時間にみられるように、下剤の内服時間を変更していった。 ・排尿は、起床後、昼食前、夕食前、就寝前、夜間1回であったため、日中で2回ほどの排泄介助が必要であることを判断した。	①移動、排泄、入浴に関する援助の必要性が明らかになった。 ②セルフケア行動の習得に向けた調整によって、痛みや疲労の増強なく、症状に合わせて湿布の使用、介助の依頼などに、H氏が対応できるようになった。 ③入院中、外出、外泊を行い、転倒や危険なく生活することができ、移動や排泄に支障がなかった。

評価

左上下肢の筋力低下に伴う排泄・移動動作に対しては、理学療法士、作業療法士と連携し、H氏の残存機能を活かして安全で負担の少ない動作の習得ができた。

排便コントロールにより、援助可能な時間にトイレでの排泄が可能になった。

看護ケアの実践

表4 **表5** **表6** の「実践」を参照。

評価

[目標への到達度を評価し、看護ケアの修正・継続を検討する]

評価は **表4** **表5** **表6** の「帰結」を参照。

全体の評価は **表4** **表5** **表6** の「評価」を参照。

〈文献〉
1. 川村佐和子監修，中山優季編：難病看護の基礎と実践　すべての看護の原点として，桐書房，東京，2014.
2. 「筋萎縮性側索硬化症診療ガイドライン」作成委員会編：筋萎縮性側索硬化症診療ガイドライン2013. 南江堂，東京，2013.
3. Maddocks, I., Brew, B., Waddy, H., Williams, I. 著，葛原茂樹，大西和子監訳：神経内科の緩和ケア　神経筋疾患への包括的緩和アプローチの導入，メディカルレビュー社，大阪，2007.
4. 長江弘子編：看護実践にいかすエンド・オブ・ライフケア，日本看護協会出版会，東京，2014.
5. Maddocks, I.他著，葛原茂樹，大西和子監訳：神経内科の緩和ケア，メディカルレビュー社，大阪，2008.

表6 看護目標③「指導や社会資源の調整により、病状の進行に伴うリスクを理解して対応できる」の看護計画

看護目標の設定：指導や社会資源の調整により、病状の進行に伴うリスクを理解して対応できる。
達成までの期間：1か月。

看護プラン	実践	帰結
①院内の地域医療連携室の退院調整看護師と連携し、社会資源の活用について検討する。 ②夫とともに、退院後に起こりうるリスク（誤嚥や感染症による呼吸障害の憎悪、呼吸障害による症状、筋力低下に伴う転倒）について医師や看護師から説明を受け、症状を自覚したり、対応方法に困ったときには、受診や相談窓口への相談などの対応が理解できるようにする。 ③退院前に、自宅への外出・外泊を計画し、実際に困ったことがあれば、それに対応していく。	①②自宅療養を想定して、生活上の支障を把握した結果、平日の日中の排泄、食事のセッティングに関する援助、家事援助が必要であるため、退院調整看護師と連携し、社会資源について検討した。 ・H氏の希望や住宅環境を夫とともに確認していくと「多くの人が集まる場所でのケアは受けたくない」「自宅でゆっくり過ごしたい」と話した。H氏と夫はともに暖かくなってからの退院を希望し、それをめざして調整した。 ・今回はADLの低下があり、以前より援助が必要であり、介護保険の申請をしてもらった。 ・退院前カンファレンスを実施し、ケアマネジャーを中心に、H氏、夫、医師、看護師、退院調整看護師、地域関係職種が集まり、自宅退院後の方向性や計画について確認した。また、この場で、病状の進行に伴うリスクの可能性やその対応、医療処置に関するH氏と夫の意思についても、関係職種と共に確認した。 ③退院前に外出・外泊をし、帰院後に生活上の支障がなかったか、不安がなかったかなどをH氏と夫に確認した。地域の関係職種に自宅で面会してもらい、生活上の支障がないか確認した。	①②誤嚥や感染症、筋力低下などの病状・体調管理のための訪問看護師の訪問、定期的な外来通院、日中の食事のセッティングと排泄援助、家事援助、自宅での入浴介助、トイレの手すり、背上げできるベッドのレンタル、オーバーテーブルのレンタル、室内移動の車椅子のレンタル、体調不良の際のポータブルトイレのレンタルなどを必要と考え、退院調整看護師と地域関係職種で、社会資源を調整した。 ・カンファレンスの結果、H氏、夫の相談窓口が明確になり、地域関係職種も含め、援助、リスクへの対応、現時点での医療処置に関する意思が共有でき、互いの安心感、統一したケアにつながった。 ③退院前に自宅療養の状況をイメージでき、支障や不安に対応でき、H氏と夫の安心感が得られたと考える。

評価

　発症から2年が経過しており、今後も病状が進行していくH氏の身体状況と生活状況を把握したうえで、自宅療養できる時期と判断して、それをめざしたケアを実践した。H氏の自宅でゆっくり過ごしたいという希望が少しでも長く継続できるように、病状の進行を予測したリスクの予防策を、H氏と夫に指導したこと、関係職種と共有したことは、予後が不確かであり、かつ進行していく神経難病においては重要なケアである。

　今後の課題としては、病状の進行に伴う生活上の支障が生じた場合、H氏と夫が、病院や地域関係職種に相談することができるように、継続して外来通院時の状況把握や、地域関係職種との情報共有を図る必要がある。また、H氏の状況が変化することで、日常生活の方法、医療処置やどのように生きていくかに関する意思が変化することも予測されるため、病状変化時にはH氏と夫、そのほかの家族の意思を確認しながら、意思決定支援が必要である。

図5 補助具(握りやすいグリップ、すべらないすくいやすい皿)

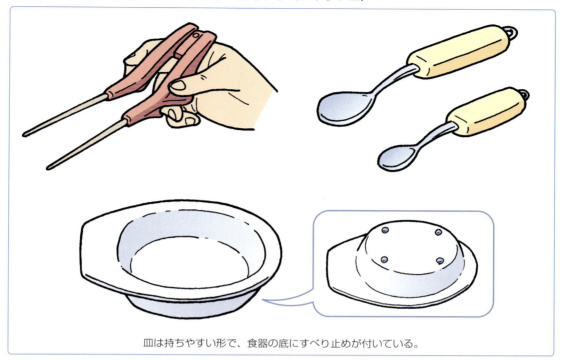

皿は持ちやすい形で、食器の底にすべり止めが付いている。

ケーススタディ

関節リウマチの患者の看護

元木絵美

関節リウマチの概要

原因

　関節リウマチ（rheumatoid arthritis；RA）は、30～50歳代の女性に好発し（男女比1：3～4）、わが国には約70万人の患者がいると推計されている。関節リウマチは原因不明の免疫異常を背景として関節炎（関節滑膜の炎症）をきたす、自己免疫疾患である。

　本来、自己を守る免疫が自己を攻撃するという、異常な免疫応答が起こるメカニズムは、いまだ十分に解明されていない。

　関節リウマチの患者の関節には、マクロファージやT細胞、好中球、滑膜細胞、繊維芽細胞、軟骨細胞、破骨細胞などとともに、これらの細胞から産生される炎症性サイトカイン（TNF-α、IL-1、IL-6など）、マトリックスメタロプロテアーゼ-3（matrix metalloproteinase-3；MMP-3）のようなタンパク分解酵素、プロスタグランジンなどが過剰産生されており、それらが炎症を慢性化させ、骨・軟骨破壊を起こす。そのため治療は、関節痛などの症状を改善するとともに、関節炎に続発する骨・軟骨破壊を抑制して、身体機能障害を防止することが目標になる。

治療

　関節リウマチの治療は、薬物療法、手術療法、リハビリテーション、基礎療法が組み合わせて行われる。そのなかで、最も重要であるといわれているのが薬物療法である。

　日本リウマチ学会の診療ガイドライン[1]による

と、診断後すぐに免疫抑制剤などの抗リウマチ薬（disease modified anti-rheumatic-drugs；DMARDs）の投与を開始し、6か月以内に寛解（症状がゼロの状態）あるいは低疾患活動性をめざす。その後は1～3か月ごとに関節リウマチの疾患活動性を評価して治療方針を見なおすことになっている。薬物療法の効果が不十分である場合は、さらにDMARDsを追加し、それでも治療目標を達成できない場合は、生物学的製剤の追加投与を検討することになっている。

　疾患活動性を評価する際には、 表1 のような項目を観察していく。関節リウマチの疾患活動性を評価する指標としては現在、アメリカリウマチ学会の基準（ACR改善基準）、28関節に基づくDAS28（disease sctivity score）、SDAI（simplified disease activity index）、CDAI（clinical disease activity index）など複数あり、それぞれ計算式が定められている。ここでは、日常診療でよく使用されているSDAIを紹介する 表2 。

表1 関節リウマチの疾患活動性評価に用いられる項目

・圧痛関節の数
・腫脹関節の数
・朝のこわばり（morning stiffness）の持続時間（分）
・患者による痛みの評価（VAS；ビジュアルアナログスケール）
・患者による疾患活動性の全般的評価（VAS）
・医師による疾患活動性の全般的評価（VAS）
・患者による身体機能評価（HAQ-DI）
・血液検査データ（CRPやESR）

表2 SDAIを用いた関節リウマチの疾患活動性評価

SDAIの計算式	圧痛関節数（28関節のうち圧痛がある関節）＋腫脹関節数（28関節のうち腫脹がある関節）＋医師の疾患活動性全般評価（10cmのVAS）＋患者の疾患活動性全般評価（10cmのVAS）＋CRP（mg/dL）				

疾患活動性の指標	指標	寛解	低疾患活動性	中等度疾患活動性	高度疾患活動性
	SDAI	3.3≧	11≧	26≧	＞26

SDAIで触診する28関節

肩関節（左右）2関節
肘関節（左右）2関節
手関節（左右）2関節
中手指節関節（左右）10関節
指節関節（左右）2関節
近位指節関節（左右）8関節
膝関節（左右）2関節

VAS：ビジュアルアナログスケール、CRP：C反応性タンパク。

関節リウマチの患者の特徴と看護

関節リウマチは、関節滑膜の炎症を主病変とする炎症性疾患である。患者により疾患経過はさまざまで、①治療によって寛解するケース、②急速に進行するケースがあるが、③寛解と再燃を繰り返しながら少しずつ悪化するケースが最も多い。

関節リウマチ患者への看護は、関節リウマチの疾患活動性（関節リウマチの勢い）や生活機能障害の程度によって異なる。

1. 発症初期あるいは再燃時など疾患活動性が高い患者

関節滑膜の炎症は、手足の小さな関節から始まることが多い。そのため、ほとんどの患者が、手指、手首、足趾などの小関節に、腫脹、痛み、こわばりなどの関節症状を体験している。さらに疾患活動性が高いときには、微熱、倦怠感、易疲労性、体重減少などの全身症状を伴うことが多い。また、**表3**に示すような症状を合併する場合もある。

この時期にある患者にとって、関節痛は最もつらい症状の1つである。関節リウマチの痛みには、突然現れ、日や時間によって強さが一定しないなどの特徴がある。

患者が体験している痛みのメカニズムは、①関節炎によるもの、②骨・軟骨破壊が進んだ関節どうしが擦れ合うことによる機械的なもの、③炎症が関節周囲に波及したり骨軟骨破壊に伴う神経圧迫によるものなど、さまざまで、それらが複合的に起きている場合が多く、患者にとっては対処が難しい。

看護師は、患者の痛みの機序をアセスメントし、痛みのメカニズムに矛盾しない方法を用いて関節痛が緩和するように援助していく。たとえば効果的な鎮痛薬の使用、温熱療法やマッサージなど補助的に関節痛をコントロールするための方法を提案することもできる。また看護師は、関節痛をマネジメントするための知識や技術を患者に提供し、患者が関節痛にうまく対処できるように援助する。

表3 関節リウマチの代表的な関節外症状

名称	症状
シェーグレン症候群	関節リウマチ患者の約20%が合併しているといわれている。涙液減少に伴ってドライアイや乾燥性角結膜炎、強膜炎を起こすと、目の充血や痛みがある。
アミロイドーシス	関節リウマチの活動性が高い長期罹病患者に合併することが多い。アミロイドという特殊なタンパク質が腎臓や消化管に沈着し、その臓器の機能が低下する。腎臓に起きた場合は尿検査においてタンパク尿や血尿が現れ、消化管に起きた場合は食欲低下、悪心・嘔吐、下痢や便秘の繰り返し、下血などが症状として現れる。
間質性肺炎	治療によく使われるメトトレキサートの有害反応でも起こるので、合併している場合は注意深く経過観察を行う必要がある。症状としては、乾性咳嗽、微熱の持続、労作時の呼吸困難感などがある。
環軸椎亜脱臼	第1頸椎（環椎）と第2頸椎（軸椎）間はよく動かすため関節炎が起こりやすく、亜脱臼になると、①後頭神経が圧迫されて後頭部痛が現れ、②頸髄神経が圧迫されて上肢にしびれが現れ、③頸椎の側にある椎骨動脈圧迫されると、めまいなどの症状が現れることがある。
リウマトイド結節	肘などの骨突出部に皮下結節が現れる。痛みはないが、大きさは関節リウマチの疾患活動性に比例するといわれている。

関節は痛んだり腫れたりするだけでなく、動きも制限される。その結果、患者は日常生活をこれまで通りに送ることができなくなり、場合によっては他者に頼らなければならない状況におかれる。ところが、無理をしていつもどおりを装うなど、周囲から提供される支援をうまく受け入れられない患者もいる。家族であっても迷惑をかけたくない、まだ周囲に頼らなければならないほど悪くないはずだなどの考えが、患者にそのような対処をとらせていることが多い。看護師は患者の苦悩や、それにどのように対処しようとしているかを、ていねいに聴き、支援する内容を検討していく。

新しい薬を使用することになった患者は、治療薬の有害反応や効果に不安を感じていることが多い。特に免疫抑制薬や生物学的製剤の使用に伴う易感染性に対しては、患者のセルフケア能力に応じた指導が必要になる。看護師は患者の不安を把握し、薬物に関して適切な情報提供を行うとともに、治療薬の効果や有害反応のモニタリングの方法を指導する必要がある。

2. 骨・軟骨破壊が進行した患者

関節リウマチの疾患活動性が抑えられず、関節炎が慢性化すると、その部位の骨・軟骨が破壊される。関節が脱臼や変形を起こすと関節機能が低下し、患者のADL（日常生活動作）は著しく障害される。

患者が喪失したと感じるのは身体能力のみならず、①人との付き合いから身を引いた、②仕事を辞めて社会的なつながりをなくした、③社会に貢献できる能力があるという自己像をなくした、といった精神的なものもある。

看護師は患者が適切な支援を受け入れられるように精神的な支援を行いながら、患者に残された能力が維持できるようにケアを調整する。その際には、家族などの周囲の人間が患者の療養にどのくらい協力できるのかを確認し、必要なら社会資源の利用も勧める。

3. 寛解期にある患者

寛解とは、関節リウマチによる症状や徴候が消失した状態をいう。看護師は、自立した日常生活、治療薬の管理と有害反応のモニタリングなど、患者のQOL（生活の質）維持に必要なセルフケアが保たれるように患者を助ける役割がある。

治療薬の管理については、患者に薬物それぞれの効果と使用する目的を伝え、寛解状態にあっても抗リウマチ薬や生物学的製剤など、中止

できない薬があることを知ってもらうことが重要である。また、免疫抑制薬や生物学的製剤を使用している患者は感染症を発症しやすくなる。効果ある治療を長く継続できるように、感染症発症時の対処や予防について患者や家族と事前に話し合っておく。

看護師は、①治療薬の効果が最大限に発揮されるように禁煙を指導し、②エネルギーの浪費を防ぐために環境を整え、③休息を配分することで過活動を防ぎ、④関節可動域の維持と関節の変形や拘縮予防を目的とした定期的な適度の運動や、⑤1つの関節に負担がかかりすぎない身体の使いかたの工夫などについて、患者の生活にどのように組み込んでいけるか、患者と一緒に考えていく役割がある。

事例の展開

データ収集

患者：I氏、54歳、女性。

診断名：関節リウマチ。

48歳のときに関節リウマチと診断され、罹病期間は6年である。

関節リウマチ診断時、関節破壊の予後を示すデータは、抗CCP抗体は142U/mLと高値陽性、リウマチ因子（rheumatoid factor；RF）は45.5IU/mLと陽性で、関節破壊の進行リスクは高いと判断できる結果であったが、診断時のSteinbrockerのステージ分類はⅠ（**表4**を参照。X線上では骨破壊像はない状態）と、幸いにも骨破壊像はなかった。

既往歴：なし。

現病歴：関節リウマチの治療は、これまでメトトレキサート（methotrexate；MTX）6mg/週、ブシラミン150mg/日、疼痛時ジクロフェナクナトリウム坐薬50mg（頓用）で、SDAI（simplified disease activity index）の評価で3.6〜5.4（低疾患活動性）にコントロールできていた。

ところが2か月前、突然SDAI 24.8（中等度疾患活動性）となった。治療薬が漸増されたが、今月行われた血液検査などの結果、SDAI 30.6（高疾患活動性）で、関節リウマチの活動性はさらに増悪している。患者の両肩関節や両肘関節、右足関節には熱感があり、同部位に強い痛みと、こわばりを体験している。寝返りなど、体を少し動かすにも苦痛を感じ、両上肢を100°以上挙上することが困難な状態である。

現在のSteinbrockerのステージ分類はⅡ（中等期）で、X線上、右側の第1、第2中手指節（MCP）関節に骨びらんを認める状態であるが、肩関節や肘関節には骨破壊像はない。

Steinbrockerのクラス分類（生活機能障害を評価するための分類、**表5**）はⅢで、仕事や身のまわりの動作に大きな制限があり、ごくわずかにできる状態であった。

入院して関節痛をコントロールしながら、骨破壊を抑制するためにアダリムマブ皮下注射薬を導入することになった。コービン（Corbin,J.）が提唱している病みの軌跡（illness trajectory、p.330を参照）の急性期にあたる。

入院時の治療薬

- メトトレキサート（MTX）10mg/週（木曜朝食後2カプセル4mg、夕食後2カプセル4mg、金曜朝食後1カプセル2mg）
- ブシラミン150mg/日（毎食後1錠、50mgずつ）
- ロキソプロフェンナトリウム水和物180mg/日（毎食後1錠、60mg）
- プレドニゾロン5mg/日（朝食後1錠、5mg）
- テプレノン150mg/日（毎食後1カプセル、50mg）
- 疼痛時ジクロフェナクナトリウム坐薬50mg（毎日、睡眠前に使用していた）

入院時所見

- 身長158.0cm、体重52.0kg（BMI 20.8）
- 体温37.2℃、脈拍68回/分、血圧146/72mmHg
- HAQ-DI（health assessment questionnaire-disability index、身体機能評価の指標）のスコアは2.25であった**表6**。

表4 Steinbrockerのステージ分類（関節破壊の程度を評価するための分類）

ステージⅠ（初期）	X線上、骨破壊像はない。 軽い骨粗鬆症があってもよい。
ステージⅡ（中等期）	X線上、軽度の軟骨あるいは、軟骨下骨の破壊がある。 関節変形はない。 骨粗鬆症がある。 筋萎縮は、関節周囲にのみある。リウマチ結節、腱鞘炎などの関節外軟部組織の病変はあってもよい。
ステージⅢ（高度進行期）	X線上、軟骨および骨破壊がある。 亜脱臼、尺側変形、あるいは過伸展のような関節変形がある。 広範に筋萎縮がある。リウマチ結節や腱鞘炎などの関節外軟部組織の病変はあってもよい。
ステージⅣ（末期）	骨性強直がある。 それ以外はステージⅢの基準を満たす。

Steinbrocker, O., Traeger, C. H., Batterman, R. C.: Therapeutic criteria in rheumatoid arthritis. *JAMA* 1949；140（8）：659-662. より引用

表5 Steinbrockerのクラス分類

クラスⅠ	不自由なしに日常生活動作を行うことができる。
クラスⅡ	身体機能に制限はあるが、普通の活動なら何とかできる。
クラスⅢ	仕事や身のまわりの動作に大きな制限があり、ごくわずかにできるか、ほとんどできない。
クラスⅣ	寝たきり、あるいは車椅子に座ったきりで、身のまわりの動作もほとんど、あるいはまったくできない（日常動作もできない）。

Steinbrocker, O., Traeger, C. H., Batterman, R. C.: Therapeutic criteria in rheumatoid arthritis. *JAMA* 1949；140（8）：659-662. より引用

1. 看護を受ける人（第1セット）

患者：I氏、54歳、女性。

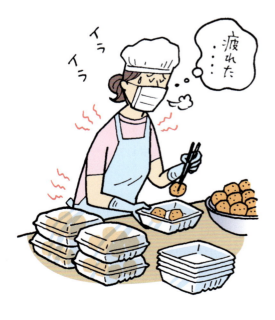

環境要因：患者は入院している病院とは異なる市町村に居住しており、入院前からこの病院に通院していた。通院には車で1時間を要する。

家族システム要因：緊急時に連絡をとる家族は夫である。夫は一般企業の部長職に就いている。帰宅時間は遅く22〜23時前後で、土日も出勤していることが多い。長男夫婦とは同居しているが、長男とその妻は中学校教師という職にある。長男は毎日21時前後には帰宅しているが、土日も出勤していることがある。長男の妻は育児休暇取得中であり、在宅している。長女と次女は他県で暮らしている 図1 。

社会文化的要因（教育、職業、就業経験、生活経験）：患者は専門学校で洋裁を学んだが、職業に就いたことはなかった。次女が小学校に通いはじめたころから、スーパーの惣菜売り場で働きはじめた（パートタイム雇用）。惣菜用の食材を切る、パックに詰める、値札を貼付するな

表6 I氏のHAQ-DI

各項目の日常動作について、この1週間の状態を平均し、右の4つからあてはまるものを1つ選んでください。	何の問題もない（0点）	いくらか困難である（1点）	かなり困難である（2点）	できない（3点）
1．衣服の着脱、および身支度				
A) 靴ひもを結び、ボタンかけも含め自分で身支度ができますか			●	
B) 自分で洗髪ができますか				●
2．起立				
C) 肘なし、背もたれの垂直な椅子から立ち上がれますか			●	
D) 就寝、起床の動作ができますか			●	
3．食事				
E) 皿の上にある肉を切ることができますか			●	
F) いっぱいに水が入っている茶碗やコップを口元まで運べますか		●		
G) 新しい牛乳パックの口を開けられますか		●		
4．歩行				
H) 戸外で平坦な地面を歩くことができますか		●		
I) 階段を5段登れますか		●		
5．衛生				
J) 全身を洗い、タオルで拭くことができますか				●
K) 浴槽につかることができますか			●	
L) トイレに座ったり、立ったりできますか		●		
6．伸展				
M) 頭上にある約2kgの物を手を伸ばして掴み、下におろせますか				●
N) 腰を曲げ、床にある衣類を拾い上げられますか			●	
7．握力				
O) 自動車のドアを開けられますか			●	
P) 広口の瓶の蓋を開けられますか			●	
Q) 蛇口の開閉ができますか			●	
8．活動				
R) 用事や買い物で出かけることができますか		●		
S) 車の乗り降りができますか		●		
T) 掃除機をかけたり、庭掃除などの家事ができますか			●	

HAQ-DI：〔各カテゴリーの最高点の総和（18点）〕／〔回答したカテゴリーの数（8）〕＝2.25
川合眞一：慢性関節リウマチとQuality of Life. リウマチ　1995；35(3)：609-619. をもとに作成

図1　I氏の家族

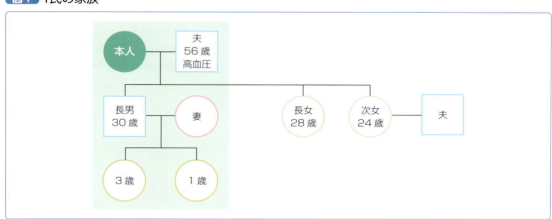

ど、長時間立ちっぱなし、手指をよく使う作業を担当している。

社会文化的要因（現在あるいは将来にわたって利用できる資源）：長男の妻は育児休暇中のため在宅している（3歳と1歳の子どもがいる）。近隣住民に知り合いは多いが、患者が関節リウマチを患っていることは話していない。

2. 患者の生活パターン（第2セット）

通常繰り返される日常生活活動：朝は5時半に起床し、30分以上かけて着替えを行っている。朝起床時は、特に関節痛やこわばりが強く、更衣に時間がかかるため、起床時間を早くして対処してきた。

毎朝、家族の朝食をつくり、長男を職場に送り出すのは患者の役割であった。その後、パート先のスーパーへ徒歩で8時までに出勤する。最近、関節痛やこわばり以外に、疲れやすさも感じていた。スーパーでの勤務は、15時までである。帰宅後は、家族の夕食をつくり、掃除や洗濯などの家事を行っていたが、ここ数か月は疲れて動けず、寝込んでしまう日もあったという。「がんばったら、できないこともないけど、今までの30％もできていない。そんな自分にイライラする」と語っている。

3. 健康状態の要因とヘルスケアシステムの要因（第3セット）

1）入院前、入院中および退院時の健康状態

身長158.0cm、体重52.0kg、BMI 20.8と標準的な体格である。

入院時の採血結果では、CRP5.8mg/dL、MMP-3値568.8ng/mL。疼痛関節数6、腫脹関節数6、患者の疾患活動性全般評価はVAS 68mm、医師による患者の疼痛評価はVAS 60mmの状態である。これらの値から、関節リウマチの疾患活動性（SDAI）を算出すると30.6（高疾患活動性）の状態にあった。関節リウマチの再燃という医学的な診断であった。

2）患者もしくは家族が明確化し、記述した健康状態の特徴

最近の健康状態について患者は「すごくだるくて、疲れやすくなった。（肩関節や肘関節の）痛みは、年末年始で忙しかったから」と語っている。痛みが増強してからは、就寝前に毎日ジクロフェナクナトリウム坐薬を使用しているという。しかし起床時は痛みが強く、ふとんから起き上がることに困難を感じるほどであった。

両肩関節、両肘関節が痛く、両上肢を100°挙上することがやっとである。更衣に時間がかかるため、これまでより30分早く起床して、何とか、これまでどおりを装っていた。

医師は、I氏に現れた関節痛について「関節リウマチの活動性増悪による可能性が高いので、新しい薬（アダリムマブ）を治療に導入するのがよいだろう。この薬は、自己注射が行えるので、仕事をもっているIさんにはぴったりだ」と説明した。I氏は、これまで行われてきた治療について「先生には言えないけど、言われたとおりに飲んでいたのに、どうしてリウマチが悪くなるのか納得がいかない」と語っている。またアダリムマブについては「副作用が怖い薬と（患者仲間から）聞きました」「自己注射なんて、とてもできない」と不安な様子で語っている。

3）入院前および入院中のヘルスケアシステムの特徴

病院を受診するには、車で片道1時間を要するが、次回の予約受診日を待たずに受診した。

健康保険に加入しており、一部負担金の割合は3割である。アダリムマブを治療に導入するにあたり、経済的な問題はない。

介護保険は申請しておらず、身体障害者手帳の交付も受けていない。

4. 特定の環境下での発達的セルフケア要件の存在と充足との関連でみた発達状態の要因（第4セット）

1）看護師からみた自己管理能力

患者は「娘やったら気をつかわんかと言ったら、そうでもない」「寝たきりになって、家族のお荷物にだけはなりたくない」などと語っている。

関節リウマチを発症したとき、パート先の職員や、夫、息子、息子の妻に「世話をかけてしまった」と強く思ったという。以後、患者は職場や家族に迷惑をかけず、自分に任された仕事や家事を、きちんとやることを大切に生活してきた。

2）自己管理に必要な要因あるいは望ましくない影響を及ぼす要因

患者は、起床時間を30分早めるなど、症状や症状に伴う生活上の困難に対処するために、多くの身体エネルギーを使っている。自分で対処できる範囲を超えたり、身体エネルギーを使い過ぎてしまうと、適切な対処がとれなくなり、関節痛などの症状は更に悪化するという悪循環が生じうる状態にある。

上記の状態であることを、夫や長男夫婦などの同居家族に話していない。日中自宅にいない家族は、患者の症状体験や生活上の困難について知る機会がなく、支援を検討することもできない。

3）患者の将来への展望と目標および個人的発達潜在能力

I氏は「自分の世話は、自分でしたい」「人に頼りたくない」と考えている。今回、関節リウマチの再燃を体験し「これからもっと歳をとって、体力や筋力が落ちたら、あっという間に寝たきりになってしまうのではないか、これからのことを考えたら改めて、大変な病気になってしまった」と語っている。

■ 看護ヘルスアセスメント

1. 治療的セルフケア・デマンドのアセスメント

I氏の特定のセルフケア要件は、 表7 の通りである。これらの情報から、I氏のセルフケア・デマンドを次の通りアセスメントした。

①関節リウマチの再燃に伴い両肩関節、両肘関節、右足関節に熱感、痛みやこわばり、易疲労感という症状が出現している。これらの症状をI氏は仕事が忙しかったせいだと捉えている。関節リウマチの活動性が高まったことによる症状であるとは認識できていない。

②関節痛に対して、これまでは起床時間を早くするなど動作をゆっくりすることで対処できていたが、ここ数か月はこれまでどおりでは対処できない体験をしている。「自分の世話は自分でしたい」「人に頼りたくない」という信念が強く、職場や家族の負担にならないようにすることに多くの身体エネルギーを使ってきた。パートタイムの仕事や家事ができなくなってきている現在の状況に対して、自分の役割を全うできていないとイライラし、不全感をもっている。

③関節リウマチの再燃に伴い、新しくアダリムマブ（皮下注射薬）を導入することになった。これまで薬物療法を継続してきたが、結局骨破壊の進行が止められなかった経験から薬物治療に対する不満や、新しい薬物に対する不安がある。

2. セルフケア・エージェンシーのアセスメント

1）セルフケア行動を遂行する能力

①動作をゆっくり行う、就寝前に坐薬を使用するなど、これまで行ってきた療養法では痛みを管理できないと判断し、受診することができる。

②職場や家族に迷惑をかけず、「自分の世話は自分でしたい」「人に頼りたくない」という

表7 I氏の特定のセルフケア要件

特定のセルフケア要件	関連するセルフケア要件		
	普遍的セルフケア要件	発達的セルフケア要件	健康逸脱に対するセルフケア要件
①両肩関節、両肘関節、右足関節に熱感があり、寝返りや更衣などの動作を苦痛と感じるような関節痛とこわばりがある。 ・痛みやこわばりの程度は、起床時が最も強い。	●		●
②関節痛やこわばりのほか、疲れやすいという症状がある。	●		●
③関節痛などの症状により、HAQ-DIのスコアは2.25、Steinbrockerのクラス分類はⅢと、日常生活に支障がある。	●	●	●
④起床時間を早くするなど動作をゆっくりすることで痛みに対処していたが、ここ数か月は起き上がれない日があった。	●	●	●
⑤I氏は、①や②の症状を仕事が忙しかったせいだと考えている。関節リウマチの活動性が増悪したことに伴う症状であるとは把握できていない。	●		●
⑥I氏は、これまで通りに仕事（パート）や家事ができないことに、イライラすると語り、役割を全うできないことに不全感をもっている。	●	●	●
⑦治療薬が2か月前から増量されているが、関節リウマチの活動性は増悪傾向にある。このままでは骨破壊がさらに進行する可能性があるため、新しい治療薬（アダリムマブ皮下注射薬）を導入することになった。			●
⑧Steinbrockerのステージ分類はⅡで、X線上骨びらんを認め、既に骨破壊が進行した状態である。これまで行われてきた治療について、「先生には言えないけど、言われたとおりに飲んでいたのに、どうしてリウマチが悪くなるのか納得がいかない」と看護師に語っている。			●
⑨新しく導入することになったアダリムマブ皮下注射に対しては「副作用が怖い」「自己注射なんて、とてもできない」と不安を語っている。	●		●
⑩関節リウマチを発症したときに職場や家族に迷惑をかけたという体験から、「自分の世話は自分でしたい」「人に頼りたくない」という信念があり、そのための生活調整に、多くの身体エネルギーを使っている。	●	●	●

信念があり、その信念に基づいて自己の行動を決定することができる。

③痛みなどの症状がありながらも家事と仕事をこなし、家族や職場における人間関係性を良好に保つことができている。

④これまでの治療に対する疑問や不満を、看護師に伝えることができる。

⑤自分に危険をもたらす可能性があるもの（アダリムマブ皮下注射薬）を察知し、それへの不安を看護師に伝えることができる。

2）セルフケア行動を遂行するうえでの制限・制約

①動作をゆっくり行う、坐薬を使用する以外に、関節痛に対処する方法を学習する機会がなかった。

②関節リウマチの再燃は、6年間の罹病期間において、はじめての体験である。関節リウマチの関節痛以外の症状について、これまで意識する機会がなかった。疲れやすいという症状が関節リウマチの症状であることに気づけない。

③「自分の世話は自分でしたい」「人に頼りたくない」という信念が強く、職場や家族の負

担にならないようにすることに、多くの身体エネルギーを使ってしまう。

④新しい治療（アダリムマブ皮下注射薬）に関する知識を獲得し、治療に伴う有害作用を予防しつつ、効果的に使用するための技術を新たに獲得しなければならない状況にある。

看護診断

［セルフケア不足を決定し記述する］

①関節リウマチの活動性が高まったときに現れる症状について知識が不足している。

②関節炎による痛みに対処したいと考えているが、関節痛のマネジメントに関する知識や技術が不足しているため、うまく対処できていない。

③社会生活を行っていくにあたり、活動と休息のバランスをとるなど、身体の消耗を防いだり、生活を調整することに関する技術が不足している。

④新しい治療薬（アダリムマブ）を導入する目的がわからない。また、アダリムマブの有害反応に関する知識と、それを早期に発見し、予防するための技術が不足している。

看護計画の立案

1. 看護課題の検討

関節リウマチは、寛解と増悪を繰り返す疾患であるということを説明し、関節リウマチの関節痛以外の症状について理解してもらう必要がある。治療については、寛解時にはそれを維持できるように、増悪時にはできるだけ早急に関節リウマチの疾患活動性を抑制できるように、治療を継続する必要があることを理解してもらう。

新しい治療薬（アダリムマブ）を導入する目的は、現在高まっている関節リウマチの疾患活動性をできるだけ早急に抑えて、骨破壊を予防することにあると、治療目標が共有できるよう努

め、必要に応じて医師から再度、治療目標や治療方針を説明してもらうえるように依頼する。

また、関節痛のマネジメントと、活動と休息のバランスをどのようにとっていくかについては、基本的な知識と技術を提供し、患者が実践できる方法を一緒に考えていく。

2. 看護の方向性

I氏はこれまで6年間、関節リウマチの痛みに対処してきた患者である。職場や家族の負担にならないように、関節リウマチの痛みに坐薬を使用する、あるいは動作をゆっくりするといった対処を行ってきた。今回、初めて関節リウマチの再燃を経験し、これまでの方法では対処できないことを認識できているため、患者に有用な関節痛のマネジメント方法に関する知識と技術を伝え、具体的な方法を患者と一緒に考える。その際、関節リウマチの疾患活動性が高まったときに現れる症状についても説明し、すでに現れた痛みにどのように対処するかだけでなく、活動と休息のバランスをとりながら痛みが出ないように行動する予防方法についても考えていけるように支援する。

アダリムマブの導入については、患者が治療を変更する目的がわかるように働きかけ、さらに投与後の有害反応を一緒に確認していくことを通して、患者が自分で有害反応に気づき、対処していけるように支援する。患者はアダリムマブの有害反応に漠然とした不安を抱えているため、有害反応は早く気づけば治療が行えることを伝え、不安の緩和に努める。

3. 看護目標の設定

①関節リウマチが増悪すると身体はどのように変化するのかがわかり、関節痛をマネジメントする方法が見いだせる。

②新しい治療薬（アダリムマブ）の必要性を理解でき、有害反応に対する不安が軽減する。

4. 看護計画の立案

看護計画は、看護目標①と②を分けて立案す

ることにした。いずれも使用する看護システムは支持・教育的システムである。達成までの期間は看護目標①については2週間、看護目標②については、アダリムマブの投与間隔が2週間であることを考慮し1か月とする。

ここでは、看護目標①の看護計画と、実践、帰結を **表8** に紹介する。

看護ケアの実践

表8 の「実践」を参照。

評価

［目標への到達度を評価し、看護ケアの修正・継続を検討する］

表8 看護計画

看護目標の設定：
関節リウマチが増悪すると身体はどのように変化するのかがわかり、関節痛をマネジメントする方法が見いだせる。
達成までの期間：看護介入後2週間で評価を行う。

看護プラン	実践	帰結
①I氏のこれまでの痛みに対する対処法を知るために、痛みの体験を聴く。 ・痛みをどのように認知しているか。 ・痛みをどのように評価し、対処しているか。 ・対処の結果、痛みはどのようになったか。	①痛みの認知については、できるだけ患者に「ズキズキ」などの擬音語で表現してもらい、常に痛いか、活動時のみか、1日のなかで一番痛いのはいつか、生活についてどのようなことに困っているのかなどを話してもらう。 ・どのように痛みを評価しているのか（違和感から始まり無理をすると痛みが増強するなど、痛みの出現にパターンや心当たりがあるか）を聴き、どのような対処に結びついているのか、その結果はどうだったのかなどを詳しく聴いていく。 ・対処の結果を聞く際には、患者がそれによって大切にしたかったこと（痛みは緩和しなかったが職場での関係性は保てたなど）についても聴くようにする。	①I氏は、ロキソプロフェンナトリウム水和物を毎食後に内服していることもあり、常にがまんできない痛みを感じているわけではない。現在はリハビリテーション時と、その休息後に両肩関節と右足関節に強い痛みを感じている。 ・痛みへの対処は、痛みが出現してから坐薬を使用する、動作をゆっくり行う以外にもち合わせていないことがわかった。
②I氏に起きている関節痛のメカニズムを説明する。 ・関節痛は関節炎による症状の1つであることを説明する。 ・炎症によって起こる他の症状にも気づけるように患者と一緒に関節に触れて確かめる。 ・検査データとI氏が体験している痛みを関連づけて説明する。	②I氏に起きている関節痛は、関節炎に伴う症状の1つで、同部位の関節に腫脹、熱感、こわばりなどの症状があることを一緒に触れて確認する。 ・関節に起きた炎症と痛みが関連していることがわかるよう血液検査（CRPやESR）の結果と、I氏の痛みの推移を結びつける。 ・リウマチの活動性が高い、つまり炎症が強いときには、消耗するので、全身倦怠感や易疲労性などの全身症状が出現することがあると伝える。	②一緒に右足関節を触れてみたところ、左足関節に比べて腫れていることや熱感があることに気づくことができた。 ・2か月前に痛みが増強したときの検査データ（CRP）が異常高値を示していることについて、「確かに、痛いときはこの値（CRP）が上がっている」「リウマチのせいで、疲れやすいのね」と語った。

434

（表8つづき）

看護プラン	実践	帰結
③関節痛をマネジメントするための技術を提案し、実行可能性について話し合う。 ・非ステロイド性抗炎症薬の使用時間を調整する。 ・環境や仕事のしかたを調整して、エネルギーの浪費を防ぐ。 ・過活動を防止し、疲労の蓄積を防ぐ。	③非ステロイド性抗炎症薬(坐薬)は関節炎を抑えて鎮痛効果を発揮する薬であることを説明する。睡眠前ではなく、一番痛みを緩和したい時間帯(15時からのリハビリテーション)の30分前に使用してみてはどうかと勧める。 ・関節炎が強いときは日常生活動作1つひとつに自然に力が入り、エネルギーの浪費につながる。自宅環境は洋式にするなどして、関節にかかる負担を軽減し、動くために使うエネルギーの浪費を防ぐ。また、痛みやこわばりが強い朝の皿洗いは夕食後にまとめてする、長男の妻に任せるなど、仕事のしかたを調整してみてはどうかと提案する。 ・痛みやこわばり、倦怠感が強いときは、無理をせず横になって休息をとるように勧める。I氏は、痛みが緩和したときに過活動になりがちである。疲労の蓄積を防ぐために、1時間立ち仕事をしたら10分は座って休息をとるなど、自分でルールを決めて生活するのも1つの方法であると提案する。	③非ステロイド性抗炎症薬(坐薬)をリハビリテーションの30分前に自分で挿入することができ、リハビリテーション時の痛みは緩和できた。 ・退院後、自宅での生活については「自分ががんばればできることを(長男の)嫁に任せることはできない」「家事をまとめてするのはサボっているみたいで嫌だけど、痛いときは仕方がないかな」と語った。

評価

　患者は関節に実際に触れることをとおして、関節痛は関節炎の症状の1つであることがわかり、関節腫脹、こわばり、疲れやすいという症状も関節リウマチの疾患活動性が高まったときのサインであることがわかった。その結果、効果的に鎮痛薬を使用することができ、最も痛かったリハビリテーション時の痛みは緩和することができている。
　関節痛をマネジメントするために環境や仕事のしかたを調整するには、I氏が自らの生活のなかで何を優先したいかを決める必要がある。患者が自分の価値を確認したり、整理できるように支援する必要がある。

　評価は **表8** の「帰結」を参照。全体の評価は **表8** の「評価」を参照。

〈文献〉
1. 日本リウマチ学会編：関節リウマチ診療ガイドライン2014. メディカルレビュー社, 大阪, 2014.

索　引

和文

あ

アイソレーション ……… 283,284
アセトアミノフェン ……… 147
アテローム血栓性脳梗塞 ……… 336
アナフィラキシー ……… 63
アニソコリー ……… 22
アミロイドーシス ……… 426
アルツハイマー型認知症 ……… 133
アロマテラピー ……… 192,194

い

易感染性患者 ……… 283,285
意識 ……… 20,125
　　―障害 ……… 20,125
異常呼吸 ……… 16,24
異常心音 ……… 9
移乗動作 ……… 254,256
痛み ……… 139
一部代償的システム ……… 335
一過性微生物 ……… 283
犬山分類 ……… 393
いびき音 ……… 16
胃瘻 ……… 100,101,103
インスリン自己注射
　　……… 309,310,311
インスリン製剤 ……… 309,378
インドシアニングリーン試験
　　……… 57
陰部清拭 ……… 204

う

運動 ……… 132
　　―機能検査 ……… 62
　　―神経伝導速度 ……… 72
　　―負荷心電図 ……… 41
　　―麻痺 ……… 23

え

衛生的手洗い ……… 286
栄養サポートチーム ……… 177
栄養評価 ……… 165,177
腋窩温 ……… 24,25
液化酸素 ……… 95
エコー検査 ……… 44,64
エネルギー ……… 163,164
　　―コントロール食 ……… 163

――必要量 ……… 167
エプロン ……… 285
エルゴメーター ……… 41,43
エレファントノーズ型 ……… 103
塩分コントロール食 ……… 163

お

横隔膜呼吸 ……… 80,82
黄疸 ……… 30,32,33
オキシコドン塩酸塩水和物
　　……… 151
オピオイド鎮痛薬 ……… 148
オフセット型(杖) ……… 260
オレム(Orem,D.E.) ……… 331
音楽療法 ……… 192
温度覚 ……… 124,125

か

概月リズム ……… 24
概日リズム ……… 125,126
咳嗽 ……… 93
階段昇降 ……… 85,86
ガウン ……… 285,289
核医学検査 ……… 72
隔離 ……… 283,284
過呼吸 ……… 14
下肢周径 ……… 239
下肢伸展挙上テスト ……… 249
過剰心音 ……… 9
活動 ……… 309,311
　　―係数 ……… 168
家庭血圧 ……… 297,298
仮面高血圧 ……… 298
簡易表現スケール ……… 144,145
感覚 ……… 121
　　―神経 ……… 67
　　―神経伝導速度 ……… 72
　　―性失音楽 ……… 128
換気障害 ……… 52
肝機能 ……… 54,391
眼球 ……… 122
　　―結膜 ……… 33
緩下剤 ……… 188
間欠自己導尿 ……… 320,323
間欠的跛行 ……… 5
肝硬変 ……… 391
看護エージェンシー ……… 331

看護過程 ……… 331
看護計画 ……… 334,335
看護サマリー ……… 328
看護診断 ……… 334
看護ヘルスアセスメント
　　……… 332,333
観察 ……… 28
間質性肺炎 ……… 426
がん性疼痛 ……… 146
関節可動域 ……… 238
　　―訓練 ……… 238,240
　　―表示表 ……… 241
間接接触感染 ……… 282
関節穿刺 ……… 68,69
関節リウマチ ……… 424
感染予防 ……… 282
浣腸 ……… 186,188
冠動脈疾患 ……… 346

き

記憶障害 ……… 131
着替え ……… 87
気管音 ……… 16
気管吸引 ……… 76,77
気管支音 ……… 16
気管分岐部 ……… 77
義歯 ……… 212
基準体重比 ……… 166
基礎エネルギー消費量 ……… 168
基礎代謝量 ……… 169
機能的残気量 ……… 49
基本的条件づけ要因 ……… 331
ギャロップ ……… 11
吸引 ……… 76
　　―カテーテル ……… 76
丘疹 ……… 29
胸式呼吸 ……… 12
狭心症 ……… 42
胸腹式呼吸 ……… 12
局所性浮腫 ……… 31,105,107
棘果長 ……… 239
起立性低血圧 ……… 132,133
筋萎縮性側索硬化症 ……… 411
筋電図検査 ……… 71
筋力強化運動 ……… 246
筋力評価 ……… 248

く

空気感染対策ろ過マスク ………… 285,288
空気感染予防策 ………… 282,284
空腸瘻 ………… 101
空腹時血糖値 ………… 59
クスマウル呼吸 ………… 14
口すぼめ呼吸 ………… 80,81
クッシング現象 ………… 24
グラスゴーコーマスケール
 ………… 20,22,275,276
グリコヘモグロビン ………… 59
車椅子 ………… 251
 ——センサー ………… 280
クレアチニン ………… 173
クレアチニン・クリアランス
 ………… 54
グローションカテーテル ………… 118
クローズドシステム ………… 116

け

経管栄養法 ………… 100,101,103
経口血糖降下薬 ………… 378,379
頸椎カラー ………… 261,262
頸椎装具 ………… 261
経鼻チューブ ………… 101,102
血圧 ………… 2,7
 ——測定 ………… 2
血液検査 ………… 53,55
血管拡張 ………… 29
血清クレアチニン ………… 55
血清脂質 ………… 60
血清総タンパク ………… 172
血清トランスアミナーゼ ………… 56
血清尿酸値 ………… 62
血清ビリルビン検査 ………… 57
血糖 ………… 292
 ——値 ………… 59,173
 ——コントロール
 ………… 60,61,380
 ——自己測定 ………… 292,293
下痢 ………… 104
原発疹 ………… 29
原発性脂質異常症 ………… 357

こ

更衣 ………… 130
抗うつ薬 ………… 152
口腔 ………… 33

——アセスメントガイド ………… 34
——吸引 ………… 77,79
——ケア ………… 103,210,213,214
抗けいれん薬 ………… 152
高血圧 ………… 297,301,302
高次脳機能障害 ………… 126
硬性コルセット ………… 264,265
拘束性換気障害 ………… 52
拘束性パターン（フローボリューム曲線） ………… 52
高張性脱水 ………… 106,108
口内炎食 ………… 163
抗不整脈薬 ………… 152,307,308
誤嚥性肺炎 ………… 210
ゴーグル ………… 290
五感 ………… 126,127
呼吸 ………… 12,14,24
——音 ………… 16
——機能検査 ………… 47
——困難 ………… 91,93
——同調装置 ………… 95,97
——法 ………… 192,194
——練習 ………… 80
骨シンチグラフィ検査 ………… 63,64
コデインリン酸塩水和物 ………… 148
ゴニオメーター ………… 240
コミュニケーション ………… 132,136
コリンエステラーゼ ………… 57,173
コルセット ………… 264
コルチコステロイド ………… 152
コロトコフ音 ………… 4
混合性換気障害 ………… 52
コンピュータ断層撮影検査 ………… 63

さ

サーカディアンリズム
 ………… 125,126,314
サージカルマスク ………… 285,288
細小視覚 ………… 122
最大吸気量 ………… 49
最大呼気流量 ………… 52
在宅酸素療法 ………… 91,94
在宅中心静脈栄養法 ………… 110
細胞外液 ………… 107
細胞内液 ………… 107
残気量 ………… 49
残渣食 ………… 163
酸素解離曲線 ………… 17,19

酸素濃縮装置 ………… 95,96
酸素ボンベ ………… 95,97
三大栄養素 ………… 164,305
散瞳 ………… 22

し

指圧 ………… 192
シーソー呼吸 ………… 12
シールチェック ………… 288
シェーグレン症候群 ………… 426
視覚 ………… 122
 ——路 ………… 122
磁気共鳴画像 ………… 64,71
磁気共鳴血管画像 ………… 71
自己検脈 ………… 307,308
支持・教育的システム ………… 335
脂質異常症 ………… 62,357
脂質コントロール食 ………… 163
歯周病 ………… 211
自助具 ………… 264,266
視神経 ………… 121,122
持続血糖モニター ………… 294
持続性吸気呼吸 ………… 24
自尊感情 ………… 227
失語 ………… 133,137
失行 ………… 127
失調性呼吸 ………… 24
失認 ………… 128
自動運動 ………… 247
歯肉 ………… 34,212
 ——炎 ………… 34
 ——溝浸出液 ………… 33
視野異常 ………… 123
社会資源 ………… 229,233
社会的アセスメント ………… 228,231
社会的サポート ………… 230
社会的疎外 ………… 227
ジャパンコーマスケール
 ………… 20,21,275
就寝儀礼 ………… 315
主観的包括的評価 ………… 176,177
粥状動脈硬化 ………… 357
縮瞳 ………… 22
手指衛生 ………… 283
手動弁 ………… 122
循環機能障害 ………… 346
傷害係数 ………… 168
消化態栄養剤 ………… 101

437

少呼吸	14
常在菌	283
上肢長	239
血圧計	2,298
上腕周径	239
食塩感受性	301
食事	162
――介助	177,178
――指導	300,301,302
触診法（血圧測定）	4
褥瘡	267
食品交換表	303,305
食品分類表	306
食欲	173,174
徐呼吸	14
除痛法	142
触覚	124,125
ショック体位	133
除脳硬直	23
除皮質硬直	23
徐放製剤	150
自律訓練法	195,196
視力	122,123
――検査	122
――低下	123
――表	122
新犬山分類	393
心エコー検査	44
心音	6,9
――聴取	6,10
侵害受容性疼痛	142
心拡張期	6
心機能検査	40
腎機能検査	53
心筋壊死	42
心筋虚血	42
心筋梗塞	42,43
心筋シンチグラム	45
寝具	195,196
神経因性疼痛	142
神経機能検査	68
神経根造影検査	66
神経根ブロック	66
神経ブロック	153,154
心原性脳梗塞	336
心雑音	9
心疾患	346

心周期	6
心収縮期	6
腎障害	54,55
腎生検	54
心臓カテーテル検査	46
身体活動	168,169,170
身体計測	165,238
心電図	40,41
心拍数	8
心肥大	347
心不全	347,348
腎不全	31

す

髄液検査	65
随時尿	54
推定エネルギー必要量	168,170,171
推定糸球体濾過量	55
水分出納	109,171,172
水分必要量	170,172
水疱	29
水泡音	16
睡眠	313,316
――・覚醒リズム	314
――時間	315
――習慣	315
――周期	313
――薬	190,191
頭蓋内圧亢進	21,22
スキンケア	274
スクイージング	86,92
スタンダードプリコーション	282
ストーマ	315
――オリエンテーション	316
――ケア	315,318,319,320,322
――サイトマーキング	317
――装具	318
――チェック表	321
ストレス係数	168
スパイロメータ	47,48

せ

生活活動	355
――強度	305
清拭	199,200

成分栄養剤	101
精油	193
赤外線センサー	280
脊髄造影検査	65
赤血球	55,173
摂取エネルギー量	303
接触感染予防策	282,284
摂食中枢	173
舌苔	34,212
舌ブラシ	214
セデーション	158,159
背抜き	273
セミファーラー位	102
セルジンガー法	73
セルフケア・エージェンシー	331,334
セルフケア不足看護理論	331
セルフケア要因	332,333
洗顔	90
全身清拭	200
全身性浮腫	31,105,107
漸進的筋弛緩法	194,195
全人的苦痛	139,140
全代償的システム	335
前頭側頭型認知症	133
全肺気量	49
洗髪	90
せん妄	275,276
全盲	122

そ

装具	260,261
総コレステロール	173
総タンパク	57
総ビリルビン	57
総リンパ球数	173
ゾーンシステム	294
続発疹	29
続発性脂質異常症	357
速放製剤	149
足浴	219
ソミーブレース	262
損傷	30

た

ダーメンコルセット	264,265
タール便	36
第1音（心音）	6
第2音（心音）	6

体圧分散用具 …………… 271
体位ドレナージ ……… 86,92
体位変換 ……………… 273
退院 …………………… 324
　　——支援 …………… 328
　　——指導 …………… 324
　　——調整 …………… 327
体液 …………………… 107
　　——波動 …………… 58
体温 …………………… 24
　　——計 ……………… 25
体格指数 …………… 165,303
対光反射 …………… 22,23
体重計測 ……………… 297
体重減少率 ………… 167,295
体性痛 ………………… 142
苔癬化 ………………… 29
大腿四頭筋セッティング運動
　　………………………… 247
大腿神経伸展テスト …… 249
体内時計 ……………… 314
対標準1秒量 ………… 52
唾液 …………………… 33
多脚杖 ……………… 258,259
濁音域（腹水） ………… 58
多呼吸 ………………… 14
脱水 ………… 106,108,109
痰喀出法 ……………… 86,92
短下肢装具 ………… 260,261
単極胸部誘導 ………… 40
単極肢誘導 …………… 40
弾性ストッキング …… 134
弾性包帯 ……………… 133
断続音（肺音） ………… 16
断続性ラ音 …………… 16

ち

チェーン・ストークス呼吸
　　……………………… 14,24
蓄尿障害 …………… 37,36
チャイルド・ピュー（Child-Pugh）
　　分類 ………………… 393
注意障害 ……………… 131
中枢性過高熱 ………… 24
中枢性過呼吸 ………… 24
注入ポンプ …………… 114
超音波検査 …………… 63,64
聴診 …………………… 10,15

　　——法（血圧測定） ……… 4
調節体重 …………… 166,167
直接接触感染 ………… 282
直接ビリルビン ……… 57
治療的セルフケア・デマンド
　　……………………… 332,334
鎮痛補助薬 …………… 152
鎮痛薬 ………………… 146

つ

痛覚 …………………… 124
杖 …………………… 257,259
つまみ試験 …………… 109
爪切り ……………… 219,220
爪ヤスリ …………… 219,220

て

手洗い …………… 283,285,286
低床ベッド …………… 280
低張性脱水 ………… 106,108
笛音 …………………… 16
手袋 ……………… 289,290
デルマドローム ……… 30
転子果長 ……………… 239
転倒 …………………… 275
　　——・転落アセスメントシート
　　……………………………… 278
天然濃厚流動食 ……… 101
転落 …………………… 275

と

トイレセンサー ……… 280
統合的症状マネジメントアプロー
　　チ ………………… 140,141
瞳孔不同 ……………… 22
等張性脱水 …………… 106
疼痛 ……………… 139,146
糖尿病 …… 215,300,302,377
　　——合併症 ………… 379
洞不全症候群 ………… 307
動脈血酸素飽和度 …… 16
トータルペイン …… 139,140
トーマステスト ……… 249
徒手筋力テスト …… 246,247
トラマドール ………… 148
トランスサイレチン … 172
トランスフェリン …… 172
トリグリセライド …… 358
努力呼気曲線 ………… 49,51
努力性呼吸 …………… 13

努力肺活量 ……… 47,50,52
トレッドミル ……… 41,43
トレンデレンブルグ徴候 …… 249

な

内臓痛 ………………… 142
軟菜食 ………………… 163
軟性コルセット …… 264,265
難病 …………………… 411

に

二次性高血圧 ………… 301
日常的手洗い ………… 286
入浴 ………………… 87,205
尿 ……………………… 37
　　——簡易検査法 …… 39
　　——検査 …………… 53
尿素窒素 ……………… 55,173
尿糖 …………………… 60,61
尿閉 …………………… 38
認知 …………………… 125
　　——症 ……………… 133

ね

ネフローゼ症候群 …… 31,404
捻髪音 ………………… 16

の

脳血管造影検査 ……… 72,73
脳梗塞 ………………… 336
嚢腫 …………………… 29
脳波検査 ……………… 68
膿疱 …………………… 29
脳誘導電位検査 ……… 69
ノンレム睡眠 ………… 313

は

バイオフィルム ……… 211
肺音 …………………… 16
肺活量 ………………… 49
　　——計 ……………… 47
肺気量分画 ……… 47,48,49
バイタルサイン ……… 2
排便日誌 ……………… 186
白衣高血圧 …………… 297
バクテリアルトランスロケーショ
　　ン ………………… 100
発達的セルフケア要因 …… 332
ハフィング …………… 93
ハリス・ベネディクトの計算式
　　………………………… 168
パルスオキシメータ …… 16,17

439

半消化態栄養剤 ·············· 101
半側空間無視 ········ 128,129,130

ひ

ピークフロー ··············· 52,294
　——メーター ···· 294,295,296
ビオー呼吸 ·················· 14
鼻腔吸引 ················· 77,79
膝伸展挙上運動 ·············· 247
ビジュアルアナログスケール
　······························ 144
非食塩感受性 ················ 301
皮疹 ·················· 29,30
非ステロイド性抗炎症薬 ······ 147
非代償性肝硬変 ·············· 392
皮膚 ·················· 28,270
　——感覚 ················ 124
飛沫感染予防策 ··········· 282,284
肥満 ·················· 165,295
　——症 ················ 295
　——度 ············· 297,305
ヒューバー針 ················ 119
病院食 ················· 162,163
標準12誘導心電図 ···· 40,42,43
標準肢誘導 ················· 40
標準体重 ············· 166,301,302
標準予防策 ················· 282
表面筋電図 ················· 72
ビリルビン代謝 ·············· 32
頻呼吸 ················· 14

ふ

不安 ················· 225,226
フィッシュバーグ濃縮試験 ····· 54
フィラデルフィアカラー ······· 262
フェイススケール ········ 143,144
フェノールスルホンフタレイン排
　　泄検査 ················ 54
フェンタニルクエン酸塩 ······· 151
腹式呼吸 ············· 12,80,82
腹水 ················· 58
腹部マッサージ ··········· 188,189
服薬指導 ················· 307,308
浮腫 ········ 30,31,105,106,107
不確かさ ················· 222,226
プッシュアップ ··········· 254,256
フットケア ················· 215
ブプレノルフィン塩酸塩 ······· 148
普遍的セルフケア要因 ········· 332

不眠 ················· 315,316
フランク・スターリングの法則
　······························ 347
ブリストル便形状スケール
　······························ 36,185
プレアルブミン ·············· 172
ブレーデンスケール ········· 268
プレフィルドシリンジ製剤 ·· 114
プローブ（パルスオキシメータ）
　······························ 17,18
フローボリューム曲線
　······························ 49,51,294

へ

閉塞性換気障害 ········ 52
閉塞性パターン（フローボリュー
　ム曲線） ················ 52
ペインアセスメント・チャート
　······························ 141
ペインスケール ·············· 143
ヘパリンロック ·············· 118
ヘモグロビン ············· 55,173
便 ················· 34,35
　——潜血反応検査 ········· 74,75
　——排出困難 ············ 36
便秘 ············· 104,185,187
　——スコアリングシステム
　······························ 185,187
　——薬 ············· 185,186,188
ベンゾジアゼピン受容体作動薬
　······························ 191

ほ

膀胱留置カテーテル
　······························ 108,110,111,112
膀胱瘻 ················· 108
放射線療法 ············· 155,156
乏尿 ················· 38
歩行 ················· 85
　——補助具 ············ 257
ポジトロン断層法 ··········· 72
ホメオスタシス ·············· 314
ボルグ指数 ················· 354
ホルター心電図 ·············· 43
本態性高血圧 ················ 301

ま

マスク ················· 285
マスター2段階試験 ··········· 41
マッサージ ············· 192,193

末梢神経伝導検査 ········· 71
松葉杖 ················· 257,258
マンシェット（血圧計） ········ 3
慢性疾患 ················· 222,330
慢性腎臓病 ················· 53
慢性透析患者 ················ 169
慢性閉塞性肺疾患 ··········· 366
満腹中枢 ················· 173

み

ミエログラフィ検査 ········· 65
味覚 ················· 124
脈拍 ················· 5,7,9

む

無呼吸 ················· 14
無尿 ················· 38
無力感 ················· 227

め

眼 ················· 121
明暗弁 ················· 122
メッツ ················· 169,355
メラトニン ················· 314

も

モルヒネ ················· 148

や

病みの軌跡 ············· 325,330,411

ゆ

誘発筋電図 ················· 72
輸液製剤 ················· 113
指押し法 ················· 270

よ

陽圧チェック ················ 288
腰仙椎装具 ················· 262
腰椎穿刺 ················· 70
予期不安 ················· 226
浴室 ················· 210
予備吸気量 ················· 49
予備呼気量 ················· 49

ら

ラクナ梗塞 ················· 337
ランドルト環 ················ 122

り

リウマトイド結節 ··········· 426
リポタンパク ················ 357
流動食 ················· 163
リラクゼーション ············ 192

れ

レスキュードーズ ············ 150

レチノール結合タンパク …… 172	HOT …………………………… 91	**S**
レバインの分類 ………………… 11	HPN ………………………… 110	SaO$_2$ ……………………… 16
レム睡眠 …………………… 313	**I**	SDAI ……………………… 424,425
連続性ラ音 …………………… 16	IASM ……………………… 140,141	SGA ……………………… 176,177
ろ	IBW ……………………… 166	SLRテスト ………………… 249
ロフストランドクラッチ	ICG試験 …………………… 57	SMD ……………………… 239
……………………… 258,259	**J**	SPECT …………………… 45,72
わ	JCS ……………… 20,21,275	SpO$_2$ ……………………… 16
ワンバッグ製剤 …………… 113	**K**	Steinbrockerの分類 …… 428
	K式スケール ……………… 269,270	SWM ……………………… 217,218
# 欧文その他	**L**	**T**
	LDLコレステロール …… 357,358	T-Bill ……………………… 57
A	LSO ……………………… 262	TG ………………………… 358
ABI …………………………… 5	**M**	TLC ……………………… 49,173
ALS ……………………… 411	METs ……………………… 169,355	TMD ……………………… 239
API …………………………… 5	mMRC息切れスケール …… 368	TV ………………………… 49
B	MMT ……………………… 246,247	T字杖 …………………… 259
BMI ……… 165,166,297,303	MRA検査 …………………… 71	**V**
BNP ………………………… 47	MRI検査 …………………… 63,71	$\dot{V}_{25}$ ……………………… 52,294
C	**N**	$\dot{V}_{50}$ ……………………… 52,294
CGM ……………………… 294	N95微粒子用マスク …… 285,288	VAS ……………………… 144
CKD ………………………… 53	NMDA受容体拮抗薬 …… 152	Vaughan-Williamsの分類 …… 307
COPD ……………………… 366	NRS ……………………… 144	VC ………………………… 49
CPK-MB …………………… 47	NSAIDs …………………… 147	VRS ……………………… 144
CSS ……………………… 185,187	NST ……………………… 177	**W**
CT検査 …………………… 63,71	NT-proBNP ………………… 47	WHO除痛ラダー …… 146,147
D	**O**	**その他**
DOAC ……………………… 46	OAG ……………………… 34	%FEV$_1$ …………………… 52
E	ODA ……………………… 177	%IBW …………………… 166
e-GFR …………………… 55	OHAT …………………… 34	%LBW …………………… 167
EPS ………………………… 46	**P**	%肺活量 ………………… 52
F	P-ADL評価表 …………… 367	1回換気量 ………………… 49
FEV$_1$ ……………………… 52	PAL ……………………… 169	1型糖尿病 …………… 300,377
Frank-Starlingの法則 ……… 347	PCI ……………………… 46	1秒率 …………………… 52
Friedewaldの式 …………… 62	PEG ……………………… 100	1秒量 …………………… 49,51,52
FVC ……………………… 52	PET ……………………… 72	24時間尿 ………………… 54
G	PMR ……………………… 194	2型糖尿病 …………… 300,377
GCS ……… 20,22,275,276	PT-INR …………………… 46	2動作歩行 ………………… 259
H	**R**	3動作歩行 ………………… 259
hANP ……………………… 47	RA ………………………… 424	4脚杖 …………………… 258,259
HAQ-DI …………………… 428,429	ROM ……………………… 238	4部調律 …………………… 11
HbA1c …………………… 59,61,173	RV ………………………… 49	75g経口ブドウ糖負荷試験
HDLコレステロール …… 357,358		…………………………… 59,60

パーフェクト臨床実習ガイド

成人看護Ⅱ 慢性期・回復期〈第2版〉

2007年 1月10日　第1版第1刷発行	監 修　野並 葉子
2018年 2月5日　第2版第1刷発行	編 集　森 菊子、藤原 由子、元木 絵美

発行者　有賀 洋文

発行所　株式会社 照林社

〒112-0002

東京都文京区小石川2丁目3-23

電 話　03-3815-4921（編集）

　　　　03-5689-7377（営業）

http://www.shorinsha.co.jp/

印刷所　大日本印刷株式会社

●本書に掲載された著作物（記事・写真・イラスト等）の翻訳・複写・転載・データベースへの取り込み、および送信に関する許諾権は、照林社が保有します。

●本書の無断複写は、著作権法上での例外を除き禁じられています。本書を複写される場合は、事前に許諾を受けてください。また、本書をスキャンしてPDF化するなどの電子化は、私的使用に限り著作権法上認められていますが、代行業者等の第三者による電子データ化および書籍化は、いかなる場合も認められていません。

●万一、落丁・乱丁などの不良品がございましたら、「制作部」あてにお送りください。送料小社負担にて良品とお取り替えいたします（制作部☎0120-87-1174）。

検印省略（定価はカバーに表示してあります）

ISBN978-4-7965-2412-4

©Yoko Nonami/2018/Printed in Japan